广西重点研发计划项目（桂科 AB17195010，桂科 AB19245044）
广西壮族自治区教育厅课题 2022JGB222
广西壮族自治区卫生健康委课题 S2020004
广西科技基地和人才专项（桂科 AD22035052）

突发公共卫生事件
医学应急

主　审　李兰娟

主　编　葛宪民

副主编　唐华民　孙全富　叶　力　邹云锋　庞伟毅　岑　平　朱晓玲

编　委（按姓氏笔画排序）

于德娥	王　刚	王　威	王红宇	王凯华	王程强	邓月琴	石朝晖
叶　力	付熙明	朱金辉	朱秋映	朱晓玲	刘帅凤	闫美花	农　康
孙　易	孙　艳	孙全富	阳世雄	李　友	李丹亚	李忠学	李珊珊
李荣娟	李剑军	岑　平	何　晓	邹云锋	张慧霞	陈欢欢	林勇军
林健燕	罗　娜	罗柳红	周　吉	周天松	周丽芳	周建国	周信娟
庞　丽	庞伟毅	庞贤武	郑志刚	郑艳艳	孟　琴	胡艳玲	秦剑秋
袁　龙	袁宗祥	聂光辉	唐　甜	唐华民	唐凯玲	黄玉满	黄雪雁
梁　浩	梁佳佳	梁淑家	葛宪民	蒋俊俊	韩　菲	覃凤翔	覃玉珍
谢　萍	谢艺红	蓝光华					

人民卫生出版社
·北京·

图书在版编目（CIP）数据

突发公共卫生事件医学应急 / 葛宪民主编. —北京：
人民卫生出版社，2023.12

ISBN 978-7-117-35765-4

Ⅰ.①突⋯ Ⅱ.①葛⋯ Ⅲ.①公共卫生 — 突发事件 —
卫生管理 — 研究 — 中国 Ⅳ.① R199.2

中国国家版本馆 CIP 数据核字（2024）第 002337 号

人卫智网	www.ipmph.com	医学教育、学术、考试、健康，购书智慧智能综合服务平台
人卫官网	www.pmph.com	人卫官方资讯发布平台

突发公共卫生事件医学应急
Tufa Gonggong Weisheng Shijian Yixue Yingji

主 编：葛宪民
出版发行：人民卫生出版社（中继线 010-59780011）
地 址：北京市朝阳区潘家园南里 19 号
邮 编：100021
E - mail：pmph @ pmph.com
购书热线：010-59787592 010-59787584 010-65264830
印 刷：北京瑞禾彩色印刷有限公司
经 销：新华书店
开 本：787×1092 1/16 印张：29
字 数：670 千字
版 次：2023 年 12 月第 1 版
印 次：2024 年 2 月第 1 次印刷
标准书号：ISBN 978-7-117-35765-4
定 价：99.00 元
打击盗版举报电话：010-59787491 E-mail：WQ @ pmph.com
质量问题联系电话：010-59787234 E-mail：zhiliang @ pmph.com
数字融合服务电话：4001118166 E-mail：zengzhi @ pmph.com

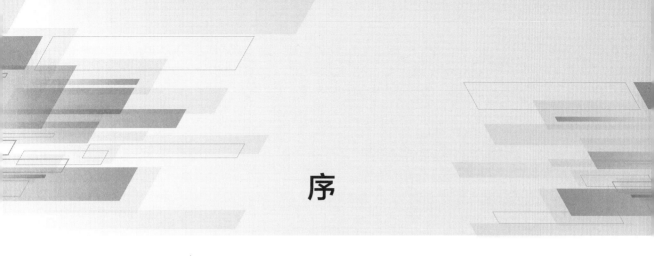

序

　　突发公共卫生事件不仅是医学问题,而且也常引发诸多社会问题,甚至衍生成一个非常复杂的经济社会系统问题。

　　突发公共卫生事件应急管理是一门实践性和应用性很强的学科,要形成对应急实践指导有力、针对性强的学术成果体系,需要在政、学、医界密切互动的过程中进行长期的学术积累。突发公共卫生事件应急体系还有许多全面、系统、细致的建设性工作需要不断改进与完善。《突发公共卫生事件医学应急》一书从建立突发公共卫生事件应急体系的实践出发,具有较强的科学性、理论性、实用性,希望对我国完善突发公共卫生事件应急体系产生积极的影响,也能为广大卫生管理人员、公共卫生工作者及公共卫生领域师生学习突发公共卫生事件医学应急管理提供更多的参考。

李兰娟

中国工程院院士

2022 年 12 月

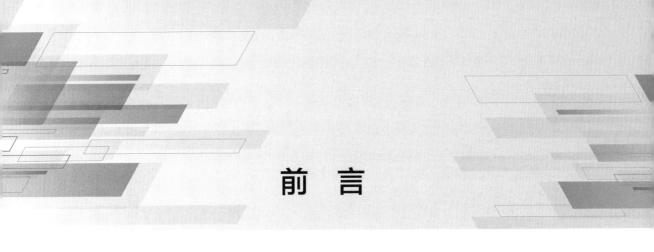

前　言

　　突发公共卫生事件已成为威胁公众健康、社会稳定和经济发展的重大社会卫生问题。一旦发生,就会给社会和国家带来不可估量的损失。但其发生的时间、地点、影响面、波及程度均有很强的隐蔽性,如果不能及时、有效地应急处置,随着不确定性的增长,破坏性也随之加大,一般突发公共卫生事件可能演变成重大公共卫生事件乃至形成社会危机。因此,突发公共卫生事件医学应急工作显得十分重要。突发公共卫生事件发生后,只要报告及时,处理得当,救助有效,其危害程度就可以得到有效控制。要使突发公共卫生事件监测预警和应急救援工作落到实处,关键是建立健全完善的突发公共卫生事件医学应急体系。

　　应急体系的建立是一个复杂的系统工程,它不仅仅是医学问题,还涉及社会学、法学、经济学、管理学、心理学等学科;甚至衍生成一个非常复杂的经济社会系统问题。

　　目前,我国突发公共卫生事件应急体系还有许多全面、系统、细致的建设性工作需要不断改进与完善。突发公共卫生事件应急管理毕竟是一门实践性和应用性很强的学科,要形成对应急实践指导有力、针对性强的学术成果体系,还需进行大量的实证研究,还需在政、学、医界密切互动的过程中进行长期的学术积累。《突发公共卫生事件医学应急》一书,正是在建立突发公共卫生事件医学应急体系的实践过程中专家们智慧的结晶。

　　本书全面分析了突发公共卫生事件医学应急的现场应急处置和救援救治工作的科学管理方法及其技术原理方法,并通过实例介绍建立健全突发公共卫生事件医学应急管理体系的步骤和方法。希望对参与突发公共卫生事件医学应急管理人员和现场应急处置与救援救治专业技术人员以及应急政策制定者有所帮助。本书共12章。第一章主要阐述突发公共卫生事件的基本概念、特征、分类分级和确认识别及其面临的危机和学科建设的挑战,国内外突发公共卫生事件的应急管理的历史演变及其进展。第二章阐述突发公共卫生事件应急机制与应急决策、应急处理、应急响应机制、应急管理机制、应急决策体系、应急决策的影响因素及其效果评价。第三章阐述我国主要突发公共卫生事件监测系统与管理、预警与报告、突发公共卫生事件应急检测实验室基本要求、检测策略、质量控制与结果评估、实验室的生物安全。第四章阐述突发公共卫生事件的现场调查、现场个人防护、分级响应与医学应急处置。第五章阐述突发传染病事件的分类及特征、监测与信息管理、现场调查与预警、分级响应和应急控制措施,狂犬病暴露医学应急预防处置,禽流感病毒病突发事件医学应急,严重急性呼吸综合征突发事件医学应急,中东呼吸综合征突发事件医学应急,埃博拉病毒热突发事件医学应急。第六章阐述突发中毒事件的分类及特征、监测和信息管理、现场调查与预警、监测与预警、分级响应和应急现场处置、现场抢救和转院医学应急救治,突发食品安全事故医学应急救治。第七章阐述突发环境事件的污染物种类及健康危害、监测与信息管理、现场调查与预警和风险评估、分级响应与医学应急现场处置。第八章阐述突发职业病事件的分类及特征、监测和信息管理、现场调查与预警、分级响应和应急现场处置、现场和院前应急医疗救援救治。第九章阐述突发核与辐射事故的分类及特征、风险评估和监测预警、分级与医学应急响应、辐射监测与剂量估算、辐射防护、现场医学应急救援。第十章阐述突发自然灾害公共卫生事件的分类及特征、监测和信息管理、现场调查与预警和风险评估、分期与医学应急响应、不同分期的医学应急职责和工作任务,降低突发事件医学风险的关键措施及技术要求。第十一章阐述突发医院公共卫生事件的类型及特征、监测和信息管理、现场调查与预警、应急管理及响应。第十二章阐述突发公共卫生事件心理应激与心理危机干预,应激反应分类及特征、监测和信息管理,心理应激和心理危机干预及效果评估。

　　本书在编写上既注重体现了突发公共卫生事件监测预警和应急救援的基本理论、基本方法和基本技能,又注重了编写内容的科学性、系统性、实用性和指导性,使其不仅可以作为突发公共卫生事件应急队伍提高应急处置能力的参考教材,还可以作为卫生管理人员和广大公共卫生专业技术人员及公共卫生领域师生学习的重要参考书。

　　鉴于本书编写时间仓促,编委们经验和水平有限,难免存在不足和缺点,恳请广大读者给予批评和指正。

2022 年 12 月

目 录

第一章
突发公共卫生事件及其面临的挑战

21世纪,人类社会的人员流动性和群聚活动频繁,各类突发公共卫生事件风险不断增加,因此,开展有关突发公共卫生事件医学应急工作对保护人民健康,维护国家安全和社会稳定具有重大意义。

第一节　概述

突发公共卫生事件的发生具有防范难、突发急、起因杂、蔓延快、影响广及危害重等错综复杂的特点,突发公共卫生事件医学应急的相关工作开展与普通的医疗及急救工作相比,具有其明显的区别和独特的意义。

一、突发公共卫生事件的概念

(一)公共卫生的概念

公共卫生是以保障和促进公众健康为宗旨的公共事业,它关系到一个国家或一个地区人民大众的健康。公共卫生的领域非常广泛,包括对重大疾病特别是传染病(如结核病、艾滋病、SARS等)的预防、监控和治疗;对食品、药品、公共环境卫生的监督管制,以及相关的卫生宣传、健康教育、免疫接种等。

公共卫生的定义目前还未有统一定论。在实践上,国内外多个学者从医学角度对于公共卫生的定义在说法上有所不同,但其特点基本相同。其内容包含的不仅仅是传染病防控等传统意义上社区或社会层面的公共卫生内容,还包括与临床医学相区别的,针对个人的医疗措施。例如对疾病的防控、疫苗接种、慢性病的控制与管理、健康宣教、卫生监督、突发公共卫生事件应急措施以及对食品、药品、公共环境卫生的监督管制等。以上工作的实施都是为了通过全方位努力,达到有效预防和控制疾病,改善与健康相关的自然和社会环境,提高人民群众健康意识水平,创建人人身心健康的社会。现代公共卫生的内涵比较广,早已突破了传统的以疾病防治为中心的生物医学模式,突出强调以人类的健康为核心的医学模式。

(二)突发公共卫生事件的概念

突发公共卫生事件的概念是建立在公共卫生基础之上的,2003 年 5 月,国务院第 7 次常务会议审议通过的《突发公共卫生事件应急条例》中明确指出:本条例所称突发公共卫生事件是指突然发生,造成或者可能造成社会公众健康严重损害的重大传染病疫情、群体性不明原因疾病、重大食物和职业中毒以及其他严重影响公众健康的事件。根据 2005 年《国际卫生条例》,国际关注的突发公共卫生事件是指:通过疾病的国际传播构成对其他国家的公共卫生风险并可能需要采取协调一致的国际应对措施的不同寻常的事件。因此,突发公共卫生事件性质以突发性、对公众健康或生命造成危害,以及需要协调一致紧急应对为主要特征。

突发公共卫生事件的"突发"主要是指事件在短时间内突然发生、不易预测、事出紧迫。"公共"主要指事件的发生不局限于个人或少数几个人,常常波及多人,甚至在集体、社区发生,部分传染病疫情流行甚至呈暴发性,越过省界、国界,形成全球性大暴发,具有公众性和规模性。公共卫生事件事发突然,涉及范围广,往往是通过一定的方式作用于特定人群,造成所涉及公众的严重健康影响或危害。因此采取的紧急应对措施往往具有综合性和系统性,动员社会资源支持现场救援、转运救治、切断传染源流动、封锁疫区、开展流行病学调查、消毒灭菌等措施涉及多个部门,需要协调一致、紧急应对。

判断某事件是不是突发公共卫生事件,除了要看其是否具有突发性和群体性外,还要看该事件是否会影响到社会公众的健康。

(三)突发公共卫生事件医学应急的概念

1. 应急　应急的本意是指应付迫切的需要。将应急的理念应用到突发公共卫生事件中,即突发公共卫生事件的应急管理是指政府及其他相关机构在突发公共事件整个过程当中,综合运用跨学科知识、技能和手段,对突发事件进行预防、准备、响应、控制和恢复的过程。

2. 突发公共卫生事件医学应急　突发公共卫生事件医学应急的定义尚无统一定论。目前学者仅对突发公共卫生事件医学应急的相关定义卫生应急进行了概述。卫生应急是通过应急预案、预防与多方面准备、监测与预警、紧急医疗救治与救援处置、恢复与评估等应急管理活动及卫生学处理行为的实施,来预防突发公共卫生事件的发生,或减轻、减缓突发公共卫生事件对社会、人民生命财产安全的危害与冲击。任何突发事件,不管是自然灾难、事故灾难还是社会安全事件,都会对人的健康和生命安全产生威胁,因此,卫生应急在各类突发事件处置中都发挥着重要的作用。卫生应急队伍包括卫生应急管理干部、卫生应急专业队伍、疾病预防控制人员、医疗救治人员和执法监督人员五大类。卫生应急医学是一门跨专业、多领域的新型边缘学科,研究范畴包括原有的急诊医学、重症医学、战创伤医学、特种医学、预防医学、社会学、统筹与管理医学,是否有机的结合是跨专业学科能否良性发展的关键。

综上所述,突发公共卫生事件医学应急是指在政府主导作用下,医疗应急机构及应急相关部门团结协作贯穿突发公共卫生事件发生发展至结束的整个阶段,综合运用急诊医学、重症医学、战伤医学、特种医学、预防医学、社会学、统筹与管理医学等学科理论知识、操作技能和管理手段,开展紧急重大公共卫生服务,研究在突发事件的预防、准备、响应、控制和恢复过程中,通过风险管理、优化决策、整合资源、协调行动等一系列活动和措施,实现预防、减少、控制公共卫生风险,保护人们全面健康为目标而采取的一系列预防和应对策略、措施的过程。

二、突发公共卫生事件的内涵

(一)公共事件的内涵

公共事件是指大范围的、群体性的、在社会上造成了广泛影响的事件;突发公共事件是指在较短的时间内急速暴发的事件,具有一定普遍性的社会危机。公共卫生事件是一项重大的社会问题,关系到人群整体健康水平和生活质量。突发公共卫生事件直接关系到公众的健康、经济的发展和社会的安定,已日益成为社会普遍关注的热点问题。突发公共卫生事件属于突发公共事件范畴,突发公共卫生事件发生后,在其演化过程中,如果在无人干预或干预不当的情况下可能会演变为危机事件。

(二)突发公共卫生事件的内涵

突发公共卫生事件的目标是群体而不是个体。其内涵主要包括以下几个方面:一是突发公共卫生事件是突然发生的、没有预期或没有预料到的事件,发生事件的时间、地点、人物和规模都不确定。二是突发公共卫生事件是影响社会公众健康的事件,影响社会公众的健康是突发公共卫生事件的必要条件。三是突发公共卫生事件影响到的是群体,而不是个体,影响到的人数是几百人、几千人,甚至是几万人。如果不及时控制,就会造成巨大的危害。突发公共卫生事件危害重大,不仅严重威胁了人民群众的身体健康和生命安全,也影响了经济发展、社会稳定、对外交往和国际形象。因此需要认真应对突发公共卫生事件。

三、突发公共卫生事件的分类

突发公共卫生事件的分类方法有以下几种:

(一)根据引起事件的对象分类

1. 自然灾害引起的突发公共卫生事件　这些自然灾害包括:①气象灾害;②海洋灾害;③洪水灾害;④地质灾害;⑤地震灾害;⑥农作物灾害;⑦森林灾害。

2.人为因素引起的突发公共卫生事件　通常可分为如下几种：

（1）天灾与人祸共同造成的恶果：其中的人为因素是指由于人类在生产活动中，对自然资源开发利用不够合理，造成生态环境的破坏，从而诱发或加剧了自然灾害的发生发展。由于人为的原因，自然环境恶化加剧，导致自然灾害频繁发生。

（2）事故灾害：人为因素往往是由于人的身体素质、心理素质、精神状态，以及教育素质等导致的过失行为。如很多交通事故是由于操作者身体有缺陷、视力或听力有障碍、睡眠不足等身体素质原因造成的。

（3）社会发展的影响：能源的开发和使用，引起了大量的环境污染，如水质污染、大气污染、土壤污染和放射性物质污染等，引发公共卫生事件频频出现。同时，世界人口加速增长和有的国家人口不停地迁徙，造成了食品污染事件、新型传染病和重复出现的传染病、核污染和生物恐怖事件等许多新型公共卫生事件的频频发生。

（二）根据突发公共卫生事件的发生原因分类

1.突发传染病疫情事件　指某种传染病在短时间发生，波及范围广，影响人数众多，出现大量患者或死亡病例，给公众带来巨大伤害的事件。

2.食品安全事故　指食物中毒、食源性疾病、食品污染等源于食品，对人体健康有危害或者可能有危害的事故。重大食品安全事故是指食物（食品）在种植、养殖、生产加工、包装、仓储、运输、流通、消费等环节中发生食源性疾患，影响社会公众的健康，甚至造成大量伤亡，并引发严重社会影响的食品安全事故。

3.环境事件　主要包括大气污染、水体污染、土壤污染等突发性环境污染事件。由于污染物排放或自然灾害、生产安全事故等因素，导致污染物或放射性物质等有毒有害物质进入大气、水体、土壤等环境介质，突然造成或可能造成环境质量下降，危害公众身体健康并造成生态环境破坏，或造成重大社会影响，需要采取紧急措施予以应对的事件。

4.中毒事件　主要分为重大食物中毒和职业中毒事件，是指由于食品污染或职业危害的原因，造成社会公众大量伤亡或伤亡较重的中毒事件。

5.职业病事件　职业病是指企业、事业单位和个体经济组织等用人单位的劳动者在职业活动中，因接触粉尘、放射性物质和其他有毒、有害物质等因素而导致的疾病。由于职业病危害因素而导致大规模的社会公众伤亡事件称为职业病事件。

6.核与辐射事故　指由于放射性物质或其他放射源影响社会公众健康，或可能造成社会公众严重损害的突发事件。

7.自然灾害　如地震、火山爆发、泥石流、台风、洪涝等自然力，它们的突然袭击，会在顷刻间造成严重的经济损失、人员伤亡等。还会带来严重的、包括社会心理因素在内的诸多公共卫生问题，进而引发多种疾病，尤其是传染性疾病的发生和流行。

8.不明原因引起的群体发病或死亡　这类事件通常会同时或相继出现具有共同临床表现的患者，然而这类事件发病原因不明，因此公众缺乏相应的防护和治疗知识。同时，日常也没有针对该事件监测的预警系统，导致该类事件常常造成严重的后果。由于发病原因不明，在控制上也有很大的难度。

四、突发公共卫生事件的分级

根据突发公共卫生事件的性质、危害程度、涉及范围,突发公共卫生事件可分为特别重大(Ⅰ级)、重大(Ⅱ级)、较大(Ⅲ级)和一般(Ⅳ级)等四个级别。

1. **Ⅰ级**　即特别重大突发公共卫生事件,是指发生在很大的区域内、已经发生很大范围的传播和扩散、或可能造成很大范围的传播和扩散,原因不清或原因清楚,影响人数众多,甚至出现大规模死亡病例的突发公共卫生事件。

2. **Ⅱ级**　即重大突发公共卫生事件,是指在较大的区域内、已经发生大范围的传播和扩散、或可能造成大范围的传播和扩散,原因不清或原因清楚,影响人数很多,甚至出现较多死亡病例的突发公共卫生事件。

3. **Ⅲ级**　即较大突发公共卫生事件,是指发生在较大的区域内、已经发生较大范围的传播和扩散、或可能造成较大范围的传播和扩散,原因不清或原因清楚,影响人数较多,甚至出现较少死亡病例的突发公共卫生事件。

4. **Ⅳ级**　即一般突发公共卫生事件,是指发生在局部区域内、尚未发生大范围的传播和扩散、或不可能造成很大范围的传播和扩散,原因清楚,影响人数较少,未出现死亡病例的突发公共卫生事件。

五、突发公共卫生事件的特点

1. **突发性**　公共卫生事件的发生比较突然,让人始料未及,其发生时间、发生地点、事件规模、发展态势以及影响程度常常难以把握。虽然突发公共卫生事件有发生征兆和预警的可能,但是由于人们认知的局限以及技术条件的限制而难以对其进行预测和及时预防。公共卫生工作中的监测就是监视、探测、分析、判断和发现突发事件的蛛丝马迹,在突发公共卫生事件暴发之前或发生初期及时察觉并采取相应的预防措施。突发性是突发公共卫生事件最基本的特点,是区别于其他卫生事件或卫生问题的重要标志。

2. **危害性**　突发公共卫生事件的后果较为严重,一旦发生,就直接危害人民群众的生命安全。轻者可以在短时间内造成人群的伤害和死亡,给公共卫生和医疗体系带来巨大的压力,导致援救队伍力量短缺,应急抢救物资储备不足或未能及时提供,威胁医务人员自身的安全;重者危害范围广,破坏社会稳定和谐的氛围,对人们的身心健康和财产安全造成严重的破坏。突发公共卫生事件还可对社会经济、生态环境等领域造成不同程度的危害。

3. **群体性和社会性**　突发公共卫生事件往往会关系到个体、社区、社会等各种主体,因此其影响的主体具有群体性和社会性。有的突发公共卫生事件虽然最初直接涉及的范围不一定是公众领域,但却因其传播迅速而引起公众的广泛关注,成为公共热点并造成损失、公众心理恐慌和社会秩序混乱。如环境污染事件可能使污染物蔓延扩散,使整个区域的人群受到影响;传染病事件则呈现更加复杂的流行病学特点,波及面广,有时会在全国范围内流行,甚至超出国界。

4.复杂性和多样性　突发公共卫生事件种类繁多,形式多样,影响复杂,是多种因素的综合作用下造成的。如病原体是引起传染病事件发生的生物学因素,但不是唯一因素,同时还受其他物理环境、化学环境甚至社会经济因素的影响。同类型的突发公共卫生事件还可因发生的时间、地点、成因以及发展态势的不同,其表现形式和呈现出来的结果也不尽相同,这将会提高了人们应对和处理突发公共卫生事件的难度。突发公共卫生事件还可能二次、三次发生,从而极大地增加了控制难度。紧迫、多元、多变是所有突发公共卫生事件的共性,现阶段可借鉴的经验仍不足,突发公共卫生事件的规律也难以掌握。

5.国际互动性　随着经济全球化进程的加快,突发公共卫生事件的发生具有一定的国际互动性。突发公共卫生事件一旦发生,就会立刻沿着现有的各种渠道向周围扩散,形成"多米诺骨牌"效应,不仅会危及局部地区,还会影响到一个国家的发展与稳定,甚至波及周边国家乃至全球,对全球的社会秩序、经济发展造成深远的负面影响。经济全球化在为人们带来各种便利的同时,也促进了疫情传播的全球化。一些重大传染病可能通过交通、旅游、运输等各种渠道向国外进行远距离传播。

6.发展的阶段性　突发公共卫生事件的实质是社会危机,其发生、发展具有阶段性,在不同的阶段有不同的特征。芬克用医学术语形象地对危机的发展周期进行了描述:第一阶段是征兆期(prodromal),有线索提示有潜在的危机可能发生;第二阶段是发作期(breakout or acute),具有伤害性的事件发生并引发危机;第三阶段是延续期(chronic),危机的影响持续,同时也是努力清除危机的过程;第四阶段是痊愈期(resolution),危机事件已经完全解决。实践中,经常把危机管理分成危机前(pre-crisis)、危机(crises)和危机后(post-crisis)这三大阶段。通过阶段划分,提供了一个可以较为完整、清晰地研究危机和危机管理的框架与机制。尽管突发公共卫生事件可能会经历几个阶段,但只要防控得当,可将伤害、损失降至最小。实践证明,事件处理的最佳时期是征兆期和发作初期,越早越好,这就是突发公共卫生事件防控中强调的早发现、早报告和早处理,将事件消灭于萌芽阶段,或事件一出现就被及时控制。

7.与社会经济发展关系的特点

(1)经济全球化:高速快捷的现代化交通和信息网络,使得在世界任何角落发生的突发事件在短时间内便会迅速传播扩散出去,并会引起一系列连锁反应和放大效应。传染病一直是全球致死、致残的主要因素之一,严重威胁着人类健康和经济社会稳定发展。当前国际国内的传染病控制情况堪忧,既往传染病,例如结核等有"复燃"迹象,而新发传染病的出现给社会和人民极大的负担,不仅我国,全世界都处于新老传染病的"双重风险"中。我国正处于经济社会发展的关键转型期,工业化、信息化、城镇化、农业现代化的加速深入推进,也伴随着事故灾难、环境污染事件、社会安全事件的不断发生,各种衍生次生危害也对人类健康造成了严重威胁。

(2)由于我国"双循环"经济发展的需要:对外人员交往和经贸往来频繁,登革热、寨卡病毒病等的输入风险高。国际形势的日趋复杂和我国"一带一路"倡议的展开,核生化事件的威胁也不容忽视,近年来多个口岸多次截获疑似炭疽"白色粉末"邮件和放射性超标货物,加之外来医学媒介生物入侵,病原、血液制品等特殊生物制品入境,带来了新的公共卫生安全风险。

（3）由于突发事件的特殊性：不同于一般的医疗过程，我们在处理突发卫生事件时，往往需要正确认识突发事件本身的特点，面对和解决更多的问题，如：突发事件往往危害大，持续时间长，可能面临巨大的心理恐怖，以及需要应对工作环境恶劣，医疗物资、药品保障困难，疫情防控任务艰巨，指挥支持不协调等困难。因此，我们迫切需要对此进行严肃的学术研究，并在实践中正确处理。树立风险意识、加强风险防范和卫生应急建设已经成为我国现代化建设路上所面临的重大课题。

六、突发公共卫生事件的界定

符合下列情况时即可界定为突发公共卫生事件：

1. **突然发生**　突发公共卫生事件并非常规性事件，而是在社会既有的预见范围之外。
2. **范围**　为一个社区（城市的居委会、农村的自然村）或以上。
3. **伤亡**　人数较多或可能危及居民生命安全和财产损失。
4. **事件事态**　如不采取有效控制措施，事态可能进一步扩大。
5. **部门参与**　需要政府协调多个部门参与，同意调配社会整体资源。
6. **公众参与**　必须动员公众群测、群防、群控。
7. 需要启动应急措施预案。

七、突发公共卫生事件医学应急现状

近十几年来，世界上发生了一系列重大突发公共卫生事件，如美国炭疽生物事件、SARS疫情、埃博拉病毒、中东呼吸综合征等。这些事件使突发公共卫生事件日益成为世界各国所关注的重点。各国政府在全力以赴加强应急机制和公共卫生应急体系的建设，着力建立自上而下的突发公共卫生事件应急体系。在我国，汶川地震、玉树地震、甲型H1N1流感流行等涉及面广、危害巨大的各种突发事件接连发生在给我国应对和处置突发公共事件工作带来巨大挑战的同时也促进了我国卫生应急体系的建设。在SARS疫情后，我国政府和社会对突发公共卫生事件的关注度和灵敏性比以往任何时候都要高，这是公共卫生应急体系建设取得了初步成效和阶段性的成果。

自2003年，国务院发布了《突发公共卫生事件应急管理条例》，既拉开了我国卫生应急相关法律法规、预案体系建设的序幕，也标志着我国公共卫生应急法规制度、预案体系的不断完善。10多年来，我国相继发布了《中华人民共和国突发事件应对法》等70多部相关法律法规、10余个部门规章及一系列卫生应急技术规范和操作指南。在此期间，各级卫生健康行政部门实施了《国家突发公共卫生事件应急预案》《国家突发公共卫生事件医疗卫生救援应急预案》等应急预案。但公共卫生应急立法仍然存在很多问题，比如缺乏对公共卫生服务的关注、部分长期未修订的"高龄立法（条款）"难以满足和适应新时代公共卫生事业发展的实际需要；其次，部分立法条款存在着严谨性不够、操作性不强的缺陷，且部分地方立法还存在相互"抄袭"现象,缺乏地方立法科学化和无地方立法特色等问题亟待进一步解决和优化。

随着卫生应急管理体系和运行机制的日益完善。我国于 2003 年 10 月在原卫生部内设立独立的卫生应急办公室后,全国各级卫生管理部门和医疗机构逐渐设立或指定的相关部门承担相应的卫生应急工作。此后,中央财政累计投资 4.26 亿元开展国家、省级、地市级突发事件卫生应急指挥系统建设,努力实现视频会商、指挥协调、信息沟通、应急值守、资源管理与调度等辅助决策功能。国家卫生健康行政部门逐步完善了政府部门之间、军警地之间、区域之间的联防防控工作机制,创造了"前后方指挥一体化、军警地协同一体化"的工作模式。

(一)卫生应急基础建设逐年增强

2003 年以来,我国建设了 17 个国家级和省级核辐射损伤救治基地、32 个化学中毒救治基地,成功处置了多起国内外核辐射事件和突发中毒事件。启动了 7 个国家级紧急医疗救援基地建设,着力于提升大规模伤员现场急救、紧急后送、集中救治、物资配送的能力。与此同时,建立了"基层医疗卫生机构 - 二级医院 - 三级医院"衔接的模式,形成了"村 - 乡(镇)-县"的模式,为卫生应急建设打下基础。

(二)突发事件现场公共卫生医学应急队伍能力显著增强

2010 年以来,在我国的华东、华中、华南、华北、西南、西北、东北七大区域,组建了"医疗应急救援、急性传染病防控、中毒事件应急处置、核与辐射突发卫生事件应急"等 4 类 36 支国家突发性卫生事件应急队伍。

(三)突发公共卫生事件监测预警和保障能力极大提升

建立了国家卫生应急物资储备体系,完善了应急物资协调调用机制,在历次重特大突发事件应对中发挥了重要的保障作用。各级卫生健康行政部门和医疗卫生机构根据各区域突发事件的特点和应对需求,在系统内形成了一套适宜的卫生应急储备制度,以满足日常应急工作所需。不断加强对卫生应急科研工作的投入和支持力度,中国先后成为甲型 H1N1 流感疫苗、H5N1 高致病性禽流感快速诊断试剂盒、H7N9 禽流感病毒快速检测剂的首个研发国,疫苗研发、病原学与流行病学研究、中毒类突发事件诊断、卫生应急人才培养等方面均取得长足进展。

(四)公共卫生医疗应急救治网络建设逐步完善

我国基本形成突发事件紧急医学综合救援网络,核与辐射、化学中毒、创伤、心理危机干预等专业应急救援力量仅在部分省级医疗卫生机构和部分市、县呈点状分布而未形成网络,由陆海(水)空救援力量组成的"立体化"的中国突发事件公共卫生应急医学紧急救援网络正在加紧构建中。

(五)公共卫生应急报告反应能力和灵敏度存在区域化差异

近年来,各地突发公共卫生事件报告趋势存在地域差异,得到各级政府、卫生健康系统和社会的高度关注,报告意识和报告的灵敏性逐渐增强,由于气候、经济条件和环境不同,全国各地报告突发公共卫生事件发生的趋势不一致。

(六)公共卫生医学应急人才的培养和学科建设有待加强

我国的应急知识和能力提升的意义已经得到广泛的认可,但普通公民及基层卫生工作人员在卫生风险意识、应急知识仍然欠缺,专业应急人员的医学应急准备和技能方面存在诸多缺陷和不足。探索更高效的应急管理教育和培训模式以及卫生应急学科的建设也是亟待解决的问题。

第二节　国内外突发公共卫生事件的发展

21 世纪以来,全球的环境、气候正在发生改变,导致的健康效应将会越来越突出。近年来,以突发传染病疫情为主的突发公共卫生事件逐渐成为人类关注的焦点,这些疫情都跨越了国界,给人们的身体健康、生命财产安全,以及社会正常的生活和经济活动带来了严重干扰。如何应对突发公共卫生事件、最大限度地保障公众健康和社会稳定俨然成为了全球性课题,需要国际有关组织、政府机构通力合作,采取协调一致的应对措施共同应对。

一、全球应对突发公共卫生事件的努力

(一)《国际卫生条例》的诞生和发展

19 世纪开始,西方经济迅速发展,国际交通往来越来越频繁,鼠疫、霍乱、天花等烈性传染病广泛流行。在与传染病斗争的过程中,人们逐渐认识到传染病不分国界,应对传染病,各个国家之间必须通力合作,加强沟通交流。特别在跨国境地区,在传染病暴发流行时开展联合调查、信息共享、加强国家之间的联防联控显得尤为必要。由于综合治理与生活有关的自然环境、保障食物和饮用水的安全等问题涉及面广,所以需要整个社会参与,才能有效解决影响人们行为习惯、导致传染病流行传播的客观条件。这些现实需求要求人类有组织、协调统一、步调一致地行动,为建立应对传染病的强制性法律规定奠定了基础,并演化到形成当前全球性的国际公约。1851 年,部分国家在巴黎召开了第一次国际卫生会议,会议制定了世界上第一个国际性《国际卫生公约》(International Sanitation Regulations,ISR)。条例制定的目的之一是减轻战争带来的疾病,从而达成鼠疫、霍乱、天花、黄热病、斑疹伤寒和回归热等传染病的国际检疫协议,国家之间共同应对此类传染病。《国际卫生公约》的出台,标志着检疫规章从既往的地区性协调发展至国际间合作。

随着《国际卫生公约》的发展,第二次世界大战后,特别是 1948 年世界卫生组织(World Health Organization,WHO)成立,提出了"为世界人民获得尽可能的最高水平健康"的目标。在当年举行的第 1 届世界卫生大会上起草了《国际公共卫生条例》,该条例于 1951 年举行

的第 4 届世界卫生大会通过。1969 年第 22 届世界卫生大会对《国际公共卫生条例》进行了修改补充,并将其更名为《国际卫生条例》(International Health Regulations,IHR)。IHR 规定鼠疫、霍乱、天花、黄热病、斑疹伤寒和回归热为国际检疫传染病,这表明,如果各国领土范围内发生以上疾病时,各国必须通报世界卫生组织;IHR 强调了流行病学监测和传染病控制,旨在加强流行病学的监测、检疫手段在国际间的运用,以尽早发现或扑灭相关传染病的传染源,改善港口、机场及其周围的环境卫生,防止媒介扩散,并且鼓励各国卫生当局重视流行病学调查,减少疾病入侵的危险。《国际卫生条例》的产生为人类社会应对国际间传染病的挑战发挥了重要的作用。

随着时间推移,科学技术高速发展,人类对传染病的控制取得较大成效。但自 20 世纪 70 年代以来,国际疾病谱发生巨大变化,一些传统恶性流行性疾病的死灰复燃和新发传染性疾病的不断涌现,人类对卫生条件的需求不断增加,IHR 条例已难以适应新形势。2005 年,第 58 届世界卫生大会再次修订 IHR 条例,并于 2007 年 6 月正式生效。新修订的《国际卫生条例(2005)》的使用范围从鼠疫、黄热病和霍乱三种传染病的国境卫生检疫扩大为全球协调应对构成国际关注的突发公共卫生事件(包括各种起源和来源,实际上是指生物、化学和核辐射等各种因素所致突发公共卫生事件)。

(二)我国应对突发公共卫生事件的法律体系

为了预防、控制和消除传染病的发生与流行,保障人体健康和公共卫生,我国在卫生领域最早立法的是传染病防治的法规。包括 1978 年颁布的《急性传染病管理条例》,1986 年通过的《中华人民共和国国境卫生检疫法》,以及 1989 年全国人民代表大会常务委员会制定的《中华人民共和国传染病防治法》,使我国传染病防治工作从行政管理走上了法制管理的轨道。2004 年 8 月,第十届全国人民代表大会常务委员会第十一次会议再次对《中华人民共和国传染病防治法》进行修订。2013 年 6 月,在第十二届全国人民代表大会常务委员会第三次会议上进行修正。

2003 年 5 月 7 日,《突发公共卫生事件应急条例》正式公布施行,于 2011 年进行第一次修订。该条例的出台对有效预防、及时控制和消除突发公共卫生事件的危害、保障公众身体健康与生命安全、维护正常的社会秩序意义深远。

生物安全问题是全世界、全人类面临的重大生存和发展威胁之一。公共卫生问题必然带来安全问题,为维护国家安全,防范和应对生物安全风险,保障人民生命健康,保护生物资源和生态环境,促进生物技术健康发展,推动构建人类命运共同体,实现人与自然和谐共生,中华人民共和国第十三届全国人民代表大会常务委员会第二十二次会议于 2020 年 10 月 17 日通过《中华人民共和国生物安全法》,并自 2021 年 4 月 15 日起正式施行。

二、传染性疾病的全球流行影响广泛

随着经济全球化进程的推进,交通运输、贸易、旅游等空前发达,人员、物品等流动性极大增加,传染性疾病的传播几乎"无国界"可言。在重大突发公共卫生事件面前,如果不及时采取有效的防控措施,任何国家都不可能幸免。自20世纪70年代开始至今,全世界范围内已经出现几十种新发传染病,几乎以每年新增一种甚至多种的速度出现,成为突出的公共卫生问题。

对WHO 196个成员国具有约束力的《国际卫生条例(2005)》中规定,"国际关注的突发公共卫生事件"指的是通过疾病的国际传播构成对其他国家的公共卫生风险并可能需要采取协调一致的国际应对措施的不同寻常的事件。被定义为"国际关注的突发公共卫生事件"意味着情况严重、突然、不寻常、意外,对公共卫生的影响很可能超出受影响国国界,可能需要立即采取国际协调一致的行动,以共同应对突发事件。自该条例2005年修订出版至今,WHO共宣布了六起"国际关注的突发公共卫生事件"。

第一起是2009年4月至2010年8月,美国的甲型H1N1流感疫情。自第一例甲型H1N1阳性样本被发现后仅10天,WHO即宣布甲型H1N1疫情成为"国际关注的突发公共卫生事件",并且把全球流感大流行警戒级别上升至最高的六级。

第二起是2014年4月南亚和非洲的脊髓灰质炎疫情。脊髓灰质炎曾在全世界范围内几乎灭绝,但于2014年发生了野生脊髓灰质炎病毒国际传播。即使当时记录的病例仅68例,低于前一年的417例,但由于2014年前4个月的低流行季节中即出现脊髓灰质炎病毒较大范围国际传播,同时许多无脊髓灰质炎流行但饱受冲突折磨和卫生体系脆弱的国家出现病例,采取协调一致的国际对策对于遏制野生脊髓灰质炎病毒的国际传播和防止新的传播至关重要。由于仍然有部分国家存在野生脊髓灰质炎持续病例,至2020年,WHO专家委员会认为脊髓灰质炎病毒仍是"国际关注的突发公共卫生事件"。

第三起是2014年8月至2016年3月的西非埃博拉疫情。埃博拉病毒是迄今发现的致死率最高的病毒之一,尚无有效疗法。在2014—2016年的大流行期间,包括几内亚、利比里亚和塞拉利昂在内的三个西非国家共计出现超过2.8万例埃博拉疑似/确诊病例,死亡病例超过1.1万例。

第四起是2016年南美地区暴发的寨卡病毒疫情。在寨卡病毒疫情被WHO宣布构成"国际关注的突发公共卫生事件"的3个月后,拉丁美洲和加勒比海国家出现大流行,其中,巴西的疫情最为严重,自2015年5月确诊第一例寨卡病毒病病例后,短短8个月内巴西就有150万人感染。哥伦比亚疫情严重程度仅次于巴西,至2016年1月30日,哥伦比亚卫生部发表公告称当地寨卡病毒病病例达到20297例。之后,"寨卡"疫情继续蔓延至全球数十个国家和地区,涉及美洲、亚洲、非洲和欧洲,影响巨大。

第五起是2019年刚果(金)埃博拉病毒疫情。自2018年刚果(金)埃博拉疫情暴发至2020年3月,有超过4500人感染,其中2264人死亡,死亡率超过55%。2020年3月10日,刚果(金)连续14天无新增埃博拉确诊病例,最后一名受治疗的埃博拉病毒感染患者于同一天出院,象征人类在对抗埃博拉疫情中取得了阶段性胜利。

第六起是2020年1月,由于全球新型冠状病毒感染疫情的迅猛发展,WHO宣布此次疫情构成"国际关注的突发公共卫生事件"。2020年3月,WHO认为当前新冠病毒感染疫情可被称为全球大流行。

由前述WHO目前宣布的六起"国际关注的突发公共卫生事件"可以看出,新发、突发甚至再发传染性疾病的大暴发、大流行对人类健康和社会进步的威胁不断上升。

三、化学毒物成为人类健康的潜在威胁

自然界中天然存在不计其数的有毒物质,人类的进化与有毒有害物质的识别息息相关。据统计,人们日常能够接触到的化学物已达到 25 万种,这些物质深深地渗透到了人们的日常工作和生活当中。这些化学物质可通过多种途径引起化学中毒,导致食品安全事故、环境污染事件、职业病事件等突发公共事件的发生。这些事件具有突然发生、规模大、危害公众、损失严重、影响广泛、社会关注度高等特点。

"民以食为天",一旦出现重大食品安全事件,其危害不可估量。在我国,食品安全已成为继人口、资源和环境之后的第四大社会问题。近年来,国际上出现了较多食品受化学、生物等污染物污染引发的突发食品安全事故。2011 年 4 月,韩国第三大奶制品生产公司每日乳业由于在牛奶生产中使用了受污染的进口饲料,牛奶中被检测出含有福尔马林,因为此次事件引发广泛社会关注,韩国的奶制品销售受到严重影响,行业经济遭受损失。2014 年 8 月,美国俄亥俄州第四大城市托雷多(Toledo)一家自来水厂检出一种可能源自邻近伊利湖中水藻的毒素,检出 2 个水体样本中的微囊藻毒素超标,导致 50 万人的饮水受影响。湖水富营养化导致有毒藻类暴发,污染供水水源的同时,也对自然生态环境产生不可逆的伤害。至今,有毒藻类暴发成为全世界很多国家都面临的"主要环境问题",是"21 世纪对健康最具威胁的因素之一"。

劳动者在从事生产劳动的过程中,由于接触生产性毒物而导致的中毒称为职业中毒。其中,生产性毒物是指在生产过程中使用或产生的可能对人体产生有害影响的化学物质。职业中毒事件在全世界范围都有发生。1984 年 12 月 3 日,印度博帕尔市的美国联合碳化物属下的联合碳化物(印度)有限公司设于贫民区附近的一所农药厂发生氰化物泄漏,2.5 万人直接致死,55 万人间接致死,另外有 20 余万人终身残疾,被称为"印度博帕尔灾难"。2009 年 10 月,日本昭田川崎工厂的一套合成氨装置发生爆炸事故,同时由于爆炸使合成塔前的变压器损坏,变压器油着火,点燃从损坏的管道中漏出的氢气,大火持续约 4 个小时,造成 17 名操作工人死亡、63 人受伤和巨大的经济损失。现如今,由于科技不断进步,工艺不断完善,严重危害劳动者身体健康的严重职业中毒已经得到一定的控制。但也由于新工艺、新材料的层出不穷,新的职业中毒形式也不断出现,一旦暴发,其危害往往是难以预料的,为职业性中毒事件的全面防控带来新的困难和挑战。

随着科技不断进步,核能和放射线技术在工农业生产、医疗卫生和科研等各个领域获得广泛应用,给人类生产和生活带来巨大的社会效益和经济利益。与此同时,由于使用目的不同和安全防护不当,会造成对人类的辐射伤害,甚至造成灾难性后果。核与辐射事故多发生突然,发展迅猛且呈阶段性,影响范围广。1986 年 4 月 26 日,切尔诺贝利核电站内第 4 发电机组发生爆炸,核反应堆全部炸毁,大量放射性物质迅速泄漏,导致事故发生后前 3 个月内死亡 31 人,上万人遭受各种不同程度的辐射疾病折磨,多年之后仍有因放射线影响而致畸的胎儿出生,是核电时代以来最严重的核事故。2011 年 3 月 11 日,日本宫城县附近海域

发生大地震,随即引发海啸,一系列原因造成日本福岛第一核电站放射性物质大量外泄,影响广泛。值得注意的是,发生任何重大灾害都可能造成较大的社会和心理影响,以往的核事故的经验证明,核事故可能引起人群心理紊乱、焦虑甚至恐慌,及长期慢性心理应激。这些不良社会心理效应的危害可能比辐射本身导致的综合不良后果更为严重。

四、自然灾害频发引起的突发公共卫生事件不容忽视

自然灾害是指给人类生存带来危害或损害人类生活环境的自然现象。近年来,自然灾害随时随地有可能发生,世界各地频繁出现地震、飓风、沙尘暴、干旱、洪水、高温等自然灾害,并且其发生次数还呈现增加的现象。自然灾害对于人类来说,都是消极并且具有破坏作用的,它是人与自然相互矛盾的一种表现形式,具有自然和社会双重属性。总的来说,自然灾害具有广泛性、不确定性、周期性、联系性、严重性和不可避免性等重要特征。自然灾害一旦发生,除了直接引起人类伤亡,还可能由于缺乏符合卫生要求的食品、饮用水,灾后环境条件恶劣导致蚊蝇滋生,受灾群众需要集中安置,造成人畜排泄物、生活废弃物堆积等,若不及时采取有效的防疫工作,这些都可能成为传染性疾病流行、食物中毒事件发生等的隐患。由于自然灾害一般难以预测,其发生就常常与传染性疾病流行、食品安全事件和环境污染等相互影响。人类对大自然的认知永无止境,防灾减灾、抗灾救灾是人类生存发展的永恒课题,也是人类过去、现在和将来都在面对的最严峻的挑战之一。

由自然灾害引起的突发公共卫生事件的流行机制可以概括为:水体污染、饮用水供应系统被破坏、食物短缺、居住环境被破坏、人口迁徙等。可见,自然灾害所引发的突发公共卫生问题十分突出。以我国为例,我国是世界上自然灾害最为严重的国家之一,具有灾害种类多、分布地域广、发生频率高、人财损失严重等特点。在全球气候变化和中国经济社会快速发展的背景下,我国面临的自然灾害形势严峻复杂,灾害引发重大传染病疫情、群体不明原因疾病和重大食物中毒等突发公共卫生事件的风险进一步加剧,灾害导致的经济损失也日趋严重。1976年,河北唐山发生大地震,震后的灾区满目疮痍,饮水设施被破坏,食物被污染,水中大肠杆菌超标数百倍。1998年,湖北咸宁市遭遇洪灾,由于供水设施和厕所等卫生设施受到冲毁或浸泡,水井、水塘等水源受粪便垃圾等污染。该地区在洪灾前期的传染性疾病以呼吸道传染病为主转变成洪灾期间的以肠道传染病为主,同时疟疾等虫媒传染病病例增多。2008年,四川省汶川县发生大地震,地震后还出现了山体滑坡、堰塞湖与暴雨泥石流等次生灾害,自然环境被破坏、卫生饮水和食品短缺、群众密集安置等导致严重的公共卫生问题。可见,将传染病防控作为救灾抢险工作的重要组成部分,突出预防为主,强化灾区的传染病防治工作,是"大灾之后无大疫"的关键所在。

总而言之,突发公共卫生事件威胁着国家的经济发展、社会稳定和人民群众的生命财产安全,如何从各类突发公共卫生事件的发生和应对中汲取经验和教训,不仅是医疗卫生系统和科技发展的重要议题,更是全人类应该反复思考的关键问题。

第三节　国内外突发公共卫生事件面临的危机和挑战

随着社会一体化和经济全球化的不断推进,突发公共卫生事件呈现的种类和特征更加多元化和复杂化,从目前全球的发展情况来看,突发公共卫生事件几乎是无法避免的。公共卫生无小事,突发公共卫生事件一旦暴发,地球上每一个角落,每一个人都将面临生命和安全的威胁。

一、预防为主的突发公共卫生事件防控体系亟待赋能

千里之堤溃于蚁穴,预防是最为经济有效的健康策略。要立足更精准更有效地预防,首先需要加强突发公共卫生事件防控体系的顶层设计,建立科学完善的突发公共卫生事件防控治理体系。评估现有突发公共卫生事件相关核心法律法规的建设、修改和完善,进一步改进突发公共卫生事件的识别系统、预警系统,完善突发公共卫生事件应急体制等。只有从制度层面展开全面的谋划和安排,才能建立健全长效突发公共卫生事件防控机制,筑牢人民群众的生命防线。其次,应加大各类投入,建立健全突发公共卫生事件防控保障体系。一是加大对各级医疗卫生资源的财政投入,使各地区医疗资源得到合理配置。二是加大公共卫生人才培养力度,建设国内公共卫生高端人才"智库"。三是加大对公共卫生环境的治理,完善公共卫生设施,大力开展健康知识普及,倡导文明健康、绿色环保的生活方式,把全生命周期管理理念贯穿经济社会发展和民生改善以及社会治理的全过程。最后,应加强道德教育,建立健全突发公共卫生事件防控价值体系。突发公共卫生事件暴发的过程中,公共伦理道德是国家治理体系的强大社会基础。公共伦理道德的提升既是突发公共卫生事件防控的重要手段,也是国家治理体系现代化的社会基础。

二、全球公共卫生危机下的人类命运共同体构建势在必行

新冠病毒感染疫情不仅对人类的生命安全构成严重威胁,而且给社会经济和社会秩序带来巨大冲击,对全世界是一次巨大挑战和严峻考验,很多国家陷入严重公共卫生安全危机。突如其来的全球疫情,进一步确证世界百年未有之大变局的不稳定性和不确定性,构建人类命运共同体势在必行,唯有密切合作才能克服人类社会发展面临的一系列重大挑战。

三、"信息疫情"是一把双刃剑

历史上每一次暴发传染病,都会同时暴发"信息疫情"。过多的关于疫情的信息导致人们难以发现值得信任的信息来源和可靠的指导,则可能阻碍疫情的及时有效控制,造成危及人类生命健康和社会安全的严重后果。社交媒体是疫情传播中的重要角色,是公众获取疫

情信息的主要来源。如果社交媒体成为滋生虚假信息的"温床",那么虚假信息的传播速度将远超病毒本身,引发社会性恐慌。同时,社交媒体也可以是"隔离"和"消灭"疫情的战场。社交媒体上人们跨越国界的捐赠互助、志愿者活动,为患病者祈祷等行为在恐慌中给人们带来希望,增强了社会凝聚力,在全球共同抗疫中发挥重要作用。

第四节 突发公共卫生事件应急管理的历史演变与进展

应急管理是国家治理现代化的一个重要组成部分。它担负着防范化解重大安全隐患、及时处置各类灾害事故的重要责任,肩负着保护人民生命财产安全、维护社会稳定的伟大使命。应急管理体系是一个由政府和其他各类社会组织构成的应对突发事件的综合网络,包括法律法规、体制、机构、机制与规则、能力与技术、环境与文化;应急管理能力建设也是一个多层次、全方位、立体化的动态过程。

一、历史演变及分期

(一)国外

1. 美国 美国应急管理经历了四个阶段:创立、改革、重大改革、再改革,形成了全方位应对突发事件的应急管理体系。1979年,卡特政府成立了联邦应急管理局倡导了"综合应急管理"的新理念。1993年,克林顿在任期间进行了大规模的内部与外部改革,使应急管理走出了冷战结束后的民防阴影,突出了应急管理在全社会参与和提高联邦应急管理机构效率中的作用。2001年的"9·11"恐怖袭击发生后,成立了国土安全部,这一改革尝试将反恐救灾纳入国土安全体系,不可避免地出现了"反恐为主,救灾为辅"的偏差。2005年"卡特里娜"飓风过后,美国又开始在国土安全体制之下改革联邦紧急事务管理局,变革在扩充、完善综合性应急管理的基础上,实现救灾与反恐的并重。

2. 英国 在应急管理发展历史上,英国是最早制定应急预案的国家。英国卫生部应急计划合作机构发布的NHS突发卫生事件应急计划构成了英国公共卫生应急系统的基础框架。根据2002年4月修订的NHS突发卫生事件应急计划,英国更多的突发公共卫生应急职能已从NHS卫生委员会转移到处级医疗委托机构。为更好地应对传染病和生化袭击,英国于2003年4月1日成立了健康保护机构,其主要职能是保护国民健康,减少传染病、化学制剂、生物毒素及放射性物质的危害和威胁。2004年修改了《国民紧急事件状态法》。

3. 日本 日本应急管理发展历程可以追溯到1961年,1961年日本颁布了《灾害对策基本法》,这是一部整合新旧灾害法律法规和应急对策的根本性法律。厚生劳动省在1995年发起成立了灾害医学救援队。1997年,日本厚生劳动省制定了《健康危机管理基本原则》,并于2001年颁布了《地方健康危机管理指南》,这两部健康危机工作指南是日本制定卫生应急预案体系的主要纲领,是指导防治各类突发公共卫生事件的规范性文件。日本政府于

2020年2月25日正式出台了《应对COVID-19感染行动计划》。现日本建立卫生应急组织体系是在政府危机管理组织体系框架下,以厚生劳动省为主要负责机构,以日本医疗卫生体系为依托,主要包括中央和地方卫生行政部门、医疗卫生机构以及其他政府部门和相关机构、组织等。

4. 其他国家　其他国家的应急管理发展,如加拿大、俄罗斯等。加拿大在20世纪颁布了《公民卫生健康法》,并于2004年9月在国家一级(分部级)设立了一个独立的公共卫生机构。俄罗斯则成立紧急情况部(全名为:"俄罗斯联邦民防、紧急情况和消除自然灾害后果部")该部门于1994年成立。法国、德国、印度的应急管理设在内政部。瑞士的应急管理设在民防局。韩国于2004年颁布了《应急与安全管理法》,同年韩国中央政府在政府管理与国内事务部中成立了"国家应急管理署"。

(二)国内

我国的应急管理的发展阶段可划分为四个阶段:

1. 第一阶段(1949—2003年)　我国第一阶段的应急管理是由各政府部门组成,以业务部门牵头、协调机构参与、其他部门辅助的单一灾种管理。1949年后,我国开始建立具有中国特色的应急体系,1965年左右基本建成。我国于2002年颁布了《中华人民共和国安全生产法》,对行政区域内特别重大的生产安全事故应急救援预案的制定和应急救援体系的建立进行了规定和阐述,但该阶段主要存在的局限为:"应急预案"仅用于"应急救援"。

2. 第二阶段(2003—2008年)　2003年SARS疫情的暴发,激发了国内应急管理的热潮,我国应急管理体调整为以枢纽机构抓总、业务部门牵头、相关部门协调的多灾种应急管理。

自2003年SARS疫情后,我国开始构建以"一案三制"(应急预案、应急管理体制、机制和法制)为核心的综合应急管理体系,应对自然灾害、事故灾害、公共卫生突发事件和社会事件等各类突发事件。2003年,国务院常务会议审议并通过《突发公共卫生事件条例》。办公厅成立应急预案工作组,全面启动应急预案体系建设。根据突发事件卫生应急处置工作需要,2004年我国卫生部正式成立独立编制的卫生应急办公室,在全国推进卫生应急体系建设。同时,国务院办公厅印发了《国务院有关部门和单位制订和修改突发公共卫生事件应急预案框架指南》。2005年,国务院办公厅成立"国务院应急管理办公室"和"应急管理专家组",同年年底印发了《全国突发公共卫生事件相关信息报告规范》试行并于2006年正式开始实施。全国人大常委会于2007年通过了《中华人民共和国突发公共事件应对法》。这是我国在应急管理领域的一部重要的基本法。这部法律的颁布和实施,是我国应急管理走向法制化的标志。同年,国务院办公厅印发了《关于加强基层应急管理的意见》,旨在加强基层应急管理工作,重点加强企业应急管理。

3. 第三阶段(2008—2012年)　在此期间我国进入了应急管理以功能整合、应急联动、能力提升的全灾种应急管理时期。

2008年,汶川地震之后强化各部门的应急管理职能,党中央、国务院在全国人大会议上郑重宣布:"我国已基本完成全国应急管理体系的建立工作。"2009年,国务院办公厅应急管理办公室印发《突发事件应急演练指南》。此阶段我国面对日益严峻的公共安全形势,从国家层面提高应对突发事件的应急准备能力和处置能力,进一步完善应急预案体系,优化整合应急救援队伍,使我国的应急管理体系发展成全灾种、全流程、全方位现代应急管理模式。也形成了以《中华人民共和国突发事件应对法》为中心、以各单项法律法规进行相应配套的应急法制系统,以国家应急预案为原预案,各地方政府、企事业单位、社会组织预案为子预案的应急预案体系及以预防与准备、监测与预警、处置与救援、恢复与重建机制为内容的应急管理机制。

4. 第四阶段(2012 年至今)　我国的应急管理形成以国家安全观引领,"中央国家安全委员会 + 党政同责制度 + 相关部门协调"的整体性治理。

2013 年,国务院发布《突发事件应急预案管理办法》,要求进一步修改补充应急预案,完善并提高各地应急预案质量。国务院于 2017 年发布了《国家应急体系建设"十三五"规划》。2018 年我国了成立应急管理部,开创中国特色应急管理体系新纪元。

二、现代公共卫生医学应急管理

党在十八届三中全会提出了"推进国家管理体制和管理能力现代化",党的十九届四中全会把推进国家管理体制和管理能力现代化作为鲜明的主题,并对其内容进行了进一步完善。现代应急管理是研究突发事件的现象及其发展规律的学科,集成多个学科的前沿理论、方法和技术,是当代中国应急管理发展需依托的知识体系及方法论。习近平总书记强调:"要学习国外应急管理有益做法,发挥中国特色社会主义制度优势,并积极推进我国应急管理体系和能力现代化建设。"

(一)综合性应急管理

1. 整合各部门应急管理职能　在整体意识和系统观点指导下,通过机构改革、制度建设、信息整合等途径,整合各级政府及相关部门、社会组织、企事业单位等应急力量。横向上消融各部门间壁垒,并以政府为主导,吸收公众参与,注重应急力量协同、联动。纵向上理顺国家与地方、政府与社会组织、企事业单位等多元应急主体之间的层级关系。建立应急部门职权清晰,应急政策关联性强,应急资源高效凝聚,指挥系统和管理链条统一有效的应急体制和机制,防治和处置实行一元化领导、决策、组织、协调和指挥。如 2015 年国务院设立了应急管理办公室,该办公室在组织结构上体现了综合管理的特征,解决了传统应急管理的"碎片化"弊端。现代应急管理与传统应急管理相比,最显著的特点是它的多主体相关性,就是说处置过程不再简单地由一个部门负责,而是在政府领导下多部门多主体共同参与。

2. 涵盖各类型紧急事件与灾害　应急管理的对象包括了信息安全和生物安全的对象和自然灾害、事故灾害、突发公共卫生事件、社会安全事件的预防和处置等方面;应急管理的地域不仅包括城市,也包括农村;不仅包括国内,也包括国外中国公民的全社会公共安全的应急管理。

3. 多机构组成的有机共同体　现代综合性应急管理不仅是一个单一的、表象的技术问题,也是由专业技术、管理方法、行为准则和执行机构构成的有机整体。这是一个多维度、内在的制度问题和管理问题。

(二)突发事件全过程应急管理

突发事件本身是由多个风险因素构成的"复杂多变"综合体,各因素间关系错综复杂,其复杂多变程度已远远超出了单个部门或个人应对能力,需要有效整合各专业部门的人力、物力、财力、信息等资源,集成多个学科基础知识和技术手段(包括管理技术和专业技术),以协同联动应对。实施综合应急管理应对各种突发事件是一种更为优化的管理策略。

1. 风险、事件(灾难)、危机的"一体化"管理　将灾害或突发事件放置于一个广泛联系、相互连接、动态发展的复杂世界中考虑,遵循预防为本、处置为标,以本为主、标本兼治的管理原则,构建风险 - 灾害 / 事件 - 危机全过程应对体系。根据突发公共事件的生命发展周期来配置各类应急主体的职责和职权,使各类应急主体的职权和职责能够覆盖到突发公共事件的发生、发展直至消灭的整个过程。

目前,我国的应急管理实践中,突发事件(灾害)管理能力最强,绩效最好,危机管理次之,风险管理才刚起步。突发事件应急管理的绩效较好,但其本身的功能却极为少有,它只能控制事态,不能解决根源性问题(风险)。相比突发事件应急管理和危机管理,从源头开始风险管理更能收到事半功倍、防患于未然的效果。

2. 突发事件的"循环周期"应急管理　我国对突发公共事件实行整体性、有计划性、连续性的动态管理,消除突发事件的诱发因素,尽可能地将突发事件扼杀在萌芽状态,做到防患于未然。从单一的灾害管理到全面的灾害管理,再从全面的灾害管理到全过程管理,推进应急管理过程体系的一体化。《中华人民共和国突发公共卫生事件应急法》将突发公共卫生事件应急管理的全过程划分四个阶段(图1-1)。

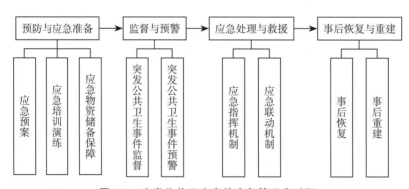

图 1-1　突发公共卫生事件应急管理全过程

在预防与应急准备阶段,通过应急预案、应急培训演练、应急物资储备保障等科学手段减少甚至消除突发公共卫生事件发生的可能性和产生的危害。应急预案是指根据各地情况,相关部门联同疾病预防控制中心等卫生领域专家,科学地编制指导应对处理突发公共卫生事件的应急管理规范文件,使应急管理工作能依计划及时、有效、准确开展。根据突发公共卫生事件的发展态势和实施过程中遇到的问题,不断调整、修改、更新应急预案,提升应急预案的时效性和可操作性。公共卫生应急培训演练是检验应急预案、锻炼应急能力最直接的方式,常态化的公共卫生应急培训演练机制是应急管理工作高效开展的有力保障。在应急培训演练中引入情景构建等方法,开展多种形式公共卫生应急培训演练,并根据所属地区风险状况提高培训演练的针对性,及时纠正应急培训演练中出现的问题,合理完善应急预案,提高防范公共卫生事件发生的可能性和危害。应急物资储备主要由政府储备组成,政府储备又分为实物储备和能力储备。根据《突发公共卫生事件应急条例》,各级各类政府以及各有关部门分别管理包括设备、药品和人员等的应急物资的储备。

在监督与预警阶段,我国拥有世界上规模最大的突发公共卫生事件监测系统,对预防和减少突发公共卫生事件的危害起到积极作用。突发公共卫生事件预警分为风险认知、风险研判、预警信息发布 3 个阶段,利用监测手段获得突发公共卫生事件的关键信息,对获得的信息进行专业性分析与综合性判断,根据突发公共卫生事件等级发布预警信息。我国的突发公共卫生事件监测系统由国家卫生健康委员会各级机构监测所属范围内的公共卫生状况,利用专业化机构对公共卫生事件进行风险识别与评估,制定和组织突发公共卫生事件的预防规划和干预措施。一旦发生突发性公共卫生事件,各级各类卫生行政部门应根据实际情况及时上报。国务院卫生行政部门要做好信息发布工作。同时,我国的突发公共卫生事件举报制度允许任何单位或者个人向有关部门报告突发公共卫生事件。此举有效保障了我国突发公共卫生事件监测系统的灵敏性。

在应急处置与救援阶段,涉及应急救援、应急物资运输、信息发布、社会协同等内容,主要涵盖应急指挥机制和应急联动机制。应急指挥机制主要是指在发生突发公共卫生事件后,由应急指挥中心牵头,有关应急部门配合,做好突发公共卫生事件的应急管理的相关工作,并运用现代化信息技术,实现地方和国家应急指挥系统的有效对接。各级指挥机构明确自身职责范围,认真履职直至突发公共卫生事件结束。应急指挥工作范围包含应急管理相关文件的制定、协调应急力量、调配应急物资等多个环节,满足应急管理的工作需求。由于突发公共卫生事件影响范围和影响程度的不确定性,需要政府与社会各阶层形成应急共识,在应急联动机制指导下采取统一行动。突发公共卫生事件的应急联动是从中央到地方、不同地区间、多部门、多机构等的协同合作,集中力量开展突发公共卫生事件的处置与救援。在应急联动机制下,有效整合应急资源,实现信息互通、物资互济、医疗互助,形成突发公共卫生事件应急管理的有效合力。

事后恢复与重建是指在突发公共卫生事件得到有效处置后,采取有效措施促使社会和经济恢复正常。政府采取了多项措施,帮助受突发公共卫生事件影响的个人、企业和行业快速恢复事件发生前的正常生产、生活状况,一定程度上弥补了突发公共卫生事件带来的损失,其中包括对生活困难群众提供临时经济援助,防止"因病返贫""因病致贫"问题发生,对受灾群众进行心理伤害干预促进恢复等。事后恢复与重建的内容不仅包括复工复产等社会经济恢复,还包括对应急管理工作在应对突发公共卫生事件时暴露出的短板进行完善,针对在应急管理过程中存在失职渎职现象的责任人、责任机构和责任单位,要追究责任,全面反思突发公共卫生事件,针对实际情况进行举一反三并查漏补缺,借鉴成功经验,弥补现有应急管理体系的不足,从而提高突发公共卫生事件的应对处置能力。

(三)政府主导多方主体参与

现代应急管理的建设是一个复杂的、开放的、庞大的系统工程,强调构建以政府、社会组织和公众等多主体参与的综合应急管理模式,具有多主体协同为核心的特征。在我们公共生活中不同专业领域的风险事故及突发事件面前,一个国家的治理体系和治理能力的现代化主要体现在国家层面的思想应对和制度保障这两个方面。

1. 全政府参与 突发公共事件应急管理不再由单一部门负责,而是由多部门、多主体共同参与,需要应急管理部门和相关部门共同承担相应的责任,实现"以块为主型""共治型"的管理转变。突发公共卫生事件应急管理的主体通常都是卫生部门和疾控中心,将其独立于应急管理部门,其职能符合现实需要。全政府参与包括制度的共同制定、信息资源的共享、人员的整合、机构的重组等。重点是整合出一套协同、高效的组织系统,将实现各临时机构统一整合成一个稳定的综合协调机构,使之成为政府日常管理的重要组成部分。

2. 全社会参与 应急管理以政府为主,鼓励各类社会组织以及社区和公众发挥积极的作用。积极吸收来自国内外企业、非政府组织、个人和国际组织的赞助、捐助,培养和发展社会共同参与的应急管理保障机制,动态、持续地提高应急管理的绩效。

(四)应急准备文化

现代应急管理的核心在于应急准备,应急准备是指为提高应急管理能力,从而有效应对突发事件而采取的一系列措施和行动的总称,这包括了应急意识的培养、组织、制度、机制建设和运行,预案制定与修订管理、应急队伍建设与管理、资源和技术保障、培训演练等各种准备。应急准备已经从应急管理过程的一个环节,演化为一种支撑应急全过程的基础性行动。

(五)突出程序化、制度化和规范化管理

1. 建立完善的法律体系 法制建设是应急管理体系建设中关键的一环。如:我国颁布《突发公共卫生事件条例》和《突发事件应急预案管理办法》,制定了《中华人民共和国突发公共事件应对法》和《突发事件应急演练指南》。日本制定了以《灾害对策基本法》为基础,专门法律为主要组成部分的近200部法令;澳大利亚先后制定了较为完善的应急法律体系(如《紧急救援法》《危机管理法》等一系列法律法规);美国则拥有包括《全国紧急状态法》《反恐怖法案》《国土安全法》《联邦灾害救助法》在内的100多部应急法规。

2. 建立完善的预案体系 应急预案又称"应急计划",属政府行政规章,是一种标准化的反应程序。应急预案主要包括对于突发事件的预防准备、处置救援、事后的恢复重建,以及政府各部门和社会公众的主要责任义务等,提供一整套完整的应急行动计划,全方位调集和整合政府应急资源、知识和能力,使政府应急管理工作规范化、程序化、制度化。完善的预案体系保证了综合应急规划的实施,为应急管理活动开展提供了基本规范。

3. 设计开发应急管理的一系列制度 政府对突发事件的应急管理,需建立一系列有效运转的应急管理制度(即应急管理机制)。在突发事件管理的全过程,遵循标准化的运行程序,包括应急资源管理、信息管理、突发事件应急响应的规模和强度、应急指挥与决策、突发

事件各处置阶段部门之间的协调联动、应急管理总体预案与相关部门预案和专项预案相衔接等。

第五节　突发公共卫生事件医学应急的学科建设面临的挑战

2003 年,SARS 疫情引发的一系列危机对我国的社会经济和政治形象都带来了重大影响,促使各国政府将公共卫生安全提升到了国家安全的战略高度,拉开了现代化卫生应急体系建设的大幕。与此同时,"公共卫生医学应急"这门全新的综合性学科也逐渐形成。

公共卫生医学应急是一门对突发公共事件和突发公共卫生事件的预防处理、全面控制和减少危害的综合性学科。特别是 2019 年以来,突发公共卫生事件的暴发使得公共卫生医学应急日益成为公共卫生与预防医学学科的重要组成要素。公共卫生医学应急的基础和主体是急诊医学、传染病学、灾害医学、预防医学等医学学科以及管理科学、信息技术等学科综合,它虽然是一门跨学科、跨专业的边缘学科,但所要研究和解决的问题并不是简单的学科相加或是专业交叉,而是需要系统深入研究医学应急相关事件的起源、特征、性质、规律、发展变化等,以多学科系统集成和管理为其核心要素,公共卫生事件预防与空置、卫生应急管理、紧急医学救援、医学应急预警、医学应急保障和文化宣传等是其研究的重点。

客观实践中,要促进公共卫生医学应急学科"分娩",还需要进行大量的理论研究和学术创新,不断梳理健全其理论体系与知识结构,真正实现作为一门新兴交叉学科成熟的关键理论支撑与技术支持。随着突发公共卫生事件和突发事件公共卫生应急管理实践的逐步推进,学者和实践者对公共卫生医学应急的理解、认识也渐进深入,公共卫生医学应急相关理论、技术也逐步得以完善和发展。

一、公共卫生医学应急学科的内涵和定位

(一)公共卫生医学应急的核心任务

公共卫生医学应急主要有两大核心任务:一是突发公共卫生事件的预防和控制,二是其他各类突发公共事件的紧急医学救援。这两大任务赋予了公共卫生学、预防医学、临床医学、急救医学等医学专业知识、技术和方法在公共卫生医学应急过程中的基础性地位。也奠定了其在公共卫生领域的地位与作用。公共卫生医学应急赖以支撑的基础理论和支持技术以及实践活动,也已经远远超脱了作为公共卫生应急管理学分支的概念范畴,不自觉地融合到了公共卫生与预防医学的学科领域。

作为一门交叉新兴学科"孵化器"的公共卫生医学应急实践活动,不断促进相关理论研究和学术创新,奠定了由下而上的"公共卫生医学应急学"学科形成的坚实基础,进而快速推动我国公共卫生医学应急研究在繁荣中规范和发展。公共卫生医学应急作为以医学、管理学、社会学等学科交叉的新兴学科雏形已开始显现。

（二）公共卫生医学应急实践的演变和发展

公共卫生医学应急固然属于应急管理的范畴,应急管理的理论基础来自危机理论,特别是危机管理和危机治理理论,其内涵特征以管理为核心,主要着眼于体制、机制、法制的构建和运行。

公共卫生医学应急作为一种自觉的、综合的医学应急实践活动,其管理是一项复杂的系统工程,需要一个科学、合理、协调的运行体系,用以解决突发公共卫生事件和突发事件公共卫生问题应对过程中职责不清、管理混乱等问题,最大限度地保证公共卫生医学应急活动高效、有序开展。建立起一套较为完善的突发公共卫生问题医学应急体系,势必需要借鉴应急管理的理论和技术成果及西方发达国家的公共卫生医学应急管理经验。

欧美国家在公共卫生医学应急体系建设中积累了丰富的经验和实践成果。美国的突发公共卫生事件应对系统是一个全方位、立体化、多层次和综合性的应急管理网络,包括公共卫生、突发事件管理、执法、医疗服务、科研力量和第一现场应对人员(如消防员、救护人员等)的多维度、多领域的综合、联动、协作系统。英国的突发公共卫生事件应急管理由卫生部及其指导下的国民医疗服务系统共同承担,卫生部的突发事件规划协调小组所颁布的"国民健康服务系统突发事件应对计划"构成了英国突发公共卫生事件卫生应对体系的综合框架。

2003 年以来,公共卫生医学应急逐渐成为应急管理研究的焦点。学习借鉴国外应急管理的成功做法和经验,应急管理理念发生了重大转变,形成以"一案三制"为基本框架的公共卫生医学应急管理体系。实现了从单项向综合转变;从处置向预防与准备转变;从单纯减灾向减灾与可持续发展相结合转变;由政府包揽向政府主导、社会协同、公众参与、法制保障转变;从一个地区(部门)向加强区域合作、协调联动,直至加强国际合作转变;从传统安全向传统安全与非传统安全并重转变。

近年来,我国公共卫生医学应急整体实力快速增长。2003 年以来,我国突发公共卫生事件医学应急防控水平显著提高。初步构建了囊括各类突发事件应对和紧急医学救援的法规和预案体系,建立起 20 多个部门参加的联防联控工作机制,建成全球最大、最先进的传染病疫情和突发公共卫生事件网络直报系统,平均报告时间由 5 天缩短为 4 小时,具备 72 小时内检测 300 余种病原体的能力。2008 年,在汶川抗震救灾的过程中,我国紧急医学救援体系发挥了重要作用。之后,建立了 37 支国家卫生应急队伍、2 万支地方卫生应急队伍,上海承建的国家紧急医学救援队成为首批通过世卫组织认证的国际应急医疗队之一。同时,建设卫生应急综合示范县(市、区)和核辐射损伤、化学中毒救治基地,完善应急物资储备机制,卫生应急基础条件、保障水平和科技含量明显提升。

2014 年,西非部分国家暴发埃博拉疫情,党中央、国务院作出加强国内疫情防控和援非抗疫的决策,我国公共卫生医学应急从被动防御迈向主动出击的新阶段。2015 年,尼泊尔大地震发生后不到 48 个小时,中国 4 支医疗防疫队赶赴地震灾区,在医疗救治和卫生防疫中发挥了支撑作用。

二、公共卫生医学应急学科建设的现状

(一)国外公共卫生医学应急学科的发展

美国、英国和日本等发达国家设置卫生应急(应急管理、灾害医学)学科或相关专业较早,因此,国外的经验值得借鉴。

1. 美国卫生应急学科建设　美国高校 1983 年在北得克萨斯大学设立了第一个应急管理本科专业——应急管理与规划(emergency administra-tion and planning,EADP),意在培养学生具备灾难应急技能,人际沟通和领导能力,从而避免和减轻突发事件所造成的危害。其专业课程主要包括应急管理导论、预防学、灾害应急、基础统计学、减灾与备灾、领导与组织行为、灾害规划与管理技术应用等。同时,培养计划中还涉及学生参与实地灾难演习、灾害规划和灾后评估、红十字志愿服务以及社区应急反应小组。另外学生还可利用学校先进的紧急行动中心获取应急管理实践经验。

2. 英国卫生应急学科建设　英国高校应急管理教育在多年的发展过程中形成了一套体系,这其中有以下几点值得我国学习与借鉴。高校层次分明,但都提供不同层次的应急管理相关的课程,以便学生根据自己的能力和家庭经济进行选择;开设的课程内容要丰富,选修课程比较多,有利于专业学生和非专业学生的选择;提供的学位多样化,不仅局限于高等教育,也还为大专、中职等提供课程;注重理论与实践的结合,在教学中积极穿插应急管理的实践活动,鼓励学生停学在社会上进行锻炼和开展实务;建立交叉学科及研究中心,在注重"风险"等基础教学的同时,根据国内外的危机管理事务等问题,开设很多与时俱进的课程,学科交叉性高,国际化程度也高;增加应急管理毕业生的就业方向,解决招生难和就业难的问题。

3. 日本卫生应急学科建设　由于日本屡屡发生震灾、飓风、海啸等,对社会安全造成重大危机,一些日本大学成立了危机管理学院,教授应对各类危机及灾害的专业知识。关西大学社会安全学院设有研究人为事故的社会灾害管理系及防灾与减灾系,教授防灾危机管理等知识,培养能在各领域中应对各种危机的人才。构建该学院的目的是建设"社会安全学"的新学科体系,并成为日本灾害危机管理的研究和倡导中心。教学计划是以"事故"和"自然灾害"两大学科群为中心,系统地编制而成的。学生们从入学时起,就归属于小规模研讨班,在学习事故等社会灾害和自然灾害的最新案例的同时,还接受实习、调查、模拟等实践教育。

(二)国内公共卫生医学应急学科的现状

国内学术机构、研究机构把应急管理的思想理念和基础理论引入到公共卫生医学应急实践中,积极探索公共卫生医学应急的相关理论和方法,取得了丰富的研究成果,为公共卫生医学应急的"分娩"奠定了良好的基础。

2008 年,原卫生部在复旦大学公共卫生学院召开"卫生应急管理学科建设研讨会"。全

国九所公共卫生学院院长、国家和部分省市疾控中心领导、专家参加了研讨会。会议就卫生应急学科建设,特别是现阶段本科教育的教材建设,进行了热烈的讨论,最后在学科建设、课程设置、教材编写等方面达成初步共识。2010年4月20日,北京大学成立卫生应急管理中心,挂靠于北京大学公共卫生学院。该中心先后与原卫生部应急办公室、原卫生部人事司、红十字国际委员会开展科研和培训合作,搭建多学科交流合作的平台,为我国的卫生应急管理工作和公共卫生突发事件的应对能力提供了卓有成效的智力支持。

2011年1月,暨南大学医学院与广东省第二人民医院签署了联合办学协议,合作举办临床医学专业急诊与应急医学方向本科。2012年,我国在北京成立"中华预防医学会卫生应急分会",为公共卫生应急作为预防医学领域的新学科提供了一个研究和交流的国家级平台。

2020年,北京大学自主设置"公共卫生应急管理"二级学科;复旦大学发布"公共卫生学科群行动计划";南方科技大学与深圳市卫生健康委员会和深圳市CDC、南方科技大学第二附属医院签署合同,共建"公共卫生及应急管理学院"。

三、公共卫生医学应急学科发展面临的挑战

公共卫生医学应急作为一门医学应急实践催生的学科,起步于公共卫生医学应急培训及其课程体系,发展到融合了管理学、应急学、社会学和计算机信息技术学等学科后,逐步形成具有跨学科交叉融合,强调应用的逻辑性和操作性等特点的综合性学科。如何设计新时代背景下我国公共卫生医学应急人才培养体系,全方位推进学科建设,公共卫生医学应急面对未来严峻的公共卫生形势如何确定研究方向,为解决现实实践中的问题提供哪些路径和方法,成为我们必须解决的问题。

(一)学科独立性有待健全

公共卫生医学应急作为一个基于医学实践后起的"雏形"学科,其学科理论和学科边界都非常模糊。多学科的交叉导致其学科独立先天不足,其作为应用型学科的特质,势必强调理实结合,但学科独立更多提倡学科设计的完整性和系统性,如何有效地缓解其专业性与综合性的矛盾,成为公共卫生医学应急学科独立性建设的掣肘。

(二)学科体系建设有待加强

公共卫生医学应急作为二级学科,理应建立独立的知识体系和发展逻辑轨迹,应建立在相对独立的医学和应急知识基础上,再有机结合管理学等其他学科。同时公共卫生医学应急学科体系还应包括监测预警系统、应急处置系统、指挥决策系统、风险沟通系统、应急队伍系统、应急保障系统、科技教育系统,但以上的学科体系在现实中均处在起步阶段。公共卫生医学应急学科基础的稚嫩性和多学科交叉,衍生了综合复杂的学科体系,构建"知识-技能-方法-实践"四位一体的公共卫生医学应急知识体系建设尚待加强。

(三)教师队伍和研究团队建设有待完善

近年来,我国公共卫生医学应急人才培养成绩斐然,但教师队伍发展失衡,科研动力和科研成果不显著,专、兼职教学或科研队伍水平差距较大等问题一直困扰着学科的健康发展。

高等医学院校教师队伍存在公共卫生医学应急理论单薄、应急管理理念缺位、公共卫生医学应急实践严重欠缺等问题,直接影响了公共卫生医学应急相关专业学生理论学习和实践训练。科研成绩在现行高校教师评价和职称评审中的权重,以及基础性研究在高校科研资金中不可动摇的主体地位,直接导致公共卫生医学应急相关专业教师更加偏离实践技能的学习与培养。

培养更多专业的公共卫生医学应急人才是社会急需,但现实中,我国对于突发公共卫生事件的教育普及程度滞后。公共卫生医学应急学科在现实的高等医学教育学科中地位低下,其他医学学科中严重缺乏公共卫生突发事件应急理论与实践的教育,是目前我国的高等教育现实。

(四)高校教育资源分配不均导致公共卫生医学应急人才无序流动

我国实施"双一流"大学建设,大量的政府投入被医学类重点高校用于投入人才引进,造成学科建设领域的新一轮"军备竞赛"已经成为现实。基于全国知识劳动力市场,优秀的公共卫生医学应急人才被市场重新定价,直接导致一般医学院校人力资源和学科建设成本快速增加。同时,由于国家级重点医科大学和省属医科大学在发展水平和资源投入上不均衡,导致国内大学教师呈"单向度、功利化"的频繁流动,进一步加剧了公共卫生医学应急人才流动,部分落后地区高等医学院校公共卫生医学应急相关学科建设瞬间瓦解。

(五)理实失调和社会服务欠缺不利于学科建设

我国公共卫生医学应急学科体系、教育培训体制机制等建设近年来取得了长足进步,但总体上仍处于初级阶段。公共卫生医学应急学科要实现快速、健康发展,必须打破我国现有体制所形成的高等院校与社会之间的隔阂,探索多渠道、多层次的多主体共同育人模式,实现学校公共卫生医学应急科研和教学与国家非医学部门和社会机构,在预防和处理公共卫生突发事件医学应急的实战经验有效融合和创新。

公共卫生医学应急相关专业已经成为国家和社会在预防和处置公共卫生突发事件和突发事件公共卫生问题的服务站和加油站,学科建设更要摒弃传统的仅仅依靠自身资源办学,闭门造车的路径依赖,实施自上而下的人才培养方式和科研改革,挖掘社会可资利用实践资源和科学研究机会,为国家和社会提供专业人才培养和科研服务。高等医学院校通过为国家和社会解决公共卫生突发事件实践问题,进而丰富公共卫生医学应急学科建设内涵,为学科建设打造广阔的平台。

(编者:覃凤翔、周天松、徐成颖、梁浩、叶力、邹云锋
审校:林健燕、阳世雄、周丽芳、石朝晖、葛宪民)

参考文献

[1] 万明国,王成昌.突发公共卫生事件应急管理[M].北京:中国经济出版社,2009.

[2] 黄国伟,姜凡晓.突发公共卫生事件应对与处置[M].北京:北京大学医学出版社,2016.

[3] 耿文奎,葛宪民,李勇强,等.突发公共卫生事件监测预警及应急救援[M].北京:人民卫生出版社,2008.

[4] 张晓玲.突发公共卫生事件的应对及管理[M].成都:四川大学出版社,2017.

[5] 王劲松.公共卫生与流行病学[M].北京:科学出版社,2018.

[6] 范从华.突发公共卫生事件理论与实践[M].昆明:云南科技出版社,2020.

[7] FELDMANN H,SPRECHER A,GEISBERT TW. Ebola [J]. The New England journal of medicine,2020,382(19):1832-1842.

[8] BAUD D,GUBLER DJ,SCHAUB B,et al. An update on Zika virus infection [J]. Lancet, 2017,390(10107):2099-2109.

[9] SHRESTHA SS,SWERDLOW DL,BORSE RH,et al. Estimating the burden of 2009 pandemic influenza A(H1N1)in the United States(April 2009-April 2010)[J]. Clin Infect Dis,2011, 52 Suppl 1:S75-S82.

[10] 郑振宇.从应急管理走向公共安全管理——应急管理发展的必然趋势[J].福建行政学院学报,2008(6):24-29.

[11] 蒋相辉.突发公共卫生事件应急管理研究——以宁波市海曙区为例[J].上海:同济大学硕士学位论文,2007.

[12] 李韶文.论中国公共卫生突发事件应急管理的建设及对老挝的启示[D].山东大学硕士学位论文,2009.

[13] 吴振悦,吴群红,宁宁,等.基于TRIZ理论的医疗卫生创新性研究及案例分析[J].中国卫生资源,2012(6):515-517.

[14] 饶彩霞.我国公共安全体系风险与对策研究[J].江南社会学院学报,2013,(02):17-20.

[15] 姜凡晓,职心乐,侯心玥,等.医学院校突发公共卫生事件应急管理课程的探讨[J].基础医学教育,2004(4):270-273.

[16] 徐昌.论突发传染病疫情防控中人身自由限制的边界分析[D].上海交通大学硕士学位论文,2015.

[17] 戚建刚.《突发事件应对法》对我国行政应急管理体制之创新[J].中国行政管理,2007, (12):12-15.

[18] 徐鹏.我国突发公共卫生事件处置工作规范及其支持系统研究[D].复旦大学博士学位论文,2007.

[19] 刘德诚.医疗卫生机构突发公共卫生事件应急能力评价研究进展[J].内科,2012,(5): 525-528.

[20] 陶鹏.从结构变革到功能再造:政府灾害管理体制变迁的网络分析[J].中国行政管理,

2016,（1）:134-138.

［21］闪淳昌.认真总结经验,进一步加强我国应急管理工作[J].中国急救复苏与灾害医学杂志,2009,（11）:835-838.

［22］张强,陆奇斌,张秀兰.汶川地震应对经验与应急管理中国模式的建构路径——基于强政府与强社会的互动视角[J].中国行政管理,2011（5）:50-56.

［23］雷晓康,白丰硕.我国公共卫生危机应急体系建设的回顾[J].延安大学学报（社会科学版）,2013,35（06）:79-81.

［24］刘波,张永祥,张卫红.新型冠状病毒肺炎国内防控规范比较分析[J].中国感染控制杂志,2020,19（07）:603-610.

［25］徐燕,褚宏亮.江苏省消毒与媒介生物防制工作发展研究报告[J].江苏卫生保健,2014,（05）:31-35.

［26］高玉岭,邓兆贵,张艳利,等.输入型新型冠状病毒肺炎影像学分析[J].兰州大学学报（医学版）,2020,（02）:45-49.

［27］胡海华.突发公共卫生事件应急法律制度研究[D].东南大学硕士学位论文,2005.

［28］祝江斌.重大传染病疫情地方政府应对能力研究[D].武汉理工大学硕士学位论文,2011.

［29］沈燕.玉树抗震救灾医疗救援人力资源配置研究[D].第二军医大学硕士学位论文,2012.

［30］徐琴.突发公共卫生事件应急管理研究[D].东南大学硕士学位论文,2012.

［31］陆启登.基于 NW 网络的突发公共卫生事件信息完全同步行为研究[D].东南大学硕士学位论文,2013.

第二章

突发公共卫生事件应急机制与应急决策

突发公共卫生事件的应急机制与应急决策工作非常重要,如何根据突发公共卫生事件的发展态势和发展阶段进行动态的应急决策,是一个值得不断研究的问题。

第一节　突发公共卫生事件应急机制

突发公共卫生事件应急机制是指为应对和处理突发公共卫生事件而建立的工作机制和应急体系。建立健全我国公共卫生突发事件应急机制,有效预防、及时控制和消除突发公共卫生事件的危害,保障人民身心健康与生命安全。突发公共卫生事件应急机制,主要涵盖应急处理责任体系、组织指挥体系、疾病检测报告体系、疾病预防控制体系、医药救治体系、卫生执法监督体系、医疗保险和救助制度、应急物资保障体系八个体系。

一、应急处理责任体系

应急处理责任体系自上而下应包括政府职责、卫生健康行政部门职责、街道乡镇以及居委会村民委员会职责、公民职责等。其中政府应起到牵头作用,卫生健康行政部门严格配合政府的指令,群众参与和响应政府号召的突发事件应急机制。而突发公共卫生事件的应急处理责任体系能否有效运作、高效执行的核心是各个政府和部门的责任,需要清楚政府和部门的具体工作内容,加强政府和各个部门的联系协调合作,才能及时控制突发公共卫生事件的蔓延,降低突发公共卫生事件带来的危害。

(一)政府的职责

对于公共卫生的工作,从中央政府到省市县级政府都有不可推卸的责任,而且是整个工作的核心组成部分,是政府工作能力以及综合调控指导能力的体现,任何的环节出了问题都会导致整个应急处理体系的崩溃。政府包括国务院、省、市、县级政府,总的来说政府在突发公共卫生事件中的职责是领导、组织和实施。

1. 国务院的应急职责

(1)批准全国突发事件应急预案。

(2)落实各下级政府关于发展公共卫生事业的职能划分,避免因职能的不到位或错位带来的负面影响。

(3)建立全国突发应急事件应急处理指挥部,负责对全国的突发事件应急处理的统一领导和指挥。

(4)政府利用财政扶持、卫生宣传运动、法制规范等手段对公共卫生医疗服务市场进行宏观调控,引导规划,使其步入正常的发展轨道。

(5)规划公共卫生专项财政拨款,为民众提供公共卫生物品。

(6)制定相关的卫生法律法规和政策,通过社会各方动员增加卫生事业投入,促进公共卫生事业良性发展。

(7)依法检查监督公共卫生机构的相关行为,维护社会公共卫生秩序。

(8)开展与公共卫生相关的活动,发挥人民群众保卫自身利益的作用去应对突发公共卫生事件,同时协助监督公共卫生服务的运作,因此可以通过政府转型,建立公共卫生服务体制机制,调控公共卫生物品及服务的分配。

2. 省级政府应急职责

(1)制定预案,强化责任,建立适应公共卫生管理的领导体制和工作机制。

(2)切实维护公共卫生安全,建立"指挥高效、统一协调、部门联动"的联防联控工作机制。

(3)建立健全灵敏、高效、畅通的公共卫生信息网络。

(4)加大投入,加强公共卫生基础设施建设。

(5)公共卫生与重大疾病相关应急信息在报送省委、省政府的同时,抄送省突发事件应急委员会办公室(省应急管理厅)。

(6)加强各级疾病预防控制机构建设,提高突发公共卫生事件的应急处理水平。

(7)加强传染病定点医疗机构的建设和管理。

3. 市、县级政府应急职责

(1)统一领导:组织协调有关部门参与突发公共卫生事件的应急处理。

(2)提供保障:根据突发公共卫生事件处理需要,调集本行政区域内各类人员、物资、交通工具和相关设施、设备参与应急处理工作。

(3)划定控制区域:甲类、乙类传染病暴发、流行时,县级以上地方人民政府报经上一级地方人民政府决定,可以宣布疫区范围;经省(自治区、直辖市)人民政府决定,可以对本行政区域内甲类传染病疫区实施封锁。

(4)疫情控制措施:当地人民政府可以在本行政区域内采取限制或者停止集市、集会、影剧院演出,以及其他人群聚集的活动;停工、停业、停课;封闭或者封存被传染病病原体污染的公共饮用水源、食品以及相关物品等紧急措施;临时征用房屋、交通工具以及相关设施和设备。

（5）流动人口管理：对流动人口采取预防工作，落实控制措施，对传染病患者、疑似患者采取就地隔离、就地观察、就地治疗的措施，对密切接触者根据情况采取集中或居家医学观察。

（6）实施交通卫生检疫：组织铁路、交通、民航、质检等部门在交通站点和出入境口岸设置临时交通卫生检疫站，对出入境、进出疫区和运行中的交通工具及其乘运人员和物资、宿主动物进行检疫查验，对患者、疑似患者及其密切接触者实施临时隔离、留验和向地方卫生行政部门指定的机构移交。

（7）信息发布：突发公共卫生事件发生后，有关部门要按照有关规定做好信息发布工作，信息发布要及时主动、准确把握，实事求是，正确引导舆论，注重社会效果。

（8）开展群防群治：指导街道、乡（镇）以及居委会、村委会协助卫生健康行政部门和其他部门、医疗机构，做好疫情信息的收集、报告、人员分散隔离及公共卫生措施的实施工作。

（9）维护社会稳定：组织有关部门保障商品供应，平抑物价，防止哄抢；严厉打击造谣传谣、哄抬物价、囤积居奇、制假售假等违法犯罪和扰乱社会治安的行为。

（二）卫生健康行政部门职责

1. 国务院卫生健康行政主管部门或者其他有关部门指定的专业技术机构进入突发事件现场进行调查、采样、技术分析和检验，对地方突发事件的应急处理工作进行技术指导。

2. 对新发现的突发传染病、不明原因的群体性疾病、重大食物和职业中毒事件，国务院卫生健康行政主管部门应当尽快组织力量制定相关的技术标准、规范和控制措施。

3. 突发事件发生后，卫生健康行政主管部门应当组织专家对突发事件进行综合评估，初步判断突发事件的类型，提出是否启动突发事件应急预案的建议并报请国务院批准。

4. 省级以上人民政府卫生健康行政主管部门或者其他有关部门指定的突发事件应急处理专业技术机构，负责突发事件的技术调查、确证、处置、控制和评价工作。

5. 设区的市级人民政府应当在接到报告后2小时内向省（自治区、直辖市）人民政府报告；县级人民政府应当在接到（卫生健康行政主管部门等）报告后2小时内向设区的市级人民政府或者上一级人民政府报告。

6. 县级以上地方人民政府卫生健康行政主管部门应当对突发事件现场等采取控制措施，宣传突发事件防治知识，及时对易受感染的人群和其他易受损害的人群采取应急接种、预防性投药、群体防护等措施。

（三）医疗卫生机构职责

1. 由当地卫生健康行政部门组织医疗机构、疾病预防控制机构和卫生健康监督机构开展突发公共卫生事件的调查与处理。

2. 由当地卫生健康行政部门组织突发公共卫生事件专家咨询委员会对突发公共卫生事件进行评估，提出启动突发公共卫生事件应急处理的级别。

3. 根据需要组织开展应急疫苗接种、预防服药。

4. 发布信息与通报　经授权的国务院卫生健康行政部门或省(自治区、直辖市)人民政府卫生健康行政部门授予的文件及时向社会发布突发公共卫生事件的信息或公告。

5. 普及卫生知识　针对事件性质,有针对性地开展卫生知识宣教,提高公众健康意识和自我防护能力,消除公众心理障碍,开展心理危机干预工作。

6. 及时如实报告突发公共卫生事件的严重度以及受影响人数。

7. 服从突发事件应急处理指挥部的统一指挥,相互配合,积极上报,密切联系。

(四)街道、乡镇以及居委会、村民委员会职责

领导群众组织力量一起协助卫生健康行政部门和其他有关部门做好疫情信息的收集和报告、人员的分散隔离,向群众宣传传染病的危害严重程度以及隔离的相关知识,必要时可以采取强制措施。

(五)公民职责

1. 配合《突发公共卫生事件应急条例》规定的义务　《突发公共卫生事件应急条例》第三十三条、第三十六条、第三十九条、第四十四条等规定公民有义务配合政府及有关部门为防控疫情等突发事件采取的征用、疏散、隔离、封锁等防控措施。有义务配合卫生健康行政主管部门和其他相关部门指定的专业技术机构对相关场所进行调查、采样、技术分析、检验等,患者、疑似患者、传染病患者密切接触者有义务配合卫生健康行政主管机关或有关机关采取的隔离治疗、医学观察等措施。

2. 发现可疑的病例及时向附近的医疗机构或者疾病预防控制中心报告。

3. 感染或者发现自己有感染的症状后立即采取自行隔离措施,主动上报,积极配合医疗机构的治疗措施,在传染病被治疗好之前不得从事有关能使疾病传播的工作,不得与可能感染的人接触。

4. 公民有义务遵守、服从这些法律规定的义务及遵守县以上人民政府在疫情防控期间采取的防控措施的义务。

5. 公民对突发公共卫生事件隐患有报告权、对相关部门履职不力的举报权和授奖权。

二、组织指挥体系

(一)突发公共卫生事件应急指挥机构

在国务院统一领导下,卫健委负责组织、协调全国突发公共卫生事件应急处理工作,并根据实际需要向国务院提出成立全国突发公共卫生事件应急指挥部的建议。

地方各级人民政府卫生健康行政部门,在本级人民政府统一领导下,负责组织、协调本行政区域内突发公共卫生事件应急处理工作,并根据实际需要向本级人民政府提出成立地方突发公共卫生事件应急指挥部的建议。

(二)各级突发公共卫生事件应急指挥部的组成和职责

国务院负责对特别重大突发公共卫生事件的统一领导、统一指挥,作出处理突发公共卫生事件的重大决策。成员单位根据突发公共卫生事件的性质和应急处理的需要确定,主要有国家卫生健康委员会、中宣部、新闻办、外交部、发展和改革委员会、教育部、科技部、公安部、民政部、财政部、人力资源和社会保障部、铁路局、交通运输部、工业和信息化部、农业农村部、商务部、国家市场监督管理总局、生态环境部、民航局、国家林业和草原局、国家市场监督管理总局、文化和旅游部、红十字会总会、全国总工会、总后勤部卫生部等。

省级突发公共卫生事件应急指挥部由省级人民政府有关部门组成,实行属地管理的原则,省级人民政府统一负责对本行政区域内突发公共卫生事件应急处理的协调和指挥,作出处理本行政区域内突发公共卫生事件的决策,决定要采取的措施。

卫生健康行政部门负责组织制定突发公共卫生事件防治技术方案;统一组织实施应急医疗救治工作和各项预防控制措施,并进行检查、督导;根据预防控制工作需要,依法提出隔离、封锁有关地区,将有关疾病列入法定管理传染病等建议;制定突发公共卫生事件信息发布标准,授权对外及时发布突发公共卫生事件信息;负责组织全社会开展爱国卫生运动。

(三)日常管理机构

国务院卫生健康行政部门设立卫生应急办公室(突发公共卫生事件应急指挥中心),负责全国突发公共卫生事件应急处理的日常管理工作。

各省(自治区、直辖市)人民政府卫生健康行政部门及军队、武警系统要参照国务院卫生健康行政部门突发公共卫生事件日常管理机构的设置及职责,结合各自实际情况,指定突发公共卫生事件的日常管理机构,负责本行政区域或本系统内突发公共卫生事件应急的协调、管理工作。

各市(地)级、县级卫生健康行政部门要指定机构负责本行政区域内突发公共卫生事件应急的日常管理工作。

(四)专家咨询委员会

国务院卫生健康行政部门和省级卫生健康行政部门负责组建突发公共卫生事件专家咨询委员会。

市(地)级和县级卫生健康行政部门可根据本行政区域内突发公共卫生事件应急工作需要,组建突发公共卫生事件应急处理专家咨询委员会。

三、疾病监测报告体系

建立快速报告和监测预警系统,着重建立反应灵敏、遍布全域的传染病监测网络,做到快速报送疫情信息。注重提高信息收集分析和监测预警能力,努力提升预警准确度。完善卫生应急监测预警和早期响应机制。要完善信息渠道多样、信息感知灵敏的卫生应急信息管理系统,使基层医疗机构、社区和企事业单位、社会公众报告卫生安全风险和突发事件信息的通道更加顺畅高效;完善能够科学理性处理敏感信息、不明确信息的风险形势分析研判评估机制;完善能够及时有效作出预警和预警响应决策、迅速及时开展早期响应的机制;落实依法管理、公开透明、共享充分的政府系统内部以及政府与社会的信息共享机制。

四、疾病预防控制体系

坚决贯彻预防为主的卫生与健康工作方针,坚持常备不懈,将预防关口前移,避免小病酿成大疫。要健全公共卫生服务体系,优化医疗卫生资源投入结构,加强农村、社区等基层防控能力建设,织密织牢第一道防线。要加强公共卫生队伍建设,健全执业人员培养、准入、使用、待遇保障、考核评价和激励机制。要持续加强全科医生培养、分级诊疗等制度建设,推动公共卫生服务与医疗服务高效协同、无缝衔接,健全防治结合、联防联控、群防群治工作机制。要强化风险意识,完善公共卫生重大风险研判、评估、决策、防控协同机制。具体从以下几个方面进行改革:一是建立针对疾病预防控制机构与医疗机构紧密结合、有效衔接的工作机制和工作模式;二是针对科学研究、疾病控制、临床治疗加强协同性,通畅数据共享及转化应用渠道,加强疾病防控科技创新成果转化能力和部分治疗药物自主研发能力;三是针对我国各级疾控机构机制不活、普遍存在能力不强、动力不足,各级传染病医疗机构投入相对不足,医疗物资等战略储备不足以及各地公共卫生人才紧缺的现状进行改善。

五、医疗救治体系

健全重大疫情应急响应机制,构建统一、集中、权威高效的领导指挥体系,做到指令清晰、反应灵敏、条块畅达、上下联动、系统有序,第一线的问题能够精准解决;要健全科学研究、疾病控制、临床治疗的有效协同机制,及时总结各地实践经验,形成制度化成果,完善突发重特大疫情防控规范和应急救治管理办法。要平战结合、补齐短板,健全优化重大疫情救治体系,建立健全分级、分层、分流的传染病等重大疫情救治机制,支持一线临床技术创新,及时推广有效救治方案;要鼓励运用大数据、人工智能、云计算等数字技术,在疫情监测分析、病毒溯源、防控救治、资源调配等方面更好发挥支撑作用。

六、卫生执法监督体系

当下,我国公共卫生法治体系亟须完善,重大疫情防控相关立法和配套制度不够完备,应全面加强和完善公共卫生领域法律法规和预案建设,以 2020 年 6 月 1 日起将实施《基本医疗卫生与健康促进法》为契机,认真评估《突发公共卫生事件应急条例》《中华人民共和国传染病防治法》《中华人民共和国突发事件应对法》,以及《中华人民共和国野生动物保护法》《中华人民共和国动物防疫法》等法律法规,及早修改完善,尽快推动出台《生物安全法》,制修订公共卫生管理相关部门规章,构建体系完备、运行高效、相互衔接的公共卫生法律体系。确保法律法规预案标准的落实。健全依法开展卫生应急工作的执行和监督机制，切实提升各级政府依法应急的意识和能力。建立责任清单，完善责任追究机制。

七、医疗保险和救助制度

健全重大疾病医疗保险和救助制度，完善应急医疗救助机制，在突发疫情等紧急情况时，确保医疗机构先救治、后收费，并完善医保异地即时结算制度。要探索建立特殊群体、特定疾病医药费豁免制度，有针对性免除医保支付目录、支付限额、用药量等限制性条款，减轻困难群众就医就诊后顾之忧。要统筹基本医疗保险基金和公共卫生服务资金使用，提高对基层医疗机构的支付比例，实现公共卫生服务和医疗服务有效衔接。

八、应急物资保障体系

要健全统一的应急物资保障体系，把应急物资保障作为国家应急管理体系建设的重要内容，按照集中管理、统一调拨、平时服务、灾时应急、采储结合、节约高效的原则，尽快健全相关工作机制和应急预案。要优化重要应急物资产能保障和区域布局，做到关键时刻调得出、用得上。对短期可能出现的物资供应短缺，建立集中生产调度机制，统一组织原材料供应、安排定点生产、规范质量标准，确保应急物资保障有序有力。要健全国家储备体系，科学调整储备的品类、规模、结构，提升储备效能。要建立国家统一的应急物资采购供应体系，对应急救援物资实行集中管理、统一调拨、统一配送，推动应急物资供应保障网更加高效安全可控。

第二节　突发公共卫生事件应急处理

一、应急处理的组织机构

卫健委依照职责和《突发公共卫生事件应急条例》的规定，在国务院统一领导下，负责组织、协调全国突发公共卫生事件应急处理工作，并根据突发公共卫生事件应急处理工作的实际需要，提出成立全国突发公共卫生事件应急指挥部。

地方各级人民政府卫生健康行政部门依照职责和《突发公共卫生事件应急条例》的规定，在本级人民政府统一领导下，负责组织、协调本行政区域内突发公共卫生事件应急处理工作，并根据突发公共卫生事件应急处理工作的实际需要，向本级人民政府提出成立地方突发公共卫生事件应急指挥部的建议。

国务院和地方人民政府根据本级人民政府卫生健康行政部门的建议和实际工作需要，决定是否成立国家和地方应急指挥部。

地方各级人民政府及有关部门和单位要按照属地管理的原则，切实做好本行政区域内突发公共卫生事件应急处理工作。

在突发公共卫生事件发生之后,必须立刻成立一个同一的指挥系统,形成指挥有利、便于协调、有利于应急工作顺利开展的指挥体系(图 2-1),一个科学、合理、有效的组织机构是处理突发公共卫生事件的关键。

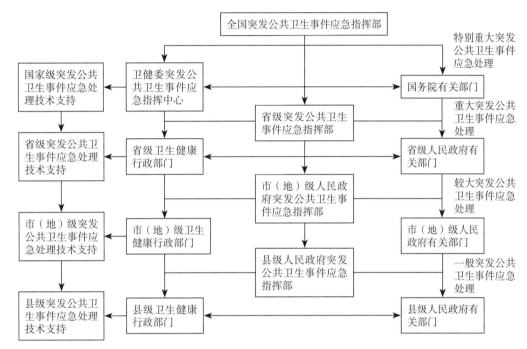

图 2-1　突发公共卫生事件应急指挥体系

二、应急处理的内容及步骤

突发事件发生后,卫生健康行政主管部门应当组织专家对突发事件进行综合评估,初步判断突发事件的类型,提出是否启动突发事件应急预案的建议。在全国范围内或者跨省(自治区、直辖市)范围内启动全国突发事件应急预案,由国务院卫生健康行政主管部门报国务院批准后实施。省(自治区、直辖市)启动突发事件应急预案,由省(自治区、直辖市)人民政府决定,并向国务院报告。

突发公共卫生事件发生后,卫生健康行政部门要组织专家对事件的类型进行判断,提出应急预案建议。全国范围内或者跨省(自治区、直辖市)范围内启动应急预案由国务院卫生健康行政部门批准后实施,省(自治区、直辖市)启动应急预案由省(自治区、直辖市)人民政府决定并向国务院报告。应急预案启动前,县级以上人民政府要做好准备,应急预案启动后要服从应急处理指挥部的统一指挥,立即到达规定岗位,采取有关控制措施。医疗卫生机构、监测机构和科学研究机构,应当服从突发事件应急处理指挥部的统一指挥,相互配合、协作,集中力量开展相关的科学研究工作。突发事件发生后,国务院有关部门和县级以上地方人民政府及其有关部门,应当保证突发事件应急处理所需的医疗救护设备、救治药品、医疗器械等物资的生产、供应,铁路、交通、民用航空行政主管部门应当保证及时运送。根据突发事件应急处理的需要,突发事件应急处理指挥部有权紧急调集人员、储备的物资、交通工具以及相关设施、设备,必要时,对人员进行疏散或者隔离,并可以依法对传染病疫区实行封锁。

(一)各级人民政府

1.统一领导事件应急　组织协调有关部门参与突发公共卫生事件的处理,根据突发公共卫生事件处理需要,调集本行政区域内各类人员、物资、交通工具和相关设施、设备参加应急处理工作。根据突发公共卫生事件的类型及性质,可在行政区域内限制各类人群聚集性活动以及封锁疫区。对传染病患者及疑似患者采取就地隔离、观察、治疗的措施,对密切接触者根据情况采取集中或居家医学观察。对疫区进行道路交通管制,防止人员流动。突发公共卫生事件发生后要及时发布相关信息,正确引导舆论,避免造成恐慌。

2.维护社会稳定　组织有关部门保障商品供应,平抑物价,防止哄抢;严厉打击造谣传谣、哄抬物价、囤积居奇、制假售假等违法犯罪和扰乱社会治安的行为。

(二)卫生健康行政部门

1.负责医学应急　组织协调医疗机构、疾病预防控制机构和卫生健康监督机构开展突发公共卫生事件的调查与处理。

2.事件评估与启动　组织突发公共卫生事件专家咨询委员会对突发公共卫生事件进行评估,提出启动突发公共卫生事件应急处理的级别。

3.应急防控措施　根据需要组织开展应急疫苗接种、预防服药。

4.卫生督导检查　国务院卫生健康行政部门组织对全国或重点地区的突发公共卫生事件应急处理工作进行督导和检查。省、市(地)级以及县级卫生健康行政部门负责对本行政区域内的应急处理工作进行督察和指导。

5.发布信息与通报　国务院卫生健康行政部门或经授权的省(自治区、直辖市)人民政府卫生健康行政部门及时向社会发布突发公共卫生事件的信息或公告。国务院卫生健康行政部门及时向国务院各有关部门和各省(自治区、直辖市)卫生健康行政部门以及军队有关部门通报突发公共卫生事件情况。对涉及跨境的疫情线索,由国务院卫生健康行政部门向有关国家和地区通报情况。

6.制定技术标准和规范　国务院卫生健康行政部门对新发现的突发传染病、不明原因的群体性疾病、重大中毒事件,组织力量制定技术标准和规范,及时组织全国培训。地方各级卫生健康行政部门开展相应的培训工作。

7.普及卫生知识　针对事件性质,有针对性地开展卫生知识宣教,提高公众健康意识和自我防护能力,消除公众心理障碍,开展心理危机干预工作。

8.进行事件评估　组织专家对突发公共卫生事件的处理情况进行综合评估,包括事件概况、现场调查处理概况、患者救治情况、所采取的措施、效果评价等。

(三)医疗机构

1.**根据指挥部部署** 开展患者接诊、收治和转运工作,实行重症和普通患者分开管理,对疑似患者及时排除或确诊。

2.**配合疾控工作** 协助疾控机构人员开展标本的采集、流行病学调查工作。

3.**做好院感防控** 医院内现场控制、消毒隔离、个人防护、医疗垃圾和污水处理工作,防止院内交叉感染和污染。

4.**传染病和中毒的报告** 对因突发公共卫生事件而引起身体伤害的患者,任何医疗机构不得拒绝接诊。

5.**事件分析与处置** 对群体性不明原因疾病和新发传染病做好病例分析与总结,积累诊断治疗的经验。重大中毒事件,按照现场救援、患者转运、后续治疗相结合的原则进行处置。

6.**开展科研与国际交流** 开展与突发事件相关的诊断试剂、药品、防护用品等方面的研究。开展国际合作,加快病源查寻和病因诊断。

(四)疾病预防与控制中心

1.**做好事件信息报告** 国家、省、市(地)、县级疾控机构做好突发公共卫生事件的信息收集、报告与分析工作。

2.**开展流行病学调查** 疾控机构人员到达现场后,尽快制订流行病学调查计划和方案,地方专业技术人员按照计划和方案,开展对突发事件累及人群的发病情况、分布特点进行调查分析,提出并实施有针对性的预防控制措施;对传染病患者、疑似患者、病原携带者及其密切接触者进行追踪调查,查明传播链,并向相关地方疾病预防控制机构通报情况。

3.**开展实验室检测** 中国疾病预防控制中心和省级疾病预防控制机构指定的专业技术机构在地方专业机构的配合下,按有关技术规范采集足量、足够的标本,分送省级和国家应急处理功能网络实验室检测,查找致病原因。

4.**开展科研与国际交流** 开展与突发事件相关的诊断试剂、疫苗、消毒方法、医疗卫生防护用品等方面的研究。开展国际合作,加快病源查寻和病因诊断。

5.**制定技术标准和规范** 中国疾病预防控制中心协助卫生健康行政部门制定全国新发现的突发传染病、不明原因的群体性疾病、重大中毒事件的技术标准和规范。

6.**开展技术培训** 中国疾病预防控制中心具体负责全国省级疾病预防控制中心突发公共卫生事件应急处理专业技术人员的应急培训。各省级疾病预防控制中心负责县级以上疾病预防控制机构专业技术人员的培训工作。

三、效果评价

突发公共卫生事件处理措施达到预期效果后,各级卫生健康行政部门要组织相关人员对处理情况进行评估和验收,对应急处理过程中存在的问题要总结经验。验收之后还要做好后续相关工作,坚持开展突发公共卫生事件的监测,巩固效果。

第三节 突发公共卫生事件应急响应机制

一、突发公共卫生事件的分级

根据突发事件的性质、危害程度、涉及范围,突发公共卫生事件划分为一般(Ⅳ级)、较大(Ⅲ级)、重大(Ⅱ级)和特别重大(Ⅰ级)四级。

(一)特别重大突发公共卫生事件(Ⅰ级)

有下列情形之一的视为特别重大突发公共卫生事件:

1. 肺鼠疫、肺炭疽在大、中城市发生并有扩散趋势,或肺鼠疫、肺炭疽疫情波及2个以上的省份,并有进一步扩散趋势。

2. 发生SARS、人感染高致病性禽流感病例,并有扩散趋势。

3. 涉及多个省份的群体性不明原因疾病,并有扩散趋势。

4. 发生新传染病或我国尚未发现的传染病发生或传人,并有扩散趋势,或发现我国已消灭的传染病重新流行。

5. 发生烈性病菌株、毒株、致病因子等丢失事件。

6. 周边以及与我国通航的国家和地区发生特大传染病疫情,并出现输入性病例,严重危及我国公共卫生安全的事件。

7. 国务院卫生健康行政部门认定的其他特别重大突发公共卫生事件。

(二)重大突发公共卫生事件(Ⅱ级)

有下列情形之一的视为重大突发公共卫生事件:

1. 在一个县(市)行政区域内,一个平均潜伏期内(6天)发生5例以上肺鼠疫、肺炭疽病例,或者相关联的疫情波及2个以上的县(市)。

2. 发生SARS、人感染高致病性禽流感疑似病例。

3. 腺鼠疫发生流行,在一个市(地)行政区域内,一个平均潜伏期内多点连续发病20例以上,或流行范围波及2个以上市(地)。

4. 霍乱在一个市(地)行政区域内流行,1周内发病30例以上,或波及2个以上市(地),有扩散趋势。

5. 乙类、丙类传染病波及2个以上县(市),1周内发病水平超过前5年同期平均发病水平2倍以上。

6. 我国尚未发现的传染病发生或传人,尚未造成扩散。

7. 发生群体性不明原因疾病,扩散到县(市)以外的地区。

8. 发生重大医源性感染事件。

9. 预防接种或群体预防性服药出现人员死亡。

10. 一次食物中毒人数超过 100 人并出现死亡病例,或出现 10 例以上死亡病例。

11. 一次发生急性职业中毒 50 人以上,或死亡 5 人以上。

12. 境内外隐匿运输、邮寄烈性生物病原体、生物毒素造成我境内人员感染或死亡的。

13. 省级以上人民政府卫生健康行政部门认定的其他重大突发公共卫生事件。

(三)较大突发公共卫生事件(Ⅲ级)

有下列情形之一的视为较大突发公共卫生事件:

1. 发生肺鼠疫、肺炭疽病例,一个平均潜伏期内病例数未超过 5 例,流行范围在一个县(市)行政区域以内。

2. 腺鼠疫发生流行,在一个县(市)行政区域内,一个平均潜伏期内连续发病 10 例以上,或波及 2 个以上县(市)。

3. 霍乱在一个县(市)行政区域内发生,1 周内发病 10～29 例,或波及 2 个以上县(市),或市(地)级以上城市的市区首次发生。

4. 一周内在一个县(市)行政区域内,乙、丙类传染病发病水平超过前 5 年同期平均发病水平 1 倍以上。

5. 在一个县(市)行政区域内发现群体性不明原因疾病。

6. 一次食物中毒人数超过 100 人,或出现死亡病例。

7. 预防接种或群体预防性服药出现群体心因性反应或不良反应。

8. 一次发生急性职业中毒 49 人,或死亡 4 人以下。

9. 市(地)级以上人民政府卫生健康行政部门认定的其他较大突发公共卫生事件。

(四)一般突发公共卫生事件(Ⅳ级)

有下列情形之一的视为一般突发公共卫生事件:

1. 腺鼠疫在一个县(市)行政区域内发生,一个平均潜伏期内病例数未超过 10 例。

2. 霍乱在一个县(市)行政区域内发生,1 周内发病 9 例以下。

3. 一次食物中毒人数 30～99 人,未出现死亡病例。

4. 一次发生急性职业中毒 9 人以下,未出现死亡病例。

5. 县级以上人民政府卫生健康行政部门认定的其他一般突发公共卫生事件。

二、突发公共卫生事件的分级响应机制

(一)建立分级管理、逐级响应的突发公共卫生事件应急响应机制

由于突发公共卫生事件存在区域性的特点,根据突发公共卫生事件的四级响应机制,由国务院、省级、市级、县级政府及其有关部门按照分级响应的原则,分别作出应急响应。除了跨区域的特别重大突发公共卫生事件以外,一般区域性的突发公共卫生事件由所在地政府负责处置。

发生特别重大突发公共卫生事件,应启动国家响应(Ⅰ级响应);发生重大突发公共卫生事件,应启动省级响应(Ⅱ级响应);发生较大突发公共卫生事件,应启动市级响应(Ⅲ级响应);发生一般突发公共卫生事件,应启动县级响应(Ⅳ级响应)。

1. **特别重大突发公共卫生事件的应急响应**　国务院卫生健康行政部门接到特别重大突发公共卫生事件报告后,应立即组织专家调查确认,并对疫情进行综合评估,必要时,向国务院提出成立全国突发公共卫生事件应急指挥部的建议。同时,负责组织和协调专业技术机构开展现场调查和处理,指导和协调落实医疗救治和预防控制等措施,做好突发公共卫生事件信息的发布和通报等工作。地方各级人民政府卫生健康行政部门在本级人民政府的统一领导下,按照上级卫生健康行政部门的统一部署,做好本行政区域内的应急处理工作。

2. **重大突发公共卫生事件的应急响应**　省级人民政府卫生健康行政部门接到重大突发公共卫生事件报告后,应立即组织专家调查确认,并对疫情进行综合评估,必要时,向省级人民政府提出成立应急指挥部的建议。同时,迅速组织应急卫生救治队伍和有关人员到达突发公共卫生事件现场,进行采样与检测、流行病学调查与分析,组织开展医疗救治、患者隔离、人员疏散等疫情控制措施,分析突发公共卫生事件的发展趋势,提出应急处理工作建议,按照规定报告有关情况;及时向其他有关部门,毗邻和可能波及的省(自治区、直辖市)人民政府卫生健康行政部门通报有关情况;向社会发布本行政区域内突发公共卫生事件的信息。国务院卫生健康行政部门应加强对省级人民政府卫生健康行政部门突发公共卫生事件应急处理工作的督导,并根据需要组织国家应急卫生救治队伍和有关专家迅速赶赴现场,协助疫情控制并开展救治工作,及时向有关省份通报情况。

3. **较大突发公共卫生事件的应急响应**　市(地)级人民政府卫生健康行政部门接到较大突发公共卫生事件报告后,应立即组织专家调查确认,并对疫情进行综合评估。同时,迅速与事件发生地县级卫生健康行政部门共同组织开展现场流行病学调查、致病致残人员的隔离救治、密切接触者的隔离、环境生物样品采集和消毒处理等紧急控制措施,并按照规定向当地人民政府、省级人民政府卫生健康行政部门和国务院卫生行政部门报告调查处理情况。省级人民政府卫生健康行政部门接到较大突发公共卫生事件报告后,要加强对事件发生地区突发公共卫生事件应急处理的督导,及时组织专家对地方卫生健康行政部门突发公共卫生事件应急处理工作提供技术指导和支持,并适时向本省有关地区发出通报,及时采取预防控制措施,防止事件进一步发展。国务院卫生健康行政部门根据工作需要及时提供技术支持和指导。

4. **一般突发公共卫生事件的应急响应**　一般突发公共卫生事件发生后,县级人民政府卫生健康行政部门应立即组织专家进行调查确认,并对疫情进行综合评估。同时,迅速组织医疗机构、疾病预防控制机构和卫生健康监督机构开展突发公共卫生事件的现场处理工作,并按照规定向当地人民政府和上一级人民政府卫生健康行政部门报告。市(地)级人民政府卫生健康行政部门应快速组织专家对突发公共卫生事件应急处理进行技术指导。省级人民政府卫生健康行政部门应根据工作需要提供技术支持。

(二)突发公共卫生事件应急响应的过程

突发事件的应急响应过程可分为响应级别确定、应急启动、应急救援、应急处置和应急终止五个步骤。

1. **响应级别确定**　卫生健康行政部门接到突发公共卫生事件报告后,应根据事件的详细信息,组织专家组调查确认,并对事件进行综合评估,确定应急响应的级别。

2. **应急启动**　国务院以及省、市、县(区)政府根据突发公共卫生事件的级别,按照预案启动相应级别的应急响应后,应急指挥部应迅速通知有关人员到位,调配救援所需的应急物资,派出现场指挥协调人员和专家组。

3. **应急救援**　在现场指挥部的统一指挥下,参与现场工作的卫生医疗救治队伍及有关人员,迅速采取应急救治、人员疏散、现场采样、检测等控制措施,防止事态进一步发展,调查、分析事件发展趋势,提出应急处置工作建议,并按规定向有关部门报告相关情况。

4. **应急处置**　发生或即将发生特别重大突发公共卫生事件,采取一般处置措施无法控制事态和消除其严重危害时,需提高应急响应级别。各级政府和有关部门应及时增加应急处置力量,加大技术、物资、装备和资金等保障力量,加强指挥、协调,努力控制事态。

5. **应急终止**　突发公共卫生事件应急处置工作结束或相关危险因素消除后,由事发地人民政府卫生健康行政部门组织有关专家进行分析论证,提出终止应急响应的建议,经本级人民政府批准后实施。

三、各级各类机构在应急响应中的职责

(一)各级人民政府的职责

组织协调有关部门参与突发公共卫生事件的处理:根据突发公共卫生事件处理的需要,调集本行政区域内各类人员、物资、交通工具和相关设施、设备参加应急处理工作;划定控制区域范围;采取限制或者封闭集市贸易等紧急控制措施;管理流动人口;实施交通卫生检疫;开展群防、群治;严厉打击违法犯罪和扰乱社会治安的行为,维护社会稳定。

(二)卫生行政部门的职责

组织医疗机构、疾病预防控制机构和卫生健康监督机构开展突发公共卫生事件的调查与处理;组织突发公共卫生事件专家咨询委员会对突发公共卫生事件进行评估,提出启动应急响应的级别;督导、检查应急控制措施;发布信息与通报;制定技术标准和规范;普及卫生知识、健康教育;评估事件及事件处置。

(三)医疗机构的职责

开展接诊、救治和转运工作,协助疾控机构人员开展标本的采集、流行病学调查;做好医院内现场控制、消毒、隔离、个人防护、医疗垃圾和污水处理工作;做好传染病和中毒患者的报告工作;做好群体性不明原因疾病、新发传染病的病例分析与总结;开展科研与国际交流。

（四）疾病预防控制机构的职责

突发公共卫生事件信息报告、流行病学调查、实验室检测、制定技术标准和规范、开展科研与国际交流。

（五）卫生监督机构的职责

在行政部门的领导下，开展对医疗机构、疾病预防控制机构各项应急处理措施落实情况的督导、检查；开展食品卫生、环境卫生、职业卫生等的卫生健康监督和执法稽查；调查处理突发公共卫生事件应急工作中的违法行为。

（六）出入境检验检疫机构的职责

在突发公共卫生事件发生时调动出入地检验检疫机构的技术力量，配合当地卫生健康行政部门做好口岸的应急处理工作，及时上报口岸突发公共卫生事件信息。

（七）非事件发生地区的应急响应措施

密切保持与事件发生地区的联系，及时获取相关信息；做好本行政区域应急处理所需的人员与物资准备；加强相关疾病监测（信息收集、分析、报告）工作；开展重点人群、重点场所、重点环节的监测和预防控制工作；开展防治知识宣传和健康教育；根据上级人民政府及有关部门的决定，开展交通卫生检疫等。

第四节　突发公共卫生事件应急管理机制

突发公共卫生事件应急管理机制与日常管理机制有共性的一面，即二者都是建立在一定组织机构设置的实体之上，以职能的区分和界定为基础进行工作的。突发事件应急管理机制从纵向看包括组织自上而下的组织管理机制，实行垂直领导，下级服从上级；从横向看同级组织有关部门互相配合，协调应对，共同服务于指挥中枢。但是，以突发公共卫生事件为对象的应急管理又不同于一般的管理，尤其在现代社会中，突发公共卫生事件越来越呈现出频繁性、强破坏性、高度不确定等特点，需要特别关注、特殊处理。这些都是突发公共卫生事件的管理机制的独特性，同时也对其在机制构建和管理方面提出了更高的要求。

应急管理机制的组成及其设置的形式、层次，决定了突发公共卫生事件应急管理机制运行的效果和效率。一般来说，突发公共事件应急管理机制主要由以下不同功能的系统构成。

一、指挥调度系统

指挥调度系统是处置突发公共卫生事件的最高权威和指挥决策机构，负责应急管理的统一指挥，结合支持系统下达命令，提出要求。它具有领导决策、指挥协调、监控督查等职能。

二、处置实施系统

处置实施系统是具体实施指挥调度系统形成的预案和指令的系统,负责执行指挥调度系统下达的命令,完成各种应急处置任务。它包括疾病预防控制机构、医疗救治机构、卫生健康监督机构等。其中,疾病预防控制机构是应急管理体系的基石,医疗救治机构是应对突发公共卫生事件的主力,各级卫生健康监督机构是应对突发公共卫生事件的保障之一。

三、资源保障系统

资源保障系统负责应急处置过程中的资源保障,主要工作包括应急资源的存储、日常养护和调度等。各级各类医疗卫生机构都要求有相关应急物资的储备,同时,国家和地方根据需要建立了国家或者区域性的特殊应急物资的储备中心,并且建立了相关的信息系统和调用机制。

四、信息管理系统

信息管理系统(应急管理体系的信息中心)负责突发公共卫生事件和应急信息的实时共享,为其他系统提供信息支持。这个系统是应对突发公共卫生事件的关键。主要任务包括信息采集、处理、存储、传输、更新和维护等。

五、专家咨询系统

专家咨询系统在信息管理系统传递信息的基础上,就应对突发公共卫生事件中的决策问题提出建议或方案,为指挥调度系统提供决策支持,如预警分析、预案选择、预案效果评价和资源调度方案设计等。

以上各个系统可能由不同的组织机构组成,执行的任务也不相同,这就需要统一指挥、协同作战。各个系统相辅相成,有机整合而形成一个完善的突发公共卫生事件应对体系,这样才能实现应对突发公共卫生事件的最优效益。

从实际出发,我国突发公共卫生事件应急管理机制基本完成了五个功能整体的体制构架,即指挥决策系统、信息管理系统、应急处置系统、物资保障系统和专家咨询系统,完善了组织机构和职能。在《突发公共卫生事件应急条例》中,就明确提出了应急组织体系及职责,具体内容如下。

(一)应急指挥机构

1.统一领导　卫健委依照职责和《突发公共卫生事件应急条例》的规定,在国务院的统一领导下,负责组织、协调全国突发公共卫生事件应急处理工作,并根据突发公共卫生事件应急处理工作的实际需要,提出成立全国突发公共卫生事件应急指挥部。地方各级人民政府卫生行政部门依照职责和《突发公共卫生事件应急条例》的规定,在本级人民政府的统一领导下,负责组织、协调本行政区域内突发公共卫生事件应急处理工作,并根据突发公共卫生事件应急处理工作的实际需要,向本级人民政府提出成立地方突发公共卫生事件应急指挥部。各级人民政府根据本级人民政府卫生健康行政部门的建议和实际工作需要,决定是否成立应急指挥部。地方各级人民政府及有关部门和单位要按照属地管理的原则,切实做好本行政区域内突发公共卫生事件应急处理工作。

2. **其主要职责**　全国突发公共卫生事件应急指挥部负责对特别重大突发公共卫生事件的统一领导、统一指挥,作出处理突发公共卫生事件的重大决策。指挥部成员单位根据突发公共卫生事件的性质和应急处理的需要确定。省级突发公共卫生事件应急指挥部由省级人民政府有关部门组成,实行属地管理的原则,负责对本行政区域内突发公共卫生事件应急处理的协调和指挥,作出处理本行政区域内突发公共卫生事件的决策,决定要采取的措施。

(二)日常管理及工作机构

1. **卫生应急办公室**　国务院卫生健康行政部门设立卫生应急办公室(突发公共卫生事件应急指挥中心),负责全国突发公共卫生事件应急处理的日常管理工作。各省(自治区、直辖市)人民政府卫生行政部门及军队、武警系统要参照国务院卫生健康行政部门突发公共卫生事件日常管理机构的设置及职能,结合各自的实际情况,指定突发公共卫生事件日常管理机构,负责本行政区域或本系统内突发公共卫生事件的协调、管理工作。

2. **其主要职责**　依法组织协调有关突发公共卫生事件应急处理工作;负责突发公共卫生事件应急处理相关法律法规的起草工作;组织制定有关突发公共卫生事件应急处理的方针、政策和措施;组建与完善公共卫生事件监测和预警系统;制定突发公共卫生事件应急预案,组织预案演练;组织对公共卫生和医疗救助专业人员进行有关突发公共卫生事件应急知识和处理技术的培训,指导各地区实施突发公共卫生事件预案,帮助和指导各地区应对其他突发事件的伤病救治工作;承担救灾、反恐、中毒、放射事故等重大安全事件中涉及公共卫生问题的组织协调工作;对突发重大人员伤亡事件组织紧急医疗救护工作。

(三)专家咨询委员会

1. **专家咨询委员会**　国务院卫生健康行政部门和各级卫生健康行政部门负责组织和建立突发公共卫生事件专家咨询委员会,市(地)级和县级卫生行政部门可根据本行政区内突发公共卫生事件应急工作的需要,组建突发公共卫生事件处理专家咨询委员会。

2. **其主要职责**　对确定突发公共卫生事件级别以及采取相应的重要措施提出建议,对突发公共卫生事件应急准备提出咨询建议,参与制定、修订突发公共卫生事件应急预案和技术方案,对突发公共卫生事件应急处理进行技术指导,对突发公共卫生事件应急反应的终止、后期评估提出咨询意见,承担突发公共卫生事件应急指挥机构和日常管理机构交办的其他工作。

(四)应急处理专业技术机构

1. **应急处理专业技术机构**　医疗机构、疾病预防控制机构、卫生健康监督机构、出入境检验检疫机构是突发公共卫生事件应急处理的专业技术机构。应急处理专业技术机构要结合本单位职责开展专业技术人员处理突发公共卫生事件能力的培训,提高快速应对能力和技术水平。在发生突发公共卫生事件时,要服从卫生健康行政部门的统一指挥和安排,开展应急处理工作。

2. **其主要职责**　医疗救治机构主要负责患者的现场抢救、运送、诊断和治疗,医院内感染的控制,检测样本的采集,配合进行流行病学调查。疾病预防控制机构主要负责突发公共卫生事件报告,现场流行病学调查处理(包括对有关人员采取观察和隔离措施、采集患者和环境标本、环境和物品的卫生学处理等),开展病因现场快速检测和实验室检测,加强疾病和健康监测。中国疾病预防控制中心承担全国突发公共卫生事件应急现场流行病学调查处理和实验室检测的技术指导、支持任务。各级疾病预防控制机构负责本行政区域内突发公共卫生事件的现场流行病学调查、处理和实验室检测工作。卫生健康监督机构主要协助地方卫生健康行政部门对事件发生地区的食品卫生、环境卫生以及医疗卫生机构的疫情报告、医疗救治、传染病防治等进行卫生健康监督和执法稽查。卫生健康监督部门协助国务院卫生健康行政部门组织实施全国性卫生健康监督检查工作,对地方的卫生健康监督工作进行业务指导。各级卫生健康监督机构负责本行政区域内的卫生健康监督工作。出入境检验检疫机构主要负责发生突发公共卫生事件时对口岸出入境人员的健康申报、体温检测、医学巡查、疾病监测、疫情报告、患者控制、消毒处理、流行病学调查和宣传教育等。

第五节　突发公共卫生事件医学应急决策体系

突发公共卫生事件医学应急决策体系是为应对突发公共卫生事件而建立的组织结构,指导和规范各类突发公共卫生事件的应急处理工作,最大限度地减少突发公共卫生事件对公众健康造成的危害,保障公众身心健康与生命安全。

一、突发公共卫生事件医学应急决策指导原则

《国家突发公共事件总体应急预案》明确了我国的应急管理体制是"分类管理、分级负责、条块结合、属地管理"。其应急管理的基本工作原则是以人为本原则、预防原则、属地管理原则、依法原则、联动原则、科学原则。

二、突发公共卫生事件医学应急体系

我国已制定《国家突发公共卫生事件应急预案》,是依据《中华人民共和国传染病防治法》制定的应急预案。该预案分为总则,应急组织体系及职责,突发公共卫生事件的监测、预警与报告,突发公共卫生事件的应急反应和终止,善后处理,突发公共卫生事件应急处置的保障,预案管理与更新和附则八个部分。根据该预案,突发公共卫生事件医学应急体系分为应急组织管理体系以及救治体系,主要针对突发公共卫生事件进行组织决策管理与医疗救治管理。

(一)突发公共卫生事件应急指挥体系

1. **全国突发公共卫生事件应急指挥部**　国家卫生健康委依照职责和《国家突发公共卫生事件应急预案》的规定,在国务院统一领导下,负责组织、协调全国突发公共卫生事件应急处理工作,并根据突发公共卫生事件应急处理工作的实际需要,提出成立全国突发公共卫生事件应急指挥部。

2. **省级突发公共卫生事件应急指挥部**　实行属地管理的原则,负责对本行政区域内突发公共卫生事件应急处理的协调和指挥。

3. **日常管理机构**　国务院卫生健康行政部门设立卫生应急办公室(突发公共卫生事件应急指挥中心),负责全国突发公共卫生事件应急处理的日常管理工作。各省级、市(地)级、县级卫生健康行政部门指定突发公共卫生事件的日常管理机构,负责本行政区域或本系统内突发公共卫生事件应急的协调、管理工作。

4. **专家咨询委员会**　国务院卫生健康行政部门和省级卫生健康行政部门负责组建突发公共卫生事件专家咨询委员会。

5. **应急处理专业技术机构**　医疗机构、疾病预防控制机构,卫生健康监督机构,出入境检验检疫机构等都是突发公共卫生事件应急处理的专业技术机构。

(二)突发公共卫生事件的监测与预警体系

通过长期不间断地监测公众健康和公共卫生问题,发现危机的蛛丝马迹或突发事件的苗头、迹象,迅速、准确地作出突发公共卫生事件预警报告,制定防范的具体措施,做好应对突发公共卫生事件的准备。

1. **突发公共卫生事件的监测**　国家建立统一的突发公共卫生事件监测、预警与报告网络体系。各级医疗机构、疾病预防控制机构、卫生健康监督机构和出入境检验检疫机构负责开展突发公共卫生事件的日常监测工作。省级人民政府卫生健康行政部门要按照国家统一规定和要求,结合实际,组织开展重点传染病和突发公共卫生事件的主动监测。

2. **突发公共卫生事件的预警**　各级人民政府卫生健康行政部门根据医疗机构、疾病预防控制机构、卫生健康监督机构提供的监测信息,按照突发公共卫生事件的发生、发展规律和特点,及时分析其对公众身心健康的危害程度、可能的发展趋势,及时预警、预报。

3. 突发公共卫生事件应急信息共享　在充分利用现有资源的基础上建设医疗救治信息网络,实现卫生健康行政部门、医疗救治机构与疾病预防控制机构之间的信息共享。

(三)突发公共卫生事件的反应体系

公共卫生突发事件一旦发生,各系统都应根据事先制定的预案和相关法律、法规进行程序化运作,快速启动反应系统,从而使各项救援工作有条不紊地进行。具体包括:

1. 实验室检测体系　国家和省级的疾病预防控制中心、卫生健康监督机构指定的专业检测单位,在地方专业机构的配合下,按有关技术规范采集足够的标本,分送省级和国家级应急处理功能网络实验室检测,查找病因。

2. 疾病预防控制体系　国家建立统一的疾病预防控制体系和疾病控制专业队伍。各省(自治区、直辖市)、市(地)、县(市)加强疾病预防控制机构和基层预防保健组织建设,强化医疗卫生机构的疾病预防控制的责任,健全快速畅通的疫情信息网络,改善疾病防控制机构基础设施和实验室设备条件,提高流行病学调查、现场处置和实验室检测检验能力。

3. 卫生健康执法监督体系　国家建立统一的卫生健康执法监督体系。各级卫生健康行政部门明确职能,落实责任,规范执法监督行为。

4. 医疗应急救援队伍包括医疗应急救援队伍和卫生防疫应急救援队伍,应及时开展对受危害群众的救治、疾病控制和卫生健康监督等工作;卫生防疫应急救援队伍主要负责现场卫生防疫应急工作:开展对疫情的控制和流行病学调查、卫生健康监督和卫生宣教、改善卫生条件、改变不健康行为等工作。

(四)突发公共卫生事件的报告与信息发布体系

1. 突发公共卫生事件的报告系统　国务院卫生健康行政部已经制定了突发公共卫生事件应急报告规范和重大、紧急疫情的报告系统。突发公共卫生事件的报告系统针对报告的内容与范围、报告的类型、事件的责任报告单位和报告人,以及事件的举报制度均有明确要求。

2. 突发公共卫生事件的信息发布系统　《突发公共卫生事件应急条例》规定,国家建立突发公共卫生事件的信息发布制度,信息发布应当及时、准确、全面。国务院卫生健康行政主管部门负责向社会发布突发公共卫生事件的信息。

(五)突发公共卫生事件的保障体系

强大的保障体系是控制突发事件的坚强后盾。

(六)突发公共卫生事件应急网络管理体系

我国突发公共卫生事件应急管理网络由"中央-省-地(市)-县"四级疾病控制预防与卫生健康监督工作网络组成。国务院设立突发公共卫生事件应急处理指挥部,由国务院有关部门和军队有关部门组成。国务院主管领导人担任总指挥,负责对全国突发公共卫生事件应急处理的统一领导、统一指挥。各级机构在各自职责范围内做好突发公共卫生事件应急处理的有关工作。

总之,应急指挥决策系统,不是一个独立的运作系统,而是一个综合性系统,要综合利用传染病和突发公共卫生事件直报系统、医疗救治系统、卫生健康执法监督信息系统的信息和资源,为决策和指挥提供服务。

第六节　突发公共卫生事件医学应急决策及影响因素

一、应急决策理论

(一)基于模板的规划理论

模板是指用于解决某类典型问题的标准化操作步骤,并作为解决新问题的出发点。在应急情况下,以应急预案为指导,动态规划生成应急处置方案。

(二)组织决策协调理论

组织决策是组织中通过具有不同专业分工的成员,利用各自的知识和问题处理能力共同协调解决问题的过程。组织决策理论的核心是协调机制,涉及利益冲突、任务冲突、后勤保障等方方面面的协调机制。

(三)多智能系统协调理论

1. 定义　多智能系统(multi-agent system,MAS)是多个智能体组成的集合,它的目标是将大而复杂的系统建设成小的、彼此互相通信和协调的、易于管理的系统。

2. MAS的特点　包括自主性、容错性、灵活性和可扩展性、协作能力。

(1)自主性:在多智能体系统中,每个智能体都能管理自身的行为并做到自主的合作或者竞争。

(2)容错性:智能体可以共同形成合作的系统用以完成独立或者共同的目标,如果某几个智能体出现了故障,其他智能体将自主地适应新的环境并继续工作,不会使整个系统陷入故障状态。

(3)灵活性和可扩展性:MAS本身采用分布式设计,智能体具有高内聚低耦合的特性,使得系统表现出极强的可扩展性。

(4)协作能力:多智能体系统是分布式系统,智能体之间可以通过合适的策略相互协作完成全局目标。

3. MAS组织与协调　基于MAS组织与协调机制实现应急决策将是应急决策研究的关键理论和方法之一。分布式人工智能,特别是有关MAS的系统构建、交互、合作、协调、决策方面的研究,与组织决策协调理论相互交融。

(四)MAS 马氏决策理论

MAS 马氏决策理论是针对突发事件应急处理过程的特点结合 MAS 协调理论和马氏决策理论而产生的。由于应急处置涉及多部门、单位和人员的合作,马氏决策理论(Markov decision process,MDP),特别是 MAS 马氏决策理论(MAS-MDP)是应急决策研究值得关注的理论方法。采用 MAS 框架,将 MDP 和基于案例推理用于应急行动的规划,已经构建了用于工业、恐怖袭击应急管理的智能决策支持系统。

总体来说,针对突发公共卫生事件应急决策的动态、不确定、多阶段、多体系协调等特点,应急决策应以决策理论规划为主要建模和分析框架,采用逻辑程序与规划相结合的原则,开发出更多、更新的应急管理决策支持系统。

二、应急决策方法

应急决策是处置突发事件的核心和灵魂,对迅速控制局面、防止危机升级具有决定性的作用。由于突发事件具有突发性、扩张性、危害性、隐蔽性、连续性和不确定性的特点,在应对突发公共卫生事件时决策者必须克服极大的压力,在有限的时间、资源和信息不对称的条件下进行正确决策,继而制定出合理、科学的最优应对方案。

(一)科学决策法

科学决策法是指在科学决策观念和决策理论的指导下,以定性为主,定性与定量相结合的一种快速决策方法。

1.**目标排序法**　依据各个目标的权重大小进行排序,最终决断出第一目标。

2.**综合评分法**　根据目标、准则的多少,把每个各选方案分成若干个项目,再依次评判每个项目符合目标、准则的程度进行评分,最终选取分数最高者。

3.**风险型决策法**　风险决策是指决策者面临两种或两种以上的自然状态,且已确认各种自然状态出现的可能性。决策者有明确的决策目标,多个备选方案存在决策者能控制的多种自然状态,各种自然状态出现的概率是可以测算的,这样便可得出不同状态下各方案实施的结果。

4.**风险型决策法**　风险型决策是指在无法估计系统行动方案所处状态概率的情况下进行的决策。常用的方法有:等概率法、小中取大法、乐观系数法、后悔值法等。

(二)经验决策法

1.**直觉经验判断法**　指决策者面临突发事件时综合运用自己的知识和经验,并凭借自己的直觉判断能力作出决策。属于长期的知识和经验积累的综合判断结果。

2.**先例经验判断法**　指突发事件可以参照外地的、以往的、其他不同类型问题处理结果进行类比决策。

3.**规则经验判断法**　指依据国际相关处理紧急事态的法律法规、方针、政策的规定,结合突发事件的具体情况,首先按照国家法律法规的一般政策进行处理。

(三)外脑决策法

1. **头脑风暴法**　也称智力激励法,由现代创造学奠基人美国的奥斯本提出,是一种借助外脑,寻找富于创造性解决方案的快速集体决策法。它把一个组的全体成员都组织在一起,让每个成员都畅所欲言发表自己的观点和看法,一般不发表意见,只提出建议,这是一个大量吸纳每个人提出的新观念,创造性解决问题的最佳方法。

2. **专家智囊咨询法**　突发事件紧急情况下,有的决策者并不具备相关决策的充分信息,他们的处理能力有限,甚至缺乏处理特定突发危机事件的专业技术知识。在这种情况下,应急决策者有必要借助"外脑",即专家库来帮助决策。

三、应急决策过程

一旦出现突发事件,卫生行政主管部门应当立即组织专家对突发事件进行综合评估,初步判断突发事件的类型,提出是否启动突发事件应急预案的建议。

(一)医院应急决策的内容

1. 评估出现的突发公共卫生事件性质及严重程度。
2. 确定突发公共卫生事件的报告流程。
3. 重大、危急事件的控制对策及预防措施。
4. 应对突发公共卫生事件所用物资的相关分析,如储备、使用方法等。
5. 如何建设突发公共卫生事件的应急队伍。
6. 疑似患者及确诊患者的处理方法,如怎样隔离、如何对其进行治疗等。
7. 进行院内感染控制的方法分析。
8. 传染病流行后医疗工作的规范操作。

(二)医院应急决策的步骤

1. **确认问题**　首先判断事件的严重程度,然后确认事件类型、范围、程度,接着找出问题的主要威胁及冲突点。

2. **分析环境**　包括系统地搜索事实信息,确认内外部优势及威胁,确定价值准则、决策目标和行动战略。

3. **拟定和选择方案**　确认所需条件是否具备或有无变化,比较备选方案的优缺点,实施、监控及防止意外事故的附加计划。

4. **实施及反馈**　包括如何有效实施和风险,是否保持良好的信息沟通,意外问题和困难,根据反馈信息调整、修订原方案等(图 2-2)。

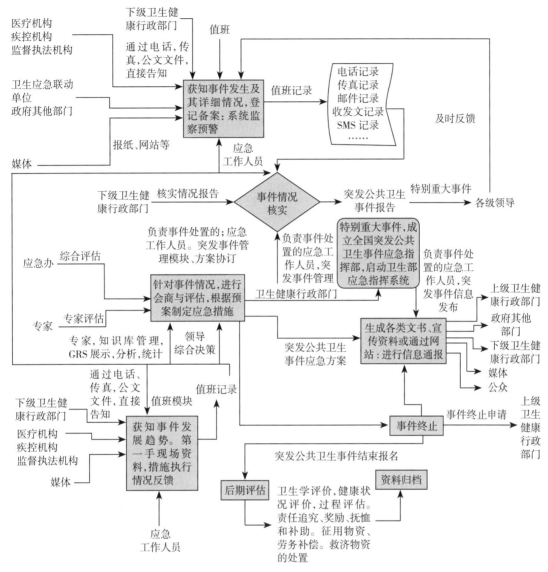

图 2-2　突发公共卫生事件医学应急决策过程

四、医学应急决策影响因素

突发公共卫生事件是社会发展到现阶段必须予以重视的问题,作为公共卫生医学应急决策者,应该了解有哪些因素可能影响突发公共卫生事件决策,从而提高科学决策的水平。

1. 信息传递机制尚未完善　基层医院与公众之间及时、规范、顺畅的信息传递机制尚未完善。部分医院在进行事件信息沟通交流时还是采取传真、电话等传统手段,使得信息未能得到准确、及时传递,影响了决策的进程。

2. 医院危机意识差,重视度不够　目前,很多医院管理层和医务人员对于突发公共卫生事件没有引起足够的重视,认为突发公共卫生事件发生的概率不大或者不会发生。一方面,仅注重医院的境遇状况,把如何提高医院知名度与医疗经营放在首位;另一方面,医院对于医务人员处理突发公共卫生事件的能力培养和危机意识培养也没有给予充分重视,以至于医院日程管理中危机意识淡薄、应变能力差。

3. **医疗储备工作落实不到位**　突发公共卫生事件具有突发性,发生频率不高。因此,很多医院只重视日常的医疗储备,而很少有医院对突发公共卫生事件投入大量储备,从而导致突发应急医疗物资、药品以及专业技术人员等储备严重不足的情况。

4. **应急预案实用性差,缺乏实际演练**　目前很多医院均建立了多种突发公共卫生事件应急预案,但很多应急预案只是照搬了国家、省、市卫生系统制定的应急预案,未结合实际情况进行适用性修改和演练。

5. **临床医护人员对突发公共卫生事件造成的危害认识不足**　由于预防医学在临床医学和护理教育中重视不够,导致大多数医学专业学生和护理专业学生缺乏预防医学方面的知识、观念和必要的技能,更谈不上提供必要的预防医学服务。另外,急诊诊疗中公共卫生事件的应对、流行病学现场调查、疾病监测报道、突发事件现场处理处置判断等课目的设置及内容欠缺。

6. **决策者知识和认识的局限性**　突发公共卫生事件往往成因复杂,每一次突发事件都使得应急决策者面临着前所未有的处境,作为应急决策者很难对每一种情况都很熟悉,决策者只能依靠自身的智慧、胆识和经验,来快速作出判断和反应。决策者知识和认识的局限性往往制约着决策的制定。

7. **应急知识利用率不高,隐性知识难以表达**　突发公共卫生事件应急所需要的知识数量是非常庞大的,对知识的准确度要求也很高,同时还需要及时更新,才能够适应不断变化的环境。然而,当前各应急组织尚未建立完善的突发公共卫生事件应急知识管理体系,往往是在突发事件发生后,才意识到知识储备的不足。隐性知识难以表达是知识管理中普遍存在的一个问题,在突发公共卫生事件应急管理工作中,隐性知识很多都只是以经验的形式存储在应急管理人员的大脑中,从而形成隐性知识难以显性化的局面。如何将隐性知识挖掘出来,并以显性化的形式存储、传播,为更多的人所利用,是目前突发公共卫生事件应急知识管理的一个重要难题。

8. **应急知识管理制度尚未成熟**　在制度机制建设方面,缺乏一套完整的突发公共卫生事件应急知识管理体系来保障应急组织各项工作有章可循、运行顺畅。知识库更新缓慢,系统不能根据整个突发公共卫生事件的处理流程自动生成应急方案作为历史案例,以供学习和参考。

9. **忽视基础信息管理**　临床医师对院内感染、肿瘤传报、慢性病传报重视不够,往往容易发生漏报、错报等现象。

10. **缺乏统一的应急指挥协调系统**　医疗卫生资源条块分割,有效的信息沟通与协调机制不健全,有的地方政府不能统一协调指挥,难以有效整合资源。

11. **缺乏有效应对突发公共卫生事件的应急预案**　应对突发公共卫生事件的职责和任务不明确,监测预警制度不健全,应急设施设备不完善,应急救治药品器械和物资储备不充足。

12. **重大传染病疫情信息报告网络不健全**　疫情报告缺乏顺畅渠道,执行疫情的收集、分析、报告和通报制度不严格,政府及有关部门难以及时准确地掌握疫情。

13. **应急医疗救治能力不强**　相当多的医疗机构不具备应急处置的必要设施,医务人员缺乏应急意识和防护知识,不能有效地实施预防控制和医疗救治。

14. **疾病预防控制体系薄弱**　各级疾病预防控制机构存在人员素质不高、设施条件落后的情况,职能不明确,工作效率低。

第七节　突发公共卫生事件医学应急决策执行与效果评价

一、应急决策执行

(一)报告

任何单位和个人都有权向国务院卫生健康行政部门和地方各级人民政府及其有关部门报告突发公共卫生事件及其隐患,也有权向上级政府部门举报不履行或者不按照规定履行突发公共卫生事件应急处理职责的部门、单位及个人。突发公共卫生事件责任报告单位必须按照有关规定及时、准确地报告突发公共卫生事件及其处置情况。

(二)应急处置职责

1. 各级人民政府

(1)统一领导应急处置:组织协调有关部门,参与突发公共卫生事件的处置。

(2)协调部门应急处置:根据突发公共卫生事件处理需要,调集本行政区域内各类人员、物资、交通工具和相关设施、设备参加应急处置工作。涉及危险化学品管理和运输安全的,有关部门要严格执行相关规定,防止事故发生。

(3)及时划定控制区域:甲类、乙类传染病暴发、流行时,县级以上地方人民政府报经上一级地方人民政府决定,可以宣布疫区范围;经省(自治区、直辖市)人民政府决定,可以对本行政区域内甲类传染病疫区实施封锁;封锁大、中城市的疫区或者封锁跨省(自治区、直辖市)的疫区,以及封锁疫区导致中断干线交通或者封锁国境的,由国务院决定。对重大食物中毒和职业中毒事故,根据污染食品扩散和职业危害因素波及的范围,划定控制区域。

(4)实施社会管控措施:当地人民政府可以在本行政区域内采取限制或者停止集市、集会、影剧院演出,以及其他人群聚集的活动;停工、停业、停课;封闭或者封存被传染病病原体污染的公共饮用水源、食品以及相关物品等紧急措施;临时征用房屋、交通工具以及相关设施和设备。

(5)流动人口管理:对流动人口采取预防工作,落实控制措施,对传染病患者、疑似患者采取就地隔离、就地观察、就地治疗的措施,对密切接触者根据情况采取集中或居家医学观察。

（6）实施交通卫生检疫：组织铁路、交通、民航、质检等部门在交通站点和出入境口岸设置临时交通卫生检疫站，对出入境、进出疫区和运行中的交通工具及其乘运人员和物资、宿主动物进行检疫查验，对患者、疑似患者及其密切接触者实施临时隔离、留验和向地方卫生健康行政部门指定的机构移交。

（7）信息发布：突发公共卫生事件发生后，有关部门要按照有关规定做好信息发布工作，信息发布要及时主动、准确把握，实事求是，正确引导舆论，注重社会效果。

（8）开展群防群治：街道、乡（镇）以及居委会、村委会协助卫生健康行政部门和其他部门、医疗机构，做好疫情信息的收集、报告、人员分散隔离及公共卫生措施的实施工作。

（9）维护社会稳定：组织有关部门保障商品供应，平抑物价，防止哄抢；严厉打击造谣传谣、哄抬物价、囤积居奇、制假售假等违法犯罪和扰乱社会治安的行为。

2.卫生健康行政部门　详见本章相关内容。

3.医疗机构　详见本章相关内容。

4.疾病预防控制机构　详见本章相关内容。

5.卫生健康监督机构

（1）在卫生健康行政部门的领导下，开展对医疗机构、疾病预防控制机构突发公共卫生事件应急处理各项措施落实情况的督导、检查。

（2）围绕突发公共卫生事件应急处理工作，开展食品卫生、环境卫生、职业卫生等的卫生监督和执法稽查。

（3）协助卫生健康行政部门依据《突发公共卫生事件应急条例》和有关法律法规，调查处理突发公共卫生事件应急工作中的违法行为。

6.出入境检验检疫机构

（1）突发公共卫生事件发生时，调动出入境检验检疫机构技术力量，配合当地卫生健康行政部门做好口岸的应急处理工作。

（2）及时上报口岸突发公共卫生事件信息和情况变化。

7.非事件发生地区　未发生突发公共卫生事件的地区应根据其他地区发生事件的性质、特点、发生区域和发展趋势，分析本地区受波及的可能性和程度，重点做好以下工作：

（1）密切保持与事件发生地区的联系，及时获取相关信息。

（2）组织做好本行政区域应急处理所需的人员与物资准备。

（3）加强相关疾病与健康监测和报告工作，必要时，建立专门报告制度。

（4）开展重点人群、重点场所和重点环节的监测和预防控制工作，防患于未然。

（5）开展防治知识宣传和健康教育，提高公众自我保护意识和能力。

（6）根据上级人民政府及其有关部门的决定，开展交通卫生检疫等。

二、应急决策效果评价

应急决策效果评价包含应急管理体系建设、应急人力资源、监测预警能力、应急处置能

力、实验室检测能力、应急保障能力、培训和演练、健教宣传与媒体沟通等 3 个一级指标，共
12 个二级指标和 29 个三级指标（表 2-1）。具体评价方法包括：

表 2-1　突发事件处置评估表

突发事件名称	一级指标	二级指标	三级指标	填写是/否，并根据情况进行具体描述
	一、领导小组听汇报与做决策	2.1 应急反应情况	3.1 应急指挥人员在突发事件发生后能否及时到达现场	
			3.2 应急处置人员在突发事件发生后对事件的处置情况	
		2.2 应急决策情况	3.3 是否及时准确判断形势	
			3.4 是否及时准确作出处置决策	
			3.5 是否及时按照规定的程序启动预案	
		2.3 现场控制情况	3.6 是否及时调度相关资源	
			3.7 是否采取措施迅速控制风险源	
			3.8 是否防止事态恶化或发生次生、衍生事件	
	二、应急协调执行情况	2.4 通信和信息报送情况	3.9 是否保持通信联络通畅	
			3.10 是否按照预案设定的信息报告途径，向有关部门及时、准确完整地报送信息	
			3.11 是否及时报送后续应急信息	
		2.5 应急响应和处置情况	3.12 是否及时通知具体的应急处置操作人员	
			3.13 操作人员是否及时到达现场并投入工作	
			3.14 应急响应和处置措施是否得当	
		2.6 应对监测防范情况	3.15 是否加强处置突发事件情况的监测和预警	
			3.16 是否采取相关防范措施	
			3.17 突发事件监测和预警系统，在处置突发事件中运行是否正常	
		2.7 应急保障情况	3.18 计算机业务系统和网络通信系统的备用设备能否保证正常运转	
			3.19 是否能够保障供应应急物资	
			3.20 是否能够及时提供处置突发事件所需财务经费	

续表

突发事件名称	一级指标	二级指标	三级指标	填写是/否,并根据情况进行具体描述
三、善后处置和评估情况		2.8 解除应急处置情况	3.21 突发事件消除后,是否按照程序及时解除应急状态	
		2.9 损失评估情况	3.22 是否及时向相关部门汇报受损情况	
		2.10 善后调查情况	3.23 是否对处置工作开展调查	
		2.11 应急处置总结评估情况	3.24 是否对应急处置过程进行记录	
			3.25 是否及时撰写应急处置总结报告,对处置的成效和不足情况进行评估	
			3.26 是否将突发事件及其处置情况纳入案例库	
			3.27 是否对应急预案进行修订和完善	
			3.28 通过应急事件处置发现存在哪些问题,相应的改进建议是什么	
		2.12 材料整理归档情况	3.29 是否将应急处置过程中形成的文档、音像等各种材料及时、完整地收集整理并归纳保存	

(一)专家评分法

专家评分法以专家的主观判断为基础,通常以"分数""指数""序数""评语"等作为评价的标准,对评价对象作出总的评价的方法,常用的方法有评分法、分等方法、加权评分法及优序法等。该方法优点是简单方便,易于使用缺点是主观性强。

(二)多目标决策法

目标决策是对多个相互矛盾的目标进行科学、合理的选优,然后作出决策的理论和方法。决策的理论主要有:多目标决策过程的分析和描述;冲突性的分解和理想点转移的理论;多属性效用理论;需求的多重性和层次性理论等。它们是构成多目标决策分析方法的理论基础。多目标决策的方法很多,有的要用线性规划、非线性规划、目标规划等方法。对于多目标的方案有限的决策问题一般先采用列表的方式。

(三)经济分析法

经济分析法是事先议定好的某个综合经济指标来评价不同对象的综合方法,常用的有综合效益指数法、费用效益分析、投入产出分析、生产函数法等。

(四)层次分析法

层次分析法是指将决策问题的有关元素分解成目标、准则、方案等层次,在此基础上将决策者的定性判断和定量计算有效结合起来的决策分析方法。

(五)大数据分析法

最常用的四种数据分析方法:描述型分析、诊断型分析、预测型分析和指令型分析。

1.描述型分析　这是最常见的分析方法。在业务中,这种方法向数据分析师提供了重要指标和业务的衡量方法。

2.诊断型分析　描述性数据分析的下一步就是诊断型数据分析。通过评估描述型数据,诊断分析工具能够让数据分析师深入地分析数据,钻取到数据的核心。

3.预测型分析　预测型分析主要用于进行预测。事件未来发生的可能性、预测一个可量化的值,或者是预估事情发生的时间点,这些都可以通过预测模型来完成。

4.指令型分析　数据价值和复杂度分析的下一步就是指令型分析。指令模型基于对"发生了什么""为什么会发生"和"可能发生什么"的分析,来帮助用户决定应该采取什么措施。通常情况下,指令型分析不是单独使用的方法,而是前面的所有方法都完成之后,最后需要完成的分析方法。

总而言之,可以从应急决策的过程和应急处置的实施效果两个方面进行评价。就应急决策的过程而言,可以从应急方案的目标价值排序合理性、经济损益、风险取向标准、时间参数、技术可行性等方面进行评价;就应急处置的实施效果而言,可以从事件人员伤亡挽救率、经济损失挽回率、压缩的持续时间、与以往类似事件或阶段的可比性、公众的反映等方面进行评价。

(编者:庞伟毅、王程强、王威、朱晓玲、唐华民

审校:梁佳佳、周吉、岑平、罗娜、梁淑家、邓月琴、王红宇、葛宪民)

参考文献

[1] 李雪峰.健全国家突发公共卫生事件应急管理体系的对策研究[J].行政管理改革,2020
(4):13-21.

[2] 肖建英,姚红.协同治理:提升应对突发公共卫生事件防控能力的思考——以抗击新冠肺炎为例[J].云南行政学院学报,2020,22(4):134-140.

[3] 詹思延,叶冬青,谭红专.流行病学[M].7版.北京:人民卫生出版社,2012.

[4] 雷昊.浅议我国突发公共卫生事件应急机制[J].山西科技,2013,28(6):18-20.

[5] 中国食品卫生杂志编辑部.国家突发公共卫生事件应急预案[J].中国食品卫生杂志,
2006,18(4):366-373.

［6］黄国伟,姜凡晓.突发公共卫生事件应对与处置［M］.北京:北京大学医学出版社,2016.

［7］耿文奎,葛宪民.突发公共卫生事件监测预警及应急救援［M］.北京:人民卫生出版社,2008.

［8］吴群红,杨维中.卫生应急管理［M］.北京:人民卫生出版社,2013.

［9］吴群红.突发公共卫生事件应对-现代启示录［M］.北京:人民卫生出版社,2009.

［10］郭新彪,刘君卓.突发公共卫生事件应急指引［M］.北京:化学工业出版社,2009.

［11］朱凤才,沈孝兵.公共卫生应急-理论与实践［M］.南京:东南大学出版社,2017.

［12］王声涌,林汉生.突发公共卫生事件应急管理学［M］.广州:暨南大学出版社,2011.

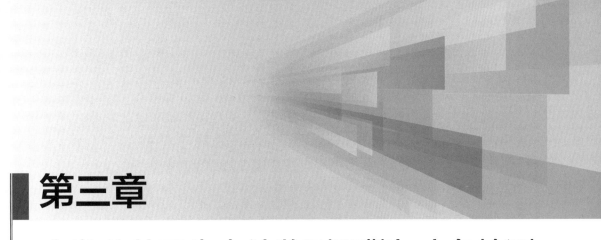

第三章

突发公共卫生事件监测预警与应急检测

随着传染病的流行及其传播特征不断发生新的变化,传染病的防治形势逐渐复杂化,防控难度不断增大,始终威胁着人民群众的健康生活。完善突发公共卫生事件监测预警系统,在疫情发生时及时掌握情况、作出预警、高效处置,对于构建人民群众生命安全的"防护网",筑实人民群众身体健康的"隔离墙"具有重要的公共卫生意义。

第一节 概述

建立健全高效完善的突发公共卫生事件医学应急机制,需要抓好三个关键:一是正确判断预测,依赖于准确无误且快捷有序的监测预警信息系统;二是正确医学应急反应,需要建立健全一整套人机自动连续的医学应急反应程序;三是正确医学应急处置能力,需要在加强日常培训演练和技术储备的基础上,运用危机公关能力快速解决突发公共卫生事件的问题。

突发公共卫生事件监测与预警,是突发公共卫生事件医学应急机制的触发点、首要关。突发公共卫生事件监测和预警所获得的信息和资料,为制定、完善和评价疾病预防控制以及其他公共卫生政策和措施提供重要的科学依据。突发公共卫生事件监测和预警内容一般包括传染性疾病、慢性非传染性疾病、死因、行为危险因素、环境因素、疫苗接种副作用及药物不良反应等相关内容。

一、突发公共卫生事件的定义和特点

突发公共卫生事件,是指突然发生,造成或者可能造成社会公众健康严重损害的重大传染病疫情、群体性不明原因疾病、重大食物和职业中毒以及其他严重影响公众健康的事件(包括其他群体性中毒事件、恐怖威胁事件、生活饮用水或环境受到污染引发的疾病等威胁

公众生命安全,或严重影响经济发展和社会稳定的事件)。

突发公共卫生事件的突发性决定了其具有严重的危害性和破坏性,不仅危害公众的身体健康和生命安全,容易造成社会公众心理恐慌,甚至会导致社会动荡、经济衰退,也严重影响了对外开放、国家安全。如今世界各国达成一致共识:尽快建立健全突发公共卫生事件应急机制刻不容缓。由此可见,突发公共卫生事件已然成为现代人类社会持续面临的重大威胁和挑战。如果人类能够及早发现突发公共卫生事件,并对其采取及时有效的预防控制措施,有利于将突发公共卫生事件的危害控制在最低程度。然而,要做到早发现、快处置、高成效的医学应急反应,建立完善的突发公共卫生事件医学应急机制,往往依赖于高质量的突发公共卫生事件监测和预警。在信息化和经济全球化的时代,迫切需要依托信息化优势建立健全完善的、更科学更高效的突发公共卫生事件监测预警系统、监测预警反应机制、监测预警技术,不断提高监测预警的敏感性、针对性、及时性、准确性和高效性,才能第一时间控制疫情,把问题解决在萌芽之时、成灾之前,这对突发公共卫生事件的科学处置、精准防控和医学应急都具有重大意义。为此,国内外对突发公共卫生事件监测与预警高度重视,世界各国纷纷投入巨资加强应对突发公共卫生事件的监测与预警信息系统建设。

二、突发公共卫生事件监测的种类

监测分为被动监测和主动监测两种类型。被动监测是指下级单位按上级单位的要求,常规上报监测的数据和资料,上级单位被动接收。法定传染病报告、法定职业病报告和群体性中毒事件报告等即属于被动监测范畴。法定传染病报告作为认识和研究某一特定区域各种传染病发生时的分布、变化趋势提供基线资料。主动监测是指根据特殊需要,主动调查收集某一时间段的疾病或事件资料。对传染病、职业病和群体性中毒等漏报情况的调查,即属于主动监测范畴。主动监测多是建立在被动监测的基础上,为保证数据资料的完整性而开展的监测活动。

常用的突发公共卫生事件监测有疾病监测和症状监测。疾病监测是长期地、连续地收集、核对、分析疾病的动态分布,并对疾病的检验检测、性质判断、识别确认、预警预测、疾病规模和影响因素等资料进行综合分析。症状监测是在疾病确诊前针对症状和体征的监测,主要收集和分析患者被确诊前与卫生相关的一些非常规数据和某一病例或某次暴发前充足的疑似信号,为下一步突发公共卫生医学应急提供证据。症状监测提前预警的能力取决于疾病暴发的规模、受影响人口的范围、症状定义及各种数据资源、开始预警调查的标准、医疗相关机构报告特殊病例的能力等因素。简而言之,症状监测是收集患者被确诊以前的健康相关指标信息。

三、突发公共卫生事件预警

突发公共卫生事件预警是在缺乏确定的因果关系和缺乏充分的剂量 - 效应反应关系证据的情况下,促进调整防控策略或者在环境威胁发生之前即采取医学应急防控和救助救治措施的一种方法。本质上,预警是在考虑了突发事件资料的不完整性及其危害的不确定性之后,对仍有必要采取防范措施的突发事件进行危害警告的方法。突发公共卫生事件预警不足和预警及时性不够的突出表现,主要是信息来源渠道不畅、信息准确性不高、信息利用率较低,不能及时准确地对事态发展进行研判,延误和影响了对突发公共卫生事件的预防和控制。因此,突发公共卫生事件预警有赖于突发公共卫生事件精准监测,精准监测可以及早发现突发公共卫生事件的发生发展趋势和规律,为深入开展突发公共卫生事件的预警奠定基础,并为制定突发公共卫生事件防控策略及医学应急措施提供理论依据。对于突发公共卫生事件,只有及早发现该事件的苗头,且能科学、精准、有效地针对"苗头"事件作出正确预警,才能为实施各种医学应急措施赢得宝贵的高效防控时间,使其控制在萌芽状态不致造成危机,或者能够最大限度地降低危机的危害程度。预警不仅需要掌握事件的发生发展趋势,更要能及时识别和确认早期出现的异常情况并发出警报,启动医学应急响应。预警必须建立一套灵敏、有效地指标体系,通过综合运用指标体系的方法对某一事件的情况进行科学分析和评价,确认事件发生危机的可能性和严重程度,决定是否发出危机报警,并提出必要的防控措施以寻求最低损失。建立健全一套灵敏、有效地预警指标体系,是预警系统建设成功的前提和基础。

四、突发公共卫生事件应急检测

突发公共卫生事件应急检测,应用先进的医学检测方法迅速查明突发公共卫生事件的原因,这些原因既有传播的全球性又有事件的地方化特点,既有事件发生的不可确定性又有事件先兆的可监测性特点,既有对生命健康直接危害又有对人群心理震荡和对社会负面冲击的特点。突发公共卫生事件现场医学应急处置的一个重要任务,就是尽快查明事件原因。查明事件原因主要从以下几方面进行:

(一)医学检查和临床诊断

直接通过对突发公共卫生事件受害者体内采集到的样本,进行相应的医学检查项目即可查明其原因。同时根据受害者临床症状和体征也可进行初步临床诊断,然后再选择需要进行医学检查的适宜项目,如血液学检查、尿液检查、B超检查、X线检查、CT及磁共振等检查。对已知的病因,通过适宜项目的医学检查往往可获得临床诊断的支撑。

(二)流行病学调查和实验室检测

运用流行病学方法,结合预防医学知识针对事件发生的突出特点和实验室检测结果,统一指挥,快速反应,探究突发公共卫生事件发生的原因。

当今时代医学科学技术水平不断提高,突发公共卫生事件处理过程中除了需要统一指挥外,现场调查更是依赖实验室的检验信息,正确的检验结果是能够正确判断和处理突发公共卫生事件的保障,因此现场调查人员和实验室人员之间需要密切配合、相互沟通。突发公共卫生事件发生后的危害评估需要现代化的实验室检测、快速的危险性评价技术等作为支撑。应对重大新发突发的公共卫生事件,医学实验室作为患者首检的关键点,要准确、有效、及时与安全。

由于我国政府应对突发公共卫生事件往往倾向于采用临时性的、强制性很明显的行政手段来处理危机,在特定情况下虽能够起到立竿见影的效果,但往往资源浪费严重,临时机构随着危机的结束而解散,处理危机的宝贵经验没有得以归纳总结而系统化制度化和全国共享。对于突发公共卫生事件的检测,应在了解各相关实验室可进行哪些方面的分析和研究、对危害因子检测的优势和重点、判定实验室进行资质认定后能否在应急时启用的基础上,建立全国实验室网络。重点建设一批研究性实验室,形成一个由不同实验室组成,覆盖全国的突发公共卫生事件的实验室网络,使其能够特别是在发生不明原因突发公共卫生事件时迅速参与危害认定和防护救治等工作中。应对重大新发突发传染病引发的突发公共卫生事件中,为加强医学实验室应急体系响应和运行效能,全国检验专家对医学实验室队伍建设和管理、应急设施配置和管理、应急通信和信息管理、应急生物安全管理、应急准备和响应机制等5项综合应急能力和体系建设达成共识,适用于发热、肠道门诊实验室,中心实验室应急转换,应急常规两栖、转换医学实验室,移动应急医学实验室,临建应急检验方舱实验室等5种应急检验工作体系中。

第二节　突发公共卫生事件监测系统与管理

一、国内外突发公共卫生事件监测系统

突发公共卫生事件监测系统在突发公共卫生事件医学应急中处于重要地位,是医学应急决策的重要支撑。突发公共卫生事件监测数据是政策制定、干预导向和公众发布的重要依据。监测系统的建设和完善,是各级疾病预防控制中心的工作重点,该监测系统主要由以下三个系统构成,包括:

(一)传染病监测系统

传染病监测系统(notifiable diseases surveillance system,NDSS),即与传染病和突发公共卫生事件有关的监测系统,该监测系统收集整理来自当地医疗服务提供者、实验室和其他来源的相关信息,通过使用监测数据对疾病暴发进行识别和控制,确保对人群进行有效检测和治疗,并提供健康相关服务。

(二)电子实验室报告系统

电子实验室报告(electronic laboratory reporting,ELR)系统,主要提供关于传染病、食源性疾病和中毒事件的迅速、准确实验室检测结果和报告等重要信息,电子传输形式实现了数据的及时性,提高了数据上报信息的完整性和一致性,是监测疾病趋势和识别暴发的重要依据。

（三）症状监测项目系统

症状监测项目（syndromic surveillance program, SSP）系统，该系统通过在疾病确诊前追踪健康相关事件,如呼吸道症状、发热和呕吐等,进行数据实时分析比对,有利于早期预警,及时作出应对处置,并对处置实施效果进行及时评估。

突发公共卫生事件包含两个方面。一是指由生物恐怖主义、自然灾害、传染性疾病或大流行性疾病等引起的疾病或健康威胁;二是指可引起受害人群大量死亡、长期或严重残疾、或可能对未来健康造成明显伤害的传染性病原体或生物毒素等。突发公共卫生事件具有不确定性和复杂性的特点,易引起群体性行为,使公众陷入恐慌和焦虑的情绪中,对人们的心理健康、生活工作和社会稳定造成严重影响。完善的突发应急处理体系可有效应对突发公共卫生事件,从而确保人民群众生命健康安全、国家安全和社会稳定。

突发公共卫生事件监测系统主要指在突发公共卫生事件发生之前进行监测,达到预防的目的,并在发生时进行实时监控,及时应对,使损失降到最低。监测系统包括医院救治、药品储备和信息网络系统等,其覆盖全面、实施有序,加之有强有力的政府统一领导和法律保障,使其在遇到突发公共卫生事件时能及时有效应对。在疾病监测方面,既要加强以病例为监测对象的传统监测系统的建设,同时还要加强症状监测系统的建设。因为症状监测系统既可应用于医院和卫生部门,同时还可利用学校系统、保险系统,甚至其他相关系统等来进一步建立健全和完善疾病监测系统的建设。

2005 年修订的《国际卫生条例》明确提出:"为了全面达到国际卫生条例关于早期预警的要求,有必要加强和发展常规或基于指标监测以及基于事件监测",尤其是基于事件监测体系的建设日益受到各国的重视。世界卫生组织将基于事件监测定义为有组织地收集、监测、评估和解读主要是非结构化的随意信息,这些信息与可能对人类健康造成急性威胁的健康事件或风险有关。基于事件监测系统信息来自医疗卫生领域和社区领域。

根据 WHO 指南的示意图（图 3-1）,将不同的报告来源纳入基于事件监测体系可以发现,不同程度的公共卫生事件,从媒体到卫生工作者再到社区组织和公众,其发现可能的公共卫

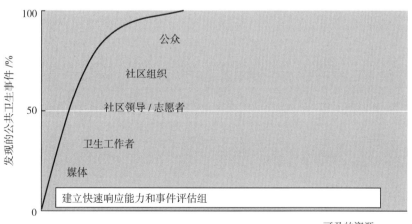

图 3-1　不同报告来源的敏感度和维持基于事件监测系统所需资源的程度

生事件的比例逐步上升,但同时其耗费的资源也随之上升。因此 WHO 建议各国在建立本国的基于事件监测体系的时候需要权衡敏感度、特异度以及资源可及性的问题。即使是媒体资源(如新闻报道等资源)也有不同的时效性,选择不同的媒体资源对于侦测潜在暴发的作用和可操作性也是在建立基于事件监测体系中需要充分考虑的因素。此外,基于事件监测与基于指标监测系统共同为风险评估提供前端信息,两套监测系统互为补充,共同服务于事件早期预警。但是,基于事件监测体系与基于指标监测体系在定义、及时性、数据信息等方面有所差异,为此 WHO 将关键特征和要素进行了比较(表 3-1)。

表 3-1　基于事件监测与基于指标监测关键特征和要素的比较

	基于事件监测(EBS)	基于指标监测(IBS)
定义	定义能用来指导报告 定义是宽泛的 定义与 IBS 相比更敏感	疾病和症状有相应的病例定义,可能包括如下一项或几项: * 临床表现 * 受影响人群特征 * 实验室标准 定义与 EBS 相比更特异
及时性	所有事件应该立即向系统报告	数据通常每周或每月报告 一些疾病或症状应立即报告 即使存在电子报告,由于卫生机构从病例识别到汇总数据报告至系统还是经常存在延迟 当实验室标准被纳入病例定义,进一步延迟还可能发生
数据/信息	数据格式不是预先定义的 对每起事件尽可能多收集和记录 指定人员收集信息以获得关键信息(如时间、地点、人员)来协助事件确认和评估	数据是针对每种疾病/症状进行汇总的 数据格式是预先定义的可包括人口学和其他变量的分层信息
报告结构	松散结构 报告是非结构化,能在任何时候进入系统 报告单是为获得事件信息服务的,但是形式足够灵活,可以获取定性和定量数据 指定一支队伍分拣、确认和评估每起报告的事件并适时触发应急响应	明确定义的 报告单被报告单位用来通过系统传递信息,通常在每周或每月的预先设定的时间 常使用零报告 指定一支队伍在正常的时间间隔分析监测数据
报告单位	常常是没有事先约定的	基于机构,封闭的
触发初始响应	经确认和评估后认为是潜在的公共卫生风险的报告	事先定义的阈值
分析	快速风险评估	事先定义的时间间隔(每周、每月)
响应	立即 事件响应纳入监测系统	由于收集分析数据的时间而延误 暴发响应纳入监测系统

近年来,国外运用文本挖掘和可视化技术进行疾病暴发监测的工具中,比较成熟的有:

(1)Health Map(健康地图——基于互联网的监测系统),其整合了世界卫生组织(World Health Organnization,WHO)、联合国粮食及农业组织(Food and Agriculture Organization of the United Nations,FAO)、世界动物卫生组织(Office International Des Epizooties,OIE)、世界卫生网邮件(ProMED mail)、美国疾控中心(Center for Disease Control and Prevention,CDC)、美国食品药品监督管理局(Food and Drug Administration,FDA)、美国农业部、欧盟疾控中心(ECDC)、谷歌新闻等信息来源。

(2)全球公共卫生情报网络(Global Public Health Intelligence Network,GPHIN),隶属于加拿大卫生部应急准备和反应中心。GPHIN 通过评估新闻媒体信息来源的可行性和有效性,从而持续地收集全球范围可能的疾病暴发相关的信息[包括疾病(动物类、人类、植物类)、生物制剂、自然灾难、化学事故、放射事故、不安全产品等],并通过邮件对各国作出早期预警。

(3)欧盟疾控中心流行病情报风险追踪工具,欧盟疾控中心研发了流行病情报风险追踪工具这套风险追踪工具,对通过流行病学情报识别到的威胁进行登记、记录和监测等相应的管理。流行病情报风险追踪工具是 ECDC 存储、处理和报告欧洲地区潜在健康威胁的数据库。TTT 是一套内部工作流程的管理工具,管理的对象是威胁,这些威胁是由专业人员每日从各种渠道得到的信息,每个威胁的生成包括捕获/识别、筛选事件、确认事件、每日例会、形成报告等几个过程。

上述这三个方面信息的获取是否意味着进一步采取行动需要深入评估,但是这些信息通过分类、地理编码、时间编码、信息抽取和加工后以日报的形式,每天给相关公共卫生机构提供当地和全球最新的公共卫生事件信息资讯。

近年来,国内外突发公共卫生事件监测系统建设围绕早期预警的目的,世界卫生组织强调要加强基于指标的监测系统和基于事件的监测系统,尤其要重视和完善基于事件的监测(event-based surveillance)系统。为此,世界卫生组织于 2008 年和 2014 年先后发布了基于事件监测系统的工作指南。

二、突发公共卫生事件监测系统的管理

2003 年严重急性呼吸综合征(severe acute respiratory syndrome,SARS)疫情发生后,我国于 2004 年 1 月 1 日建立并正式启用了全国统一的突发公共卫生事件监测报告信息管理系统,规范了各类突发公共卫生事件的报告标准和报告时限要求,大大提升了突发公共卫生事件报告的及时性和工作质量。突发公共卫生事件监测系统连接国家、省、地(市)、县(市、区)四级网络,实现了全国突发公共卫生事件的追踪与管理。突发公共卫生事件监测与报告信息的管理遵循"网络直报、分层管理、逐级审阅、分级处置"的原则。由负责突发公共卫生事件监测的部门每天组织情报会商开展情报筛检评估工作。信息来源实现了多种信息渠道的整合,主要包括法定传染病报告系统、突发公共卫生事件报告管理系统等各种监测数据及其分析报告,还包括国内外各机构相互通报的突发公共卫生事件信息、病原微生物和有毒有

害物质实验室检测结果、媒体报道、经社交网络发布或者专业期刊报道的信息以及公共卫生热线电话。该监测系统在全国投入运行后,报告质量逐年提升。2004 年突发公共卫生事件报告从首次接报到进行网络直报中位数间隔为 24.5 小时,到 2012 年该中位数间隔缩短为 1 小时。县以上各级人民政府卫生行政部门对报告的突发公共卫生事件信息实施监督、管理和存档。各地疾病预防控制机构作为突发公共卫生事件信息监测与管理的归口单位,具体承担突发公共卫生事件信息的日常监测工作。由于我国现行的突发公共卫生事件报告标准阈值较高,以致各地报告的突发公共卫生事件数量较少。例如 2018 年,上海市全年共报告突发公共卫生事件 39 起 461 例,其中,报告学校类突发公共卫生事件 24 起(占 61.54%),涉及病例数 439 例(占 95.23%);而报告传染病类突发公共卫生事件 29 起(占 74.36%),从传染病的构成上来看,前 3 位疫情分别为手足口病、水痘和百日咳,而在上海市突发公共卫生苗子事件监测中报告和处置数量居前 3 位聚集性疫情的病种为手足口病、水痘和诺如病毒感染性腹泻。由此可见,突发公共卫生事件监测无法反映上海市突发疫情的全貌。2020 年后,世界各国充分认识到扎扎实实抓紧抓好突发公共卫生事件监测系统建设,是人类防控和战胜重大传染病等突发公共卫生事件的至关重要武器。完善公共卫生重大风险评估、研判、决策机制,创新医防协同机制,健全联防联控机制和重大疫情救治机制,增强早期监测预警能力、快速检测能力、应急处置能力、综合救治能力,深入开展爱国卫生运动,从源头上预防和控制重大疾病"等一系列指示精神的重要举措,因此才能时刻防范卫生健康领域重大风险,进一步织牢国家公共卫生防护网,为人民提供全方位全周期健康服务。

为了适应国际化大都市精细化管理要求,2016 年 6 月起上海市率先启动了传染病类苗子事件监测,在国家突发公共卫生事件阈值的基础上,关口前移,规范市区两级的报告和处置标准。2018 年上海市又进一步拓展范围,建立公共卫生苗子事件监测系统。2018 年上海市累计报告公共卫生苗子事件 1898 起,共波及发病人数 9780 人,死亡人数 14 人。突发公共卫生苗子事件是指达到区级及以上报告响应标准,造成或可能造成本市社会公众健康损害的传染病疫情、食源性疾病和职业中毒,以及其他影响公众健康的事件。这个数字并不能准确地反映全市传染病疫情,当年上海市共处理各类传染病疫情 1863 起。通过这个案例分析,究其原因是由于设定突发公共卫生事件苗子事件的报告与响应阈值标准较高所致。通过设定突发公共卫生事件苗子事件的报告与响应标准和改进分析办法后,能明晰市、区两级疾控中心应急响应的职责分工,统一各区在突发公共卫生事件标准阈值之下的各类事件应急响应的启动标准,从而能全面掌握全市疾病预防控制系统应急响应的工作情况。突发公共卫生苗子事件监测系统的建立能有效解决全国统一的突发公共卫生事件在上海阈值较高的问题,顺应上海超大城市精细化管理的需求,针对可能会演变成为突发公共卫生事件的各类苗子事件开展监测,并跨前一步进行应急应对,能有效控制事件的波及范围,是突发公共卫生事件监测系统的有益补充。特别是在大型活动公共卫生安全保障中开展苗子事件监测,能够对事件早发现、早处置,第一时间将疫情苗子控制在萌芽状态。基于突发公共卫生苗子事件的监测数据,能够全面分析各类公共卫生相关突发事件的流行病学特征,找出重点地区 / 单位、重点人群和高发时段,从而为开展风险评估和有针对性的应急准备提供科学依据。此外,还可以通过突发公共卫生苗子事件监测系统开展卫生应急响应的效果评估,指出卫生应急响应中的薄弱环节,为提升卫生应急能力指明方向。突发公共卫生苗子事件的阈值标准应低于突发公共卫生事件的报告标准和各类现有技术方案、工作规范等规定的暴发标准,提高监测系统的敏感性,实现跨前一步的精细化管理。突发公共卫生苗子事件监测报告范围涵盖了突发公共卫生事件所规定的各类法定传染病、新发传染病、食源性疾病、环境因素事件、职业中毒事件、放射相关事件、群体性不明原因事件等。再者,还纳入了聚集性发热、聚集性呕吐腹泻等尚未定性或无法定性的突发事件。监测报告共涉及48种(类)疾病或事件类型。突发公共卫生苗子事件的信息来源主要包括传染病信息报告管理系统及其自动预警信息系统、医疗卫生机构报告、学校及托幼机构缺勤缺课监测系统、联防联控机制信息通报、市民咨询与投诉电话等,以及舆情监测系统、药房监测系统等也是有益补充(图3-2)。

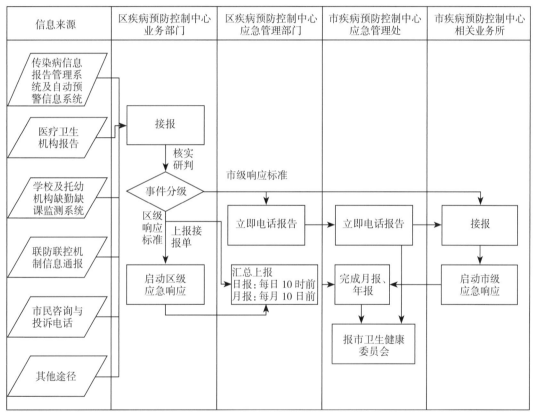

图 3-2 上海市突发公共卫生苗子事件监测系统业务流程

国家和省级突发公共卫生事件监测系统与管理,应当构建成为具有高效协调的指挥中心作用,并通过立法和宣传等手段进一步提高全民监测预警意识,以及依据详细的规章制度和组织方案强化科学管理,确保监测系统的正常运行。此外,在加强监测系统建设的同时,还应当进一步加强应急队伍建设、应急物资和资金储备、公众危机意识和能力培养等方面的建设与科学管理。例如,

(1)完善的监测预警系统能在危机暴发前争取足够多的应对时间。不同部门、不同医疗机构、不同地区之间应做到协调联动,共建、共享风险数据库,弥补现有疾病预警的不足。

（2）针对目前我国的应急队伍存在的"假饱和"现象（即在编人员的数量足够，但整体素质偏低，缺少专业型、全能型人才，在农村更为稀缺），应当进一步加大对人才队伍建设的投入力度，培养专业型卫生应急人才，并通过演练、相互交流以及继续教育等方式提升卫生应急队伍素质。

（3）在应急储备方面，一方面采取政府管理，选择大型公立医院作为应急储备的中心部门进行调拨和配发；另一方面可采取市场运作的手段，将部分职能下放到医药企业。这种模式不但符合我国现阶段的国情，而且能充分利用资源，提高效率。

（4）突发公共卫生事件的疫情信息仍然是社会公众最关注的内容。当今时代社会公众主要从网络渠道获取信息，若不对信息内容的科学性、权威性、准确性等进行监督、监管，后果不堪设想。

因此，在突发公共卫生事件中，政府及专业机构应充分利用和发挥好新媒体平台的优势，及时有效地引导公众的认知并进一步开展理性的防治行为。同时，针对广大基层群众，应定期开展健康教育宣传活动，普及公共卫生知识，加强公众危机意识。一旦上述四点应急准备工作得到进一步加强和完善，突发公共卫生事件的危机发生时，国家和各省人民政府有关领导小组负责建立应急系统，统一协调各方面工作，各级疾病预防控制中心分级负责开展工作，可以尽可能减少危机带来的相关损害。国家卫生健康行政部门将加快完善传染病疫情和突发公共卫生事件监测系统，推动国家级和省级传染病多渠道监测预警一体化平台建设，创新医防协同机制，建立智慧化预警多点触发机制，不断健全多渠道监测预警机制。

第三节　我国主要突发公共卫生事件监测系统

突发公共卫生事件监测是流行病学的重要手段和方法，是长期、连续、系统地收集人群中有关疾病、健康、伤害（残）或者死亡的变化趋势及其影响因素的资料，分析后及时将信息反馈，以便采取干预措施并评价其效果。突发公共卫生事件监测对防止和控制突发事件进一步蔓延扩散、加剧危害，具有重要的作用。随着疾病防治工作的发展和各种监测资料的广泛利用，监测在公共卫生事业中的作用越来越明显，最早的监测活动主要是对疾病的发生和死亡进行观察，监测同疾病联结在一起，故称为疾病监测。现在监测内容不断拓宽，不仅包括所有的疾病，而且还包括伤害（残）、健康状态、公共卫生事件和行为等相关危险因素的监测。

一、突发公共卫生事件监测

（一）突发公共卫生监测定义

突发公共卫生监测主要针对突然发生，造成或可能造成公众健康严重损害的重大传染病疫情、群体性不明原因疾病、重大食物和职业中毒，以及其他严重影响公众健康事件的监测。

突发公共卫生事件的监测包含四个方面的工作内容：

（1）通过长期、连续系统地收集有关突发事件资料，发现突发事件的发生规律和发展趋势，从而评估突发事件发生、疾病暴发或流行的可能性。

（2）调查和跟踪可疑病例并进行辨认分析，评估疾病对公众健康的影响及其发展趋势，监测治疗效果，监测传染病病毒的变化等。

（3）对原始资料进行整理分析，将收集来的资料转化为有价值的信息，包括提出并评估预防和控制措施。

（4）及时向有关部门和人员反馈信息，使得这些信息在疾病预防控制中发挥作用。

（二）突发公共卫生监测工作方法

突发公共卫生事件发生后，无论病因是否明确，都应迅速开展针对高危人群或者全人群的疾病监测，以有效控制其暴发流行。建立健全疫情监测系统能及时掌握疾病的三间分布和疫情的动态变化趋势，评价预防措施效果，及时调整预防控制策略和措施，并为不明原因疾病流行特征和自然规律提供研究线索。

1.**法定传染病监测** 主要包括病毒、细菌、寄生虫等病原体导致的传染病区域性暴发流行，主要由各级疾病预防控制机构和各级医疗机构组成疫情监测报告网络。疾病预防控制机构工作人员、医疗机构工作人员和有关单位（铁路、交通、民航、厂矿等的卫生防疫机构）的工作人员为疫情责任报告人。

2.**卫生健康监测** 包括职业卫生、放射卫生、食品卫生、环境卫生，以及社会因素和行为因素等的监测。国务院卫生健康行政部门根据专业监测需要，在全国建立监测哨点，各监测单位按照国务院制定的监测方案和监测计划开展监测工作。

3.**疾病与症状监测** 主要开展一些重大传染病，不明原因疾病和可能引起暴发流行的疾病及其相关症状监测。在卫生健康行政部门指定的大中城市综合医院建立监测哨点。

4.**实验室监测** 包括传染病病原体、生物传播媒介、菌株型别与耐药性、环境中有毒有害物质等。一般在地市级以上疾病预防控制机构和指定的医疗机构建立实验室监测网络，开展相关内容监测，并及时将监测结果上报上一级疾病预防控制机构。

5.**国境卫生检疫监测** 主要包括境外传染病、传播疾病的媒介生物、染疫动物和污染食品等。由海关总署指定的技术机构在国境口岸建立监测点，将监测信息链接到国家疾病监测信息网。

二、监测报告系统

自 1950 年的疫情报告开始，我国建立了法定传染病报告制度，报告病种也几经修改。自 1975 年以来建立了多种单病监测系统。20 世纪 80 年代开始对艾滋病患者及感染者进行全国性监测。我国疫情报告网络系统建设近年发展迅速，陆续开展了非传染病监测和其他公共卫生监测。1987 年全国疫情报告实现了计算机网络系统化管理，1999 年国家启动卫生信息网的建设,经过一年多的软件开发和试点应用,2002 年 1 月 1 日起,"国家疾病报告信息管理系统"在全国正式推广应用,该网络分四级报告,主要包括国家、省、地(市)、县级的卫生部门,实行计算机网络直报。2004 年,依托原卫生部"中国疾病预防控制信息系统"项目,全国疾病监测信息报告系统实现了省 - 市 - 县 - 乡信息报告网络,并进一步规范网络报告内容和标准,实现了网络化、规范化和标准化运行和管理。

为提高和改善突发事件监测系统的工作效率,确保疫情监测质量,定期对监测系统进行检查和评估具有重大意义。监测系统的评价可采用回顾性现况调查、访谈和现场观察等方法,包括工作过程评估和工作效果评估,对监测系统的目标结构、运转状况、经费以及监测系统的相关属性,如灵活性、及时性、敏感性、代表性、可接受性、数据资料质量等内容进行评价。

三、我国突发公共卫生事件监测

2003 年 SARS 疫情以来,我国突发公共卫生事件监测预警政策法规体系不断完善,先后颁布实施了《突发公共卫生事件应急条例》《中华人民共和国传染病防治法》《中华人民共和国突发事件应对法》《全国医疗机构卫生应急工作规范(试行)》和《全国疾病预防控制机构卫生应急工作规范(试行)》等一系列法律法规和规范,将完善监测报告系统、推进风险评估工作、实施及时预警和信息发布制度作为强化突发公共卫生事件监测预警管理的主要内容。

1. 2007 年发布的《中华人民共和国突发事件应对法》规定国家建立健全突发事件监测制度,县级以上人民政府及其有关部门应当根据自然灾害、事故灾难和公共卫生事件的种类和特点,建立健全基础信息数据库,完善监测网络,划分监测区域,确定监测点,明确监测项目,提供必要的设备、设施,配备专职或者兼职人员,对可能发生的突发事件进行监测。

2.《全国卫生部门卫生应急管理工作规范》中要求,各级卫生健康行政部门依据有关突发公共卫生事件应急处置法律法规及技术文件,针对不同类别的突发公共卫生事件,组织相关专业的专家制订适用于本地的各项监测计划和方案。各级卫生健康行政部门及疾病预防控制机构,根据监测计划,建立健全突发公共卫生事件报告系统、症状监测、实验室监测、健康危害因素监测、公共卫生健康监督等监测网络系统,以及同农业、林业、气象、水利、交通、口岸等部门的相关信息交流机制,构建监测信息平台。各级各类医疗卫生专业机构按监测计划和方案,培训监测专业人员,开展各项监测工作,及时总结、分析、上报和反馈各类突发公共卫生事件监测信息。疾病预防控制机构适时组织专家召开疫情分析和评估监测会议,及时将结果通报同级卫生行政部门。

3.《全国疾病预防控制机构卫生应急工作规范(试行)》适用于全国各级疾病预防控制机构开展卫生应急相关工作,其他公共卫生机构参照执行。其中针对突发公共卫生事件日常监测工作有明确的工作内容和要求。在监测保障方面要求落实监测及风险评估工作具体分管领导、责任部门、岗位等,对相关人员开展监测及风险评估培训;成立满足风险评估工作需要的专家组或专家委员会;建立监测值守制度、风险评估工作制度、舆情监测制度,以及对事件跟踪指导、督导检查制度等;配备能够满足突发事件监测报告工作需求的电脑、网络通信和移动电话通信等装备,并及时更新。

（1）信息收集:各级疾病预防控制机构均应建立和完善突发公共卫生事件监测机制,多渠道收集突发公共卫生事件相关信息,及时发现需要关注的重点传染病及突发公共卫生事件。

1）全国突发公共卫生事件报告管理信息系统:各级疾病预防控制机构均应设专人动态监测,工作日每天不少于2次,其他时间不少于1次。对于该系统的短信预警接收人,各级均应定期进行系统维护,每年至少一次。

2）全国传染病监测系统信息:各级疾病预防控制机构均应设专人每天关注辖区内传染病监测结果,及时发现需要关注的传染病异常发生信息。

3）媒体信息监测:各级疾病预防控制机构应开展媒体信息监测。为提高工作效率,省、市疾病预防控制机构可统一开展辖区内的媒体监测工作,并将监测结果反馈给下级疾病预防控制机构。主要针对辖区内及周边地区需要关注的突发事件及相关信息。

4）信息沟通机制:建立辖区内重点传染病监测、实验室监测、相关公共卫生监测系统以及公共卫生服务热线的异常信息沟通机制,以及相关部门或机构的异常信息通报机制。

（2）信息核实:县级疾病预防控制机构对于每天经由突发公共卫生事件监测系统报告的事件以及其他渠道发现的异常信息,均应及时进行核实,必要时应派专业人员立即开展现场调查。

核实的主要内容包括事件发生地点、发生时间、发病(含重症、死亡、住院)人数、主要的临床表现、事件发生可能原因、已采取措施及其效果,以及社会、媒体的反应等情况。

（3）信息报告:对各类途径发现的突发公共卫生事件或相关信息,责任报告人应在规定的时间内进行报告。

1）报告范围:突发公共卫生事件相关信息报告范围,包括可能构成或已发生的突发公共卫生事件相关信息。突发公共卫生事件的确认、分级由卫生健康行政部门组织实施。

2）报告方式及程序:获得突发事件相关信息后应立即初步核实确认,并于确认后2小时内进行网络直报,同时以电话或传真等方式向属地卫生健康行政部门和上级疾病预防控制机构报告。

3）报告内容:包括事件名称、事件类别、发生时间、地点、涉及的地域范围、人数、主要症状与体征、可能的原因、已经采取的措施、事件的发展趋势、下一步工作计划等。可分为初次报告、进程报告、结案报告。

初次报告:报告内容包括事件名称、初步判定的事件类别和性质、发生地点、发生时间、发病人数、死亡人数、主要的临床症状、可能原因、已采取的措施、报告单位、报告人员及通信方式等。初次报告要体现"快"。

进程报告:报告事件的发展与变化、处置进程、事件的诊断和原因或可能因素,势态评估、控制措施等内容。同时,对初次报告的《突发公共卫生事件相关信息报告卡》进行补充和修正。重大及特别重大突发公共卫生事件至少按日进行进程报告。进程报告要体现"新"。

结案报告:事件结束后,应进行结案信息报告。达到《国家突发公共卫生事件应急预案》

分级标准的突发公共卫生事件在相应级别卫生健康行政部门组织评估确认事件终止后2周内,对事件的发生和处理情况进行总结,分析其原因和影响因素,并提出今后对类似事件的防范建议。结案报告要体现"完整和准确"。

(4)监测资料分析:各地建立突发公共卫生事件分析制度,每日综合各个渠道获得的突发公共卫生事件相关信息均应进行汇总、分析,并根据需要及时进行专题分析。监测资料分析结果通常应有日报、周报、月报、季报、年报等形式呈现。

(5)风险评估

1)日常风险评估:各级疾病预防控制机构对辖区内常规收集的各类突发公共卫生事件及相关信息分析结果,应综合考虑事件的公共卫生影响、地域扩散的可能性及信息可靠程度开展初步、快速评估,识别潜在的突发公共卫生事件或突发事件公共卫生威胁,并提出风险管理建议。

根据当地实际需要,确定评估频次,省级疾病预防控制机构应当至少每月开展一次日常风险评估,市、县级根据当地工作安排适时开展。

2)专题风险评估:专题风险评估主要针对国内外重要突发公共卫生事件、大型活动、自然灾害和事故灾难等,开展全面、深入的专项公共卫生风险评估。具体情形包括:日常风险评估中发现的可能导致重大突发公共卫生事件的风险;国内发生的可能对本辖区造成危害的突发公共卫生事件;国外发生的可能对我国造成公共卫生风险和危害的突发事件;可能引发公共卫生危害的其他突发事件;大型活动等其他需要进行专题评估的情形。

各级疾病预防控制机构及其他相关医疗卫生机构应当根据需要,开展职责范围内的专题风险评估。各级卫生健康行政部门根据需要,组织或指定疾病预防控制机构和其他医疗卫生机构开展专题风险评估。

3)结果报送与反馈:监测分析和风险评估结果要以定期简报或专题报告等形式及时报送给同级卫生健康行政部门和上级疾病预防控制机构,并反馈给辖区内疾病预防控制机构及医疗卫生机构。经卫生健康行政部门授权后,向所在地的出入境检验检疫机构、畜牧兽医部门等相关部门及相邻地区的卫生健康行政部门进行信息通报。

第四节　我国主要突发公共卫生事件预警与报告

预警是指对即将发生或正在发生的事件进行紧急警示的行为,它是在灾害或突发事件发生之前及发生的早期,通过综合分析评估监测资料及其他相关信息,对事件风险、发展趋势、可能危及的范围及程度作出判断,并及时向相关部门发布,以避免因不知情或准备不足而造成的应对不当。突发公共卫生事件预警就是以监测信息为基础,采取综合评估手段,建立信息交换和发布机制,及时发现事件苗头,发布预警,及时采取有效的应急措施,达到控制事件蔓延的目的。

预警工作在自然灾害、事故灾难和社会安全事件等突发事件预防和减轻危害工作中的应用已有较长历史,但突发公共卫生事件的预警,是在2003年SARS疫情暴发流行之后才得到高度重视。世界卫生组织(WHO)修订了国际卫生条例,建立了全球传染病突发预警和应对网络(the Global Outbreak Alert and Response Network,GOARN)。我国在原有预警研究工作的基础上,从实际出发,借鉴国外预警系统建设的经验与教训,广泛征求各方意见,提出了建设我国突发公共卫生事件预警系统的框架思路,并于2003年5月颁布的《突发公共卫生事件应急条例》中规定县级以上地方人民政府应当建立和完善突发事件监测与预警系统;2004年8月修订的《中华人民共和国传染病防治法》第十九条中规定国家要建立传染病预警制度;2005年我国卫生应急工作要点之一就是要建立卫生应急监测预警制度,有效及时预警。

一、突发公共卫生事件预警的概念及其含义

预警是在缺乏确定突发公共卫生事件的因果关系和缺乏充分的剂量-反应关系证据的情况下,促进调整预防行为或者在环境威胁发生之前即采取措施的一种方法。实质上,预警是根据收集、整理、分析到的相关信息情报资料、疫情监测,对预测到可能发生事件的发生地域、规模、性质、影响因素、辐射范围、危害程度以及可能引发的后果等因素进行综合评估,评估预测事件发展趋势与危害程度,并考虑到这些资料的不完全性和危害的不确定性之后,在事件发生之前或早期发出警报,在一定范围通过适当的方式预先发布事件威胁的警告并采取相应级别的预警行动,以便相关责任部门和事件影响目标人群及时作出反应,最大限度地防范或减少事件危害的发生和发展。

突发公共卫生事件预警有两方面含义:一是把可能发生某种事件的信息传达给公众,发出预先警告;二是作为公众,要对随时可能发生的某种突发事件做好准备,尽量避免受到伤害或将损失减少。发布预警信息的主体应为政府机构,通过专业机构对零散的信息进行收集,在保证信息来源的准确性、可靠性的前提下,对其进行科学分析与判断,发出正确预告。

突发公共卫生事件预警包括预警分析和预警监控。预警分析是通过对突发公共卫生事件征兆进行监测、识别、诊断与评价并及时报警的管理活动。突发公共卫生事件监测是预警分析的基础,而预警监控则是根据预警分析的结果,对事件征兆的不良发展趋势进行纠正、预防与控制的管理活动。预警给人们提供事件可能发生的有效信息,指导有关部门和社会公众及时采取相应的防范措施,从而达到预防控制突发公共卫生事件的作用。

二、建立突发公共卫生事件预警系统的目的和意义

突发公共卫生事件是一种小概率高危害事件,既有事件发生的不可确定性又有事件先兆的可监测性特点,及早识别突发公共卫生事件的发生,迅速采取有效反应以降低事件造成的损失是突发公共卫生事件应对的主要目标之一。在突发公共卫生事件发生时,无论从挽救生命还是减少经济损失的角度考虑,及时性的要求都变得非常突出和重要。有研究表明,在大规模炭疽杆菌微粒播散事件的初期,应答反应延迟一个小时会多遭受2亿美元损失。

因此,早期预警在突发公共卫生事件的应对中起着至关重要的作用。突发公共卫生事件的预警是应急处理的前提,突发公共卫生事件预警系统是突发公共卫生事件应对体系的基础,是国家综合实力与现代文明的体现。建立和完善突发公共卫生事件预测预警系统,及时发现突发公共卫生事件异常动态,有助于有关部门在其发展成公共卫生危机之前及早控制事态发展,提高突发公共卫生事件应对处置的综合能力。

1. 部门层面意义   通过了解、掌握突发公共卫生事件的特征及其影响因素,建立及完善预测、预警技术与方法,及时侦测突发公共卫生事件发生、发展的异常动态,有助于卫生健康行政部门及时采取科学应对措施,预防和减少危害,提高卫生部门处置突发公共卫生事件的综合能力。

2. 公众层面意义   公众的配合是突发公共卫生事件处理工作取得成功的重要因素。科学、全面的预警信息,将有助于公众正确对待突发公共卫生事件,恰当地采取自我防护措施,自觉配合专业机构实施预防控制工作。

3. 社会层面意义   突发公共卫生事件预警系统是社会危机管理体系的重要组成部分。该系统的建立与有效运转有助于在危机时期稳定社会心理,维持正常的社会秩序,提高政府危机管理水平和在国际社会中的威信。

三、预警系统的特点

1. 及时性   指能尽早地预测突发公共卫生事件的发生,为采取相应的应急应对措施启动赢得时间和做好充分准备。在信息调查、收集、传输、分析、发布和采取措施等方面均要体现及时性。

2. 高效性   指尽可能多角度、全方位的收集信息,尽可能准确地作出预测,避免不必要的应对措施启动。

3. 准确性   预警要求必须是科学的,因为启动应急体系涉及方方面面,准确性可避免不必要的消耗。

4. 可操作性   指要符合现阶段我国的国情和不同地区的实际情况,由于预警的基本目的是减少或避免损失,因此预警必须建立在相应的人员和物资储备基础上,操作简单易行方便,容易实施。

5. 可持续性   指预警体系有持续发展的空间,可根据实际情况增加或减少预警的种类。

6. 可拓展性   指预警系统可以有充分的空间,能根据具体情况不断增减预警的目标事件,具有可拓展性的空间,并不断调整和改善的预警能力。

7. 社会性和相应的法律效应   由于预警涉及社会很多行业,只有预警具备相应的法律效应,才能在短时间内发挥效应和预警的作用。

8. 与应急系统的关联性   预警和应急是两个连续的过程,没有准确的预警,随后的应急就很难协调平稳进行。

四、突发公共卫生事件预警的种类

(一)征兆预警

1. 公共卫生状况征兆预警　公共卫生状况的恶化,可引起急性和慢性人群健康损害。

(1)水质安全预警:目前我国不少河流、湖泊等水系的水质受到长期、潜在的严重污染没有得到根治,突发性水环境污染事件时有发生,水体污染不仅引起急性中毒,还可导致长期的遗传毒性。加强对水环境污染的监测,检测到水中的有毒有害物质超过国家有关技术指标而达不到饮用标准时,则应及时向公众发布预警信息和通报,是突发公共卫生事件征兆预警的重要内容。同时应积极采取净化和治污措施,确保饮用水质的安全,例如淮河流域大范围污染事件。

(2)食品安全预警:当监测到食品在生产、加工、运输及销售过程中受到病原微生物、有毒有害化学品的意外污染或检测到食品中某种有毒有害物质超过国家卫生标准限量时,应采取相应的控制措施,并发出征兆预警。例如,2005年有关部门在对调味品、腌制品等食品监测时发现有毒化学品"苏丹红一号",及时对社会发出了预警,要求相关部门加强监测并提醒民众加强防范意识。

(3)大气污染预警:如1952年发生的伦敦烟雾事件,其原因是冬季取暖燃煤和工业排放的烟雾,逆温层现象导致伦敦地区4天内多人死亡。又如2001年,美国"9·11"恐怖袭击事件发生后,因空气受到爆炸和燃烧的污染,使纽约市民哮喘发病率明显增高。目前,为了应对空气污染对公众健康的影响,美国及欧洲等国建立了相应的大气污染预警系统。

2. 传染病流行因素征兆预警

(1)病媒生物及宿主动物预警:生物媒介与病原宿主的变化可直接影响自然疫源性和虫媒传染病的发生与流行,当某地宿主动物与病媒密度明显增加、宿主动物病原携带率增高、宿主动物大量异常死亡及宿主动物检出罕见病原微生物等情况时,都可以作为相关传染病可能流行的征兆而发出预警。

(2)病原体演变预警:当监测到病原体发生演变且出现毒力、耐药性增强时,人群原有免疫力失效,极可能引起某传染病的暴发与流行,则发出相应预警,例如流感病毒毒株变异监测。

(3)人群易感性预警:人群易感性水平高低是促发传染病流行或暴发的重要因素,例如,监测发现某区域儿童麻疹抗体水平普遍较低,则需发出麻疹暴发疫情的预警,以便及时补种麻疹疫苗。

3. 自然灾害与事故征兆预警

(1)气候异常与自然灾害预警:常见而影响巨大的气候异常有"厄尔尼诺"及"拉尼娜"现象等。国内外学者利用气象、水文等资料开展传染病流行的预测预报并积累了丰富的经验,证明了气候异常预警是突发公共卫生事件预警的重要内容与手段。气候异常可引起自然灾害,同时气候异常对虫媒及自然疫源性传染病、水源性传染病的暴发与流行均有重要影响。

目前,许多国家设立了异常气候监测与预告中心,其预警信息的发布对于传染病预防控制意义重大。由于公共卫生环境受到破坏,自然灾害过后极易发生传染病的流行,1998年我国长江、嫩江、松花江流域同时发生了特大洪涝灾害,有关部门及时发出防病警报,采取了相应的公共卫生措施,确保了大灾之后无大疫。2004年底印度洋海啸发生之后,WHO和有关国家相继发出传染病可能暴发流行的预警,对控制传染病在灾区的发生、流行起到了重要作用。

(2)事故预警:由于事故的发生,常常造成环境的污染而导致突发公共卫生事件的发生。最近几年,国内相继报道了天然气井喷事故及多起毒气、石油泄漏事故,及时发出预警,快速疏散人员,组织抢救,有效地减少了人员伤亡和经济损失。

(3)社会安全事件预警:社会安全事件对公众健康的损害可以是即时的,也可能是滞后的。因此,当发生社会安全事件时,必须对可能引起的公共卫生问题有充分的心理准备和认识,根据该事件本身的特点,提前预警,科学应对。

(二)早期预警

1. 症候群预警　症候群监测(又称症状监测)是指系统持续地收集临床明确诊断前能够指示可能的疾病暴发的相关资料,在全球范围内合作开展的流感监测即是比较典型的症候群监测系统。症候群预警即通过症候群监测,当发现某一类症候群信号在时间、空间上出现异常变化时发出的预警。

2. 传染病早期预警　某些传染病易引起大范围或长时间的流行,例如流行性感冒和麻疹等。对于此类传染病的预警,除对流行因素进行监测外,及时发现病例数在空间、时间上的异常变化也非常重要,可以早期启动控制措施。国内一项研究将近5年传染病同期发病水平的第80百分位数定为预警界值,当传染病发病水平超过预警界值时即认为传染病异常增加,需要发出调查核实的预警。

3. 类似事件预警　指在某一单位、社区或区域发生中毒疾病暴发等突发公共卫生事件时,向有可能发生类似事件的其他单位或区域发出预警信息。如水源污染导致中毒事件发生时,及时向下游用户及地区发出预警;出现流感、流脑等传播迅速的传染病暴发时,及时向邻近区域发出预警;发现食物中毒时,及时向有毒食品流向区域发出预警等。该类预警以突发公共卫生事件本身为指示器,根据事件及其影响因素的特点推测潜在的影响范围。

4. 媒体信息监测预警　随着各种媒体种类(报纸、电视、广播、网络等)的快速发展,媒体信息监测日趋广泛,当国内外某地发生突发公共卫生事件时,媒体监测既可快速报道事件信息又能了解事件的早期情况,为突发公共卫生事件预警提供有价值的信息。

五、预警系统的组成

(一)信息监测系统

信息监测系统的作用是将平时出现的大量事件前兆以及相关因素收集起来,及时提供给相应的部门。在收集信息时应当注意从不同的渠道中获得尽可能多的有价值的信息。在注重流行病学资料收集的同时,要争取获得实验室数据的支持。特别是对于一些病因不清楚的疾病,实验室检测结果有时能指明调查的方向。以监测为基础的预警工作由三个步骤构成:第一步是收集信息、整理信息和分析信息,并将结果转化为可量化的相关指标;第二步是将转化的指标与设定的预警界值进行比较,作出事件是否将要发生的预测和判断,还尽可能对事件发生时间、规模方式及发展趋势作出预测;第三步是根据预测结果作出是否发出警报,以及警报发送的方式。对传染病暴发/流行而言,选择信息原则上需要考虑三点:第一是可获得性,比如现有监测系统收集的数据,获得性较好;第二是及时性,预警的关键是时间上的提前量,只有实现早期预警,才有可能采取及时行动,如果不能获取实时数据,预警的价值将大打折扣;第三是多渠道信息,不同来源的信息反映了事件的不同角度,综合分析不同渠道数据,将会显著增加预警系统的敏感性。

(二)预警指标

监测数据质量的好坏、预警指标是否适宜,决定了突发公共卫生事件预警的成败。按照分组管理、分级响应的原则,根据突发公共卫生事件的严重性、影响区域范围、控制难易程度,以及所需动用的资源等因素,通过对疾病与健康相关事件的历史数据的分析,设立分级预警指标。预警界值的形式有:

1. **发病数**　这是与先兆事件或点源暴发事件有关的病例绝对数,多用于甲类或按甲类管理的传染病。例如发生 1 例鼠疫或 SARS 病例,即发出预警。

2. **发病率**　设定一个发病率水平为目标疾病发病率的预警阈值,比如某种疾病的周发病率超过 2/10 万时就产生预警信号。以发病率的指定值作为界值主要适用于人口基数变化比较大的情形。

3. **与历史数据比较**　增加一个相对值,例如最近 4 周平均值与过去 3 年同期平均值的比较,当比值超过 0.85 时产生预警信号。

4. **统计学界值**　根据历史数据,当观察指标偏离历史时间序列时,比如增加了 2 倍标准差时产生预警信号,采用统计学界值需要建立特定的统计模型。

(三)信息处理分析系统

处理分析系统对原始信息进行筛选、评判和清理,使获得的数据信息成为有价值的信息。并对这些信息进行识别、归类分析、转化,然后运用现代管理科学的预测方法和技术,进行科学的预测,根据突发公共卫生事件的特点及其危害性,决定是否需要预警报告,以及预警报告的级别。目前发展迅速的数学模型数据挖掘、人工智能等技术为信息加工提供了更强有力的工具。国家针对突发公共卫生事件管理的一系列法规技术文件,如《突发公共卫生事件应急条例》《卫生部法定传染病疫情和突发公共卫生事件信息发布方案》,在预警决策中需要特别加以注意和遵循。

(四)预警报告系统

预警报告系统是指在对突发公共卫生事件进行科学的监测、作出科学预测的基础上,及时发出准确的预警报告,以提高人们对突发公共卫生事件的警觉,做好应对突发公共卫生事件的准备,减少突发公共卫生事件造成的危害。警报内容包括事件类别、级别、起始时间、影响或可能影响的范围、警示事项应采取的措施和发布机构等。

进行预警报告时,要力争及时发布预警信息,及时通过新闻媒体等媒介发出预警信息,向公众和医疗机构提供指导。发布预警信息的形式是多样的,比如消息、报告、公告等。可以充分应用现代技术来实现预警信息发布,比如传真、电话、手机短信、电子邮件、互联网公告等。

六、预警响应

预警响应是预警工作的有机组成部分,同时也是检验预警效果的主要依据。预警响应基本内容有以下几点:

(一)预警信息的调查核实

预警信号的产生是基于预警模型中的观察指标超过设定的预警界值时产生和发出的预警信号。这种信号可能是实际的威胁、潜在的威胁,也可能是错误的、并不真实的信息提示。因此要采取公共卫生行动之前必须由预警信息管理人员或疾病预防控制专业人员对预警信号的可靠性和真实性进行核实和验证。

(二)风险评估

风险评估是预警响应的重要环节,决定着响应的程度和范围大小。根据已经掌握的调查资料及其他来源资料,对事件的性质进行分析,评估可能造成的危害大小,以决定下一步需要采取的行动。

(三)采取预防控制措施

在对预警信息进行分析、核实、现场调查的同时,要根据具体情况,按照国家有关法规采取预防控制措施。

七、突发公共卫生事件预警的实现

便利的信息收集与交流平台、科学实用的预警技术和指标、高效的预警决策系统,是实现突发公共卫生事件预警的三要素。

(一)信息收集与交流

突发公共卫生事件预警信息来源广泛,包括主动监测、被动接受报告、社会媒体报道等。来源于疾病控制、卫生健康监督、医疗服务等卫生系统内部的信息,包括我国现行传染病报告系统、突发公共卫生事件报告系统、医院信息管理系统、重点传染病专项监测和公共卫生监督监测等来源的资料,是突发公共卫生事件预警的主要信息来源。卫生健康行政部门和气象、水利、农业、林业、检疫等相关部门要建立信息交流机制,确保相关信息及时、有效沟通,尽早为突发公共卫生事件预警提供线索。大众媒体分布广泛、嗅觉灵敏、反应迅速,对其报道的信息要注意及时捕捉、甄别和核实,很多时候能弥补信息来源主渠道的不足。

(二)预警技术和指标

1. **理想的突发公共卫生事件预警技术**　应当是敏感而特异、科学而简便的,但在实际工作中,往往难以达到平衡。如果所预警的事件发展快、后果严重,那就应选择更灵敏的预警方法或更低的预警界值;反之,可以选择兼顾灵敏度与特异度的预警方法或预警界值。如果是针对人们长期暴露的危险因素,如饮用水及主要食品中的有毒有害物质含量,则所选预警界值偏低一点为好。

2. **科学严谨的预警方法**　是我们追求的目标,但是同时也应考虑到,突发公共卫生事件预警工作是基层疾病预防控制机构的日常工作,如果方法过于复杂,所需的参数太多,或需要高精尖的仪器设备,则基层单位将无法实施预警工作。另外,实际工作中还应充分考虑应急工作能力,如果没有足够的人力和物质资源来应对频繁的预警,则可在不严重影响灵敏度的基础上,适当提高预警的特异性。

(三)预警决策系统

预警信息必须通过一定形式在一定范围内发布。过去,在处理很多突发事件时习惯于"内紧外松",担心公布突发事件后会引起社会不安,或者影响投资环境。SARS疫情的教训告诉我们,不及时公布事实真相,群众不能理性地对待突发公共卫生事件,不知如何采取自我防护措施及配合专业机构落实预防控制措施,这实际上是社会不安定的原因之一。因此,应该建立常规的预警决策工作机制,确保在专业机构作出需要预警的技术建议后,行政管理部门能立即就预警信息发布的方式、范围和时机作出决定,将预警信息尽快对社会公布。

八、我国突发公共卫生事件预警与报告

《全国卫生部门卫生应急管理工作规范》指出,各级卫生健康行政部门根据监测预测的信息,及时组织专家咨询委员会对公众健康的危害程度和可能的发展趋势进行分析、评估和预测,适时发布预警信息。

(一)预警

1.预警事件
(1)发生或者极可能发生传染病暴发、流行。
(2)发生或者发现不明原因的群体性疾病。
(3)发生传染病菌(毒)种等丢失。
(4)发生或者可能发生重大食物与化学中毒、核和辐射损伤事件。

（5）发生或者可能发生生活饮用水污染事件。

（6）自然灾害发生后，可能引发的公共卫生事件。

（7）发生或者可能发生其他严重影响公众健康的事件。

2. 预警级别 依据突发公共卫生事件的性质、可能造成的危害程度、紧急程度和发展态势，预警级别划分为四级：Ⅰ级（特别重大）、Ⅱ级（重大）、Ⅲ级（较重）和Ⅳ级（一般），依次用红色、橙色、黄色和蓝色表示。

3. 预警实施

（1）制定预警指标：各级卫生健康行政部门及疾病预防控制机构负责制定预警指标。根据突发公共卫生事件的严重性、影响区域范围、可控性，所需动用的资源等因素，制定适合当地情况的突发公共卫生事件最低级别的预警线指标。

（2）解除预警信息：各级卫生行政部门根据突发公共事件的管理权限、危害性和紧急程度，发布、调整和解除预警信息。涉及跨区域、跨行业、跨部门的突发公共卫生事件预警信息的发布、调整和解除，须报上级批准。

（3）预警信息内容包括：突发公共事件的类别、预警级别、起始时间、可能影响范围、警示事项、应采取的措施和发布机关等。

（4）预警信息公告：预警信息的发布、调整和解除可通过广播、电视、报刊、通信、信息网络、警报器、宣传车或组织人员逐户通知等方式进行，对老、弱、病、残、孕等特殊人群以及学校等特殊场所和警报盲区应当采取有针对性的公告方式。

（5）按照预案采取相应预警级别的防控措施。

（二）信息报告

1. 事件报告单位与报告人

（1）任何单位和个人都有权向国务院卫生健康行政部门和地方各级人民政府及其有关部门报告突发公共卫生事件及其危险因素，也有权向上级政府部门举报不履行或者不按照规定履行突发公共卫生事件应急处理职责的部门、单位及个人。

（2）县级以上地方人民政府及其卫生健康行政部门，各级各类医疗卫生机构、检验检疫机构、食品药品监督管理机构、环境保护监测机构、教育机构及卫生健康行政部门指定的突发公共卫生事件监测机构等为责任报告单位。

（3）各级各类医疗卫生机构的医疗卫生人员、个体开业医生为责任报告人。

2. 报告事件的界定

（1）卫生健康行政部门指定专业机构收集、汇总、分析、报告有关公共卫生突发事件监测资料。

（2）卫生健康行政部门组织公共卫生、流行病、检验、医疗等领域的专家，结合当地的历史资料，对突发公共卫生事件调查的情况、类别和性质、波及范围和严重程度、已采取的应对措施和效果及其发展的趋势进行评估，判定突发公共卫生事件的类型和级别。

（3）各级卫生健康行政部门综合专家讨论的结果，按有关规定对报告事件类型和级别进行界定。

3. 报告方式、时限与程序

（1）获得责任报告单位和责任报告人报告的突发公共卫生事件相关信息，应当在2小时内以电话或传真等方式向属地卫生健康行政部门指定的专业机构报告信息。

（2）各级卫生健康行政部门经初步核实认为可能是或确认为突发公共卫生事件后，应当尽快组织有关专家进行现场调查。

（3）接到确认为突发公共卫生事件相关信息报告的卫生健康行政部门，应根据事件的不同级别，及时采取相应的应对措施，并在2小时内向本级人民政府报告，同时向上级卫生健康行政部门报告。如尚未达到突发公共卫生事件标准的，敦促专业防治机构密切跟踪事态发展，随时报告事态变化情况。

（4）对可能造成重大社会影响的突发公共卫生事件，省级以下卫生健康行政部门可直接上报国务院卫生健康行政部门，国务院卫生健康行政部门接到报告后应当立即向国务院报告。

（5）发生突发公共卫生事件的省、市、县级卫生行政部门，应视事件性质、波及范围等情况，及时与邻近省、市、县之间互通信息。

4. 报告类别与内容

（1）突发公共卫生事件报告分为首次报告、进程报告和结案报告。

（2）首次报告尚未调查确认的突发公共卫生事件或可能存在隐患的事件相关信息，应说明信息来源、波及范围、事件性质的初步判定及拟采取的措施。

（3）经调查确认的突发公共卫生事件报告应根据事件的严重程度、事态发展、控制情况，及时报告包括事件性质、波及范围（分布）、危害程度、势态评估、控制措施等内容，并分别填写基本信息报表和相应类别的事件分类信息报表逐级上报。

（4）实行突发公共卫生事件月报、季报和年报制度，及时分析突发公共卫生事件发生的特点及规律。

（三）信息发布与通报

1. 国务院卫生健康行政部门负责向社会发布突发公共卫生事件相关信息，经授权的省级卫生健康行政部门可以向社会发布本行政区域的突发公共卫生事件信息。

2. 信息发布要及时主动、准确把握，实事求是，正确引导舆论，注重社会效果。

3. 发布内容按照相关法律、法规、规章、预案的规定执行。

4. 发布可采取网络、新闻媒体等多种形式。

第五节　应急检测实验室基本要求

随着气候、环境和人类交流活动全球化的快速发展，各种突发传染病（SARS、禽流感、甲型H1N1流感等）的传播愈加快速，新型病原体出现的速度也超过了过去的任何一个时期。在世界范围内，除了重大传染病疫情外，还有群体性不明原因的疾病、重大食物中毒和职业中毒以及其他严重影响公众健康的重大突发公共卫生事件也在不断发生。随着《突发公共卫生事件处理条例》的实施,各级部门对突发公共卫生事件引起了高度重视,特别是涉及人数较多的,或发生在幼托机构、学校的,社会影响较大的突发公共卫生事件更受各个部门和社会各界的关注。而医学实验室是处理突发公共卫生事件的核心组成部分,当重大突发公共卫生事件发生时,由于实验室布局、面积、位置、物资装备等客观条件的限制,原有实验室检测能力和生物安全防护标准不能满足应急处置的需求,如果能在短时间内建成应急实验室,及时开展相关实验室检测工作,便可缩短出具检验报告的时间,助力突发公共卫生事件的及时、科学规范、有效的处置,最大限度地减少人员伤亡,降低损害程度。所以建立一种能适应突发公共卫生事件的实验室很有必要。

一、应急检测实验室的建设

在突发公共卫生事件中处置过程中,应急检测实验室主要承担样本采集、运送、检测、保存的重要业务部门。应急检测实验室应由应急检验队伍、检验场所、仪器设备、物资、温湿度控制系统、负压通风系统、供电系统、给排水系统及信息传输系统等组成。医学实验室按照"统一组织、统一管理、平急结合、分级负责、协调运转"的原则建立突发公共卫生事件应急检验队伍。检测场所可以选用的有集装箱式实验室、活动房屋式、车载实验室及气膜实验室等。应急检测实验室的建立不仅适用于突发公共卫生事件,而且应具备设计灵活、建设时间短、造价普通、建筑物低、移动性强、可维护性好等特点。应急检测实验室不宜设置在人口密集区,应遵循影响面小、安全性高的原则,尽量靠近突发事件处置现场,不应邻近易燃、易爆及有害气体生产、储存场所。应急实验室除了需安全运行、分区清楚、功能齐备、能力匹配外,还需要充分评估设备的散热、震动、噪声、安全、交叉污染、操作及维修保养等因素,建筑面积可根据实验室实际需求和检测样本量进行调整,不小于 $50m^2$ 为宜。实验室一般分为防护区(也称主实验区)和辅助工作区,辅助工作区主要由更衣室、办公室等组成,必要时还可由试剂库、制水间等组成,防护区主要由采血室、标本接收室、检测实验室等组成。各区域之间应有隔断隔开,单向气流,为了保证检测工作的安全,在实验室的出口处应当设有非手动(电动或脚踏式)洗手装置和紧急洗眼装置等。实验室的人物、物流应分开,人员和物品也应有独立的出入口,特别是污物要有专用出口,且需经医院的污染电梯送至医院集中的医疗废物存放点。不能走医院的客梯,各通道间互不交叉,避免感染。另外,辅助工作区可在实验室外单独设置,具体实验室分区可根据检测项目的生物安全要求进行局部调整和设置。

二、应急检测实验室的管理

实验室的运行管理是为了保障实验室安全高效和高质量运行,应建立实验室管理制度、质量手册、程序文件和作业指导书等,并进行全员培训,做到人人都能熟练掌握,在日常工作中需要严格执行。

实验人员需取得实验室检测项目相应的检验培训合格证书,如开展核酸检测须取得临床基因扩增检验培训合格证书并达到《医疗机构临床基因扩增检验实验室管理办法》的要求。如果发生突发事件，能够实时评估，按照应急需求，及时调整配置。实验室应制订并执行针对所有工作人员的培训计划，进行生物安全培训与定期考核，并为每个技术人员建立档案，培训内容包括项目检测相关的专业知识、个人防护等。完成上岗前培训后，需考核合格后才能上岗。如要开展生物安全风险较高的病原微生物检测，所有上岗人员需进行上岗前病原微生物相关项目检测和健康体检，有条件的应完成相关疫苗的免疫接种后方可上岗，并建议请专业的心理医生进行心理干预，促进工作人员的心理健康，以良好心态和身体状况投入到工作中。若出现身体不适或其他不宜进行检验活动的情况，不能进入工作区。

三、应急检测实验室设施和设备

实验室硬件条件需满足《医学生物安全二级实验室建筑技术标准》《病原微生物实验室生物安全通用准则》《实验室生物安全通用要求》，压力、温湿度控制、洁净等级必须达到标准。

实验室墙板等材料要求易于清洗消毒、耐擦洗、不起尘、不开裂、光滑防水，地面材料要求无缝的防滑耐腐蚀地面，可设密闭观察窗。

加强型生物安全二级实验室应采用独立的机械通风系统，且在入口显著位置安装压力显示装置，实验室的缓冲间与核心工作区之间应保持不小于 10Pa 的压差，保证气流是从缓冲间流向核心工作区，应在易于观察的位置设置压差表。实验室空调设计参数应参照《生物安全实验室建筑技术规范》相关要求，在设计时还应考虑到生物安全柜、离心机、培养箱等设备的负荷，需控制温湿度在适宜范围；各关联功能区之间及标本接收均使用传递窗；各区应设置有洗眼装置和紧急喷淋装置，每个房间出口处均设置非手动式的洗手池。离心机电源最好与重要仪器设备分开接线，应配备不间断电源或备用电源，在设计不间断电源前应确定需要不间断电源供电的设备及最短供电时间，不间断电源放置的地方应通风好。实验室出入口都需设有门禁，限制非授权人员的进入，保证实验室的安全。各区均需配备适宜的灭火器，各区及四周都需安装有摄像头，建立全覆盖、无死角的视频监控系统实验，其他的基础设施应有应急按钮、应急灯、报警器、消防器材、应急通信设施等。实验室应配有紫外线灭菌灯，可按 $10 \sim 15m^2$ 配备一支紫外线灯，疏散指示灯和出口指示灯的数量和位置应按相关规定规范设计。实验室排水需与生活区排水分开，应确保实验室排水进入医院污水处理站内进行处理。移动实验室应设有专人对设备进行维护、使用和巡检。另外还要配备项目检测所需要的仪器设备、生物安全柜、消毒灭菌器等。

四、应急检测实验室的信息系统

实验室与临床科室的信息沟通应具备有高效性和持续性，并保留相应沟通记录。具备医院信息系统（hospital information system，HIS）、实验室信息系统（laboratory information system，LIS）和实验室管理系统（laboratory management system，LMS）的医疗机构应尽可能通过系统完成相应的信息沟通。卫生健康行政管理部门等管理机构可通过云服务连接各社区采样点、应急实验室、指挥中心等部门，实现跨医疗主体间的信息互通。实验室需对 HIS、LIS 和 LMS 的使用进行授权管理，授权内容应根据人员的工作进行个性化制定。被授权人员应遵守相关规定以保证实验室数据的安全性和机密性。实验室或专门的信息管理部门应建立并实施专门的程序来保护实验室所有计算机和信息系统中数据的完整性和安全性，防止非法或非授权人员获取、修改或破坏。

实验室应保持检验数据完整性，所有的检验数据均应有效储存并方便检索，并保证储存的数据在短时间内能被检索出来。在使用自助报告打印机或微信终端获取检验报告时，需注意保护患者的隐私，最好使用电子报告，可以隔断传播链。为了不断提升实验室的应急检测能力和应急沟通能力，医学实验室可充分利用信息化手段对实验室数据进行管理和对外联接，实验室内部信息系统与外部数据联接的预案评估应每年至少 1 次，可根据具体情况来调整评估周期，确保收集数据、记录、上报和传递数据过程中的高效性与安全性。

五、应急检测实验室的质量管理

实验室应建立完善的质量管理体系文件，包括质量手册、程序文件、各种仪器设备及项目的操作规程等，以保证检验结果的准确性。实验室应按要求参加室间质评，定期做好室内质控，在更换试剂批号或校准后必须做室内质控。实验室必须将室内质控工作贯穿到日常检验中，质控方法可根据具体情况自行选择，室内质控标本需与患者标本同时测定，只有当质控结果达到实验室设定的接受范围，才能签发当天的检验报告。当室内质控结果出现失控时，需仔细分析、查明原因，若是真失控，应该在重做的质控结果在控后，对相应的所有失控的患者标本进行重新测定，方可发出报告。若为假失控，患者标本可以按原测定结果报告。质控品检测的全过程需严格按照要求执行，不能任意更改。更换质控品应在前一批号未使用完之前，以保证新、旧批号同时使用一段时间，不得使用过期的质控品。每日进行质量自检，发现偏离时，应立即纠正，以保证检测质量工作的有效进行。各实验室每月末要对当月的室内质控结果进行分析评价并与以往各月的结果进行比较，将质控原始数据及质控图汇总整理后存档保存。各实验室都应备有室内质控登记本，登记内容需包括：质控项目、质控品来源、质控品批号和有效期、测定结果、失控分析及处理措施、阶段小结。

六、应急检测实验室的生物安全管理

生物安全相关管理制度的建立与执行实验室须建立生物安全相关管理制度，主要包括的项目有实验室生物安全管理制度、个人防护装备穿脱流程、实验室清洁消毒制度、实验室废弃物处理程序、实验室标本转运工作制度等，实验活动开展前需进行生物安全风险评估，根据评估结果及相关要求调整生物安全防护措施。实验室应配备生物安全保障设备，包括生物安全柜、高压蒸汽灭菌器、紫外消毒灯、医疗急救箱、样本转运箱、医疗垃圾桶等，并配备充足的个人防护装备。要求工作人员严格执行生物安全管理制度和操作流程，应正确穿脱个人防护装备,保障安全。实验室应每日进行生物安全管理自查,发现问题,立即整改,并及时做好相关记录。

七、应急检测实验室的医疗废物的处理

医疗卫生机构和医疗废物集中处置单位,应当建立医疗废物管理责任制。其法定代表人为第一责任人,切实履行职责,防止因医疗废物导致传染病传播和环境污染的事故。应当制定医疗废物安全处置有关的规章制度和在发生意外事故时的应急方案;应设有监控部门或者专职人员,负责检查、督促、落实医疗废物的管理工作。需对医疗废物进行登记,登记内容包括医疗废物的来源、种类、重量或者数量、交接时间、处置方法等项目,登记资料至少保存3年。所有医疗废物要及时收集,并按照类别置于容器内,使用后的一次性医疗器具和容易致人损伤的医疗废物,应当消毒并作毁形处理,能够焚烧的,应当及时焚烧;不能焚烧的,消毒后集中填埋。所有医疗废物均需在实验室经高压灭菌后,交由医疗废物转运人员运送至指定地点按流程处置,并做好交接登记。未经消毒处理的医疗废物不应在实验室保存超过48小时。

八、应急检测实验室的环境清洁消毒

实验室每天要开窗自然通风,至少3次/d,每次至少半小时。每天试验前后进行常规空气消毒,即开启紫外线灯至少30min/次。每天试验前后用75%酒精或用有效氯含量为0.2%的含氯消毒液进行台面、地面等消毒,作用时间至少30分钟。鼠标、键盘、工作电话及不耐腐蚀的仪器设备等用75%酒精擦拭消毒,应避免酒精和含氯消毒液混用,消毒频次≥2次/12小时。疑似标本污染操作台造成局部污染时,使用有效氯含量为5500mg/L消毒液,消毒30分钟以上。消毒液需要现用现配,24小时内使用,擦拭消毒后,再用紫外线灯照射消毒,照射时间为1小时。实验室内发生溢洒时,使用浓度为0.55%(5500mg/L)含氯消毒液处理。生活垃圾要每天清理,清理前用含有效氯1000mg/L的含氯消毒液喷洒或浇洒垃圾至完全湿润,然后扎紧塑料袋口,统一收集处理。医疗感染性废物弃置于带有双层黄色医疗垃圾袋的专用医疗垃圾桶,装至3/4满时扎好双层黄色医疗垃圾袋,再用1000mg/L含氯消毒液喷洒医疗垃圾袋表面,高压灭菌处理。

九、应急检测实验室的物资储备与管理

实验室应根据日常检测工作量储备一定数量的物资(试剂、耗材、办公用品、消毒用品及个人防护用品),以满足日常工作需求。严格执行物资申领流程和使用登记制度。试剂、耗材、消毒用品及个体防护装备性能指标应达到国家标准和实验活动使用要求,所有物资应依据制造商的建议和说明书在有效期内使用。

十、应急检测实验室的消防安全管理

应急实验室为相对独立且封闭的特殊建筑物,保障消防安全同样重要。各区域均需设有安全出口及标识,并安装应急设施。各区均需放置适宜的灭火器和相应的防火设施,各操作间需安装应急一键报警装置,并直接与中控室连接。制定火灾应急处置预案,并组织开展消防安全培训和演练。

十一、应急检测实验室的检测能力

突发重大公共卫生事件时,诊疗相关检测项目的检测能力会影响突发公共卫生事件医学应急的处置效果和降低相关损失的成效,甚至起到关键性作用。在原有实验室不具备相关项目检测能力的情况下,需要建设满足应对突发公共卫生事件需求的应急检测实验室,才能切实保障突发公共卫生事件医学应急的处置和诊疗工作,从而最大限度地降低突发重大公共卫生事件带来的危害和损失。

第六节　应急检测实验室检测策略

应急检测实验室必须制定应对突发公共卫生事件的监测体系和风险评估方案,明确预案适用范围、编制依据、工作原则、工作程序,明确组织机构及各成员的职责;此外,也要对信息发布、保障措施、培训和演练作出详细的规定。按预案进行应急检验工作能有效预防、及时控制和消除突发公共卫生事件及其危害,指导和规范各类突发公共卫生事件的应急处理工作,最大限度地减少突发公共卫生事件对公众健康造成的危害,保障人民的身心健康与生命安全。

一、应急检测实验室在传染病疫情控制中的作用

实验室在传染病疫情控制中具有重要的作用,其主要任务是通过病原学检测查明传染病的病因,其可为传染病的诊断提供实验室检测结果数据支撑,还可为传染病的病原菌药敏试验和耐药性监测及医院感染追踪溯源等提供实验室检测结果数据支撑,从而有利于快速应急处理传染病疫情中。现场病原微生物标本的采集;病原微生物标本的保存、包装、运送;病原学检测,血清学检测,免疫学检测,分子生物学检测,现场快速检测,以及开展其他方法的检测等。

依据疾病防控及危重症患者救治工作需求开展检验项目,应涵盖疾病诊断、鉴别诊断及治疗监测的检测指标,检测项目大致可分为:基本检测项目、可开展项目和拓展项目(表3-2),建议优先保证基本检测项目的开展。

表 3-2　应急检测实验室可开展的检验项目

检测类别	基本检验项目	可开展项目	拓展项目
临床血液、体液	全血细胞检测、C 反应蛋白、凝血酶原时间、活化部分凝血酶原时间、凝血酶时间、纤维蛋白原、ABO 血型鉴定（正定型）、尿液干化学分析、粪便常规检查等	D- 二聚体、ABO 血型鉴定（反定型）、RhD 血型鉴定、粪便隐血试验等	抗凝血酶、尿有形成分的分析等
临床生化	谷丙转氨酶、天冬氨酸氨基转移酶、血气分析等	白蛋白、总蛋白、钾、钠、氯、葡萄糖、肌酐、尿素、总胆红素、直接胆红素、肌酸激酶、肌酸激酶同工酶、淀粉酶等。碳酸氢盐 / 总二氧化碳、钙、甘油三酯、总胆固醇、尿酸、乳酸、胆碱酯酶等	糖化血红蛋白、糖化白蛋白、微量白蛋白等
临床免疫、血清学	抗甲型流感病毒抗体 / 甲型流感病毒抗原检测、抗乙型流感病毒抗体 / 乙型流感病毒抗原检测、性传播疾病的抗原和抗体检测等	心肌肌钙蛋白、肌酸激酶同工酶质量、N 端 -B 型钠尿肽前体 /B 型钠尿肽、乙型肝炎病毒表面抗体、丙型肝炎病毒表面抗体、抗肺炎支原体抗体、肌红蛋白、人绒毛促性腺集素、孕酮、降钙素原等	血清淀粉样蛋白 A、白细胞介素 -6、淋巴细胞亚群等
临床分子生物学		甲型流感病毒核酸、乙型流感病毒核酸、霍乱弧菌核酸检测等	冠状病毒核酸检测等
临床微生物学	直接涂片革兰染色镜检、直接涂片抗酸染色镜检	无菌体液细菌培养、血液或相关体液培养、粪便培养等	

　　应急检测实验室在应对重大传染病疫情时需达到以下要求：①检测病原体种类广，应能检测目标病原体，也可鉴别诊断其他相关病原体；②检测速度快，高特异性、高灵敏性，能及时发出报告作出确诊或排除诊断，保证检测结果准确；③高通量，自动化、智能化，可同时检测大量标本和多种病原体，减少人员感染风险，减少人员误差。

　　发生重大传染病疫情时根据传播途径、患者临床症状等信息初步判断可能的病原体，指导临床进行正确的标本采集、转运和选择合适的检测方法。重大传染病疫情常见的病原体、主要传播途径和检测方法（表 3-3）。

表 3-3　重大传染病疫情常见病原体、传播途径及检测方法

常见病原体	主要传播途径	检测方法
SARS 病毒、MERS 病毒、埃博拉病毒、汉坦病毒、鹦鹉热衣原体	呼吸道传播	核酸检测、抗体检测、宏基因组测序

常见病原体	主要传播途径	检测方法
脑膜炎奈瑟菌、结核分枝杆菌、军团菌	呼吸道传播	涂片镜检、细菌培养、抗体检测、核酸检测、军团菌尿抗原检测、抗体检测、宏基因组测序
人类免疫缺陷病毒、丙型肝炎病毒	血液传播	核酸检测、抗原检测、抗体检测、宏基因组测序
肠道病毒 71 型、诺如病毒、脊髓灰质炎病毒	消化道传播	核酸检测、抗体检测、宏基因组测序
O157、霍乱弧菌、H7 大肠埃希菌、空肠弯曲菌	消化道传播	细菌培养、血清分型、核酸检测（细菌和病毒）、宏基因组测序
埃博拉病毒、汉坦病毒、钩端螺旋体、人类免疫缺陷病毒（性接触传播）	接触传播	核酸检测、抗体检测、宏基因组测序
广州管圆线虫	接触传播	形态学检测、抗体检测
血吸虫	接触传播	形态学检测、抗原检测、抗体检测
基孔肯亚病毒、新布尼亚病毒、寨卡病毒、黄热病毒、登革热病毒、拉沙病毒、立克次体、回归热螺旋体、伯氏螺旋体、恙虫病东方体、嗜吞噬细胞无形体	虫媒 / 动物传播	核酸检测、抗体检测、宏基因组测序
布鲁菌、鼠疫耶尔森菌、炭疽杆菌、猪链球菌	虫媒 / 动物传播	细菌培养、抗体检测、宏基因组测序
利什曼原虫、疟原虫	虫媒 / 动物传播	形态学检测、抗体检测、宏基因组测序

二、应急检测实验室在食物中毒应急救治中的作用

（一）实验室在食物中毒应急救治中的作用

实验室的检测结果可提供疾病临床确诊依据，寻找引起中毒的食物和病原因子来源等，食物中毒检验水平与食物中毒致病物质查明率密切相关。

（二）实验室在食物中毒应急救治中的任务

1. 食物中毒检测物资准备。

2. **食物中毒现场样本采集**　根据现场情况和中毒患者的临床表现，确定采样地点和范围，寻找可疑环境样本，包括环境空气、剩余食物、食品包装等。生物样本的采集胃内容物是确定食物中毒最好的样本之一，胃内容物取材方便、证据直接、毒物浓度高且容易检出。血

液样本是确诊食物中毒最主要的样本,其采集方便,可多次采集,如患者血中浓度达到中毒量或致死量即可明确诊断。尿液,化学毒物以原形或代谢物的形式排泄,因此尿液是进行毒物检测重要的生物样本之一,具有无创性的优点,对毒物的检测有一定价值。头发、指甲、脱落的牙齿等生物样本,可用来指示患者的化学毒物接触情况,但是易受到外来因素影响,结果不稳定。

3.**样本的保存和运送**　样本保存要注意环境条件对样本的影响,部分样本具有毒性,注意样本的安全性。

4.**化学毒物分析**　包括形态学分析、毒理学方法分析、理化分析。

5.实验室检测方法的选择和结果判定。

6.实验室结果在突发公共卫生事件的病因判断中应用。

7.食物中毒应急采样和处理的演练。

三、应急检测实验室在生活饮用水污染事故认定中的作用

实验室的检测结果是饮用水污染事件认定的重要依据。确定生活饮用水污染需考虑以下几个方面:饮用水的物理感官性状是否发生改变;通过对饮用水水源及周边企业、环境等检测确定主要污染源和污染途径;进行水质检验,对样品进行微生物检验、理化分析、毒物检查及毒理试验等;流行病学调查证实等。

四、应急检测实验室在急性化学品中毒的诊断及原因调查中的作用

化学品急性中毒多由于生产或非生产中发生事故引起的,在发生化学品急性中毒时需详细询问职业史和接触史;环境污染状况调查包括以往有毒物质的检测数据和目前浓度、污染范围,对毒物能否引起此次急性中毒事故进行卫生学评估;全面体格检查;医学实验室检测;理化实验室毒物检测;其他辅助性检查包括心电图、B 超、CT 检查等。正确鉴别毒物能使临床医生及时采取正确的处理方法,挽救患者生命。

五、应急检测实验室在核(放射)突发公共卫生事件应急处置中的作用

(一)实验室在核(放射)突发公共卫生事件中的作用

由于放射性物质或其他放射源造成或可能造成对公众的健康产生严重影响或严重危害的核与放射突发公共卫生事件,包括核设施发生的核事故,如核电厂、各类核反应堆、核燃料处理厂等;发射源意外照射或丢失造成的放射事故,如人员受到超剂量照射事故、放射性污染事故、放射源丢失事故等;核与放射恐怖事件,如放射性物质散布事故、核装置或核武器爆

炸事件等。

(二)实验室在核(放射)突发公共卫生事件中的任务

1. **参与制定应急预案**   直接参与应急预案和程序的制定,主要为监测与预警、应急处置技术和检测、应急检测专业队伍的建立与培训。

2. **技术研究**   建立和完善受照人员的外照射剂量和内照射剂量快速估算方法、饮用水和食品放射性污染快速检测方法等。

3. **培训演练**   每年至少进行一次应急演练,参与应急检测的实验室专业技术人员都应参与各级卫生行政部门组织开展额外应急技术培训。

4. **应急检测物质储备**   主要包括数字个人剂量仪、辐射巡测仪、表面污染检测仪等现场辐射剂量检测仪以及放射性样品分析测量仪器设备等。

5. **实验室技术人员**   按照应预案规定从事相应任务并与应急组织中的其他人员进行辐射防护工作,开展辐射监测与突发公共卫生事件性质和严重程度的判定。

六、应急检测实验室在不明原因突发公共卫生事件中的任务

在不明原因突发公共卫生事件中应急检测实验室主要是通过利用各种检验手段查明事件原因。2003年SARS疫情发生后许多疾控机构配置应急监测车,当发生突发公共卫生事件后,可立即到达现场进行检测。应急监测车是将需要的仪器设备安置在车中,在发生突发事件时能迅速抵达现场,并立即进行样品检验工作,被称为移动的实验室。

突发公共卫生事件发生时,首先应该确定实验室开展的检验项目,围绕这类应急检验项目所需检验条件和生物安全登记评估,进行布局和资源调整。俗话说:"不打无准备的仗",面对突发公共卫生事件,有准备可以防患于未然,无准备则手忙脚乱,耽误时间或者束手无策,可能会造成严重损失。应急实验室应做到以下几点:

(一)完善应急预案和工作流程、强化制度执行

实验室必须建立实验室网络,快速识别突发公共卫生事件的性质和原因。了解各相关实验室要以其可以从事哪些方面的分析和研究;每个实验室对危害因子检测的优势和重点可以不一样;对这些实验室进行资质认定后确定是否可在应急时期启用;形成一个由不同实验室组成、覆盖全国的突发公共卫生事件的实验室网络。重点建设一批研究型实验室,在发生不明原因突发公共卫生事件时应能迅速参与危害认定和防护救治等有关的科学研究。主要包括:突发公共卫生事件相关检测项目,标本运转工作制度,突发公共卫生事件事故处理及报告程序等。

(二)建设医学实验室应急队伍,加强全员培训

做好检测人员的队伍建设工作并开展相应的系统培训,层层落实,责任到人。检验技术能力的储备:突发公共卫生事件有害因子的鉴别应该形成一个自上而下的公共卫生实验室

网络,涉及网络内相关实验室检测能力信息的收集、整理;人员业务素质、仪器设备、技术资料、检测新方法、检测试剂、器材。

(三)加强安全防护措施,确保工作人员安全

做好实验室检测人员的防护工作,预防减少检测人员感染,维护其生命安全,提高科学的防护意识,降低职业暴露的风险。

(四)明确应急监测实验室开展相关检测项目

根据防控工作需求开展检验项目,应涵盖疾病诊断、鉴别诊断及治疗监测的检测指标。临床检验、化验和诊断可通过直接对受害者的检查来查明原因;根据症状进行初步判断,选择需要检查的项目,例如 X 线检查、尿、血化验等。一般说来,对于已知的病因,通过在医院里的相关项目检查是可以诊断出来的。

(五)向上级主管部门报告相关内容

运用流行病学方法,结合预防医学工作者长期工作的实践,针对事件发生的突出特点,统一指挥,快速反应,亲临现场,着眼群体,重在实践,尽快控制。根据流行病学调查和实验室检验结果,探究突发公共卫生事件发生的原因,控制发展,并对措施和策略的效果进行评价。在突发公共卫生事件后,检测实验室应收集数据、汇总、分析及上报。

1. **标本采集对象** 疑似病例和聚集性病例,密切接触者和次密切接触者。

2. **标本采集要求** 经过生物安全培训和具备相应实验技能的技术人员、病例所在医院医护人员、指定疾控机构 / 医疗机构。

3. **采集标本种类** 上呼吸道标本、下呼吸道标本、粪便标本 / 肛拭子、血液标本、血清标本、尿标本。

4. **标本采集**。

5. **标本包装** 样本包装符合《危险品航空安全运输技术细则》相应标准。

6. **标本保存** 24 小时内检测置于 4℃保存;24 小时内无法检测置于 –70℃保存(血清标本可 4℃存放 3 天,–20℃以下长期保存)。

7. **标本送检** 尽快送往实验室,采用干冰等制冷方式进行长途运输(避免反复冻融)。

8. **实验室检测** SARS-CoV-2 核酸检测(采用实时荧光聚合酶链式反应法检测 ORFlab 和 N 基因);病毒基因测序;抗体检测采用免疫层析法、化学发光法或其他血清学检测技术检测血液、血清或血浆中 SARA-Cov-2 的 IgM、IgG 抗体和 / 或总抗体。

9. **实验室活动生物安全要求** 应当在生物安全二级实验室进行,同时采用生物安全三级实验室的个人防护。

10. **报告** 通过突发公共卫生事件报告管理信息系统报告。

突发公共卫生事件时,应急实验室应按照有关法律法规制定应急措施,保障人民群众生命安全和身体健康并及时为上级在主管部门提供参考数据。及时发现问题、改正问题,提高应急检测实验室对突发公共卫生事件综合处置能力。

第七节　应急检测质量控制与结果评估

突发公共卫生事件涉及人民的健康生命安全,对突发公共卫生事件进行正确地识别可有效预防、及时控制和消除突发公共卫生事件的危害,可有条不紊地应对突发公共卫生事件,将造成的公众危害损失和影响降到最低限度。应急检测工作是快速、准确、科学的对突发公共卫生事件进行确认识别的重要保证,而要确保应急检测结果准确可靠,检测过程中的质量控制工作应覆盖应急检测的全过程。应急检测工作要力求在最短的时间内,用最有效的方法获取最有用的检测数据,方能满足突发公共卫生事件应急工作的需求。应急检测的特点是时间紧迫、责任重、检测样品种类广、样品量大、检测项目类别多、检测项目不确定、检测技术复杂可能涉及非标检验等,因此应急检测的质量控制显得尤为重要。

一、应急检测前的质量控制

依照突发公共卫生事件应急管理相关的法律法规,结合实际,通常参照《检验和校准实验室能力的通用要求》《检验检测机构资质认定能力评价 检验检测机构通用要求》《检验检测和校验实验室能力认可准则》等要求建立质量管理体系文件,包括质量手册、程序文件、标准操作规程、记录表格、各项应急管理工作制度等。应急检测实验室与常规检测实验室不同,质量控制难度较大,检测前质量控制又是质量管理最薄弱的环节,是影响检测结果的重要因素。

要保证突发公共卫生事件应急检测工作顺利进行,需有完善的应急预案,注重检测人员素质培养,做好培训和演练,确保面对突发公共卫生事件时能沉着应对。参与应急检测的人员应该是有资质并有一定经验的检验人员,同时对现有人员也进行培训,坚持"预防为主"原则,建立一支素质高、技术精湛、能打硬仗的应急检测队伍,在应急检测中能够快速、准确地提供检测数据。

突发公共卫生事件的现场调查和实验室检测应相互沟通,全面深入的现场调查所获取的资料可为实验室应急检测项目的顺利开展提供信息,而实验室检测结果为现场调查提供依据,两者需要有效结合。

二、应急检测中的质量控制

(一)检测样品

检测前样品的采集和保存是保证检测结果的准确可靠的前提,检测前阶段的质量控制是一个容易被忽视却非常重要的环节。应急检测样品采集原则应是:

1.获得具有代表性的样品,保证样品处于最为原始的状态。如化学中毒突发公共卫生事件中毒患者主要采集呕吐物、胃内容物、血液、新鲜尿液等,中毒食物主要采集食用过或剩下的食品等,避免漫无目的将发生中毒的所有检材用品等作为检测样品;而职业化学中毒采集作业场所空气、化工原料等。如环境污染突发公共卫生事件中采集样品要选择污染最为严重的样品,同时需采集无污染的样品作为对照检测样品。

2. 采样时间选择尽量保证合理,如中毒样品在患者服用药物前进行采样。

3. 保留足够的样品以备复查。

4. 样品按要求保存,一般放在干燥洁净的容器密闭保存,避免样品被污染或者样品的挥发损失,影响检测结果。突发公共卫生事件要求处置要快,因此样品采集后及时送检,不能及时送检的需要正确保存。在运输和保存过程中严格遵守相关规定。

(二)检测项目

正确选择检测项目对突发公共卫生事件的应急处理起着关键作用,根据突发公共卫生事件的性质决定检测项目的组合,采取有效的应对措施,减少危害或传染继续扩大。在进行现场调查时,实验人员和调查人员要协作配合,有效沟通,避免因检测项目选择不当导致突发公共卫生事件不能及时有效控制。每种检测方式在不同类型的公共卫生事件中要区别对待和选择,需根据实际情况选择检测项目的类型,保证检测结果的准确性。对于新发突发传染病,评估病原学检测项目,加强核酸检测能力,建议二级以上综合性医疗机构搭建核酸检测、血清抗体水平检测等检测技术平台。在突发公共卫生事件中,会存在许多新发的致病因素,在检测这些致病因子时,以当前的医学和检测水平可能没有具体的方法,往往要建立新方法、新标准,可参照国外的检测方法和标准,必要时进行方法的转换,补充检测方法。对于新增检测项目需进行方法学评价,如灵敏度、特异性等。除常规检测项目外,新增的检测项目需进行评估和确认,方法的选择原则是仪器制造商使用说明书规定的程序、公认的权威教科书发布的程序、经同行评议的书刊发表的程序、国际国家或区域的指南发布的程序。

(三)检测过程

应急检测要严格按照标准操作规程进行操作,尽量减少系统误差、随机误差、人为误差等,检测过程中人、机、料、法、环等各个环节直接影响检测结果。定性分析做空白、阴性和阳性对照试验;定量分析通过质控样品或标准曲线等方法进行待测含量控制,做好平行和回收试验。实验中保证实验室环境适宜,符合检验要求。保证标本、标准液和空白液的基质维持在相同状态,防止基质效应。充分利用精密度、准确度和变异系数等统计指标进行质量控制情况的评估,若存在失控状况,及时找出原因,采取解决措施,保证检测结果的准确性。检测过程要做好试验数据的记录,确保数据的安全和完整性。随着信息化程度越来越高,如实验室 LIMS 系统,增加了实验室工作的全过程原始性和可溯源性,减少人工书写及人为错误,避免各检测环节操作的随意性,提高实验室质量控制的执行力,可实现"全程跟踪、时限管理"。仪器设备是应急检测的根本基础,按质量管理体系要求对仪器设备进行日常维护、检定、校准,保证实验质量。

三、应急检测后的质量控制和结果评估

检测结束后,实验人员通过对结果的处理分析判断其是否准确可靠,对误差进行严格分析,及时纠正,确保检测结果准确可靠。

应急检测结果的真实、及时报送是确保突发公共卫生事件能快速、有效进行决策的关键,因此要认真审核检测结果,注意和症状体征之间的因果关系,当检测出阳性结果时,检测人员切忌盲目乐观急于上报,上报前执行严格的报告审核制度,注意结果之间是否有相互矛盾。

第八节　应急检测实验室的生物安全

应急检测实验室除了满足质量和能力要求外,需符合生物安全要求。突发公共卫生事件存在可预见性差,病因复杂,传染源隐蔽性等特点,近年,随着环境气候及人类交流活动的变化,新发突发传染病种类多且复杂,新发病原体出现(埃博拉病毒、马尔堡病毒、SARS病毒、黄热病毒、裂谷热病毒、尼帕病毒、拉沙热病毒等)以及病原体的意外或人为泄漏(美国炭疽芽孢杆菌恐怖事件、生物战)等,应急检测实验室则更应高度重视实验室生物安全工作。医学实验室是处理突发公共卫生事件的核心组成部分,特别是传染病突发公共卫生事件中,医学实验室是病原微生物检测的第一线,因此本节重点描述医学实验室的生物安全。

一、实验室生物安全的基本概念

实验室生物安全:实验室的生物安全条件和状态不低于容许水平,可避免实验室人员、来访人员、社区及环境受到不可接受的损害,符合相关法规、标准等对实验室生物安全责任的要求。

病原微生物:是指能够使人或者动物致病的微生物。

生物安全柜(biological safety cabinet,BSC):具备气流控制及高效空气过滤装置的操作柜,可有效降低实验过程中产生的有害气溶胶对操作者和环境的危害。

个人防护装备(personal protective equipment,PPE):防止人员个体受到生物性、化学性或物理性等危险因子伤害的器材和用品。

生物安全实验室(biosafety laboratory):通过防护屏障和管理措施,达到生物安全要求的病原微生物实验室。

二、我国实验室生物安全相关法律法规

自2003年我国SARS疫情发生后实验室生物安全显得非常重要,我国的实验室生物安

全管理工作也得到逐步完善,国家相继制(修)定和颁布相关配套的法律法规及标准等。目前涉及实验室生物安全的法律法规主要有《中华人民共和国传染病防治法》《中华人民共和国生物安全法》《医疗废物管理条例》《病原微生物实验室生物安全管理条例》等;国家标准有《实验室生物安全通用要求》《生物安全实验室建筑技术规范》《病原微生物实验室生物安全标识》等;卫生行政主管部门发布的《病原微生物实验室生物安全通用准则》《医学实验室生物安全指南》《可感染人类的高致病性病原微生物菌(毒)种或样本运输管理规定》《人间传染的高致病性病原微生物实验室和实验活动生物安全审批管理办法》《人间传染的病原微生物名录》《医疗卫生机构医疗废物管理办法》《高致病性病原微生物实验室资格审批工作程序》等一系列配套的行业标准及规范性文件。这些国家法律法规、国家标准、行业标准、指南规范等相关文件对我国医学实验室建设标准、审批、管理、设施、安全设备、人员等提出要求,实验室的生物安全防护级别与其从事的实验活动相适应,其中《中华人民共和国传染病防治法》《中华人民共和国生物安全法》是我国进行实验室生物安全管理的主法。

三、应急检测实验室生物安全管理体系建立

《中华人民共和国生物安全法》提出从事病原微生物实验活动,应当严格遵守有关国家标准和实验室技术规范、操作规程,采取安全防范措施;从事病原微生物实验室活动应当在相应等级的实验室进行,低等级病原微生物实验室不得从事国家病原微生物目录规定应当在高等级病原微生物实验室进行的病原微生物实验活动。国家根据实验室对病原微生物的生物安全防护水平,并依照实验室生物安全国家标准的规定,将实验室分为一级(BSL-1)、二级(BSL-2)、三级(BSL-3)、四级(BSL-4),基本要求(表3-4)。一级和二级生物安全实验室应当向设区的市级人民政府卫生行政主管部门备案,三级和四级生物安全实验室应通过实验室国家认可,获得相应级别的生物安全实验室证书,并向所在地的县(区)级人民政府环境保护主管部门和公安部门备案。一般应急检测医学实验室建设需符合二级生物安全实验室要求,生物安全防护级别与其拟从事的实验活动相适应,涉及高致病性病原微生物的实验活动必须在生物安全三级或四级实验室中进行。

表 3-4　生物安全实验室基本要求

危害等级	病原微生物分类	生物安全水平	实验室操作	安全设施
I	第四类(如小白鼠白血病病毒)	BSL-1	GMT(good microbiological techniques)	不需要;开放实验室
II	第三类(如肝炎病毒、轮状病毒)	BSL-2	GMT、防护服、微生物危害标识	开放实验室,生物安全柜(BSC)用于防止有害气溶胶对操作者和环境的危害
III	第二类(如艾滋病病毒、乙型脑炎病毒)	BSL-3	在BSL-2上增加特殊防护服、进入制度、定向气流	BSC和/或其他所有实验室工作所需的基本设备

危害等级	病原微生物分类	生物安全水平	实验室操作	安全设施
Ⅳ	第一类（如埃博拉病毒）	BSL-4	在 BSL-3 上增加气锁入口、出口淋浴、污染物的特殊处理	Ⅱ级或Ⅲ级 BSC 并穿着正压服、双开门高压灭菌器，经过滤空气

　　参与突发公共卫生事件应急检测实验室根据当地突发公共卫生事件应急预案，对其可开展的实验活动进行风险评估，制定实验室生物安全应急预案，应急预案根据污染性质分类制定，联合相关部门开展应急情况下的生物安全防护应急演练，确保应急情况下实验室生物安全是科学、有效的防控，确保应急状态下得到切实落实和执行，避免生物安全事件的发生。

（一）设立生物安全委员会

　　应急检测实验室所在的机构应设立生物安全委员会，负责咨询、指导、评估、监督实验室的生物安全事宜，实验室负责人应至少是所在机构生物安全委员会有职权的成员，其一般为实验室生物安全第一责任人，需配备专兼职生物安全管理人员，负责协调管理安全事宜，定期组织开展生物安全检查。建立健全生物安全管理组织机构，明确各相关部门及岗位职责。

（二）编写生物安全管理体系文件

　　结合实验室的职能，按 GB 19489—2008《实验室生物安全通用要求》《病原微生物实验室生物安全管理条例》等为依据，结合实验室工作实际编写生物安全管理体系文件。

（三）确保各项活动符合生物安全规定

　　生物安全管理体系需从运行过程的培训、实施、监督得到贯彻实行，控制各项安全风险，确保各项活动符合生物安全规定的要求。

　　健全行之有效的管理是实验室生物安全防护的关键，实验室生物安全事故的发生大部分是由于管理不善导致的。实验室生物安全管理制度主要包括试验项目相关实验室生物安全管理制度、高风险操作个人防护装备穿脱流程、实验室清洁消毒、实验室废弃物处理、实验室意外事故处理及报告、实验室标本运转、实验室生物安全风险评估等。实验室配备生物安全保障设施，包含压力蒸汽灭菌器，紫外消毒灯、生物安全柜、标本转运箱、医疗废物桶等，配备足够的个人防护装备、洗手液/手消毒液等。工作人员严格执行生物安全管理制度、操作规程和标准预防，正确穿脱个人防护装备，确保安全，开展生物安全管理检查，发现问题立即整改，并做好记录。

四、应急检测实验活动的风险评估

　　GB 19489《实验室生物安全通用要求》明确规定"当实验室活动涉及传染或潜在传染

性生物因子时,首先要进行生物风险评估"。发生突发公共卫生事件后,应急检测实验室需对其可开展的活动进行生物安全风险评估,而生物安全风险评估的核心工作是医学实验室活动的风险评估。

(一)通过《人间传染的病原微生物名录》查找

主要检查实验活动涉及致病性生物因子的危害程度分类,并根据实验活动形式来确定相应级别的生物安全防护实验室。从一般生物学特性、致病性和感染数量、自然感染途径、暴露的潜在后果、在环境中的稳定性、自然宿主和易感人群、预防和资料措施等方面进行病原微生物的评估。

(二)评估时,结合实验室活动的情况,识别评估危险因素

给出正确的操作规程和恰当的防护要求,同时也要对人员资质、健康状况、疫苗免疫状况进行评估。

(三)突发公共卫生事件

特别是新发传染病的突发事件的未知性和复杂性,可通过患者的医学资料、流行病学资料及标本来源地信息,推测可能分离的病原微生物对其进行风险评估。在没有确定病原微生物存在与否时,需采用二级生物安全水平预防措施。

(四)进行风险评估具体方法

1. **收集资料** 实验室负责组织收集如下资料。

(1)涉及传染或潜在传染性生物因子的生物学特性:如果是未知生物因子标本,通过患者的医学资料、流行病学资料及标本来源地信息,推测可能分离的几种病原微生物进行评估,查找相关资料。

(2)实验室已具备的生物安全基础条件:如生物安全级别、布局、应急通道等。

(3)实验室已具有的生物安全设备和设施:如高压灭菌器、生物安全柜、实验室通风设施、洗眼和淋浴等装置及运行情况。

(4)生物安全管理制度:包括人员培训、安全检查、应急事件处置程序等。

(5)拟进行的实验活动情况介绍。

(6)参加人员的医学监测:如活动涉及病原微生物可能产生实验室感染的情况,需开展的医学监测,是否需要进行预防性疫苗接种等。

2. **召开生物安全风险评估专题会议** 一般由生物安全委员会负责人主持,介绍实验活动详细情况,汇报收集的资料,按照有关议题逐项进行讨论。讨论根据从事实验活动的内容和各试验环节进行综合分析,明确可能的危害来源和因素,分析每个可能的风险源,提出有针对性的风险预防控制措施。风险评估控制措施优先考虑控制风险源,再考虑采取其他措施降低风险,意外事件应急处理措施等。会议记录要详细完整。

3. **编写风险评估报告** 以国家法律、法规、标准、规范,以及权威机构发布的指南、数据

等为依据,根据风险评估专题会议记录和收集的资料,按《病原微生物实验室生物安全通用准则》编写风险评估报告,报告内容至少应包括:实验活动简介、评估目的、评估依据、评估方法/程序、评估内容、评估结论,评估人员及编审人员。提交实验室负责人审核、生物安全委员会负责人批准。

4. 风险评估控制措施落实到位　依据风险评估报告提出的风险预防控制措施组织相关人员落实到位,并进行必要的培训学习,对新的安全防护设施及个人防护装备,相关人员均需学会操作使用。

五、应急检测实验室基本安全操作指南

(一)风险评估

为确保实验室生物安全,发生突发公共卫生事件后,在需要开展医学检测工作前,根据标本的种类、来源、可能的生物因子、传染性、致病性、传播途径、环境稳定性、预防治疗等信息进行危害评估,依据危害级别选择适当的生物安全防护水平,采取有效的防护措施。

(二)实验室准入

应急检测实验室必须建立生物安全实验室准入制度,进入人员需经过安全知识、专业知识及操作技能等方面的培训,才能进入实验室开展相关试验活动。进入实验室根据实验操作的风险级别选择相应的个人防护用品,并进行正确的穿戴。实验室区域入口标有相应的生物危害标识、限制进入标识,高等级别生物安全实验室需要进出登记,外来人员须获得批准才能进入实验室工作区域。

(三)实验前准备

1. 消毒　开启洁净实验室、超净工作台、生物安全柜的紫外灯照射消毒至少30分钟。
2. 标识　开启实验室通风、空调、空气净化系统,核心区域防护区开启"运行中"标识。
3. 实验室出入　将实验所需物品、摆放洁净实验室、超净工作台、生物安全柜工作台面,避免频繁进出实验室。
4. 实验中个人防护
(1)在实验室工作时:需要穿工作服、隔离衣等防护用品,在规定不同工作区域穿戴的防护用品仅限于该工作区域,避免交叉污染。
(2)戴防护手套:在进行可能直接接触或意外接触生物样品如血液、尿液、体液等有潜在感染性材料的操作时,应戴上合适的防护手套。手套用完,应消毒后再摘除,随后需立即严格洗手。
(3)戴口罩和护目镜及面罩:为保护呼吸系统和部分面部避免受到生物危害物质的污染,进入实验室操作前必须戴好合格口罩,口罩的种类依据危害级别进行选定。为防止眼睛或面部受到生物危害物质如气溶胶、生物材料的喷溅等污染,在进行相关风险操作时需戴上

护目镜、面罩或其他个人防护设备。

5. 生物安全的基本要求

（1）所有具有或者潜在的感染性材料需在生物安全柜中能进行操作。

（2）所有的操作尽量避免或减少气溶胶的发生，严格按照相关的标准操作规程进行试验操作。

（3）实验中尽量避免人员走动，禁止在实验室工作区域存储食品和饮料，禁止在实验室工作区域进食、吸烟、化妆等无关试验操作的行为。

6. 意外事故的处理 由于实验意外操作如割伤、刺伤等；试验操作不当导致溢洒、泄漏；设备故障导致容器破裂；不可预知的事故如感染潜在危害性气溶胶；火灾等导致生物安全意外事故的发生时，严格执行实验室制定的应急预案进行处理。

7. 记录 所有实验活动均需真实、及时、规范的记录，可以用表格形式进行记录。在防护区的实验记录纸张等用品严格消毒后方能带出实验室。

8. 试验后清洁消毒 每次试验结束后，需清除所有工作台面的污染，受到或可能受到污染的材料、标本、培养物在保存或运输前，要对其表面进行污染清除。离开实验室前，整理工作台面，关闭并检查实验设备，开启紫外灯照射消毒至少 30 分钟。需要带出实验室的记录、文件要保证在实验室内没有受到污染或用紫外灯照射等方式消毒处理，生物废弃物、污染的液体排放前必须用化学或物理方法进行消毒处理。

9. 菌（毒）种和感染性材料的储存及运输 2018 年新修订的《病原微生物实验室生物安全管理条例》对高致病性病原微生物菌（毒）中或者样本运输、菌（毒）种和样本的集中存储（保藏）做了严格规定。在对菌（毒）种和感染性材料（标本）进行存储、包装盒运输必须严格遵循国家和 / 或国际的有关规定。

10. 人员健康监测 建立工作人员健康档案，包括健康体检报告、岗位风险说明、知情同意书、职业暴露及职业感染等，定期监测实验室人员的身体健康或机体的免疫状况。若开展较高风险的病原微生物相关实验室检测活动，应进行岗前相关培训及健康体检，必要时请专业心理医生进行心理干预，促进工作人员心理健康，强化自我防护意识，确保工作顺利开展。

（编者：葛宪民、朱秋映、李荣娟、郑艳艳、韩菲、庞伟毅

审校：林健燕、阳世雄、周丽芳、石朝晖、秦剑秋、李剑军、唐凯玲、孟琴、刘帅凤）

参考文献

［1］詹思延, 叶冬青, 谭红专 . 流行病学［M］. 7 版 . 北京：人民卫生出版社, 2012.

［2］曾大军, 戴汝为, 王飞跃, 等 . 传染病信息学和症状监测［J］. 科技导报, 2007, 25（21）：17-22.

［3］米燕平, 胡永华 . 关于对《国家突发公共卫生事件应急预案》调查问卷的结果分析［J］. 中国预防医学杂志, 2009, 10（08）：777-779.

［4］施建华,林海江,孙梅,等.国外突发公共卫生事件应急处置体系及对我国的启示[J].中国卫生政策研究,2014,7(7):44-49.

［5］王晓雯,金春林,程文迪,等.美国急性传染病和突发公共卫生事件综合监测和应对系统分享[J].中国卫生质量管理,2020,27(5):110-113.

［6］何懿,陆殷昊,何永超,等.上海市公共卫生安全保障基于事件的监测体系的构建[J].上海预防医学,2019,31(11):874-880.

［7］WORLD HEALTH ORGANIZATION. A guide to establishing event-based surveillance［R］. Manila:WHO Regional Office for the Western Pacific,2008.

［8］杨维中.中国卫生应急十年(2003-2013)[M].北京:人民卫生出版社,2013.

［9］何懿,陆殷昊,何永超,等.上海市突发公共卫生苗子事件监测系统的构建与思考[J].中国卫生资源,2020,23(2):94-98.

［10］李苑,刘昊.症状监测预警技术研究进展[J].江苏预防医学,2017,28(3):291-293.

［11］杜文新,李东成.症状监测对突发公共卫生事件预警意义[J].社区医学杂志,2019,17(7):425-427.

［12］屈腾佼,谷仕艳,李萌竹,等.中国卫生应急管理发展现状及面临挑战[J].中国公共卫生管理,2019,35(4):433-435,440.

［13］陶四海.健联体:以健康为中心[J].中国卫生,2018(9):21-22.

［14］魏晶晶,方娴,何桂香,等.我国突发公共卫生事件应急体系结构的优化设计[J].医药导报,2019,16(12):157-159,168.

［15］郭黎,杨明.我国突发公共卫生事件中的风险沟通研究[J].中国健康教育,2018,34(11):1049-1052.

［16］耿文奎,葛宪民.突发公共卫生事件监测预警及应急救援[M].北京:人民卫生出版社,2008.

［17］杨维中,祖荣强.突发公共卫生事件预警[J].中华预防医学杂志,2005,39(6):427-429.

［18］ZHU N,ZHANG D,WANG W,et al.A Novel Coronavirus from Patients with Pneumonia in China,2019［J].N Engl J Med,2020,382(8):727-733.

［19］吴振安,臧栋,张亮.方舱实验室应对重大突发公共卫生事件的运行管理标准化研究[J].中国疗设备,2020,35(11)154-157.

［20］何金林,夏铁瑛.疾控中心微生物实验室应对突发公共卫生事件的探索[J].中国卫生检验杂志,2005,05(15)590-591.

［21］李艳,李山.医学实验室管理学[M].3版.北京:人民卫生出版社,2012.

［22］中华医学会检验医学分会,中国医师协会急诊医师分会,全军急救医学专业委员会.急诊检验能力建设与规范中国专家共识[J].解放军医学杂志,2020,45(1):21-42.

［23］中国研究型医院学会检验医学专业委员会.医学实验室应对突发公共卫生事件体系与能力建设专家共识[J].中华检验医学杂志,2021,44(1)12-24.

［24］CLIFFORD LJ. The evolving LIS needs to be "everything" for today's laboratories［J］.MLO Med Lab Obs,2011,43(8):28.

［25］邢蓉,宋佳伟,许健,等.头孢哌酮舒巴坦基于加权 TOPSIS 法的药物利用评价［J］.中国医院药学杂志,2014,34（15）:1273-1278.

［26］司天宁,邱红钦,温涛.突发公共卫生事件时采供血服务体系应急策略［J］.河南医学研究,2020,29（30）:5569-5571.

［27］朱仁英,张凯,贾琳,等.新型冠状病毒肺炎流行期间综合医院门诊应急管理策略［J］.基层医学论坛,2020,24（33）:4845-4847.

［28］中国医院协会临床微生物实验室专业委员会.中国临床微生物实验室应对重大传染病疫情能力建设指导原则［J］.中国医院,2020,24（8）:18-22.

［29］府伟灵,王传新.医学实验室应对突发公共卫生事件体系与能力建设专家共识［J］.中华检验医学杂志 2021,44（1）:12-24.

［30］李峰.突发公共卫生事件检验的质量控制的有效策略研究［J］.中国卫生产业,2019（5）:190-191.

［31］邱丰,张红.实验室生物安全基本要求与操作指南［M］.北京:科学技术文献出版社,2020.

第四章

突发公共卫生事件现场调查和个人防护与应急处置

突发公共卫生事件经常会给群众健康和国家经济发展带来严重的危害,科学高效应急处置时往往需要进行现场调查。现场调查是针对疾病暴发或流行等突发公共卫生事件,所开展的流行病学或卫生学调查,以求获得详细的科学数据,为精准诊断和处置提供依据。

第一节 概述

一、突发公共卫生事件现场调查的目的及应用

突发公共卫生事件开展现场调查的目的一般主要有以下几点:①确定事件的性质和强度。②查明病因或寻找病因线索及危险(危害)因素,为进一步调查研究提供依据。③确定高危人群。④控制疾病及危害的进一步发展,终止疾病暴发或流行。⑤预测疾病暴发或流行的发展趋势。⑥评价控制措施的效果。⑦为进一步加强已有监测系统或为建立新的监测系统提供依据。⑧回答政府、公众、媒体关心的热点问题。⑨锻炼和提高专业人员现场调查的能力和水平,同时为从事现场流行病学调查的人员提供培训、锻炼的机会。

在应对突发公共卫生事件时,现场调查开展的好坏往往是应对某一具体突发公共卫生事件的关键,决定着后续工作的成败。在既往突发公共卫生事件现场调查的案例中,美国应对军团菌病暴发而开展的现场调查常作为经典案例被流行病学者所提及。1976年8月2日,美国疾病控制中心接到了宾夕法尼亚州费城退伍军人医院一位护士的电话报告,说在参加7月21—24日在费城举行的美国全国退伍军人协会与会者中,发生了2例严重呼吸系统疾病,其中死亡1例。随后当地和州公共卫生工作者开展现场调查,7月26日—8月2日共有18例与会者死亡,死因主要为肺炎。到8月2日晚,在该退伍军人协会会员中,另外确诊了

71 例患者。根据上述情况,当地、州和联邦公共卫生专业人员立即组成联合调查队伍,开展了大规模的流行病学调查。后来证实,该暴发是由嗜肺军团菌(Legionella pneumophila)引起,并对该病原体的传染过程和流行过程,以及军团菌病的疾病自然史作了进一步研究,提出了该病的综合性预防控制措施。

在中国历次抗击突发流行病的斗争中,流行病学现场调查为制定防疫政策和确立防治措施发挥了举足轻重的作用。

二、现场调查的挑战和评估

在为应对突发公共卫生事件而进行的现场调查中,流行病学工作者往往面临诸多的特殊挑战,调查深度可能受到现场情况的限制,时间紧迫又必须及时采取控制措施,与预先有计划的流行病学研究既有许多共同之处,也至少存在三个方面的不同:第一,开始进行现场调查时通常没有明确的假设,需要采用描述性研究方法形成假设,再运用分析性研究检验假设;第二,在应对突发公共卫生事件时,首先是救治患者、保护人群的健康和解除他们的疑虑,因此调查开始后不仅要收集和分析资料,还必须采取公共卫生措施;第三,应对突发公共卫生事件的现场调查工作不必为了回答更多问题而不断地收集资料,不停地展开调查,只要现场处置人员所掌握的资料已经证明所采取的控制措施科学合理、效果良好,就可以停止现场调查工作。

(一)突发公共卫生事件现场调查面临的挑战

1. 资料的来源　现场调查的资料常来源于多种渠道,如医院、门诊病历记录或学校保健记录,其完整性、准确性可能有所欠缺,质量可能明显低于标准明确、经过多次预实验的问卷调查,以及体检、实验室检查、前瞻性设计所获得的信息等。

2. 样本量小　流行病学工作者在进行有计划的前瞻性流行病学研究时,通常在设计阶段根据统计学的要求,如把握度、发病率、关联强度等指标,确定适当的样本大小。但是在突发公共卫生事件中,涉及的人群可能较少,因而给研究设计、统计学分析计算带来很多限制,最终影响现场调查得出的推理和结论。

3. 样本采集　在应对突发公共卫生事件时,现场调查往往不能在第一时间开展实施,必要的环境样本或生物学样本常常收集不到,例如可疑水样可能已被冲洗掉,可疑食品也许已丢弃或全部食用,可疑患者已康复等。这种情况下,现场调查人员必须想尽办法得到首诊医师、卫生保健人员、患者本人、亲属,或疾病波及范围内的其他成员的协助,依靠回忆获得信息。

4. 公众与传媒　突发公共卫生事件的暴发,常常引起传媒的极大关注。新闻报道一方面可能有助于获得相关信息,发现患者,促进控制措施的落实,但另一方面,大众传媒有可能会误导疫情中的患者、疫区中的人群产生主观预见,造成现场调查收集到被误导的信息,甚至造成对病因假设的探索难以进行。在参与调查的应急团队中,设置善于与媒体、公众打交道的发言人非常有必要,尤其从全局的高度来看,这种沟通必不可少。

5.**合作意愿**　在开展调查时,事件波及的有关单位自愿参与且积极配合,比被迫参与更有利于调查工作的成功。如果事件损害了一些人的利益,他们很可能不会自愿合作,拖延时间导致资料收集不利。比如餐馆疑似发生食物中毒事件时需要开展现场调查,但由于餐馆工作人员担心调查会影响到餐馆的生意,因而很可能得不到他们的协助和配合,他们可能极力拖延时间,偷偷处理现场,将可疑食物丢弃。

6.**调查与控制**　突发事件处置人员在进入现场后,往往需要即刻权衡是进一步开展现场调查还是立即采取控制措施,尤其是面对事件的受害人和社区人员的不同意见,或表达的意愿强烈时,更需要谨慎选择,不能过于强化控制措施的实施而忽略当事人的情绪问题。

7.**局面复杂性和多样性**　现场调查面临的事件种类复杂、多样。现场调查针对的事件种类繁多,既要制订针对急慢性疾病(传染病或非传染病、古老的或新发的疾病等)的调查方案,又要制订针对食物中毒和职业中毒、生化恐怖等事件的调查方案,要解决的问题复杂、多样。

(二)突发公共卫生事件现场调查的评估

评估一项突发公共卫生事件的现场调查,首要应考虑其科学性,但这不是唯一的。还应同时考虑各种限制条件,如社会压力、工作责任等对调查人员的影响。如何在这些制约和利益竞争条件下,最大限度地提高现场调查的科学性才是评估的原则。因此,良好的流行病学现场调查应该做到以下几点:

1.开展现场调查及时。

2.能够获得罹患率、死亡率等公共卫生指标,以及公众关注的热点信息,提出需要解决的社区人群中重大的公共卫生问题。

3.及早发现传染源,对其危害作出评价。

4.合理的使用描述性、分析性等流行病学研究方法对病因进行分析和推断。

5.注重专家意见,事件处置中综合采取公共卫生学科、心理学、微生物学、毒理学、人类学、信息学、统计学等各学科的理论和方法。

6.有因果关系的充分证据能推断和确定病因或传播因素。

7.确定有效的适时控制和长期干预措施。

8.建立开展现场调查所涉及的多领域、多部门的协调合作关系,包括政策、法律、传媒和管理等。

三、突发公共卫生事件现场调查个体防护的意义及注意事项

(一)突发公共卫生事件现场调查个体防护的意义

参与突发公共卫生事件现场调查的工作人员有可能经常暴露在现场环境中存在的各种有害因子之下,包括有毒有害的化学因素、物理因素、生物因素,需要采取相应的防护措施以保障现场调查工作人员的安全与健康。

《中华人民共和国突发事件应对法》中第二十七条规定,有关单位应当为专业应急救援人员配备必要的防护装备和器材,减少应急救援人员的人身风险。《突发公共卫生事件应急条例》规定,参加救援的工作人员要采取卫生防护措施,任何个人和组织都不能违反防护规律,擅自或强令他人(或机构)在没有适当防护的情况下进入现场工作。开展现场调查的工作人员,同样要根据事件性质采取相应的卫生防护措施,如开展肠道传染病事件现场调查,可以按照肠道传染病的个体防护方法进行穿戴,也就是一级防护水平;开展呼吸道传染病事件现场调查,必须按照呼吸道(飞沫隔离)个人防护方法进行穿戴,也就是二级防护水平。个体防护用具的使用是在经过现场充分的风险评价,已经采取了其他相应的控制方法后,仍需要在有害或可能有害的环境下工作时的最后的一道防线,对保证现场调查工作人员顺利完成调查工作、防范现场环境中有害物质对身体健康的影响起到至关重要的作用。

(二)突发公共卫生事件现场调查个体防护的注意事项

突发公共卫生事件现场调查个体防护的注意事项主要有以下几点:

1. 参与突发公共卫生事件现场调查时,有以下几种情形应采取个人防护:①接触传染病病例、疑似病例以及相关的污染物;②采集、保存和运输病例的相关标本;③接触疑似传染病传播的媒介生物;④调查处理生物恐怖袭击;⑤调查不明原因疾病,尤其是疑似较为严重的呼吸道传染病。

2. 所有个体防护装置只能够起到一定程度的保护作用,降低接触有害物质量的作用有限。在进入现场进行救援、调查时,首先考虑的是避免事故发生,最大限度地控制有害物质泄漏的量,远离有害环境。

3. 在选择使用个体防护装置时,必须充分了解所选用的防护装置的性能和局限性。

4. 在没有防护的情况下,任何现场调查的工作人员都不应暴露在能够或者可能危害健康的环境中。

5. 没有正确防护的现场调查工作,只会加大事件的危害和处理的复杂性,会带来严重的后果。

6. 所有参与现场调查工作的工作人员要经过系统个体防护培训和定期演练。临时参加现场工作的人员要在开始工作前进行培训,并在专业人员的监督下工作。

第二节　突发公共卫生事件的现场调查

突发公共卫生事件发生后,卫生应急相关部门依据法规和预案,在当地政府的统一协调下,依据事件级别,按照职责分工启动应急响应机制,迅速开展事件原因调查及事件应急处置,尽最大可能地控制和消除突发公共卫生事件的危害,保障公众身体健康和生命安全。

一、突发公共卫生事件现场调查的原则

现场调查是指利用流行病学的基本原理和方法,对突发公共卫生事件展开调查。现场流行病学调查首要应考虑其科学性,同时也应考虑现场限制条件、社会压力和工作责任对调查人员的影响。在任何情况下,调查人员必须正确面对各种复杂问题,协调各种利益冲突,科学地提出合理的研究设计、调查结论和建议。突发公共卫生事件现场调查应遵循的原则主要有以下几点:

(一)快速响应

突发公共卫生事件特别是危害严重事件发生后,应尽快作出应急响应,首先根据已经掌握的情况,尽快判定事件性质,评估其危害度,并选择适宜的应急处置措施。采取适当措施的同时,应尽快查明致病原因。

(二)病原学与流行病学调查并重

查找事件原因非常重要,特别在怀疑为中毒事件时,迅速查清致病原因,对于抢救中毒患者、给予特异、针对性的治疗以及保护处于危险之中的人群至关重要。但有些不明原因疾病,特别是新出现的传染病暴发时,很难在短时间内查明原因,或即使查明了病原也无法于短期内找到控制疫情蔓延的有效措施,这时查明传播途径及主要危险因素就成为控制疫情的关键。

(三)调查与控制兼顾,坚持调查和控制并举

在事件的不同阶段,调查和控制的侧重点有所不同。若流行病学的病因(主要是传染源或传染来源、传播途径或暴露方式、易感人群)不明,无论病原是否清楚,均难以采取有针对性的控制措施,因此该阶段应以调查为重点,尽快查清事件的原因,在流行病学病因查清后,应立即采取有针对性的控制措施。特别是在病原不明时,应强调控制和调查并重。

(四)规范调查

要明确病因,就必须按现场流行病学调查的思路和步骤规范调查。先从描述疾病的临床特征和流行病学三间分布特点入手,结合背景资料,提出各种可能的病因假设,然后通过分析流行病学调查、实验室特异性检测进行验证或排除。

(五)及时发布信息与正确引导公众

突发事件调查处置过程中,应做好与媒体、患者及其家属、社区的沟通,依法依规及时发布有关事件的信息,充分发挥媒体的积极作用,妥善应对社会传言,防止事件演变为危机。

二、突发公共卫生事件现场调查方法

现场调查必须按照调查目的、调查内容和调查对象的特点选取不同的调查方法。现场调查方法可以分为定量调查和定性调查两种。常用的定性调查形式主要包括集体讨论法和深度访谈等。定量调查的形式主要包括通信调查或自填式问卷调查、电话调查、面对面访谈等。

(一)集体讨论法

集体讨论法又称小组座谈法，是由一个有经验的主持人以一种无固定程序的自然形式与各小组的被访者交谈，通过交谈和讨论对一些问题做深入的定性调查。集体讨论法的一般步骤为：确定调查对象、拟定调查提纲、座谈准备、进行座谈、事后整理等。

(二)电话调查

电话是指调查者通过电话号码簿查找电话号码或直接设计电话号码，用电话的形式向被调查者进行询问，以达到搜集调查资料目的的一种专项调查方式。电话调查较面对面的访谈等方式具备快速、成本低、减少接触机会、敏感性好(比如快速揭示某一种问题是否存在)、合作性好(特别是针对一些敏感性疾病如性病、艾滋病的调查)等优点。

(三)问卷调查

问卷调查是现场调查中最常用的一种方法。按照问卷的填写形式，可以有两种方法：①调查员按照问卷内容向被调查者询问(访谈)，然后将对方的回答记入问卷；②调查员将问卷交给被调查者，说明填写方法，请对方自行填写，称为自填式问卷法。调查问卷可以当场填写完毕后收取，也可以约定以后某个时间由调查员收取(也叫留置问卷调查法)。

(四)访谈

访谈可对传统的定量调查起到补充作用。常用的方法有专题小组访谈和个人深入访谈。访谈前需要拟定调查提纲，所列问题不能繁杂，要有较强的针对性。调查提纲包括两部分，一部分是给被访者的简要提纲，列出准备讨论问题的清单；另一部分是访谈员或主持人使用的详细提纲。

(五)混合式调查

将以上几种方法结合起来运用称为混合式调查。例如，调查人员可先用电话"随机"挑选符合条件的调查对象，然后预约面对面访谈，可以先采用比较经济的方法开始调查，然后针对未应答者，再采用另一种应答率较高的方法进行调查。

三、突发公共卫生事件现场调查的主要步骤

(一)现场调查的准备

现场处置准备,现场工作组在赶赴现场前,应了解事件的性质、发生的地点(单位)和时间、发病人数、死亡人数和受威胁人数,对已有的资料进行分析,形成初步假设,针对假设起草现场工作方案。并从技术人员的应急储备物资和后勤保障等方面进行准备。

1. **组织和实施调查方面的准备**　针对调查目的和具体调查任务,首先成立现场调查组。明确的传染病疫情一般由流行病学、病原微生物学和临床专业人员组成;突发中毒事件一般由中毒控制、毒物鉴定检测、临床救治专业人员组成;核和放射事故(事件)一般由放射医学、辐射防护、辐射剂量、临床专业人员组成;自然灾害和事故灾难事件一般由公共卫生、临床、心理卫生专业人员组成。必要时还应增加其他卫生专业和管理人员。现场调查组应有负责人,组织协调调查组在现场的调查工作,并建立现场调查组内部工作机制、内信息交流和工作会商制度等。

2. **现场调查工作方案准备**　选择科学、可行的调查方式、方法,编制调查问卷等,必要时设计抽样方法并选择样本。应尽量收集已知病例的临床表现及发病/中毒经过等信息,通过查阅资料和文献,咨询专家,分析可能的致病因子范围,了解既往类似事件的危险因素,为本次调查提供借鉴和帮助。

3. **相关物资和后勤保障的准备**　赶赴现场前应准备必需的资料和物品。一般包括相关调查表(有时需要在现场根据初步调查结果现场设计调查表用于调查)和调查器材、现场预防控制器材、采样设备和相应的采样试剂、现场联系资料(联系人及联系电话)、电脑、照相机和个人防护用品等。

(二)确定事件的存在

应根据国家制定的各类突发公共卫生事件的判定标准,结合相应的监测系统报告,判断突发公共卫生事件是否存在、事件的性质和严重程度、发展趋势和所处的发展阶段。但是,正确判断并非易事,一方面监测系统本身存在一定的质量问题,另一方面许多人为的因素也影响判断,如出于某种目的而瞒报、迟报、漏报或谎报、误报等。因此,应与参与诊治的临床医生进行访谈,查阅病历记录,核实化验结果,收集临床相关资料;访视部分病例,必要时亲自对现症病例进行体格检查和采样检测。根据病例的临床表现、实验室结果,结合流行病学资料进行综合分析,对疫情性质作出初步判断。

(三)核实诊断

核实诊断的目的在于排除医务人员的误诊和实验室检验的差错。核实诊断可以利用疾病的临床表现,实验室检测结果和流行病学证据三个方面的资料进行综合分析后作出判断,如发生了什么类型的突发公共卫生事件,发病数、死亡数和暴露人群的范围和大小等。核实

资料的来源及其准确性、可靠性、完整性、时效性,尽可能排除误诊。在调查阶段,应选用标准的实验室技术,不要试图应用新引进的试验性的或没有被广泛认可的检验技术作为核实的方法。并不是每个病例都需要实验室确诊,如果大多数患者的体征症状与诊断符合,或许只有 15%～20% 由实验室确诊,无须更多的实验室核实。

(四)制定病例定义

制定病例定义主要是确定发现病例的统一标准,使发现的病例具有可比性。病例定义一般可分为疑似病例、临床诊断病例(可能病例)和实验室确诊病例。现场调查中的病例定义应包括流行病学信息、临床信息和实验室检查信息,流行病学信息包括病例的三间分布信息;临床信息包括患者的症状、体征、体格检查、临床检查和治疗效果等信息;实验室检查包括抗原抗体检测、核酸检测和病原分离培养,以及化学毒物等其他致病因子的检测结果等。定病例时最好运用简单和客观的方法。只有制定了合理明确的病例定义,才能确定突发公共卫生事件中受影响的人数,确定事件规模和涉及范围,从而正确判断事件的严重程度,并为查清事件原因提供线索。病例定义要简单、客观和易操作。对于法定传染病、食源性疾病以及职业病等,应尽量采用国际或国内统一的病例定义。可根据突发公共卫生事件的实际情况以及漏诊或误诊所带来的后果,考虑病例定义的灵敏度和特异度,即病例定义的"宽泛"或"严格"。现场调查早期建议使用"较为宽松"的病例定义,以便发现更多可能的病例。随着现场调查逐步深入,可进一步提高病例定义的特异度。

病例定义的现场调查应包括四项因素:患者出现的时间、地点、人群分布特征,以及临床表现和/或实验室信息等。病例定义可分为疑似病例、可能病例和确诊病例。疑似病例定义,通常指具有多数病例具有的非特异性症状和体征;可能病例定义,通常指有特异性的症状和体征,或疑似病例的临床辅助检查结果阳性,或疑似病例采用特异性药物治疗有效;确诊病例定义,通常指符合疑似病例或可能病例定义,且具有致病因子检验阳性结果。病例定义不是一成不变的,可根据现场调查的进程及其目的有所变动。

(五)病例搜索和个案调查

1. **病例搜索**　按照病例定义搜索、核实、确定是否为病例,属于哪一类病例,并确定每一类病例的数量。发现病例可以通过系统的方法搜索,如加强已有的被动监测系统,或者建立主动监测系统,提高发现病例的能力。除在事件发生地通过医院、社区调查、接触者追踪进行病例搜索外,还需要了解周边地区或单位有无类似病例发生。同时可建立临时的监测系统,动态收集新发病例资料。

2. **个案调查**　主要通过访谈和现场调查收集资料。在病原或流行因素还未明确的情况下,调查表的内容应该全面和详尽,除需要收集病例的基本信息,如年龄、性别、住址、职业、工作单位、联系方式、发病日期、就诊日期、临床表现、临床检查和化验结果等,还需要询问可疑因素接触频率、接触方式及时间、有关疾病传播危险因素、治疗情况和转归等问题,同时还应包括病例的核实诊断。核实病例的目的在于根据病例定义尽可能发现所有可疑的病例,并排除非病例。发现并核实病例后,可以将收集到的病例信息列成一览表,以便进一步计算病例数量和相关的信息。对发现并核实后的每一个病例都应及时地进行详尽地流行病学调查,完整地、逐项地填写个案调查表。在进行个案调查时应注意对调查表中没有列入,但在调查中发现有流行病学意义的内容(线索)进行详细追问和描述,特别要注意收集指征病例和特殊病例的资料。在个案调查的基础上,根据需要,有针对性地开展某些专题调查。专题调查应有针对性,针对某一情况进行深入调查,调查前应设计专用调查表和调查提纲,在调查过程中要注意采集有价值的标本。

(六)描述性分析

在全面调查的基础上,对调查资料进行整理归纳分析,选用恰当的统计图表,以形象、直观、明了的方式展示疾病三间分布状况,提示风险的可能来源或暴露途径、传播方式,预测可能受累及的人群及数量。此外,还可以通过分析高危人群的特征,发现特异的影响因素。由于假设形成越早越有助于资料收集和疫情控制,因此,三间分布分析无须待所有病例都调查清楚再进行。

1. 时间分布　在时间分布方面注重流行曲线的绘制和分析。以适当的间隔时间描述所发生的病例数,用直方图表示,这种直方图称为“流行曲线”。根据流行曲线的形状可提出传播途径或暴露方式(点源暴露、持续暴露、间隔暴露或人传播人等)的病因假设。甚至可推测致病因子的性质(如传染性与非传染性、感染性与化学性等)。可在“流行曲线”上标出各种异常情况或特殊事件出现的时间序列。如:①病例和接触者出现的时间;②致病因子和危险因素的暴露时限;③给予治疗的时间;④采取应急措施的时间,产生效果的时间;⑤可能的有关事件或异常情况出现时间;⑥结果。

2. 地区分布　地区分布方面注重标点地图和等值区域地图的绘制和分析。可根据实际情况按居住地、工作地点、学校、娱乐场所、旅行地点等进行聚集性分析。也可用加点地图和图表表示疾病和暴露发生的地点,或按地理特征描绘成罹患率分布图。有时疾病发生在社区中一个独特的地方,如果能观察到这点,对病原体及其暴露特性可提供重要的线索和证据,并可提出其潜在暴露因素的来源和途径的假设。

3. 人群分布　按人群特征如年龄、性别、职业、文化程度、经济状况、居住条件、生活习惯、生活方式等,分别计算其发病率、死亡率,进行流行病学特点分析,目的在于全面描述病例特征。这将有助于提出与危险因素有关的宿主特征。如果发现特别的特征,通常会对查找危险人群提供重要线索,有助于提出特异的暴露因素或传染源、传播方式等病因假设。

(七)建立并验证假设

1. 建立假设　通过对突发公共卫生事件三间分布特征的描述与分析,结合临床、实验室检测及其他学科的观测结果,可以形成对事件发生原因的初步认识或解释,从而提出突发公共卫生事件发生的初步线索或假设。一个假设中应包括以下几项因素:危险因素来源、传播的方式和载体、引起疾病的特殊暴露因素、高危人群。假设应该具备如下特征:合理性;被调查中的事实所支持(包括流行病学、实验室和临床特点);能够解释大多数的病例。建立假设的过程中应注意:注重现场的观察;始终保持开放的思维;请教相关领域和专业的专家。

2. 验证病因假设　针对形成的假设,采用分析流行病学方法,包括病例 - 对照研究与队列研究(大多为回顾性队列研究),开展进一步深入调查,以验证该假设是否成立。选择哪一种方法需要考虑暴露因素和暴露人群是否容易被确定和是否能全部或绝大部分被调查到。若较易实现应首选回顾性队列研究,否则选择病例 - 对照研究。也可同时选用两种方法,或根据实际情况选用其他研究方法,如干预实验研究法。针对烈性的、后果可怕的,以及公众非常关心的致病因子假设,应尽早采取可靠的检测手段予以排除或证实。此外,也可以用事实,即突发公共卫生事件中详细的环节和典型病例,对假设进行验证。如果通过验证,证实提出的假设是错误的,则必须重新考虑或修订假设,进行另外的研究,有的群体性不明原因疾病要反复多次方能找到原因。

(八)卫生学调查

现场调查的不同阶段都要开展现场卫生学调查,但因各阶段调查的侧重点不同,现场卫生学调查的内容会有所不同。现场调查早期,首先需要对现场环境进行调查,并采集相关的环境标本,现场卫生学调查获得的信息可帮助调查人员形成病因假设。在采用分析流行病学验证假设阶段,仍需要继续开展相关的现场卫生学调查,以提供更多的证据,进一步验证该假设。

(九)采取控制措施

根据流行病学病因假设,提出初步的控制措施。在突发公共卫生事件的现场调查过程中,需要边调查边采取控制措施,及时对控制措施进行效果评价,控制措施贯穿于始终并不断地进行调整。

现场调查初期可以根据经验或常规知识先提出简单的控制和预防措施,措施多为一般性、非特异性的,对进一步深入调查影响不大。随着调查的逐步深入,当形成病因假设后,就要采取有针对性、特异性措施,同时观察采取措施后的效果,用于验证前期的病因假设,同时也为进一步改进和完善控制措施提供依据。当事件得到有效控制时,根据专家组提出的事件处置终止建议,及时终止控制措施。

(十)撰写调查报告

现场调查报告包括初次(发生)报告、进程报告、阶段报告、结案报告。在暴发疫情应急处理过程中要及时完成相应的现场报告。初次报告是在事件发生后或到达现场对事件进行初步核实后,根据事件发生情况及初步调查结果所撰写的调查报告。进程报告主要用于动态反映某事件调查处理过程中的主要进展、预防控制效果及发展趋势,以及对前期工作的评价和对后期工作的安排或建议,包括事件的发展与变化处置进程、事件的诊断和原因或可能因素,势态评估、控制措施等内容。同时,对初次报告的"突发公共卫生事件相关信息报告卡"进行补充和修正。重大及特别重大突发公共卫生事件至少按日进行进程报告。进程报告强调持续性。阶段报告是在事件调查处理持续较长时间时,每隔一段时间对调查事件所进行的阶段性总结报告,主要用于对前期调查研究工作进行全面总结回顾,对事件处理情况进行阶段性评价,并对事件发展趋势及后期工作进行展望。结案报告是在事件调查处理结束后,对整个事件调查处理工作的全面回顾与总结,包括事件的发现、患者的救治、调查研究工作的开展及其结果、预防控制措施及其效果、事件发生及调查处理工作中暴露出的问题、值得总结的经验教训、做好类似工作或防止类似事件发生的建议等。达到《国家突发公共卫生事件应急预案》分级标准的突发公共卫生事件结束后,由相应级别卫生行政部门组织评估,在确认事件终止后2周内,对事件的发生和处理情况进行总结,分析其原因和影响因素,并提出今后对类似事件的防范和处置建议。

第三节　突发公共卫生事件的现场个人防护

一、个体防护概念及原则

(一)个体防护概念

个体防护是指为了保护参加突发公共卫生事件处置的工作人员免受化学、生物以及放射性污染而穿戴的防护用品,包括个人防护服(防化服)、防护眼面护具、医用口罩(呼吸防护器)、帽子、手套和防护鞋(或鞋套)等,以预防现场环境中有害物质对人体健康的危害。

标准预防是针对医疗机构人员采取的一组预防感染措施,包括手卫生,根据预期可能的暴露选用手套、防护服(隔离衣)、口罩、护目镜或防护面罩,以及安全注射。

(二)个人防护的原则

1.个人防护基本原则

(1)当暴露在危害健康的环境中时,必须使用个人防护装置。

(2)在充分了解各类防护装备和局限性的基础上,根据环境中的有害因子及污染程度,选择相应的防护装备。

(3)现场工作人员应经过系统的个人防护培训和定期演练,正确和熟练使用。

(4)建立管理机制,对包括选择、购买、人员筛选、人员配备、使用培训、维护、洗消、废弃等各环节进行规范。

2.传染病防护的基本原则

(1)根据疾病的传播途径选择防护种类。

(2)根据与传染源的接触程度实施分级防护。

(3)传播途径不明的传染病原则上采用最高防护。

(4)消毒人员除防护微生物外,还需要防护消毒因子。

3. 辐射防护的基本原则

（1）正当性原则：是指采取该防护措施所导致的社会代价和风险，应小于要避免的辐射剂量所导致的代价和风险。对事故造成的应急照射，在应急防护战略范畴内制定的每个防护行动和防护战略本身都必须被证明是正当的（即利大于害），这不仅要考虑与辐射照射相关的那些危害，还要考虑与所采取的行动对公众健康、经济、社会和环境的影响相关的那些危害。

（2）最优化原则：是指防护行动的形式、规模和持续时间应该是最优化的，即从总体上考虑，在通常的社会和经济情况下能获得最大的净利益。最优化途径包括降低个人剂量和减少受照人员数，这样可以降低集体有效剂量。集体有效剂量是工作人员防护最优化的一个重要的参数。选择最优化方案时，应仔细考虑受照人群中个人照射分布的特性。

（3）剂量限值：由于利益和代价在人群中分配的不一致，虽然满足正当性原则，防护也达到最优化，但不一定对每个人提供足够的防护。因此，必须对个人所受剂量加以限制。在应急处置过程中，除了抢救生命的行动外，必须尽一切合理的努力将应急队员所受到的剂量保持在放射工作人员最大单一年份剂量限值的两倍以下；对于抢救生命的行动，应作出各种努力将应急队员的受照剂量保持在放射工作人员最大单一年份剂量限值的10倍以下，以防止确定性效应（组织反应）的发生。

4. 突发中毒事件防护的基本原则　国家卫生健康委员会2020年6月10日发布卫生行业标准WS/T 680—2020《突发中毒事件卫生应急处置人员防护导则》，适用于各类突发中毒事件的卫生应急工作。该标准规定，在处理突发中毒事件过程中，医疗卫生应急人员（包括现场调查人员等）的防护分为A、B、C、D四个等级，各防护等级及个体防护装备配备要求（表4-1）。

表 4-1　各防护等级个体防护装备配备表

		医疗卫生应急人员防护等级					
		A级	B级		C级		D级
			B1级	B2级	C1级	C2级	
防护作用		IDLH呼吸危害通过皮肤吸收的气体或蒸气	IDLH呼吸危害腐蚀性皮肤危害	IDLH呼吸危害缺氧环境无皮肤危害	非IDLH水平的呼吸危害皮肤危害	非IDLH水平的呼吸危害无皮肤危害	低于国家职业卫生标准规定的浓度限值且无皮肤危害
个体防护装备	呼吸防护	携气式呼吸器	携气式呼吸器		全面罩过滤式呼吸防护用品或动力送风过滤式呼吸器		随弃式颗粒物防护口罩
	皮肤防护	气密式化学防护服	喷射液体防护服化学防护手套化学防护靴	颗粒防护服乳胶手套	泼溅液体防护服化学防护手套化学防护靴	颗粒防护服乳胶手套	颗粒防护服或工作服乳胶手套

续表

	医疗卫生应急人员防护等级					
	A 级	B 级		C 级		D 级
		B1 级	B2 级	C1 级	C2 级	
选配器材	安全帽 通信器材 制冷背心 化学防护靴 现场毒物快速检测仪	安全帽 通信器材 制冷背心 现场毒物快速检测仪		安全帽 通信器材 现场毒物快速检测仪		安全帽 半面罩过滤式呼吸器 防护眼罩 化学防护手套
主要限制	携气式呼吸器 热和体力负荷 作业效能	携气式呼吸器 热和体力负荷 作业效能		过滤元件 热负荷 作业效能		无明显限制

注:IDLH 是指立即威胁生命和健康浓度,对应的环境为高暴露水平,依据 GB/T 18664 判断 IDLH 环境,低暴露水平指非 IDLH 环境。

《突发中毒事件卫生应急处置人员防护导则》根据突发中毒事件的特点和现场情况,将突发中毒事件危险度分为三级,明确了相应的响应程序及防护对策。该标准及其 5 个附录(附录 A "需要皮肤防护的化学物",附录 B "卫生应急处置人员的个体防护要求",附录 C "突发中毒事件应急处置人员防护实例",附录 D "突发中毒事件卫生应急处置人员个体防护装备穿脱顺序",附录 E "突发中毒事件卫生应急分队个体防护装备配备方案"),为各级医疗卫生应急人员在应对和处跀突发中毒事件时,正确地选用个体防护装备提供科学的指导性意见。

二、个体防护器材、设备、防护水平及防护方法

(一)个体防护器材

1. **防护服**　防护服一般包括上衣、裤子和帽子,可以是连身式结构,也可是分体式结构。2003 年我国颁布了一次性使用的防护服的国家标准,2009 年进行修订,现场使用的防护服必须符合 GB 19082—2009《医用一次性防护服技术要求》的要求。防护服的结构应设计合理,便于穿脱,结合部位紧密,对颗粒物有一定的隔离效率,符合防水性、透湿量、抗静电、阻燃性等方面的要求,能有效阻断外环境有害物质的侵入。疫区参加现场调查的工作人员应始终穿着防护服,并按照统一的要求定期更换已污染的防护服,对脱掉的污染防护服要及时进行消毒处理。在突发不明原因事件发生的初期,危险因素不明、污染状况不详时,应按照事件最严重性质的要求进行相应的防护。

2. **眼、面防护罩**　防护眼、面护具包括防护眼镜、防护眼罩、防护面屏、防护面罩等,都应具有一定强度的防高速粒子冲击和撞击的功能,并针对不同要求,分别具有防液体喷溅、防

有害光线(如高强的可见光、红外线、紫外线、激光等)、防尘等功效。

工作人员在现场有潜在眼睛伤害时,都必须佩戴防护眼、面护具。防护眼镜有时候是和半面型过滤式呼吸防护器联合使用,也可以单独使用。对现场具有刺激性和腐蚀性气体、蒸气的环境,应选择全面罩,单纯使用眼罩达不到气密的要求;对现场有粉尘、放射性尘埃及空气传播病原体的环境,眼罩有一定的隔绝作用;佩戴防护眼镜可防化学物质飞溅;为呼吸道传染病患者进行气管切开、气管插管等近距离操作时,或者可能发生患者血液、体液、分泌物喷溅时,都应该使用全面型防护面罩。对于可反复使用的眼、面护具,应在使用后按照要求进行清洗和消毒处理。

3.呼吸防护器 呼吸防护器主要有正压通风式呼吸防护器和自吸过滤式呼吸防护器两类,其中自吸过滤式呼吸防护器可分为带有呼气阀的自吸过滤式呼吸防护器、不带呼气阀的自吸过滤式呼吸防护器。自吸过滤式呼吸防护器通过净化部件的吸附、吸收、过滤或催化等作用,除去吸入环境空气中的有害物质供使用者呼吸。自吸过滤式呼吸防护器应选择符合国家标准或 NIOSH 或 EN 标准认证的产品。正压通风式呼吸防护器一般是靠动力(电动风机或手动风机)克服部件助力,通过本身携带的气源或者导气管,引入作业环境以外的清洁空气供呼吸。不同的环境应正确使用不同的呼吸防护器。当进行严重危险的操作时,应使用带有通风装置的正压通风式呼吸防护器;当进行较危险的操作时,应使用全面型或半面型自吸过滤式呼吸防护器;当进行一般危险的操作时,可使用密合性良好的自吸式医用口罩。

工作人员不得佩戴呼吸防护器离开现场,应按照作业指导书或操作规范正确使用和维护呼吸防护器,以保证呼吸防护器的防护效果。

4.医用口罩 医用口罩的主要性能参数包括滤材的过滤效率、呼吸阻力、佩戴时的脸形适合度,以及佩戴后的有效面积和无效腔体积等。另外,对是否有毒性、皮肤刺激性、微生物数量等指标也有相应的要求。目前国际上通用的医用口罩标准主要有两个,即美国标准和欧洲标准。美国标准(MOSH,42CFR part 84,1995)中,滤材分为 N、R、P 三种,分别代表非抗油性(not resistant to oil)、抗油性(resistant to oil)、耐油性(oil proof);根据全滤材的防护效果分为三级,由高而低分为 100、99 与 95。2003 年我国颁布了医用口罩国家标准,2010 年进行修订,目前 GB 19083—2010《医用防护口罩技术要求》标准主要参照了美国的 N95 标准,要求过滤效率≥95%。另外,还有医用口罩相关标准、GB 2626—2019《呼吸防护用品自吸过滤式防颗粒物呼吸器》。目前市场上常见的几种口罩,一般情况下,纱布口罩可以保护呼吸道免受有害粉尘、微生物及灰尘的伤害;外科口罩能够阻止经血液、体液、飞溅物传播的疾病,在进行有创操作时,医务人员应戴外科口罩,一般的调查和诊疗活动时,可佩戴纱布口罩或外科口罩;医用防护口罩(N95 口罩)能阻止直径<5μm 感染因子的空气传播或经飞沫传播。

医用口罩可保护部分面部免受生物有害物质的污染,当从事高危操作时,应佩戴防护面罩对整个面部进行防护。医用口罩使用步骤如下:第一,用手端着口罩,使其鼻夹处于手指部,头带自由下垂;第二,将口罩置于下巴处,鼻夹向上;第三,将上面的带子拉到头上,置于头后的上部,再将下面的带子拉到头后,置于颈部耳下的位置;第四,同时用双手指尖置于金属鼻夹之上,向内按压并沿鼻夹两侧下移塑形,使鼻夹与鼻部吻合。一只手捏鼻夹很容易造成口罩作用的效果下降;第五,在进入工作区前,应检查口罩在面部的密封性,此时应从正面双手捂住呼吸器,注意不要挪动它的位置,正压测试时用力呼气,应感到呼吸器内正压。如发现任何泄漏,需调整呼吸器位置或带子的松紧。重复以上步骤直到口罩密封良好;负压测试时则吸气,如无泄漏,医用口罩因负压作用而紧贴面部;密封不好,则因空气通过缝隙进入而迅速失去负压。

5. 防护帽　现场调查工作人员为了保护自己免受化学和生物危害物质飞溅至头部(头发)而造成的污染,需要佩戴简易防护帽。一般的连体防护服都带有防护帽,二级防护水平一般需要在连体防护服的防护帽中再佩戴一项简易的医用防护帽。

6. 防护手套　防护手套主要是防止病原体等有毒有害物质通过手来传播疾病和污染环境。防护手套种类繁多,佩戴何种手套需要根据现场接触的对象来决定,不同的化学物质和浓度都是需要考虑的因素。如天然橡胶手套,可以应付一般低浓度的无机酸,但浓硝酸和浓硫酸则不行;橡胶手套应对病原微生物、放射性尘埃时,能起到较好的阻断作用;在处置传染病疫情时,最常佩戴的手套是天然橡胶制成的乳胶手套。防护手套常用的材料有天然橡胶、氯丁橡胶/天然橡胶复合物、氯丁橡胶、聚乙烯醇、聚氯乙烯、复合膜等。

现场处置疫情的工作人员应佩戴合适的手套,在接触患者的血液、体液、呕吐物、排泄物及污染物时,应佩戴清洁或一次性手套。工作完成后应首先消毒手套,然后再摘掉手套,最后洗手消毒。

7. 防护鞋　防护鞋可选用胶靴、鞋套等,要舒适、防渗漏,鞋底要防滑。对酸碱和腐蚀性物质,防护鞋应有一足的抵御性。防护鞋表面不应有皱褶,以免积存尘埃。工作完成后,工作人员应将防护鞋进行清洗和消毒处理。

(二)辐射防护监测设备

突发公共卫生事件应急人员在现场开展处置工作时,如果涉及辐射威胁,为保护自身健康,应持续监测个人受照剂量,因此应急人员需佩戴个人剂量监测设备。

1. 热释光剂量计　热释光剂量计是由一个或多个热释光探测器(元件)装在适当的容器内组成的无源器件。需经热释光剂量读出仪测读后得出结果。该类剂量计具有体积小、在常温下储存、可测剂量范围大($10^{-5} \sim 10^{-4}$ Gy)、可重复使用等特点。热释光剂量计广泛应用于放射工作人员个人剂量监测和环境剂量监测,在突发核与辐射事故应急中,应急人员通常也会佩戴热释光剂量计用于监测累积受照剂量。热释光剂量计按形状可分为粉末状、片状、玻璃棒等,按佩戴形式可分为笔式、徽章式、项链式等。

2. 光释光剂量计　光释光剂量计是基于光激发光技术的一种个人剂量计。光释光剂量计剂量值受光照影响较小,测量简单快速,可自动进行能量识别,适合常规放射工作人员剂量监测和应急监测。但其价格昂贵,虽然每个光释光剂量计都已经用了自身的灵敏度因子进行修正,但仍随着剂量计的使用,存在灵敏度变化,需重新购买刻度片进行灵敏度刻度,且该刻度片价格昂贵。

3. 中子剂量计　中子个人剂量计可分为被动式个人剂量计和主动式个人剂量计。常见的被动式中子外照射剂量计主要有 ^{6}LiF 热释光中子剂量计、反照中子剂量计、核乳胶快中子个人剂量计、固体径迹个人剂量计等,被动式个人剂量计不能实时显示辐射剂量信息。主动式中子个人剂量计主要有中子气泡剂量计、半导体型中子个人剂量计,主动式个人剂量计可实施显示剂量信息并具有报警功能。佩戴中子反照剂量计时要使其与身体紧密相靠,它适用于场所内中子谱相对稳定的场合。

4.电子报警式个人剂量计　电子报警式个人剂量计是智能型袖珍仪器,主要用来检测 γ、X 射线,在测量范围内可任意设置各种阈值报警值,并发出声光报警,提醒工作人员注意安全。电子报警式个人剂量计的可靠性比其准确性更重要,这样有助于应急人员在应急处置现场实时掌握自身受照剂量,避免或减少超过应急照射控制水平的剂量照射,防止出现确定性效应。

(三)个体防护水平

1.一级防护水平

(1)着装标准:工作帽,医用外科口罩或医用防护口罩,工作服(或连体防护服),工作鞋,乳胶手套。

(2)适用范围:Ⅰ级生物安全实验室(防护用品可适当简化)和Ⅱ级生物安全实验室。

2.二级防护水平

(1)着装标准:防护帽,符合 N95 或医用防护口罩标准的医用口罩,眼、面防护罩,连体式防护服,乳胶手套,防护鞋。

(2)适用范围:Ⅲ级生物安全实验室、传染病患者和尸体护送人员、污物处理人员、发热门诊医护人员、医院检验和接触样品的人员,微生物实验室维修人员。

3.三级防护水平

(1)着装标准:在二级防护基础上有所变动,长管供气式面罩或正压通风式呼吸防护器和正压防护服。

(2)适用范围:Ⅳ级生物安全实验室(在有三级生物安全柜条件下,实验人员个体防护可采用二级防护标准)和Ⅳ级动物生物安全实验室操作,高危传染风险的患者在进行气管切开、气管插管、吸痰以及尸体解剖时。

(四)个体防护方法

处置突发公共卫生事件的工作人员,在现场要根据疾病的主要传播途径,采取相应的隔离措施,包括接触隔离、飞沫隔离(微粒粒径大于 5μm、喷射距离不超过 1m),以及空气隔离(微粒粒径小于 5μm)。

既要防止体液传播性疾病,也要防止非体液传播性疾病的传播;既要防止疾病从患者传染给现场工作人员,又要防止疾病从现场工作人员传染给患者。个体防护按照隔离目的又有以下几种个体防护方法。

1.肠道传染病的个体防护　已经诊断为或怀疑肠道致病微生物传播的疾病,或者因为直接、间接接触感染性的大便而传播的疾病,在进行现场处置的工作人员需佩戴乳胶手套,穿工作服。

2. **接触隔离个人防护**　已经诊断为或怀疑为接触性传播的疾病,包括直接接触、间接接触,在进行现场处置的工作人员除要按标准要求防护外,还要进行接触隔离防护。直接接触传播指的是中间没有通过其他物品,病原体直接引起的感染。间接接触传播指间接接触被污染的物品所造成的传播,如手及日常生活用品(床上用品、玩具、食具、衣物等),被传染源的排泄物(如粪便可能存在传播,目前不能完全确定)或分泌物(咳嗽、喷嚏伴随的排泄物)污染后被手接触到,再用手触摸鼻子、嘴巴、眼睛等黏膜从而进入体内。

接触隔离防护应佩戴医用外科口罩或医用防护口罩,工作帽,乳胶手套,工作服(或连体防护服),以及工作鞋。需要注意的是,手套在接触了高浓度或高滴度病原体的物品后必须更换;离开污染物现场之前必须脱去手套,并用抗菌肥皂洗手;在脱去手套后不要再接触任何可能带有病原体的物件表面;在以下情况要加穿隔离衣:与患者或者可能被污染的物品有大面积接触时;与大便失禁、腹泻、有造瘘口、有辅料不能控制引流或伤口有渗出的患者接触时。

3. **呼吸道(飞沫隔离)个人防护**　在诊断为呼吸道传染病(如脑膜炎奈瑟菌引起的脑膜炎、肺炎、SARS 等)时,进行现场处置的工作人员要按呼吸道隔离(微粒粒径大于 5μm,喷射距离不超过 1m)要求进行防护,应佩戴符合 N95 或医用防护口罩标准的医用口罩,防护帽,眼、面防护罩,乳胶手套,连体式防护服,以及防护鞋。

4. **空气隔离个人防护**　已诊断或怀疑有经空气传播(如麻疹、水痘、结核病)的传染病时,在进行现场处置的工作人员要按空气隔离(微粒粒径小于 5μm)要求进行防护,除应佩戴符合 N95 或医用防护口罩标准的医用口罩,防护帽,眼、面防护罩,乳胶手套,连体式防护服及防护鞋外,还要依靠环境屏蔽,如单人负压房间,安装专门的空气处理系统和通风设备,防止病原微生物经空气传播。

5. **虫媒传播的个人防护**　经虫媒传播的传染病(如鼠疫、肾综合征出血热、疟疾、登革热、流行病乙型脑炎等),进行现场处置的工作人员要防止蚊类、蚤类、白蛉类、蠓类等昆虫,以及蜱类、螨类等吸血节肢动物的叮咬。对蚊类的个人防护方法,驱避剂必不可少,目前市面上常见的是含有避蚊胺(DEET)的驱避剂。其次,在现场需安装使用药物处理的蚊帐;穿较宽松的长衫、长裤,减少皮肤外露;在有大量蚊虫等飞虫活动的空间,应佩戴药物处理过的防蚊纱罩,以保护在现场进行处置的工作人员的头颈部。对蚤类、蜱类、螨类的个人防护,应将驱避剂涂抹于皮肤裸露部位和外衣上;应穿防护服、防蚤袜,以免受感染病原体的蚤类叮咬。

6. **手部卫生**　手部卫生的原则是当手部有血液或其他体液等可见污染时,应用肥皂或皂液和流动水洗手。手部没有可见污染,宜使用手消毒剂消毒双手代替洗手。手消毒剂一般可以使用醇类速干手消毒剂,当病原体的抵抗力较强醇类消毒剂达不到消毒要求时应选择其他有效的消毒剂。

根据以上原则在下列情况下选择洗手或使用速干手消毒剂:直接接触每个患者前后,从同一患者身体的污染部位移动到清洁部位时;接触患者黏膜、破损皮肤或伤口前后,接触患者的血液、体液、分泌物、排泄物、伤口敷料等之后;免疫功能低下患者的诊疗、护理之前;穿脱隔离衣前后,摘手套后;进行无菌操作、处理清洁、无菌物品之前;接触患者周围环境及物品后;处理药物或配餐前。

7. 辐射外照射的个人防护

（1）时间防护:外照射剂量的大小与所处环境剂量率和受照时间成正比。在剂量率相同的情况下,人体所受累积剂量随受照时间延长而增加。时间防护是通过缩短在辐射场中受照时间,来降低人员外照射受照剂量。突发核与辐射事故应急救援中,在顺利完成救援任务的前提下,缩短在事故现场的停留时间是降低受照剂量的有效方法。可加强训练,使应急人员能够熟练、准确地开展各项应急处置工作,必要时在进入应急现场前进行模拟操作,提高操作的熟练程度等;另外还可以采取多人轮换操作方式,减少应急人员在事故现场工作时间,控制受照射剂量。

（2）距离防护:距离放射源越远,人体所接受的辐射剂量就越小。距离防护是通过增加人与放射源之间的距离来降低人员外照射受照剂量的一种方法。就点源而言,当不考虑空气和周围物体对放射线的吸收和散射时,某一点的照射剂量率与照射距离平方成反比。即当距离增大一倍时,照射量可减少至原来的 1/4,当距离增大二倍时,照射量可减少至原来的 1/9。应急人员应尽可能远离放射源,使用长柄工具、机械手、夹具或其他辅助设施远距离操作,开展应急处置任务后,应急队员应尽快撤离至安全距离。

（3）屏蔽防护:在突发核与辐射事故应急处置中,由于受到处置条件或作业特点的限制,屏蔽防护是通过在人体与放射源之间加设屏蔽材料来降低人员外照射受照剂量的一种方法。这种方法通常在处置放射源引起的辐射事故中比较常用。需要根据放射源的类型、能量、强度和活度等选择适宜的屏蔽材料。屏蔽 X、γ 射线的材料一般选用高原子序数的物质,如铅、铁、混凝土等。对 β 射线的防护通常内层屏蔽选用有机玻璃、塑料、铝等低原子序数的物质材料,外层屏蔽使用铅等高原子序数的材料。对中子进行防护时,首先使用含氢较多的物质,如水、石蜡、聚乙烯等将快中子慢化,然后使用含硼或锂的物质吸收热中子。

8. 辐射内照射的个人防护

（1）防止吸入放射性核素:在突发核与辐射事故应急人员进入事故现场前,如果现场条件允许,可以通过通风或过滤等措施降低放射性气溶胶的浓度水平。对于空气中可能存在放射性核素的场所,应急队员应穿戴个人呼吸防护器具,如专用口罩、面具、气衣、全面罩等。可根据空气中放射性气溶胶的情况,佩戴有专用滤膜的呼吸器。对空气中同时存在有毒气体及放射性核素的应急处置现场,可采用有呼吸面罩和压缩空气罐的呼吸器。

（2）防止食入放射性核素:突发核与辐射事故应急队员在事故现场救援期间应禁止进食、饮水和吸烟等。应急救援期间核与辐射事故应急处置结束后,未经体表污染去污前,不用手抚摸面部。必要时,饮用来自应急响应组织的自备清洁饮用水。

（3）防止皮肤和伤口吸收放射性核素:突发核与辐射事故应急队员进入事故现场时,应穿好个人防护用品,尽量减少皮肤暴露,如果有皮肤伤口,应对伤口包扎处理后,再开展相关应急工作。突发核与辐射事故应急人员个人防护用品应具有防护性能好、容易去除污染、化学稳定性高、耐腐蚀、结构简单、使用方便等特点。常用的个人防护用品包括防护服、防护鞋（靴套）、口罩、手套、护目镜等。

三、呼吸道(个人二级)防护用品穿脱

在目前国内各类突发事件个人防护的指南或教材当中,应急现场个人防护用品的选择以及穿脱顺序存在较多不一致的地方,各有优点和针对性,难以评判。在三级个人防护水平中,二级个人防护应用范围广,安全系数高,对大多数的突发事件适用。本文参照卫生行业标准 WS/T 311—2023《医院隔离技术标准》,综合各方资料以及医务人员实际穿脱经验,本着合理性、规范性、无二次污染的原则编写本套呼吸道(个人二级)防护用品穿脱顺序,供突发公共卫生事件现场工作人员参考。

(一)穿戴防护用品

1. 准备工作

(1)医务人员准备:检查个人用品。检查个人防护用品的种类、数量、技术参数及保质期,是否合适自己,是否有破损等。穿戴防护服前应首先进行手消毒。条件容许的单位应提前更换个人服装,穿上工作服和工作鞋,并脱去不必要的个人用品。

(2)评估环境:清洁区、潜在污染区(半污染区)、污染区。穿戴防护用品应在清洁区完成。

2. 戴帽子

根据头的大小选择合适的帽子戴上,注意要将头发全部罩在帽子内。

3. 戴口罩

一手托着 N95 口罩或医用防护口罩,戴于面部适当部位,另一手将口罩的头带戴在合适的部位。头带子如果是上下式,则将上方头带拉至头顶,再将下方头带拉过头顶,放在颈后双耳下;左右耳挂式,则直接挂住左右耳朵。双手从中间向两侧下移压紧鼻夹,紧贴于鼻梁处,进行气密性检查。气密性检查方法:双手捂住口罩的正面,注意不要挪动位置,用力呼气,应感到口罩正压。如发现泄漏,应调整口罩位置或带子的松紧,直到密封良好。

4. 戴内层一次性医用手套

注意先检查手套是否破损漏气(气密性检查),将内衣袖口扎入手套内。

5. 穿防护服

先检查防护服是否有破损,先穿下再穿上。如果防护服上有帽子的要把帽子戴上,防护服上的拉链要拉到最上面,里面的帽子、衣服、裤子不能露出来;贴紧密封条。

6. 穿鞋套或胶靴

如果穿鞋套,要检查鞋套是否有破损。如果穿胶靴,防护服要塞进胶靴内;

7. 戴上外层手套

手套气密性检查,穿戴时应确保防护服袖口覆盖内层手套袖口,外层手套须覆盖防护服袖口。

8. 戴防护眼镜或防护面屏

戴上防护眼镜或防护面屏,调整防护眼镜位置,使防护眼镜与脸颊之间密合。

防护服穿戴完毕后,现场工作人员应相互检查或个人面对镜子检查,确保没有裸露在外的皮肤。同时进行舒适性检查,向后转、伸手(双手举手动作)、弯腰和下蹲等动作。

（二）脱防护用品

突发公共卫生事件现场工作人员从污染区离开进入清洁区前需要脱下个人防护用品。在进入半污染区后，工作人员须先对个人污染情况进行评估。外层手套污染严重的有必要先脱掉外层手套，手消毒后再戴上新的外层手套，然后按照脱卸顺序规范操作。

1. **手消毒**　脱卸个人防护服首先必须进行手消毒，严格来说，防护服脱卸每一个步骤完成后都应该首先进行手消毒，尤其是这三次手消毒尤为重要：脱防护服之前消毒外层手套、脱防护服和防护鞋后消毒内层手套，以及脱卸完成后的洗手消毒。

2. **摘防护镜或防护面屏**　一手托防护镜，一手摘掉防护镜带子，放入医疗废物专用包装袋袋中。

3. **脱外层手套**　将手套里面朝外，操作时注意手不要触碰手套外面，放入医疗废物专用包装袋中。脱外层手套前，最好将防护服拉链拉开，并双手轻提防护服的帽子使其脱离头部。

4. **脱防护服、防护鞋**　解开防护服，防护服连同鞋套或胶靴一起脱下，防护服里面朝外包裹鞋套或胶靴（内裹外原则），一起放入医疗废物专用包装袋中，操作时注意不要触碰防护服外面和内层工作服。

5. **摘口罩**　一手按住口罩，另一手将口罩带取下，注意双手不要接触面部，放入医疗废物专用包装袋中。

6. **摘帽子**　将帽子轻轻摘下，放入医疗废物专用包装袋中。

7. **脱内层手套**　注意手不要接触到手套外面。

8. **手清洗、消毒**　用流动水清洗双手，再用手消毒剂消毒，六步洗手法，最后用流动水冲洗干净双手；如果现场没有流动水，可用免洗手消毒剂消毒双手。

四、辐射防治药物

核辐射损伤防治药品是指能减轻辐射损伤的发展、促进损伤恢复或阻止人体吸收放射性核素并使其加速排出的药品。目前核辐射损伤防治药品主要有三类：一是急性放射病防治药物，是指在人体受电离照射前后给药能减轻机体的辐射损伤的药物，如雌三醇、尼尔雌醇片等；二是阻止吸收药物，是指能够有选择性地阻止或减少放射性物质的吸收，从而减轻其对机体的进一步损害的药物，如碘化钾、海藻多糖、普鲁士蓝等；三是促排药物，是指能够促进放射性核素的排出，有选择性地与放射性物质结合形成稳定的、可溶性的络合物，或阻止机体对体内的放射性物质的再吸收类的药物，如促排灵等。

1. **碘化钾**　碘化钾的作用是使非放射性碘在甲状腺内达到饱和，减少甲状腺对裂变产物放射性碘的吸收和蓄积，使其快速排除体外，从而减少人体摄入放射性碘造成的内照射，保护人体甲状腺免受辐射损伤。碘化钾的最佳服用时机是预期受照开始前24小时至受照后2小时内，在受照开始后6～8小时内服用仍然有效。通常单次服用碘化钾已经足够，但如果长时间（超过24小时）或重复受到放射性碘照射，如核事故后无法撤离且不可避免地摄入污染的食物和饮用水的情况下,可能需要多次服用碘化钾。新生儿、孕妇、哺乳期妇女和老年人(超过 60 岁)不应重复服药。

2. 海藻多糖   海藻多糖主要成分为褐藻酸钠,它与摄入的放射性锶作用后,可形成褐藻酸锶盐,随粪便排出,从而起到阻止吸收的作用,减少人体摄入放射性锶造成的内照射。除锶以外,在体实验还证明它与钡、镭形成稳定的化合物,也能对这些核素起到阻止吸收作用。经口摄入放射性锶者,应立即服用 2% 海藻多糖糖浆 500ml,超过 4 小时服用不明显;意外吸入放射性锶等核素后,可采用分次服药的方法,每 2 ~ 3 小时 1 次,每次 2 ~ 3g,每日总量不超过 12g,连续用药 3 ~ 5 天。服药期间少食富锶的食物,如茶、核桃、海产品等,并辅以多渣食物。

3. 普鲁士蓝   普鲁士蓝即亚铁氰化铁,它能有选择的与肠道内的铯结合,用于阻止人体胃肠道对裂变产物放射性铯的吸收并促进其随粪便排出,从而减少人体摄入放射性铯造成的内照射。每次用量 1g(三粒),每日 3 次,连续 5 天为 1 个疗程,休息 1 周后再用第二疗程;若条件允许,可将上述总剂量分成 9 或 10 次服用。普鲁士蓝无明显副作用,有活动性胃溃疡或消化道出血者禁用,患有习惯性便秘者慎用。

4. DTPA   Zn-DTPA 和 Ca-DTPA 化学名分别为二乙烯三胺五乙酸三钠锌和二乙烯三胺五乙酸三钠钙。DTPA 能够加快超铀元素钚、镅、锔等放射性核素从尿中的排放,从而减少内照射。Zn-DTPA 和 Ca-DTPA 不能同时使用。推荐首先使用 Ca-DTPA,如果需要额外治疗,则转用 Zn-DTPA。治疗持续的时间根据内污染的程度和患者对治疗的反应来确定。在治疗过程中应每周检测污染水平以确定是否终止治疗。如果用于治疗孕妇,应使用毒副作用较小的 Zn-DTPA。

5. 雌三醇   雌三醇是一个副作用小、有效时间长、照前期防和照后早期治疗都有较好抗放效价的防治急性放射病药物。在受照前给予雌三醇,能改善受照者骨髓微循环的状况,增加骨髓的血流量,增强机体敏感组织对辐射的活性,提高对辐射损伤的修复能力。预防急性放射病时,可于受辐射照射前 10 天内一次肌内注射 10mg,以照前 6 天内给药效果较好。治疗用药可于照后一天内尽早使用,肌内注射 10mg。照前和照后结合使用,或与其他防治放射病药物伍用,可提高疗效。妇科肿瘤、再生障碍性贫血、肝病及未成年患者忌用。

6. 尼尔雌醇   尼尔雌醇是一种口服、长效和副作用较小的辐射损伤防治药物。其作用为升高白细胞、改善照射后造血功能,减低白细胞下降程度,可用于突发核与辐射事故造成的急性放射病的预防和早期治疗。预防急性放射病时可于照前 2 天至照前即刻一次口服 30mg;治疗急性放射病可于照后 1 天内尽早口服 30mg;照前预防和照后结合治疗,可于照前 2 天至照前即刻口服 20mg,照后 1 天内再服 10mg。儿童和再生障碍性贫血患者禁用。女性生殖系统肿瘤、乳腺癌及肝脏疾病患者慎用。

7. 放射性核素外污染去污箱   突发核与辐射事故应急时,可能会有人员受到放射性污染。对放射性核素外污染进行去污洗消,可防止或减轻放射性核素对机体、皮肤造成的损伤。去污洗消箱通常装备以下物品:$KMnO_4$ 饱和溶液、5% 的 $NaHSO_3$、5% 的次氯酸钠溶液、无菌洗眼液、手术棉卷包、擦鼻用棉签、遮蔽胶带、刷子(包括钉刷)、石蜡纱布敷料、药签、鼻导管、洗涤剂、伤口和皮肤消毒液、标记污染点的去污不可擦毡笔等。

五、暴露后的紧急措施

1. 用肥皂液和流动水清洗污染的皮肤,用生理盐水冲洗黏膜。

2. 如有伤口,应当在伤口旁端轻轻挤压,尽可能挤出损伤处的血液,再用肥皂液和流动水进行冲洗。禁止进行伤口的局部挤压。尽管如此,使用抗菌剂或用手挤出伤口中的血能否降低血源性传播病原体感染的危险目前尚无科学证据证实。

3. 受伤部位的伤口冲洗后,应当用消毒液如 75% 酒精或 0.5% 聚维碘酮(碘伏)进行消毒,并包扎伤口;被暴露的黏膜应当反复用生理盐水冲洗干净。

4. 立即报告相关管理部门,相关部门根据暴露源及受伤者的情况对暴露者进行相应处理,对于暴露源不明者按阳性处理。

第四节 突发公共卫生事件的分级响应与应急处置

为了保障公众身体健康与生命安全,有效预防,及时控制和消除突发公共卫生事件的危害,从容有序地应对突发公共卫生事件,并将其造成的公众危害损失和影响降低到最低限度,有必要对突发公共卫生事件进行科学分级,以便实行分类管理和响应。各级卫生行政部门在本级人民政府统一领导下,按照分级响应的原则,负责组织、协调本行政区域内突发公共卫生事件调查处理工作。

一、突发公共卫生事件的分级

根据突发公共卫生事件的性质、危害程度、涉及范围、政治和社会影响程度,将突发公共卫生事件分为以下 4 级:

1. **特别重大突发公共卫生事件(I级)** 指在很大的区域内,已经发生很大范围的扩散或传播,或者可能发生大范围扩散或传播,原因不清或原因虽然清楚但影响人数巨大且已影响社会稳定,甚至发生大量死亡的突发公共卫生事件。

2. **重大突发公共卫生事件(II级)** 指在较大区域内,已经发生大范围扩散或传播,或者可能发生大范围扩散或传播,原因不清或原因虽然清楚但影响人数很多,甚至发生较多死亡的突发公共卫生事件。

3. **较大突发公共卫生事件(III级)** 指在较大区域内,已经发生较大范围扩散或传播,或者有可能发生较大范围扩散或传播,原因不清或原因虽然清楚但影响人数较多,甚至发生少数死亡的突发公共卫生事件。

4. **一般突发公共卫生事件(IV级)** 指在局部地区,尚未发生大范围扩散或传播,或者不可能发生大范围扩散或传播,原因清楚且未发生死亡的突发公共卫生事件。

二、分级响应

发生突发公共卫生事件时,事发地的县级、市(地)级、省级人民政府及其有关部门按照分级响应的原则,作出相应级别应急反应。同时,要遵循突发公共卫生事件发生发展的客观规律,结合实际情况和预防控制工作的需要,及时调整预警和反应级别,以有效控制事件,减少危害和影响。突发公共卫生事件应急处理要采取边调查、边处理、边抢救、边核实的方式,以有效措施控制事态发展。

(一)特别重大突发公共卫生事件(Ⅰ级)

国务院卫生健康行政部门接到特别重大突发公共卫生事件报告后,应立即组织专家调查与确认,并对疫情进行综合评估,必要时,向国务院提出成立全国突发公共卫生事件应急指挥部的建议。同时负责组织和协调专业技术机构开展现场调查和处理,指导和协调落实医疗救治和预防控制等措施,做好突发公共卫生事件信息的发布和通报等工作。

地方各级卫生健康行政部门在本级人民政府的统一领导下,按照上级卫生健康行政部门统一部署做好本行政区域内的应急处理工作。

(二)重大突发公共卫生事件(Ⅱ级)

省级人民政府卫生健康行政部门接到重大突发公共卫生事件报告后,应立即组织专家调查与确认,并对疫情进行综合评估。必要时,向省级人民政府提出成立应急指挥部的建议。同时,迅速组织应急卫生救治队伍和有关人员到达突发公共卫生事件现场进行采样与检测、流行病学调查与分析,组织开展医疗救治、患者隔离、人员疏散等疫情控制措施。同时分析突发公共卫生事件的发展趋势,提出应急处理工作建议,按照规定报告有关情况,及时向其他有关部门、毗邻和可能波及的省(自治区、直辖市)人民政府卫生健康行政部门通报有关情况,向社会发布本行政区域内突发公共卫生事件的信息。

国务院卫生行政部门应加强对省级人民政府卫生健康行政部门突发公共卫生事件应急处理工作的督导,并根据需要组织国家应急卫生救治队伍和有关专家迅速赶赴现场协助疫情控制并开展救治工作,及时向有关省份通报情况。

(三)较大突发公共卫生事件(Ⅲ级)

市(地)级人民政府卫生健康行政部门接到较大突发公共卫生事件报告后,应立即组织专家调查与确认,并对疫情进行综合评估。同时迅速与事件发生地县级卫生健康行政部门共同组织开展现场流行病学调查、致病致残人员的隔离救治、密切接触者的隔离、环境生物样品采集和消毒处理等紧急控制措施,并按照规定向当地人民政府、省级人民政府卫生健康行政部门和国务院卫生健康行政部门报告调查处理情况。省级人民政府卫生健康行政部门接到较大突发公共卫生事件报告后,要加强对事件发生地区突发公共卫生事件应急处理的督导,及时组织专家对地方卫生健康行政部门突发公共卫生事件应急处理工作提供技术指导和支持,并适时向本省有关地区发出通报,及时采取预防控制措施,防止事件进一步发展。

国务院卫生健康行政部门根据工作需要及时提供技术支持和指导。

(四)一般突发公共卫生事件(Ⅳ级)

一般突发公共卫生事件发生后,县级人民政府卫生健康行政部门应立即组织专家进行调查与确认,并对疫情进行综合评估。同时迅速组织医疗、疾病预防控制和卫生健康监督机构开展突发公共卫生事件的现场处理工作,并按照规定向当地人民政府和上一级人民政府卫生健康行政部门报告。

市(地)级人民政府卫生健康行政部门应当快速组织专家对突发公共卫生事件应急处理进行技术指导。

省级人民政府卫生健康行政部门应根据工作需要提供技术支持。

三、应急处置措施

1.各级人民政府应急反应措施

(1)应急响应启动后,突发公共卫生事件发生地的人民政府及有关部门应当服从突发公共卫生事件应急指挥部的统一指挥,组织协调有关部门参与突发公共卫生事件的处理。

(2)根据突发公共卫生事件处理需要,调集本行政区域内各类人员、物资、交通工具和相关设施、设备参加应急处理工作。涉及危险化学品管理和运输安全的,有关部门要严格执行相关规定,防止事故发生。

(3)划定控制区域:甲类、乙类传染病暴发流行时,县级以上地方人民政府报经上一级地方人民政府决定,可以宣布疫区范围。经省(自治区、直辖市)人民政府决定,可以对本行政区域内甲类传染病疫区实施封锁。封锁大、中城市的疫区或者封锁跨省(自治区、直辖市)的疫区,以及封锁疫区导致中断干线交通或者封锁国境的,由国务院决定。对重大食物中毒和职业中毒事故,根据污染食品扩散和职业危害因素波及的范围,划定控制区域。

(4)当地人民政府可在本行政区域内采取限制或者停止集市、集会、影剧院演出及其他人群聚集的活动,如停工、停业、停课等,封闭或者封存被传染病病原体污染的公共饮用水源、食品以及相关物品等紧急措施,临时征用房屋、交通工具以及相关设施和设备。

(5)实施交通卫生检疫,组织铁路交通民航、质检等部门在交通站点和出入境口岸设置临时交通卫生检疫站,对出入境、进出疫区和运行中的交通工具及其乘运人员和物资,宿主动物进行检疫查验,对患者、疑似患者及其密切接触者实施临时隔离留验和向地方卫生行政部门指定的机构移交。

(6)按照有关规定发布突发公共卫生事件信息。信息发布要及时主动,准确把握,实事求是,正确引导舆论,注重社会效果。

(7)街道、乡(镇)以及居委会、村委会协助卫生健康行政部门和其他部门、医疗机构,做好疫情信息的收集、报告、人员分散隔离及公共卫生措施的实施工作。

(8)组织有关部门保障商品供应、平抑物价、防止哄抢;严厉打击传谣、哄抬物价、囤积居奇、制假售假等违法犯罪和扰乱社会治安的行为。

2. 卫生健康行政部门应急处置措施

（1）突发公共卫生事件发生后，在当地人民政府统一领导下，组织突发公共卫生事件专家咨询委员会对突发公共卫生事件进行评估，提出启动突发公共卫生事件应急处理的级别。

（2）组织医疗机构、疾病预防控制机构和卫生健康监督机构开展突发公共卫生事件的调查与处理。

（3）根据需要，组织开展应急接种、预防性服药、中医药防治、卫生防护等措施。

（4）国务院卫生健康行政部门组织对全国或重点地区的突发公共卫生事件应急处理工作进行督导和检查。省、市（地）级以及县级卫生行政部门负责对本行政区域内的应急处理工作进行督察和指导。

（5）做好信息发布与通报。

（6）制定技术标准和规范：国务院卫生健康行政部门对新发现的突发传染病、不明原因的群体性疾病、重大中毒事件，组织力量制定技术标准和规范，及时组织全国培训。地方各级卫生健康行政部门开展相应的培训工作。

（7）普及卫生知识：针对事件性质，有针对性地开展卫生知识宣教，提高公众健康意识和自我防护能力，消除公众心理障碍，必要时组织开展心理危机干预工作。

（8）进行事件评估：组织专家对突发公共卫生事件的处理情况进行综合评估，包括事件概况、现场调查处理概况、患者救治情况、所采取的措施效果评价等。

3. 应急处置专业技术机构措施

（1）各级专业技术机构的职责：各级医疗机构、疾病预防控制机构、卫生健康监督机构、出入境检验检疫机构，根据各自的职责采取相应应急处置措施。

（2）各级专业技术机构的主管：依据各自职责，在卫生健康行政部门的统一指挥和调度下，开展应急处理工作。

4. 非事件发生地区的应急反应措施　未发生突发公共卫生事件的地区，应根据其他地区发生事件的性质特点、发生区域和发展趋势，分析本地区受波及的可能性和程度，重点做好以下工作：

（1）密切保持与事件发生地区的联系，及时获取相关信息。

（2）组织做好本行政区域应急处理所需的人员与物资准备。

（3）加强相关疾病与健康监测和报告工作，必要时建立专门报告制度。

（4）开展重点人群、重点场所和重点环节的监测和预防控制工作，防患于未然。

（5）开展防治知识宣传和健康教育，提高公众自我保护意识和能力。

（6）根据上级人民政府及其有关部门的决定，开展交通卫生检疫等。

5. 应急处置措施的终止及善后处理

（1）应急反应的终止：突发公共卫生事件应急反应的终止需符合以下条件：突发公共卫生事件隐患或相关危险因素消除，或最后1例传染病病例发生后经过最长潜伏期无新的病例出现。

突发公共卫生事件处置工作结束后,由负责启动应急响应的各级人民政府卫生健康行政部门组织有关专家分析评估并提出终止应急响应的建议,上报同一级人民政府或突发公共卫生事件应急指挥部批准后实施,并向上级人民政府卫生健康行政部门报告。上级人民政府卫生健康行政部门根据下级人民政府卫生健康行政部门的请求,及时组织专家对突发公共卫生事件应急反应终止的分析论证提供技术指导和支持。

(2)善后处理:突发公共卫生事件结束后,履行统一领导职责的人民政府应组织有关人员及时对突发公共卫生事件处置行动和处理情况进行评估,分析突发公共卫生事件的发生原因、处置过程,总结处置行动的成效、经验和教训,内容包括事件概况、调查处理概况、患者救治情况、所采取措施的效果评价、应急处理过程中存在的问题、取得的经验及改进建议。并将评估结果报上一级人民政府。对在突发公共卫生事件应急管理过程中,有玩忽职守、失职、渎职等行为的人员,应当依据《突发公共卫生事件应急条例》及有关法律法规追究当事人的责任。受突发公共卫生事件影响地区的人民政府应当根据本地区遭受损失的情况,按照国家有关规定制订救助、补偿、抚慰、抚恤、安置等善后工作计划并组织实施,妥善解决因突发公共卫生事件引发的矛盾和纠纷。县级以上各级人民政府及其有关部门应当对参加突发公共卫生事件应急处置的工作人员给予适当补助和高风险保健津贴;对在突发公共卫生事件应急处置工作中表现突出的集体和个人,按照国家有关规定给予表彰和奖励;对有特殊贡献的因公伤亡的人员应当依照国家规定予以记功或追认为烈士;对因参与突发公共卫生事件应急处置工作而致病致残、死亡的工作人员,按照国家有关规定认定为工伤或因公死亡的,按照相关法律法规解决医疗救治费用、经济补偿费用并享受相应的抚恤补助。征用的单位和个人的财产,在使用完毕或处置救援结束后,应当及时返还。财产被征用及征用后毁损、灭失的,由征用地人民政府给予补偿。

(编者:何晓、韩菲、王刚、郑志刚、付熙明、农康、庞丽、黄雪雁、周建国、覃玉珍、王凯华、朱晓玲
审校:林勇军、李忠学、王红宇、邓月琴、孙全富、袁龙、谢萍、唐华民、庞伟毅、叶力、葛宪民)

参考文献

[1] MICHAEL B. GREGG. 现场流行病学[M]. 3 版. 张顺祥,译. 北京:人民卫生出版社,2011.
[2] 曾光. 流行病学调查在中国"抗疫"中的作用和影响[J]. 科普研究,2020,15(5):5-8,106.
[3] 冯子健. 传染病突发事件处置[M]. 北京:人民卫生出版社,2013.
[4] 医师资格考试指导用书专家编写组. 公共卫生执业医师资格考试实践技能指导用书[M]. 北京:人民卫生出版社,2020.
[5] 饶琳,韩文东,李红,等. 新型冠状病毒肺炎疫情中医护人员个人防护装备的选择与使用[J]. 微生物与感染,2020,15(1):44-51.

［6］梁好,曾杏芳,刘平．COVID-19 防治工作中的防护经验与体会[J]．当代护士（下旬刊）,
2021,28（6）:159-162.

［7］朱凤才,沈孝兵,金辉,等．公共卫生应急理论与实践[M]．南京:东南大学出版社,2017.

［8］杨超,王世平,郝艳华,等．应急处置技术指南[M]．北京:人民卫生出版社,2014.

［9］童星．中国应急管理:理论、实践、政策[M]．北京:北京科学文献出版社,2012.

［10］吴群红,杨维中,谭晓东,等．卫生应急管理[M]．北京:人民卫生出版社,2013.

［11］苏旭．核和辐射突发事件处置[M]．北京:人民卫生出版社,2013.

［12］徐卸古．反恐处突核化生医学救援方法[M]．北京:军事医学科学出版社,2015.

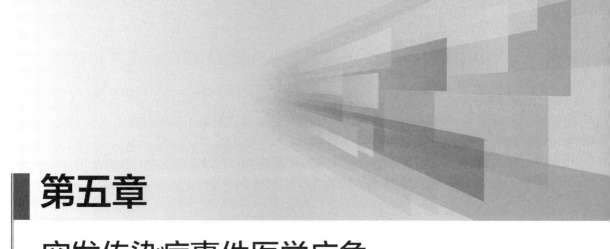

第五章

突发传染病事件医学应急

突发性传染病事件的医学应急工作非常重要,一旦发生疫情,能否及时精准诊断和快速高效应急救治,快速预防控制突发性传染病的传播范围和危害程度,是检验一个地方突发传染病事件医学应急工作能否落到实处的关键。本章后半部分着重介绍近十几年来人类遭遇的严重的人兽共患病毒性传染病的突发公共卫生事件。例如,狂犬病、人感染高致病性禽流感、严重急性呼吸综合征、中东呼吸综合征、埃博拉出血热等传染病。

第一节　概述

突发性传染病事件不再只是健康问题,亦是威胁公众健康、社会稳定和经济发展的社会卫生问题,给社会和国家带来不可估量的损失。进入 21 世纪以来,由于环境变化、气候变暖、病毒变异、耐药菌产生等问题,突发性传染病事件一旦发生,因其传播范围广,传播速度快,社会危害影响大,很可能演变成为重大公共卫生事件乃至世界性危机。因此,突发性传染病事件的医学应急工作异常重要且必要。事件发生后,如果能报告及时、处理得当、救助有序,可以显著控制其传播范围和危害程度。要使突发传染病事件的应急救援工作落到实处,关键是建立完善突发传染病应急体系。

一、突发传染病发病趋势

人类社会的发展史,也是人类与传染病的斗争史。19 世纪之前,由于缺乏疫苗和有效应对手段,传染病是人类生命和健康的首要威胁,如天花在世界广泛传播,全球死于天花的人数达 3 亿人,超过历次世界大战死亡人数的 3 倍;许多国家首脑因天花去世,造成了沉重的社会、经济负担。尽管当前人类社会已经高度发展、科学技术日新月异,但突发传染病仍然是人类健康的巨大威胁,近些年全球不断暴发的新发传染病疫情,给世界各国的生命财产造成重大损失,也对世界经济和政治产生重大影响。有学者称,一旦新发传染病大流行将永久改变世界秩序,开启百年未有之大变局,加快全球经贸秩序重构。可见,传染病的暴发和流行对人类社会的发展产生了重大影响。

自 20 世纪 70 年代以来,全球几乎每年都有一种及以上新发突发传染病事件出现,对人类健康安全和社会经济发展造成威胁。另外,境外突发传染病输入我国的风险也在增多,如我国境内先后发生中东呼吸综合征、黄热病、寨卡病毒病、脊髓灰质炎等多起输入性疫情。值得注意的是,传统烈性传染病死灰复燃的风险不能排除。目前,我国应对突发传染病事件的体系尚存短板,不能满足当前严峻的疫情防治形势需要,主要表现在:突发传染病事件源头控制、早期预防措施、疫情监测、预警和早期发现能力有待提高;卫生应急指挥决策信息化水平亟待提升;突发传染病应急检测和应急队伍,尤其是基层快速反应能力有待加强;突发急性传染病现场处置、病例安全转运和定点医疗救治尚需整体性、系统性提升;专业人才培养和学科建设亟须加快推进。总的来说,突发传染病疫情的形势可以概括为:新旧传染病仍严重威胁人民的健康(包括病毒变异导致传染病的大暴发等),传染病暴发疫情仍然是引起各类突发公共卫生事件的主要原因。而突发传染病事件所带来的实验室生物安全、国境口岸生物安全、生物技术安全等问题也应值得关注。

二、我国突发传染病事件医学应急管理网络

面对日益严重的突发传染病疫情,建立健全突发传染病应急管理体系尤为重要。我国的突发传染病事件应急机制,由四级管理机构和六个应急体系组成。四级管理机构是指中央、省、设区的市、县四级人民政府卫生行政部门成立的应急管理机构。突发传染病应急体系由应急处理责任体系、组织指挥体系、疾病监测报告体系、疾病预防控制体系、医疗救治体系和卫生执法监督体系六个相互关联的体系组成。我国突发事件应急管理体系的核心内容是"一案三制",其中"一案"指设立相应应急预案,"三制"指体制、机制和法制,以此作为应对突发公共事件的重要基础和制度保障。

突发传染病事件应急管理最重要的是做好三个环节的关键工作:一是以防为先。在体系、思想和环境上做好预防工作,建立强有力的监测、预警和报告系统。二是以控为核。必须在管控过程中及时应对,加强病原体、中间宿主、传播途径、人员流动和终端个体的全链条控制和防护,能迅速统筹社会资源,及时采取各类措施,控制疾病的扩散蔓延。三是以治为要。加强患病人群的确诊和分诊、临床救治、疫苗药物研发等技术储备,调整各类诊疗方案以快速应对,加强传染病的疫苗、检测产品、新药和其他医疗产品和技术的研发,提高临床救治水平。完善的突发传染病应急管理体系建设不可能一蹴而就,不能只在疫情暴发阶段才建设,更要求政府部门未雨绸缪,长期规划,倾斜政策,优先配置资源,逐步建立"防、控、治"联动的重大传染病突发公共卫生事件应急管理体系。要在提高全体公民健康素养、强化公共卫生法治保障、加快"防、控、治"联动体系建设、推动政府主导、社会组织和人民大众共同参与等方面同步开展。

第二节　突发传染病事件医学应急的分类及特征

一、突发传染病事件基本概念及特征

(一)相关概念

1.**突发事件**　在《中华人民共和国突发传染病事件应对法》中的定义:突发事件是指突然发生,造成或者可能造成严重社会危害,需要采取应急处置措施予以应对的自然灾害、事故灾难、公共卫生事件和社会安全事件。

2.**突发公共卫生事件**　指突然发生,造成或可能造成公众健康危害的传染病疫情,群体不明原因疾病,食物和职业中毒以及其他严重影响公众健康的事件。

3.**传染病突发事件**　指各类传染病暴发、流行或大流行。

4.**群体不明原因疾病**　指一定时间内(通常是指 2 周内),在某个相对集中的区域(学校、社区、医疗机构等集体单位)内同时或者相继出现 3 例及以上相同临床表现,经县级及以上医院组织专家会诊,不能诊断或解释病因,有重症病例或死亡病例发生的疾病。

(二)突发传染病事件特征

1.**不确定性**　事件发生的时间、地点、波及人群、事件规模及性质等具有不确定性;同时由于可能对某种疾病的认识缺乏了解,获取的事件信息有限,因此也存在着决策结果的不确定性,以及应对措施所产生的社会反应不确定性。

2.**公共性**　在事件发生区域或波及范围内,所有社会成员都有可能受到突发传染病事件的威胁和损害。传染病暴发,所有易感人群均有发病风险,如果疾病传播速度快或者控制不及时,还可能造成疾病的跨区域传播甚至形成世界大流行。

3.**严重性**　事件的发生可能在短时间内造成大量人群感染发病或死亡,给公共卫生和医疗救助带来巨大压力,加大了应对和处置突发事件的难度。

4.**复杂性**　突发传染病事件在暴发之初,病因复杂且难以及时确定,且新发传染病不断出现,给预防控制措施的决策带来了困扰。在某些传染病事件中,需要社会各层次人员的大力支持,如自然疫源性或动物源性疾病的暴发,需要林业、农业等专业部门人员的参与,配合开展现场调查工作。在医疗物资设施和设备等运输过程中,还需要交通或警察部门的大力支持。传染病易于在人群中播散、易造成社会群体恐慌,在应对传染病事件中需要全体社会成员的积极配合。

5.**紧迫性**　由于事件发生突然、危害严重,必须采取紧急的应急措施,将事件控制在最低程度。突发传染病事件易于在人群中播散,造成人群大量发病或死亡,如果控制不及时还会形成跨区域传播甚至形成跨境传播等,引起社会恐慌,造成社会成员心理应激。

二、突发传染病事件医学应急的结构框架

突发传染病事件医学应急是指对突发传染病事件进行应急处理的组织结构系统和在此基础上形成的工作方式。组织结构系统的设置必须根据突发传染病事件进行预防和应急处理的目标进行定位,按照一定的组织原则和程序,明确划分多层次、多岗位、多功能的职责结构,形成科学合理、运转高效的应急组织结构系统。

(一)统一管理的指挥系统

《突发公共卫生事件应急条例》规定,在突发事件发生后,除国务院设立全国突发事件应急处理指挥部外,还要求"突发事件发生后,省、自治区、直辖市人民政府成立地方突发事件应急处理指挥部,省、自治区、直辖市人民政府主要领导人担任总指挥,负责领导、指挥本行政区域内突发事件应急处理工作。县级以上地方人民政府卫生健康行政主管部门,具体负责组织突发事件的调查、控制和医疗救治工作。县级以上地方人民政府有关部门,在各自的职责范围内做好突发事件应急处理的有关工作。"因此应急管理指挥系统一般包括全国应急指挥部和省级行政区指挥部,形成一个横向到边、纵向到底的统一指挥系统,形成指挥有力、便于协调管理工作网络。全国应急指挥部由国务院主要领导担任总指挥,负责全国突发传染病事件预防和应急处理工作的领导和指挥,成员有国务院各部委相关职能部门。地方突发事件应急处理指挥部负责本地区突发传染病事件预防和应急处理的统一领导和指挥,成员包括地方人民政府各职能部门。指挥系统主要职责是负责建立强有力的组织体系,作出科学有效的应急预案和决策,动员和协调社会力量共同参与,保证预防和应急措施科学高效地运转,政令畅通和资源合理配置。

(二)灵敏有效的信息系统

信息系统包括监测报告、预警和信息发布 3 个部分。监测是信息系统的基础,是预警和信息发布的依据,通过流行病学模型、大数据算法、机器学习,以及传染病病原的基因组、转录组、蛋白组等组学技术专长,长期、不间断对辖区内各类突发传染病事件开展监测、检测,发现突发传染病事件的苗头和蛛丝马迹,并利用大数据、互联网 + 技术,迅速、准确地报告突发传染病事件信息,制定防范、救治、监督管理的具体措施并负责实施。要坚持依法管理、分级负责,完善监测网络和责任监督制度。预警是根据监测提供的信息,运用数学模型、人工智能算法,科学预测,对突发传染病事件的发展趋势进行推测和判断。信息发布是根据预警信息进行推测,现场调查后形成对突发事件的正确认识,向群众公布突发事件,信息公布要准确透明,消除公众的疑惑和恐慌,保证信息发布的权威性、及时性、准确性和透明性。

(三)医疗救助和防控系统

突发传染病事件发生后,快速救治感染群众和控制疫情扩散是应急工作的首要任务,

医疗救治机构承担挽救生命、恢复健康的艰巨任务,对医护人员进行专门培训,宣传疾病防治科学知识。同时,根据急救工作的需要,临时组建急救医疗卫生队伍,收治患者。疾控机构承担疫情防控和突发事件现场流行病学调查工作,主要职责包括对疫情的监测、预警、疫情报告、分析和评估,对疫区进行消毒、隔离,对公众开展健康教育和医学咨询服务等。

(四)物资储备和技术支持系统

突发传染病事件的物质保证和技术支持是充足的物资和资金,包括应急需要的设施设备、药品、器械等各种物资的生产、储备、调度和使用,技术人才的储备,不同专家组成的专家咨询团队,各类技术人员组成的现场调查工作队伍。突发传染病病原体监测还需要特定的设施设备和检测试剂,确保疫情发生后,及时对病原体进行检测,利于救治的开展和实施。

三、突发传染病事件医学应急的特征

(一)应急救援任务重

突发传染病事件发生时间、地点、事件性质等具有不确定性,疾病突发时人们对疾病缺乏认识,且影响范围较广,可造成大量人员感染,救援工作难度大。

(二)疾病传播迅速,救援任务紧急

突发传染病事件在其暴发区域或影响范围内,所有人员都有可能受到突发公共卫生事件的威胁或损害,易感人群发病风险高,某些情况下,还可能通过患者或传播媒介引起跨地区、跨境传播,造成地区、世界性大流行,如处理不当,可能会造成人群心理应激,出现恐慌、焦虑等,甚至引起社会恐慌,导致社会危机,影响社会稳定。

(三)疫区疫情严重,医学救援工作困难

突发传染病事件在短时间内造成人群大量发病,病情严重程度不同,给公共卫生和医疗体系带来巨大压力,且早期救援工作由于缺乏对疾病的基本认识,救援人员对自身防护工作不到位,可能造成医疗工作者的感染,救援工作中需要的医疗物资、个人防护设施设备的短缺等都会增加救援工作难度。

(四)应急队伍专业全面

突发传染病事件病因复杂,且在短时间内可能难以确定疾病的病因,从而难以制定有效的预防控制措施。某些传染病事件,如动物源性或通过媒介传播的疾病,在预防处置过程中可能需要农业、林业等多部门联合开展或社会的广泛参与。在预防控制过程中,医疗物资和设施设备、防护用品等需要政府和交通部门的大力支持。应急救援队伍成员应该包括可能涉及的各个部门,以利于对疾病开展预防控制。

第三节　突发传染病事件的监测与信息管理

疾病监测（disease surveillance）是流行病学的重要手段和方法，是指有计划、连续和系统地收集、分析、解释与反馈疾病在人群中发生、发展、控制及其影响因素的相关数据或信息，用于公众健康教育与促进、制定疾病预防控制策略和评价预防控制措施效果的公共卫生情报工作。疾病监测具有三个基本特征：连续且系统地收集资料，以便发现疾病的分布特征及变化趋势；对收集的原始资料进行科学的整理、分析和解释；及时将信息反馈给有关部门和人员，并充分合理地利用，从而实现监测的最终目的——预防和控制疾病流行。改革开放后，我国公共卫生事业取得了突飞猛进的进展，人民群众的健康水平和卫生意识越来越高。然而，由于种种原因，一些新发传染病流行和旧传染病复燃等突发公共卫生事件仍不断发生。突发公共卫生事件一旦发生，如果不及时发现和控制，往往会导致迅速蔓延，产生严重后果。因此，只有及早发现事件的起源，迅速判定事件的发生原因，科学、准确、高效地作出反应和预警，才能有效防控传染病的蔓延和进展。

发现、确定和防控突发公共卫生事件是一个及其复杂的工程，需要多部门、多领域的共同参与，而加强危机的准备和预测能力是"治未病"的关键。在中国，预防为主是一贯的公共卫生工作方针，对于突发传染病事件，也应坚持预防为主，建立监测与预警体系，完善快速反应机制。各级政府应当组织开展群众性卫生活动，进行预防传染病的健康教育，倡导文明健康的生活方式，提高公众对传染病的防治意识和应对能力，必须遵循"预防为主，常备不懈"的方针，做好突发性传染病事件的预防管理。

一、监测的种类

（一）根据监测方式分类

1. **被动监测和主动监测**　被动监测是下级单位按照常规上报监测资料，上级单位被动接受。主动监测是根据特殊需要，上级单位专门调查或要求下级单位严格按照规定收集材料。

2. **常规报告和哨点监测**　常规报告属于被动监测的范畴，报告范围覆盖广，但报告率较低，监测质量不高。而哨点监测可以克服常规报告的缺点，主要针对一些特殊人群开展调查，一般耗费较低且监测效率较常规报告高。

3. **直接指标和间接指标**　如通过监测发病数，获得发病率指标，称为直接指标。而在某些情况下，无法直接获得反映监测目的的指标，如很难对流行性感冒病例作出诊断，即使对流行性感冒死亡作出诊断也很难区分患者是因流行性感冒死亡还是因肺炎死亡。因此，可使用"流行性感冒和肺炎死亡数"作为间接指标，来达到监测流行性感冒的目的。

(二)根据监测性质分类

1. **常规监测**　包括传染病监测、非传染病监测和一般公共卫生监测。其中传染病监测是疾病预防控制的常规工作,也是公共卫生监测的重要组成部分,是指对人群传染病的发生、流行及影响因素进行有计划、系统地长期观察,并及时反馈相关信息用于制定传染病的防治策略。

2. **不明原因疾病和临床症状的监测**　如发热病例监测系统。

3. **卫生监测**　如食品卫生、环境卫生和职业卫生等的监测。

4. **境外传染病的监测**　包括传播疾病的媒介生物和染疫动物、污染食品等的传染病监测。

二、突发传染病事件监测

直至 21 世纪,传染病的形势依然严峻,可以威胁社会、经济、政治和国际社会安全。迄今为止,传染病仍是发病最高、引起突发公共卫生事件最多的病种。近年来发生的突发传染病事件主要分为两类:其一是原已得到控制的古老传染病的复燃,其二是新发传染病事件。

(一)突发传染病事件的生物学基础

传染病的暴发与流行离不开流行过程的三环节:传染源、传播途径和易感人群,这也是传染病在人群中蔓延所具备的三个互相联系的基本条件,共同构成了传染病流行的生物学基础。缺少其中任何一个环节,传染病就无法在人群中蔓延。

1. **传染源**　是指受感染的人或动物的有机体,体内有病原体生长、繁殖并且能排出病原体,包括患者、病原携带者和受感染的动物。患者是最重要的传染源,其病程可分为潜伏期、临床症状期和恢复期,各时期排出病原体的能力不同,因此各阶段作为传染源的意义也会有所不同。病原携带者作为传染源,不仅取决于携带者的类型、排出病原体数量、持续时间,更重要的是取决于携带者的职业、生活行为、活动范围、生活环境及卫生防疫措施等。受感染的动物作为传染源的流行病学意义主要取决于人与动物的接触机会和程度,并且也与动物的类型、密度以及是否有适合该病传播的条件等。

2. **传播途径**　是指病原体从传染源排出后,入侵新的宿主前,在外界环境中所经历的全过程。病原体更换宿主的过程可以概括为三个阶段,分别是病原体从已受感染的人或动物的机体排出;病原体停留在机体外;病原体入侵新的易感机体。在外界的病原体必须借助一定的物质才能进入易感宿主体内,称为传播因素,如水、空气、土壤、食物等。病原体可通过一种或多种途径传播,有的较为简单,有的相对复杂,甚至有些病原体在不同传播因素下所导致的临床表现也不相同。常见的传播途径包括:经空气传播、经水或食物传播、经接触传播、经媒介节肢动物传播、经土壤传播、经血液传播、医源性传播和垂直传播。

3. **易感人群**　是指对病原体有较高感受性的群体,当受到某种病原体入侵时很容易感染或发病。人群作为一个整体对传染病的易感程度称为人群易感性,其高低取决于该人群中易感个体所占的比例。

(二)不同传染病类型的监测

1. 呼吸系统传染病　呼吸系统传染病的传播方式主要有三种:飞沫传播、飞沫核传播和经尘埃传播。引起呼吸系统传染病的主要病原体包括细菌、真菌、病毒、支原体、衣原体等。呼吸道传染病容易传播,因此,一旦感染,往往传播范围广,且发病率高;发病率呈季节变化趋势,冬季和春季为高发期,在未进行接种的易感人群中,发病表现为周期性升高的特征;此外,人口密度、居住环境、易感人群比例和有无防护措施是疾病传播的主要影响因素。急性呼吸系统传染病几乎都伴有发热,发病时,应根据伴随症状及实验室检查等手段进行正确诊断,并及时开展治疗和控制措施。

2. 消化系统传染病　消化道传染病主要经粪 - 口途径传播,主要包括霍乱、病毒性肝炎、脊髓灰质炎、细菌性和阿米巴性痢疾、伤寒和副伤寒、感染性腹泻等。引起消化道传染病的病原体主要有细菌和病毒等,同时也与食品污染、水源污染等有密切关系。

3. 人畜共患传染病　人畜共患传染病是指在人类和脊椎动物间传播的疾病,即人类和动物均可感染该类病原体,也称自然疫源性疾病。主要包括鼠疫、出血热、登革热、疟疾、H7N9 型禽流感、布鲁氏菌病、炭疽病、狂犬病、血吸虫病、弓形虫病、猪旋毛虫病、牛链球菌病、非典型肺炎、中东呼吸综合征等。引起人畜共患传染病的病原体主要包括细菌、病毒、衣原体、螺旋体、原虫等。

4. 血行传播和性传播传染病　经血液传播和性传播的传染病被认为是 20 世纪末危害人类健康的最主要的传染病之一,在我国法定传染病中,艾滋病、乙肝、丙肝、淋病、梅毒均为血源及性传播传染病。引起血源及性传播疾病的病原体主要有病毒、细菌、衣原体、立克次体、螺旋体、原虫和蠕虫等。WHO 近年报告,全世界每天有 100 多万人感染性传播疾病,每年估计有 3.57 亿人新感染衣原体、淋病、梅毒和滴虫中的一种,超过 5 亿人感染生殖器单纯疱疹病毒,超过 2.9 亿名妇女感染人乳头瘤病毒。性传播疾病在我国死灰复燃的因素主要包括:生物学因素、社会因素、心理学因素等。

三、新发传染病事件监测

新发传染病是指由新种或新型病原微生物引发的传染病,或在一个国家或地区已经存在的,但发病率或发病地区迅速增加的传染病。20 世纪中叶,抗生素和疫苗的发展,使得人类在消除或控制传染病方面取得了一定的成绩。然而,近年来一些新的传染病,如艾滋病、埃博拉出血热、H7N9 型禽流感、SARS、中东呼吸综合征、各型病毒性肝炎等相继暴发,有的还在全球迅速蔓延,引起大流行。同时,一些传统传染病,如肺结核、鼠疫、登革热等传染病又重新抬头。总之,新传染病来袭、旧传染病复燃、病原体耐药性增加等问题的出现对人类的生命健康造成了严重威胁,新发再发传染病已经成为全世界共同面对的公共卫生问题。

目前,新发传染病大体分为三种类型:在已知的疾病中发现新的病原体;可能早已存在,但最近才被发现和认识的传染病;人类新发现的既往可能不存在的传染病。其中,针对第二种类型,传染病未被及时发现的原因可能是该类传染病并没有像现在这样在人间发生大流行,病情没有受到人们的关注和重视。新发传染病的种类越来越多,近30年来几乎每年都有至少一种新的传染病被发现,其中部分传染病已经成为全世界的公共卫生难题,如莱姆病已遍及五大洲的几十个国家,埃博拉出血热等疾病的高致死率,所造成的全球疾病负担等。另外,对于新发传染病,人群普遍易感,一般没有免疫力,无法迅速找到有效的预防控制措施,所以新发传染病对人类的危害非常大,也容易对社会安定与国家经济等领域的发展带来重大影响。新发传染病具有如下特点:发生不可预测、人群普遍易感、传播快、范围广、传播途径多、无法及时作出针对性预防控制措施、往往造成巨大的经济损失和社会影响、易导致公众恐慌心理、部分新发急性传染病死亡率高等。生态环境的变化、社会进步与经济发展是新发传染病发生的影响因素,如大规模饲养家禽(畜)、人与动物密切接触、全球气候变暖、人类生存环境改变、微生物进化、旅游业迅速发展、免疫受损人数增多、公共卫生设施失效等。

回顾既往传染病的发现过程,可以看到,每种新发传染病的发现均是临床医生、微生物学家、免疫学家及流行病学家等多学科人员从不同角度深度挖掘、共同工作的结果,从中发现一些规律性的东西,用来指导今后更好地发现新的传染病及病原体。因此,新发传染病的监测策略,必须首先提高基层医务人员对不明原因疾病的警觉性,健全疾病的监测系统,同时开展流行病学调查研究,阐明疾病的流行特点和传播环节。另外,现场流行病学研究应与实验室研究相结合。在一定意义上,流行病学是探讨病因的科学,尽管可以提出病因假设,但必须借助微生物学、免疫学、分子生物学等研究手段来确定病原体。同理,病原体的确定、追踪溯源对进一步阐明疾病的流行特点具有极大的帮助,仍需现场流行病学研究与实验研究相结合,相互补充,相互提高。

新发传染病的监测过程可分为三个步骤:发现线索;样本和资料收集;分析判断,实验确定。任何传染病都具有如下几个层次的特征:流行病学特征、临床症候特征、实验室特征、个体特征、微观特征。首先,流行病学特征监测是从疾病的人群、时间和地区分布等三间分布来对疾病基本特征展开描述的,为提出病因假设提供参考。临床症候群监测主要针对患者的病史、症状、体征、实验室检查、治疗和转归等结果来发现新发传染病。在发现病因线索后,如何进一步深入研究是成功发现新发传染病及病原体的关键。另外,重视样本和资料的收集,应完整地收集资料,系统地观察分析,并探索不同线索途径的研究方法。

四、突发传染病事件的报告与信息管理

(一)突发传染病事件的报告

突发传染病事件的报告原则为:依法报告、统一规范、属地管理、准确及时。2003年5月,国务院颁布的《突发公共卫生事件应急条例》明确规定,突发性公共卫生事件公布的报告时限为1～2小时。2006年颁布的《传染病信息报告管理规范》规定,责任报告单位和责任疫情报告员发现甲类传染病和乙类传染病中的肺炭疽、SARS、脊髓灰质炎、人感染的高致病性禽流感的患者或疑似病例,或发现其他传染病和不明原因疾病暴发时,应于2小时内将传染病报告卡通过网络报告,未实行网络报告的单位应在 2 小时内以最快的通信方式向当地县级疾病预防控制机构报告,并于 2 小时内将传染病报告卡寄出。中华人民共和国传染病报告卡中需要写明的项目有:卡片编码、患者姓名、身份证号、性别、出生日期、实足年龄、年龄单位、工作单位、联系电话、病例所属区域、现住地址、职业、病例分类、发病日期、诊断日期、死亡日期、疾病名称、其他传染病、订正病名、退卡原因、报告单位、报告人、填卡日期、备注。

(二)突发传染病事件的信息管理

1. 信息报告系统的硬件和软件设施必须按照《突发公共卫生事件报告管理信息系统》的使用要求进行配备。

2. 各级卫生健康行政部门和疾病预防控制机构要按照相关要求,安排专职或兼职人员,确保信息报告系统正常运转。

3. 各级卫生健康行政部门应设立专项经费,确保网络正常运转和更新。

4. 各级疾病预防控制机构负责网络管理、使用及维护等技术支持。

5. 信息的应用与交换必须符合国家有关信息安全的规定。

6. 按照属地化管理原则,当地疾病预防控制机构负责对行政辖区内的传染病疫情进行监测、信息报告与管理,负责收集并核对疫情信息和其他信息资料,设立举报和咨询热线,设置专门工作人员收集疫情信息。

7. 传染病报告卡应由录入报告卡的单位保留 3 年。

8. 各级疾病预防控制机构应当充分利用报告的信息资料,建立传染病疫情定期分析通报制度,常规监测每月不少于三次疫情分析与通报,紧急状况下需要每日进行分析与通报。

9. 医学情报信息服务单位在对重大突发事件提供服务的过程中,必须树立整体意识和超前意识。

10. 健全网络,保障高效、方便、快捷的信息服务,提高服务效率。

第四节　突发传染病事件的现场调查与预警

一、突发传染病事件的现场调查

(一)现场调查的目的

突发传染病事件现场调查主要采用现场流行病学调查的方法,其根本目的是及时控制传染病的暴发和疫情蔓延,确定传染病出现的病因(包括传染源、传播途径以及易感人群),以便为及时采取针对性措施来控制疫情进一步发展。调查的目的主要分为:查找病因,寻找宿主、病原体和环境之间的相互关系的信息,为进一步的预防控制和研究提供依据;控制疾病进一步发展,终止暴发或流行;评价预防控制效果和提高疾病的监测能力。突发传染病事件流行程度一般是暴发,波及面广,一旦发生必须积极组织力量进行调查处理,迅速查明暴发的原因,阐明传染病病原体、传播途径及其流行的环境因素,对原因不明疾病,则积极寻找其病因线索和提出病因研究,为进一步研究提供病因假设,最终达到防止疾病蔓延,控制疾病传播的目的。

(二)现场调查的应用

现场调查能够了解和掌握传染病流行病学特征,有助于及时查明疫情发生原因,及时、有效地开展预防控制措施,具体应用如下:

1. 预防控制措施　如通过严格隔离传染源可有效阻止疫情传播;水源污染导致的疫情暴发的原因,可采用对水源彻底消毒的方法控制。

2. 不断发现新发传染病和再发传染病。

3. 及时发现自然疫源性疾病分布模式的变化或新地区的出现。

4. 发现新的传播方式,完善对传染病流行特征的认识。

5. 评估现有的传染病防控指南或措施。

(三)现场调查的基本步骤

1. 调查准备和组织　传染病暴发起初一般是不明原因疾病的发生,发展迅速、涉及人群多、波及范围广,通过周密的准备和组织可以使现场调查起到事半功倍的效果。

(1)区域的确定和划分:明确传染病暴发及调查的范围,将调查范围划分为多区域,确定重点调查区域,组成多个调查组全部地区同时开始调查。

(2)人员选择:现场调查需要哪些专家和人员取决于不同的传染病和不同临床症状,调查队成员一般包括:临床医护人员、疾病预防控制人员、实验室检测人员等。

(3)统一的领导指挥系统:调查时必须具有统一的领导集体,在强有力的领导指挥下,各调查组成员明确各自的职责和任务,在强有力的领导指挥下开展工作。

(4)物资筹备与后勤供应:调查组人员必须在第一时间获得调查所需的一切必需物质和后勤供应,所需物资应包括:交通工具、冷链系统、个人防护装备(防护服、口罩、手套和负压式呼吸机等)、生活用品、标本采集装备等。

(5)实验室准备:提前通知实验室准备好需要的实验用品,做好标本采集和检测工作。

2. 现场核实诊断　核实诊断是为了排除临床医生的误诊或实验检测的差错。调查组成员到现场后,通常先到收治患者的机构了解基本情况,同时收集患者的基本信息,如年龄、性别、地址、职业、发病日期和具体活动范围,其次检查病例、查阅病史,收集患者的临床症状、体征和实验室资料,对流行过程进行描述和作出初步判断。

3. 确定暴发是否存在　监测或识别到传染病发生某些异常情况后,应及时开展现场调查,以确定暴发或流行是否存在。疾病暴发的信息最初可能来自医疗机构、疾病监测点和防疫机构的报告,还有可能来自实验室、兽医站的报告,或者可能由基层工作人员首先发现。防疫工作者接到暴发信息后,首先需要确定暴发信息的真实性,排除人为的夸大或缩小,其次需要对报告的病例进行核查,确认病例是否患同一种疾病。如经过确认证实暴发信息不真实,应立即向公众澄清事实,以免引起不必要的恐慌。一旦确认暴发属实,应初步分析暴发的总体形势,分析暴发影响的范围、可能涉及的人数,同时根据疾病情况作出初步判断,紧急做好暴发的应急控制准备和组织工作。

4. 病例定义 现场调查中的病例定义应包括流行病学标准中的时间、地点、人群分布和临床表现或特征。调查发病的时间范围是一个关键因素,通常要从报告病例的首例病例发病日期往前追溯 1～2 个疾病最长潜伏期,病因不明时,可根据病例的时间分布确定追溯的时间范围。一般来说,病例定义最好运用简单、易用和客观的方法,尽量避免丢失病例,一般包括实验室确诊病例、临床诊断病例和疑似病例。

疫情暴发可以根据实际需要制定不同级别的病例定义,如只制定一个级别、两个级别,或者更多级别的病例均可。

5. 病例发现和核实 大多数暴发或流行疫情,报告的病例仅是全部病例的一部分,不能反映疾病波及地区范围和受累人群特征,需要按照统一的诊断标准和病例定义,采用系统的方法,尽可能发现所有病例。疫情波及多个地区时,应尽可能采用统一的一种或多种调查方式搜索病例,否则,因不同方式搜索病例的程度存在一定差异,可能导致病例分布的偏倚。

发现病例后要开展对病例的个案调查,目的是调查暴发的"来龙去脉",了解病例是怎样被传染的,是否属于输入性病例。调查患者的活动、餐饮、动物接触和各种危险因素暴露史,有利于发现可疑病因,提出最初的病因假设。

6. 疾病的流行病学分析 研究疾病在地区、时间和人群中的分布现象(简称"三间分布")是流行病学研究的初步研究和基础。了解三间分布的状况后才能从现象中找出疾病本质的影响因素。流行病学假设形成的越早,可收集到的相关消息就越丰富,能更早地查明疫情发生的根本原因,从而采取针对性的预防和控制措施。

(1)时间分布:流行病学分析的第一要素是时间要素。暴发或流行的估计需要将特定时间的病例数与同期的预期病例数比较。因此考虑时间时,需要明确提出与疾病暴发或流行相关的时期或时段,弄清楚暴露和卫生事件之间的时间关系,做好时间资料的来源和分析。

描述疫情事件分布特征常用的方法是流行曲线,常用直方图表示。横轴(X轴)是病例发生的例数,纵轴(Y轴)是相应时间段内发生曲线的形状,可以推断疾病的传播方式,还可以推断疾病可能的暴露时间。此外,流行曲线还可以识别特殊病例和预测病例发生的数量,如果流行曲线上显示的某些病例发病时间与大多数病例的发病时间的间隔较长,则为特殊病例,深入调查这些特殊病例,有可能为疾病的发生提供病因线索。

(2)地区分布:病例的地区分布是描述性流行病学的第二个要素,病例的地区分布特征可以提示暴发或流行涉及的地区范围,而且可以展示出病例是否存在聚集性,帮助建立有关暴露地点的假设。地图是描述和解释疾病地区分布特征最好的方式。如果疾病的发生与环境因素有关,标点地图是一种简单有效的工具。另外,在比较不同地区或不同人口密度的发病率或患病率时,可以使用每个地区的发病率或患病率的面积地图来反映每个地区发病风险的大小。

(3)人群分布:描述疾病的人群特征可以了解哪些人群是高危人群,从而发现可能的暴露因素。按照不同人群特征进行分类后可以计算并比较不同组之间的发病率,了解不同人群特征对疾病发生发展的影响。

7. 建立并验证假设 建立假设是流行病学现场调查中非常关键和具有挑战性的一个环节。假设是利用上述步骤收集到的信息来说明或推测病例的来源或者可能的病因。对调查获得的信息进行初步汇总、分析后,排除可能存在的混杂因素,对疾病的宿主、传播途径、危险因素提出假设,当暴露于共同来源(空气、饮水、食物等)的某些人比其他人该病罹患率高得多时,或找到与疾病有关的病原体时,则可能查明传播方式,同时初步判断本次暴发或流行可能的原因。假设建立后需进一步验证合理性和真实性,一般采用分析流行病学方法检验假设是否合理。分析流行病学通过设立对照组与病例组,分析暴露能否增加发病的风险,并通过统计学检验判断暴露和疾病之间的关联是否由偶然性造成,为支持假设的正确性提供流行病学证据。常用的分析流行病学方法包括病例 - 对照研究和回顾性队列研究。

8. 完善现场调查 现场调查是传染病暴发调查的核心,在不同的调查阶段,都需要开展现场卫生学调查,在不同阶段调查的侧重点不同,现场卫生学调查的内容也有差别。在早期,首先需要对现场环境进行调查,如病例发生的场所环境、附近水源和周边环境、食品加工场所环境,同时采集可疑的食品标本、水源标本和物体表面涂抹拭子等。随着调查的深入,根据疾病性质,收集患者相关标本(如各种分泌物、血液、体液、尿液等),同时进行血清学检测和病原体的分离、鉴定,形成传染来源和传播途径的假设,并采用分析性流行病学的方法对这些假设进行验证。

9. 实施控制措施 在疾病调查早期,可能还未找到导致暴发的直接原因,但可以根据经验或已有的知识并结合患者的临床特征采取一些通用的预防和控制措施。开展控制措施后,还需要开展疾病监测,以判断本次疫情是否真正结束,并评价控制措施的效果。

10. 总结报告 在调查过程中,调查者需要及时向相关部门汇报调查进展和调查结果。调查结束后,调查者应尽快将调查过程整理好并形成书面材料,记录好暴发经过、调查步骤和采取的预防和控制措施,同时向相关部门进行信息反馈,阐明疫情发生的原因,并撰写最终调查报告,总结经验教训。

(四)调查报告撰写

现场调查报告的撰写,即是现场流行病学调查工作的重要组成部分,也是促进现场流行病调查工作不断完善,推动卫生应急工作不断向前发展的重要手段。

1. 不同调查阶段的调查报告 根据突发传染病事件的发生发展过程、调查进展及相关调查报告的撰写时间,调查报告可以分为:初次报告、进展报告、阶段小结和结案报告。

(1)初次报告:是指事件发生后或到现场对事件进行初步核实后,根据事件发生情况和初步调查结果所撰写的调查报告,其目的是及时汇报事件发生及相关情况,并为下一步调查和控制提供依据。初次报告主要针对事件的发生、发现过程及事件的特征进行详细描述,初步分析和判定事件的类别和性质、波及范围及危害程度等,根据已掌握的事件相关资料对疾病的时间分布、地区分布、人群分布进行描述,对事件可能的发展趋势进行分析,为进一步研究和采取控制措施提出建议。

(2)进展报告:主要用于动态反映某突发传染病事件调查处置过程中的主要进展、控制措施及发展趋势,并对前期工作作出评价,在此基础上对后期工作提出建议。发生报告和进展报告都要求在获取信息后最短时间内完成,内容新、速度快,强调时效性。主要报告内容包括疫情的发展变化、处置过程、疾病病因调查等,对初次报告的内容进行补充和修正。

(3)阶段小结:主要是针对调查处置持续时间较长的事件,每隔一段时间应对事件调查进行阶段性总结报告,主要内容包括对前期调查工作、初次报告和进展报告内容进行更新,重新梳理、总结和回顾调查相关工作,对事件处置进行阶段性评价。

(4)结案报告:是在事件调查处理结束后,对整个事件调查处置工作的全面回顾与总结,报告内容包括事件的发现、患者的救治、调查研究工作的开展和取得的结果、预防控制措施及其效果、总结的经验教训、做好类似工作或防止类似事件发生的建议等。

2.调查报告的基本格式　包括题目,前言,正文,结论,署名和日期。

(1)题目:题目应简练、准确,指明事件的时间、地点、性质、严重程度。基本格式为"××××的调查报告""关于××××的调查报告"。

(2)前言:主要内容是本次调查报告的背景和基本情况、调查目的和意义,简要提出本次调查要解决的问题。主要阐述内容包括疫情发生情况及其经过、疫情影响范围、调查处置措施和效果、调查工作经过和调查处理结论等。

(3)正文:这部分内容是调查报告的主体,主要包括事件的背景、调查处理过程和效果、未来发展趋势和建议。事件背景主要包括社会和自然因素、反映事件产生的客观基础。例如调查现场人口分布特征、地理位置特征、社会经济状况、卫生服务状况等。调查处理过程和效果,这部分内容主要按照事件发生发展的时间顺序进行调查描述,结合流行病学特征、现场卫生学检查和实验室检测结果、病因和流行因素推测等来对疾病的分布特征、严重性和趋势性进行分析。最后针对现场调查和处理措施过程中存在的不足和问题提出针对性的建议。

(4)结论:该部分应综合整个调查结果对此次事件的调查处置和效果进行总结、判断。一般有三种形式:概括全文,综合说明调查报告的主要观点,深化文章的主题;在对资料进行深入细致分析的基础上根据正文形成结论;针对发现的问题提出建议或可行性方案。

(5)署名和日期:一般调查报告通常是向政府、同级或上级卫生健康行政部门和上级疾病预防控制中心汇报,或向有关单位进行报告,因此它的署名通常为直接负责本次调查的单位如某个或几个疾病预防控制机构的名称。在向派出机构进行工作汇报时,调查报告则应签上单位(部门)及个人名字。另外,应该在调查报告的末尾签上调查报告撰写的日期。

二、突发传染病事件的预警

突发传染病事件是指突然发生、造成或可能造成社会公众健康严重损害的传染病疫情事件,在短时间内发生、波及范围广,出现大量患者或死亡病例,其发病率远远高于常年发病率的平均水平,主要是病毒、细菌、寄生虫等病原微生物或者不明病原导致的传染病暴发、流行。突发传染病事件能够引起事件发生的本地区以及本地区以外的强烈反应,直接影响到公众的健康、经济的发展和社会的稳定。尽管预警工作在自然灾害、事故发生和社会安全事件等突发事件预防和减轻危害工作中的应用已有较长历史,但在突发传染病事件中的应用,则是在 2003 年之后才得到重视。我国在原有预警研究工作基础上,从实际出发,结合国内外预警系统建设的经验教训,在 2004 年修订的《中华人民共和国传染病防治法》第十九条中规定,国家建立传染病预警制度。即运用各种相关的医学卫生知识和科学技术手段,详细分析和研究突发传染病事件的历史资料、现场调查及监测获得的相关的资料和信息,对其发生、发展及其变化的趋势和可能产生的危害,进行事先推断和估计,及时发现警情,并向社会发布警报。

(一)突发传染病事件预警的特征

1. **现实性特征**　突发传染病事件预警是以突发传染病事件真实存在为前提,依据突发传染病事件在一定范围通过传染途径和传播方式存在的现实,采取针对性的措施来预防和控制传染病事件。

2. **多维性特征**　突发传染病事件预警,按预警方式分为直接预警、定性预警、定量预警;按时间可分为短期预警、中期预警、长期预警;按性质、形式可分为流行趋势预警、流行规模预警等。由于突发传染病事件的预警具有多维度特点,这就要求我们在预测传染病事件发生发展、相关因素、趋势和规律的过程中,需要调查者运用联系、发展和全面的观点来看待事物的发生发展变化情况。

3. **综合性特征**　由于突发传染病发生时间迅速,疾病传播途径、传播方式具有多样性或者病因未明等原因,预测性的定量分析难以准确进行,加上统计方法使用等方面问题,资料的可靠性和真实性会导致无法确认或确认不全面等问题,使突发传染病事件真实的客观情报得不到及时、准确、全面收集,在定量分析中也会使得预测效果受到不同程度的影响。

4. **不可对照性特征**　突发传染病事件预警的出发点是预防预警事件的出现,或限制其流行规模,或减少疾病传播,无法像经济、科学等领域方面的预警一样,可以根据若干年的情况与预测结果进行比较来验证预警的科学性、真实性和可靠性。

(二)突发传染病事件预警的种类

1. **征兆预警**　传染病流行因素的征兆预警。

2. **病媒生物及宿主动物预警**　生物媒介和病原体宿主的变化可以直接影响自然疫源性和虫媒传染病的发生和流行,当某地病媒生物密度增加、宿主动物体内病原体携带率特异性升高、宿主动物大量死亡或检出罕见病原体等情况时,都可以作为相关传染病流行的可能征兆。

3. **病原体演变预警**　每当监测的病原体出现变异,即可导致病原体的毒力、感染力、致病力和耐药性等指标出现变化和增强时,人群原有免疫屏障可能失去,很大可能会引起某种疾病的暴发或流行,所以应立即发出相应的预警。

4. **人群易感性预警**　人群易感性水平高低是促进传染病暴发或流行的重要因素。常规开展人群免疫水平监测,人群免疫屏障低于一定水平时,急需及时发出预警信息,建议有关部门通过开展免疫接种等措施,提高人群免疫水平。

5. **早期预警**　某些传染病易引起大范围或长时间的流行,对于此类传染病的预警,除了监测疾病的流行因素外,还需要对疾病发生的时间、空间上的变化进行监测,通过描述病例时空与流行因素之间的关系,可以早期启动预警和控制措施。

(三)基本方式

1. **短期预警** 有规律性的时间变化趋势(季节性变化)的传染病事件一般采用短期预警,时间一般为 3 个月。

2. **中期预警** 一般病因不明,变化规律不容易被掌握的疾病,或无明显时间变化趋势的疾病,时间一般为 1 年。

3. **长期预警** 对公共卫生影响严重,人群危害重的疾病,预测范围较广、内容比较复杂,需要长期监测疾病的变化情况。

(四)预警工作程序和方法

1. **确定突发传染病事件预警目标** 一般应根据某种客观需要,依据一定的客观背景与条件以及突发传染病事件对人类危害的严重性和发生的可能性,通过认真分析和讨论,最后通过专家分析法或综合分析法来确定突发传染病事件的预警目标,目标需要符合公共卫生事件的产生、变化与发展等客观规律。

2. **制订突发传染病事件预警计划** 突发传染病事件预警计划是指反映突发传染病事件预警时间、内容、方法和预案等方面的实际工作前的安排。如预警时间、内容、方法(采用什么方法收集资料、整理资料),在什么时间段完成何种突发传染病事件预测工作和提前做好准备等。只有周密的计划安排,预警工作才能顺利有效地进行,在实践中检验预警工作计划是否完全可行。

3. **选定突发传染病事件预警时机** 预警时机是指能为突发传染病事件预测工作带来有效预测效果的时期。预测时机的确定应根据事物的客观规律来确定,利用事物发展变化的特点来客观及时准确地预测传染病事件发生的可能性。

4. **选择预警指标** 预警指标是选取与某种传染病事件发生、变化和发展相关的参数,正确、标准的预警指标是整个预警项目成功的关键。选取预警指标是要反复分析、验证,把与疾病事件高度相关的指标选取为预警指标。

5. **设置预警界限和预警信号** 预警界限和预警信号是针对某种疾病确定预测值达到多少时发出预警的阈值界限,同时根据不同阈值界限发出不同的预警信号。

6. **收集和整理突发传染病事件预警的相关资料** 预警指标体系的监测和预警外的信息收集,通过主动定时、定点针对某种传染病进行综合分析,评估选取的敏感指标进行连续监测。同时对预警以外的资料进行收集,从多方面对疾病的特征进行描述,能够充分了解和认识事物特性和特征以及取得良好突发传染病事件预警效果的基本条件。

7. **分析、评估预测结果** 按照预警计划完成预测工作后,应继续对预测结果认真、系统分析,以评估预测结果与真实情况之间的误差,与设定的阈值相比较,分析预测结果误差原因,完善预警系统,提高预警工作的实际意义。

8. **公布突发传染病事件预测结论,适时报警** 在一系列突发传染病事件预测工作结束后,对预测结果进行分析、评估后公布于众,并适时报警,以引起人们对突发传染病事件形势或发展势态的关注,为防范和控制传染病的发生、发展做好心理和实际行动的准备。

第五节　突发传染病事件的分级响应和应急控制措施

一、传染病事件的分级

传染病事件的分级主要是根据传染病评价指标确定,其中一级指标有 6 个,分别为病原体特征、传播途径、疫情严重性、疫情的易管理性、疫情的紧迫性、疫情的发展性。各一级指标又有若干个二级指标,病原体特征二级指标有:侵袭力、传染力、毒力、变异体情况、人群易感性。其中变异体情况可根据耐药性变异、抗原性变异和毒力变异进行评定。传播途径二级指标有:经呼吸道传播、经消化道传播、经虫媒传播、经血液、体液、血制品传播、经土壤传播、经日常生活传播。疫情严重性二级指标有:发病率、受感染人数、死亡人数、伤残调整寿命年、病死率、流行范围。其中,流行范围可分为全球性 - 全国范围 - 省(自治区、直辖市) - 县、地级市,镇、村这 5 个等级水平。疫情管理性二级指标有:疫情的可控性、治疗的可行性、预防接种的可行性。疫情的紧迫性二级指标有:传染病的易感性、人群抵抗能力或免疫力、主要威胁人群、该病对健康影响的严重性、病程发生的急缓。疫情的发展性,主要包括发病率和续发率两个二级指标。

传染病事件分级以及评价指标有 6 个,其评价指标的权重是根据其二级指标评定的,同样,二级指标的权重根据三级指标来评定。各级的指标权重可以不同,其权重的大小是根据其对上一级指标的重要性和影响力度而定。因此,上述 6 个一级指标的权重不一样,其对传染病突发公共卫生事件的影响也不一样。至于三级、二级、一级指标权重的大小则可以采用专家小组讨论法或德尔菲法,由相关领域的专家对其指标的合理性和科学性进行评定,增加合适的指标或免去不必要的指标,再根据指标的影响作定性向定量转变,使突发公共卫生事件的分级更科学,更具有可操作性。

根据上述指标,突发传染病事件可分为特别重大(Ⅰ级)、重大(Ⅱ级)、较大(Ⅲ级)和一般(Ⅳ级)4 个等级。

(一)特别重大突发传染病事件(Ⅰ级)

有下列情形之一的为特别重大突发传染病事件(Ⅰ级)。

1. 肺鼠疫、肺炭疽在本市和周边的地级以上城市发生并有扩散趋势;或肺鼠疫、肺炭疽疫情波及 2 个以上的省份,并有进一步扩散趋势。

2. 发生如 SARS、人感染高致病性禽流感病例,并有扩散趋势。

3. 涉及多个省份包括本市在内的群体性不明原因疾病,并有扩散趋势。

4. 发生新传染病或我国尚未发现的传染病发生或传人当地,并有扩散趋势,或发现我国已消灭的传染病重新流行。

5. 发生烈性病菌株、毒株、致病因子等丢失事件。

6. 周边以及与我国通航的国家和地区发生特大传染病疫情,并出现输入性病例,严重危及当地和我国公共卫生安全的事件。

7. 国务院卫生健康行政部门认定的其他的特别重大突发传染病事件。

(二)重大突发传染病事件(Ⅱ级)

有下列情形之一的为重大突发传染病事件(Ⅱ级)。

1. 在一个县(区)行政区域内,一个平均潜伏期内(6天)发生5例以上肺鼠疫、肺炭疽病例;或者相关联的疫情波及2个以上的县(区)。

2. 发生如 SARS、人感染高致病性禽流感疑似病例。

3. 腺鼠疫发生流行,在一个县(区)行政区域内,一个平均潜伏期内(6天)连续发病20例以上,或流行范围波及2个以上县(区)。

4. 霍乱在一个县(区)行政区域内流行,1周内发病30例以上,或波及2个以上县(区),有扩散趋势。

5. 乙类、丙类传染病波及本市(地)2个以上县(区),1周内发病水平超过前5年同期平均发病水平2倍以上。

6. 我国尚未发现的传染病发生或传入当地,尚未造成扩散。

7. 发生群体性不明原因疾病,并扩散到当地1个县(区)以外的行政区域。

8. 发生重大医源性感染事件。

9. 预防接种或群体预防性服药出现人员死亡。

10. 境内外隐匿运输、邮寄烈性生物病原体、生物毒素造成我国境内人员感染或死亡的。

11. 省级以上人民政府卫生健康行政部门认定的其他重大突发传染病事件。

(三)较大突发传染病事件(Ⅲ级)

有下列情形之一的为较大突发传染病事件(Ⅲ级)。

1. 发生肺鼠疫、肺炭疽病例,一个平均潜伏期内(6天)病例数未超过5例,流行范围在一个县(区)行政区域内。

2. 腺鼠疫发生流行,在一个县(区)行政区域内,一个平均潜伏期内(6天)连续发病10~19例,或波及2个以上县(区)行政区域。

3. 霍乱在一个县(区)行政区域内流行,1周内发病10~29例,或波及2个以上县(区),或在本市(地)行政区域的城市范围内首次发生。

4. 1周内在一个县(区)行政区域内,乙、丙类传染病发病水平超过前5年同期平均发病水平1倍以上。

5. 在一个县(区)行政区域内发现群体性不明原因疾病。

6. 预防接种或群体预防性服药出现群体心因性反应或不良反应。

7. 市(地)级以上人民政府卫生健康行政部门认定的其他较大突发传染病事件。

（四）一般突发传染病事件（Ⅳ级）

有下列情形之一的为一般突发传染病事件（Ⅳ级）。

1. 腺鼠疫在一个县（区）行政区域内发生，1 周内发病数未超过 10 例。

2. 霍乱在一个县（区）行政区域内发生，1 周内发病数在 9 例以下。

3. 县（区）级以上人民政府卫生健康行政部门认定的其他一般突发传染病事件。

二、突发传染病事件的应急控制措施

（一）突发传染病事件的应急控制措施的处理原则

1. 预防为主坚持贯彻"预防为主"的方针，按照"早发现、早诊断、早报告、早隔离、早治疗"的传染病防治原则，加强重大公共卫生疫情的检测、预防力度。

2. 依法防控为有效遏制重大公共卫生疫情的传播，根据《中华人民共和国传染病防治法》、国务院《突发公共卫生事件应急条例》等有关法律、法规和各级政府及相关部门对重大突发传染病事件防控工作的要求，各相关部门应当在政府的统一领导下，采取有效的应急控制预防措施，做好突发传染病事件的疫情防控工作。

3. 及时处置预防和控制突发传染病事件要坚持"早、小、严、实"的方针，在日常工作中发现疑似病例时，应立即向政府及卫生健康行政部门或疾控机构报告并积极配合做好对发现疑似患者和密切接触者的前期处置措施的落实，采取有效措施切断传播途径，迅速控制突发传染病的疫情传播与蔓延。

4. 统一管理突发传染病事件疫情的预防控制、监督监测、疫情报告、疫情分析、实施隔离等工作要实行统一管理，压实"四方责任"，各相关部门参与事件应急处置的有关人员必须服从政府的统一指挥。

（二）突发传染病事件应急处理的内容及步骤

处理突发传染病事件是一项系统工程，与众多的专业学科相关，并且包括多方面的工作内容，要通过规划、组织、协调、管理和指挥技术体系的各个环节，使之有机地协调配合，发挥技术体系的整体优势。在突发传染病事件处理的过程中，专家技术小组要充分发挥职能作用，根据突发事件的特异性因地制宜、适时地作出调整。在技术决策方面，形成统一的指挥系统，统筹安排，循序渐进地处理突发事件。疫区封锁对当地居民的生活、生产会产生很大影响，因此在决定是否采取疫区封锁时要慎重，不能轻率从事。在实践中，我们总结出处理突发传染病事件一般不宜采取疫区封锁措施，要从控制人员和车辆的流动、尽量减少集会、赶圩和宴请等活动几个方面入手，防止染疫媒介的扩散或在人群间传播；若发生重大突发传染病事件，可根据事件的性质和流行强度，采取单项或组合处理措施，必要时有针对性地采取相应的疫区封锁措施。

"软封锁"：对散发病例的住家户及其密切接触者实行家庭封锁，进行隔离留验，彻底进行消杀灭处理；不设置小隔离圈、大隔离圈和警戒圈，只派村干部轮班看守，不准外出，不准外人探访，医务人员定时巡诊；卫生处理达标，连续9天无新发病例即可解除。

"硬封锁"：将患者集中隔离治疗，对于有重症患者的单位和村寨，要严防人群间的连续传播，必须划分和设置小隔离圈、大隔离圈和警戒圈，严禁人员和物资的自由流通，严格监察患者的治疗和管理；通过规范的处理，各项卫生指标达到要求，自最后一例患者治疗9天后无新发病例即可解除封锁。

"交通封锁"：突发事件在几个村寨或乡范围内发生暴发流行，实施严格的"硬封锁"有一定难度时，必须通过压实"四方责任"，落实在村寨和城乡的交通要道上派驻军警和卫生人员设卡，对过往车辆只准过不准停；外出进行消毒处理，疫区物资只准运进不准运出，劝阻外界人员进入疫区，禁止疫区人员外出；疫区处理达标后，9天无新发患者方可撤卡。

应急预案启动后，应急指挥部根据控制处理突发传染病事件的需要，统一指挥和调动本级和下级机关、企事业单位、社会团体、基层群众性自治组织及其他组织和个人参加群防群控工作。任何单位和个人接到指挥部指令后，必须无条件服从调遣，赶赴现场处理，并视情况启动各自的应急预案。

另外，计划部门组织应急物资的生产、储备和调度，保证供应，保证物价稳定，维护市场秩序。宣传部门在应急指挥部的统一部署下发布突发事件信息，向大众宣传预防控制突发事件的有关知识，建立正确的舆论导向，澄清误传，消除恐慌。教育部门组织实施学校中的突发事件控制措施，防止突发事件在校内发生和流行，做好在校学生、教职工的宣传教育和自我防护工作。公安部门做好维护社会治安工作，严厉打击各种违法犯罪活动，组织、协调、指挥地方公安机关做好突发传染病事件区域的治安管理，协助实施隔离措施。交通部门组织地方相关部门对乘坐交通工具的人员进行交通检验检疫工作，防止传染病通过交通工具传播。优先安排疫区紧缺物资和人员疏散的运送，做好疫区的交通管理工作。农、林部门组织做好家畜家禽疫病的防治工作，对与人类接触密切的家畜家禽及野生动物的相关传染病进行监测和管理。海关的检验检疫部门组织做好出入境卫生检验、检疫工作，防止传染病的传入和传出；收集提供国外传染病检疫动态和信息。市场监督管理部门负责对用于突发传染病事件应急处理相关产品的质量监督、检验和管理。乡（镇）人民政府、街道办事处、居民委员会、村民委员会协助做好突发传染病事件信息的收集和报告；组织所在地的单位和个人参与突发传染病事件的防治工作，向居民、村民宣传突发传染病事件防治的相关知识。其他有关部门根据突发事件处理的需要，做好突发事件应急处理的涉外事务、舆论宣传、科研攻关、救济物资发放、紧急物资的进口、接受或分配捐赠、市场监督管理、法律法规的制定与修订，以及国家应急处理指挥部交办的相关工作等。

（三）突发传染病事件预防措施

1. 对传染源的措施　可分为对患者、对携带者、对接触者和对动物传染源的预防措施。

（1）对患者：应当及时积极采取早发现、早诊断、早报告、早隔离、早治疗的"五早"预防控制措施。

1）早发现：早期发现患者的方法有三种：普遍开展卫生宣传教育，提高居民的知识水平；

提高诊疗工作质量,尽量减少漏诊和误诊;主动寻找患者,尤其是症状较轻的患者。

2)早诊断:可根据临床、实验室检验及流行病学的材料来确定。

3)早报告:诊断确定后,应立即进行传染病报告。根据《中华人民共和国传染病防治法》规定,执行职务的医疗保健人员、卫生防疫机构为责任疫情报告人。责任疫情报告人应当按规定的时限向卫生行政部门指定的卫生防疫机构报告疫情。发现甲类传染病和乙类传染病的艾滋病、肺炭疽患者、SARS 患者、病原携带者和疑似患者时,城镇于 6 小时内,农村于 12 小时内,以最快的通信方式向发病地的卫生防疫机构报告,并同时发出传染病报告卡。当发现乙类传染病患者、病原携带者和疑似患者时,城镇于 12 小时内,农村于 24 小时内向发病地的卫生防疫机构报出传染病报告卡。此外,一旦发现传染病暴发和流行时,责任疫情报告人应当以最快的通信方式向当地卫生防疫机构报告疫情。多年来我国在传染病报告中存在的缓报、瞒报及谎报等问题,主要是人为因素造成的,必须依法坚决制止。

传染病报告工作涉及各级卫生部门,面向疫点疫区的广大群众,是一项经常性工作。必须加强领导,坚持逐级负责制和统一部署,统一检查。卫生防疫机构是做好传染病报告管理工作的专业机构,要对各种传染病的发生和流行情况,按月、按季、按年度进行综合分析,对严重的疫情更要随时作出分析,及时向领导汇报。对报告管理中出现的问题要认真研究并提出切实可行的意见,及时加以解决。目前我国已在绝大多数县级医疗卫生单位实施网络直报,从而极大地提高了传染病报告的速度和水平。

4)早隔离:患者的早期隔离和住院不仅可以保证尽早地限制他们的活动范围,以防继续传播,而且可以尽早得到合理的治疗,缩短病程,防止转为慢性或成为携带者。对疑似患者也要严格隔离。隔离的方式应因时因地制宜,可采用简易的隔离方法,包括家庭隔离病床、简易隔离室、单位隔离所等。这些简易隔离办法具有经济、灵活、适合季节性传染病的特点。在隔离过程中如有必要也可进行住院隔离,但必须注意防止院内交叉感染。至于各种传染病的隔离期限,主要根据各自传染期的长短而定。

5)早治疗:按每种传染病的治疗常规进行。

(2)对携带者:对携带者的无害化措施,包括五个方面:①分别为治疗;②隔离或观察,依照各病的严重性的不同分别处理,例如对霍乱的携带者必须采取隔离措施,但对伤寒、白喉等的携带者只需相对性隔离或观察;③职业的限制,携带者在这个时间内,对威胁性职业者应暂时停止其工作,直至其完全停止排放病菌;④随时消毒,必须应当教会携带者本人掌握消毒排泄物、被污染物品及周围环境的方法,防疫人员应对其自行消毒的效果进行效果检查;⑤卫生教育,使携带者了解其本身情况及与周围人和环境的关系,使其自觉地做好无害化工作。

(3)对接触者:接触时可能的传染源,首先应掌握其全部名单,并按疾病的不同分别采取下列措施:

1)检疫或医学观察:务必每日问诊、检测体温,以利早期发现病症。如有可能最好按疾病的需要做实验室检查,一般每隔 2～3 天检查 1 次,共 2～3 次。检疫或医学观察的期限为自与患者分离之日起,经过一个最长潜伏期。

2)居家隔离或集中隔离:上述被观察的接触者中,凡从事威胁性职业及儿童机构中的儿童应暂时停止工作或上学,称为居家隔离,一般在家中执行。对于烈性传染病的接触者,则应严格执行集中隔离。

3)预防感染后发病:一些传染病可用被动免疫的方法防止发病,如麻疹、破伤风等。也可在潜伏期较长的疾病中利用自动免疫防止发病,如狂犬病、天花等。在疟疾中还可以服用药物的方法进行预防。

4)卫生处理:针对某些由虱子传播的疾病,可对接触者进行有效的杀灭虱子办法及其他卫生处理。

5)卫生教育:提高接触者的卫生防病知识水平。

(4)对动物传染源:原则是分情况进行杀灭或隔离治疗。

1)杀灭:鼠类是多种自然医源性疾病的主要传染源,必须结合除"四害"运动大力杀灭鼠类。对其他一些危害较大或无经济价值的患病动物和患狂犬病或利什曼病的狗、患炭疽的家畜等也必须进行彻底杀灭这些患病的动物、狗和家畜。

2)隔离治疗:对有经济价值而且所患之病又不是危害甚大的传染病,可进行隔离、治疗。对患病动物的分泌物、排泄物应进行消毒处理,防止污染外环境。平时对家畜要做好预防接种工作,如对布鲁菌病、炭疽、狂犬病等的预防接种。对由外地新购来的家畜,应在经过检疫之后再与原有家畜同圈饲养。

2.对传播途径的措施　此措施的基本原则是外界环境无害化、健康化,其中有三个重要方面,即卫生措施、消毒和杀虫。

(1)卫生措施:在肠道传染病控制中,卫生措施有着特别巨大的意义,供给净化过的水可使城市中伤寒、霍乱或其他肠道传染病的发病率迅速下降。另外,对食品的卫生监督、对居民区内垃圾的清除、排泄物的处理、蚊蝇滋生地的消灭、居民卫生习惯的培养等都对预防肠道传染病等起着巨大的作用。通风换气的好坏对呼吸道传染病也有很大意义。因此卫生措施的作用是不可低估的。

(2)消毒:消毒是指杀灭周围环境中的病原体,是切断传播途径所采取的一种有效手段,一般可分为以下三类:

1)预防性消毒:平时为防止传染病的发生和流行所采取的消毒措施称为预防性消毒。

2)随时消毒:对患者或携带者的排泄物。污染物及污染场所进行的消毒,称为随时消毒。这是迅速消灭病原体,防止传播的重要措施。

3)终末消毒:患者离开原住地后,对原住室、衣物、用具、活动场所进行的一次彻底消毒,称为终末消毒。这种消毒对于结核、病毒性肝炎、炭疽、鼠疫及霍乱等病尤为重要。

3.对易感人群的预防措施　易感人群的预防措施可以采取两方面措施进行:一方面为改善人们的生活条件,加强体育锻炼,提高非特异性抵抗力;另一方面为进行生物制品的预防接种或化学药物的预防,以提高机体的特异性抵抗力。

(1)预防接种的作用:预防接种是利用生物制品将抗原或抗体注入人体,使人体获得对某些传染病的特异性抵抗力。这种方法又叫人工免疫,主要针对传染病流行过程的第三环节,是预防和控制传染病的重要措施之一。

(2)预防接种的种类:预防性接种可分为自动免疫和被动免疫。

1）自动免疫：即将抗原物质注射到人体内，使人体于接种后 1～2 周自动产生免疫力。

2）被动免疫：是把已经有免疫力的人或动物的血清注射给易感者。它的优点是能立即起作用，但其免疫作用一般只能维持 1 个月左右，且其造价较高，生产量有限，又有过敏反应问题，因而只能在特定情况下使用，难以普遍推广。

（3）预防接种的时间、剂量、次数和间隔：接种时间可根据该制品在人体内产生和保持免疫力的时间与发病季节高峰相一致。足够免疫力的形成必须有足够剂量的抗原刺激，但若一次接种过大的剂量也会影响免疫效果，而且可加重过敏反应，因此每种生物制品都有其规定接种的剂量，应当按规定的剂量使用。大多数的生物制品如死菌苗、死疫苗及类毒素等，往往在一次注射后效果并不好，只有在进行第二次或第三次注射后才能有足够的免疫力，如乙脑疫苗应当注射两次，百日咳、白喉、破伤风混合制剂应当注射 3 次等。每次接种的间隔因制品不同而异，菌苗、疫苗的接种间隔一般是 7～10 天，而吸附制品由于吸收慢，因此每针间隔一般为 1 个月。由于经过一定时间，体内的免疫力逐渐消失，因此应根据接种免疫的有效期限再进行加强注射，以巩固免疫力。加强注射可在原有基础免疫的状况下进行，只要再给予一次注射，就能产生较高的免疫力，如百日咳、白喉、破伤风混合制剂在全程注射 3 次后，第二年再加强注射一次，就可以刺激机体产生足够的抗体。

（4）预防接种的不良反应和处理：预防接种对绝大多数人来说是不会引起很多或很重的不良反应的，但个别人于接种后，往往会出现程度不同的不良反应。一般有以下情况：一般不良反应，指由于制品本身的特性而引起的不良反应，其性质与程度因制品不同而异，有的是属于基本正常的免疫反应，有的则是典型的副作用和不良反应；不良反应可分局部和全身两个方面，一般都是轻微的不良反应，不需要做什么处理；对局部反应严重的可做热敷，对全身反应严重的可对症处理，例如有发热者可以使用一些解热镇痛的药物等。严重的异常反应较少见，可能会出现晕厥、过敏性休克、血清病等，应当立即对症处理。

三、突发传染病事件的组织机构

发生突发传染病事件时，政府与卫生健康行政部门应立即启动应急处置措施，成立应急领导小组，并设立突发传染病事件疫情防控办公室，统一组织和落实应急处置工作。当发生突发传染病疫情时，政府与当地卫生部门要积极作出应对与处置，并及时组织和协调人员和运力，对突发传染病疫情进行防控。

（一）应急领导小组

在预防阶段的主要职责包括组织贯彻落实国家有关法律法规和各级政府部门的指令；布置、检查突发传染病事件的疫情防控应急处置措施的制定和应急准备工作的落实。在应急控制阶段的主要职责：开展预防控制工作；宣布实行应急处置措施；统一安排、调用应急处置所需的物资、设备和人员；按照有关规定做好信息发布工作。另外，应急领导小组也应履行其他职责，包括交通运输：合理进行突发传染病事件疫情发生后的车辆调度工作，确保应急处置工作交通顺畅，保证应急物资和人员的及时运送；及时报告调度车辆转送疫情疑似患者或确诊患者情况;开展所辖营运车辆的预防性清洁、消毒、通风工作,保证车辆内部环境卫生整洁。环境整治:整顿突发传染病事件疫情发生地的环境卫生工作,治理和消除蚊蝇孳生地,消除"四害"。宣传教育:宣传国家有关法律法规和各级政府部门对突发传染病疫情防控工作的要求,做好常规宣传、强化宣传、应急宣传等各阶段的宣传工作,有重点有目的地宣传普及防病知识,正确引导掌握相应防病知识,增强抵御重大公共卫生疫情的能力;采用会议、标语、宣传单等方式开展有针对性的突发传染病疫情防控科普知识宣传以及健康行为教育,保护易感人群;注意社会动态,收集群众反映,平息社会谣传,保证社会稳定。检查督导:负责组织人员深入突发传染病疫情的发生地进行督查指导、调查研究,发现问题及时解决,查处在突发传染病疫情处理过程中的失职、渎职和违纪行为。后勤保障:负责筹集和落实突发传染病疫情防控工作必需的专项经费;负责突发传染病疫情防控物资储备和供应;妥善处理疫情疑似患者或确诊患者住院治疗和密切接触者在接受隔离和医学观察期间的工薪待遇等问题。

(二)突发传染病事件疫情防控办公室职责

突发传染病事件疫情防控办公室应随时掌握突发传染病事件疫情动态,及时向当地卫生防疫机构报告;配合当地卫生防疫机构专业技术人员、专家对突发传染病疫情的调查和评估,了解汇总工作信息,并根据当地卫生防疫机构专业技术人员、专家对突发传染病疫情评估结果,确定防控重点和目标;组织各项应急准备的检查工作;组织突发传染病疫情专项应急工作的相关会议,报送有关资料;组织进行突发传染病疫情现场应急处置宣传教育工作,审查突发传染病疫情应急处置的宣传报道内容;组织、制定应急控制措施;在突发传染病事件发生后,迅速了解、收集、汇总和报告疫情趋势情况;当地政府应与卫生防疫机构和其他应急机构以及现场各专业应急处置人员保持联系,及时传达有关决定、指令和信息;处理应急工作领导小组的日常事务。

四、突发传染病事件的分级响应及相关部门的职责

(一)突发传染病事件分级响应、报告与评估

根据《国家突发公共事件总体应急预案》《国家安全生产事故灾难应急预案》将突发传染病事件响应等级分为四级:特别重大事故(Ⅰ级)、重大事故(Ⅱ级)、较大事故(Ⅲ级)和一般事故(Ⅳ级)。一般来说,一级响应由国务院组织实施,各省级人民政府在国务院统一领导和指挥下组织协调省内应急处置工作。下调应急响应级别,表明疫情的范围、性质和危害程度有所降低,应对疫情的组织实施的相关部门也随之下调。调整为二级响应,由省级人民政府领导和指挥本行政区域内的应急处置工作;调整为三级响应,由市级人民政府领导和指挥本行政区域内的应急处置工作;调整为四级响应,由县级人民政府领导和指挥本行政区域内的应急处置工作。上一级人民政府可根据实际情况给予下级人民政府指导和支持。

突发传染病事件发生后,相关工作人员必须按照国家有关法律法规和各级政府部门对

突发传染病疫情防控工作的要求和程序进行疫情报告。在接到突发传染病疫情报告后,要迅速调查与核实,并立即向上一级政府和卫生防疫机构报告。

政府、卫生防疫机构专业技术人员、专家组对突发传染病事件的疫情趋势情况进行评估、判定突发传染病的预警级别,并将有关评估、判定情况向应急工作领导小组组长报告。突发传染病事件处理不能急于求成,要严格全面落实各项综合防治措施,坚持科学务实的态度,不畏惧突发传染病事件处理过程中的复杂性和艰巨性,从上到下层层落实,不能急于求成触碰原则性问题。在实践中验证和修订管理和技术方案,落实各项处理措施,力争"疫情防控达标",避免突发传染病事件的反复。当处理措施达到预期效果时,应及时组织考核验收,在通过考核验收,突发事件得到有效处理后,还需做好后续常规工作,坚持进行突发传染病事件的日常监测,巩固处理效果。

(二)突发传染病事件中相关部门的处理措施

突发传染病防控工作的对象是整个社会和整个人群,政府作为社会的组织管理机构,在突发传染病防控工作中起到了尤为重要的作用。突发传染病事件的应急控制处理是政府展现综合能力很重要的一方面,任何一个环节出了问题都会导致整个工作的失败。因此从中央政府到各级政府,从国务院有关部门到县一级政府的有关部门都要负起责任。政府在突发传染病事件中所起到的职责包括领导、组织和实施三个主要方面。

1. 国务院应急职责　批准全国突发传染病事件应急预案;突发传染病事件发生后,设立全国突发传染病应急处理指挥部,负责对全国突发传染病事件应急处理的统一指导、统一指挥;对新发现的突发传染病,依据危害程度、流行强度,依照《中华人民共和国传染病防治法》的规定,确定甲类传染病新病种;批准启动在全国范围内或者跨省(自治区、直辖市)范围内的突发传染病事件应急预案。

2. 省级政府应急职责　报告重大、紧急疫情。接到突发传染病事件报告后必须在1小时之内向国务院卫生健康行政主管部门报告;突发传染病事件发生后,成立突发传染病事件应急处理指挥部,负责领导、指挥本行政区域内突发传染病事件应急处理工作;立即组织力量对地方人民政府、卫生健康行政主管部门报告的突发传染病事件事项进行调查核实、确证,采取必要的控制措施,并及时报告调查情况。

3. 市、县级政府应急职责　建立严格的突发传染病事件防范和应急处理责任制,保证突发传染病事件应急处理工作的正常进行;依照法律、行政法规的规定,做好传染病预防工作,防范突发传染病事件的发生;建立和完善突发传染病事件监测与预警系统;根据突发传染病事件应急预案的要求,保证应急设施、设备、救治药品和医疗器械等物资储备;加强急救医疗服务网络的建设,配备相应的医疗救治药物、技术、设备和人员,提高医疗卫生机构应对各类突发传染病事件的救治能力;设置与传染病防治工作需要相适应的传染病专科医院,或者指定具备传染病防治条件和能力的医疗机构承担传染病防治任务;接到突发传染病事件报告后,立即组织力量对报告事项调查核实、确证,采取必要的控制措施,并及时报告调查情况;2小时内向本级政府和上级卫生行政主管部门报告;做好对传染病暴发、流行区域内流动人口的预防工作,落实有关卫生控制措施;对传染病患者和疑似传染病患者,应当采取就地隔离、就地观察、就地治疗的措施;采取紧急措施,停工、停业、停课,限制或取消公共集会活动,临时征集房屋、交通工具、封闭公共用水水源等;宣布疫区,对出入人员、物资和交通工具实施卫生检疫,直至封锁(或解除)疫区等;保证突发传染病事件应急处理所需的医疗救护设备、救治药品、医疗器械等物资的生产、供应;提供必要资金,保障因突发传染病事件致病、致残的人员得到及时、有效的救治;立即组织对突发传染病事件隐患、不履行或者不按照规定履行突发传染病事件应急处理职责的情况进行调查处理;对举报突发传染病事件有功的单位和个人予以奖励。

4. 突发传染病事件应急处理指挥部应急职责　负责领导、指挥本行政区域内突发传染病事件应急处理工作;根据突发传染病事件应急处理的需要,紧急调集人员、储备的物资、交通工具以及相关设施、设备。必要时,对人员进行疏散或者隔离,并可以依法对传染病疫区实行封锁;根据突发传染病事件应急处理的需要,可以对食物和水源采取控制措施;对本行政区域内突发传染病事件应急处理工作进行督导和指导。

5. 卫生健康部门应急职责　卫生健康部门职责包括:按照分类指导、快速反应的要求,制定全国突发传染病事件应急预案,报请国务院批准;制定突发传染病事件应急报告规范,建立重大、紧急疫情信息报告系统;立即向国务院报告可能造成重大社会影响的突发传染病事件;根据发生突发传染病事件的情况,及时向国务院有关部门和各省(自治区、直辖市)人民政府卫生健康行政主管部门以及军队有关部门通报;负责向社会发布突发传染病事件的信息。必要时可以授权省(自治区、直辖市)人民政府卫生健康行政主管部门向社会发布本行政区域内突发传染病事件的信息;报经国务院批准,启动全国范围内或者跨省(自治区、直辖市)范围内突发传染病事件应急预案;对新发现的突发传染病,根据危害程度、流行强度,依照《中华人民共和国传染病防治法》的规定及时宣布为乙类及以下法定传染病;组织专业技术机构对突发传染病事件现场进行调查、采样、技术分析和检验,对地方突发传染病事件的应急工作进行技术指导。

(1)省级卫生健康行政主管部门职责主要包括:根据全国突发传染病事件应急预案,结合本地实际情况,制定本行政区域的突发传染病事件应急预案;发生地的省(自治区、直辖市)人民政府卫生健康行政主管部门,应当及时向毗邻省(自治区、直辖市)人民政府卫生健康行政主管部门通报本地发生突发传染病事件,接到通报的省、自治区、直辖市人民政府卫生健康行政主管部门,必要时应当及时通知本行政区域内的医疗卫生机构;经国家卫生健康委授权,向社会发布本行政区域内突发传染病事件的信息;组织专业技术机构对突发传染病事件进行技术调查、确证、处置、控制和评价工作。

(2)市、县级卫生行政主管部门应急职责主要包括:及时如实报告突发传染病事件;具体负责组织突发传染病事件的调查、控制和医疗救治工作;组织开展防治突发传染病事件相关科学研究,建立突发传染病事件应急流行病学调查、传染源隔离、医疗救护、现场处置、监督检查、监测检验、卫生防护等有关物资、设备、设施、技术与人才资源储备,所需经费列入本级政府财政预算;对参加突发传染病事件应急处理的医疗卫生人员,给予适当补助和保健津贴;对参加突发传染病事件应急处理并作出贡献的人员,给予表彰和奖励;对因参与应急处理工作致病、致残、死亡的人员,按照国家有关规定,给予相应的补助和抚恤;对公众开展突发传染病事件应急知识的专门教育,增强全社会对突发传染病事件的防范意识和应对能力;指定机构负责开展突发传染病事件的日常监测,并确保监测与预警系统的正常运行;定期对医疗卫生机构和人员开展突发传染病事件应急处理相关知识、技能的培训,定期组织医疗卫生机构进行突发传染病事件应急演练,推广最新知识和先进技术;向同级政府和上一级卫生健康行政主管部门及时报告已经发生或者发现可能引起突发传染病事件;突发传染病事件发生后,组织专家对突发传染病事件进行综合评估,初步判断突发传染病事件的类型,提出是否启动突发传染病事件应急预案的建议;对突发传染病事件现场等采取控制措施,宣传突发传染病事件防治知识,及时对易受感染的人群和其他易受损害的人群采取应急接种、预防性投药、群体防护等措施;对传染病暴发、流行区域内流动人口,突发传染病事件发生地的县级以上地方人民政府应当做好预防工作,落实有关卫生控制措施;对传染病患者和疑似传染病患者,应当采取就地隔离、就地观察、就地治疗的措施;调动本辖区内医疗卫生机构人员参加疫情控制工作;对违法行为进行行政处罚。

（3）疾病预防控制机构职责主要包括:及时如实报告突发传染病事件;服从突发传染病事件应急处理指挥部的统一指挥,相互配合、协作,集中力量开展相关的科学研究工作;受卫生健康行政主管部门或者其他有关部门的指定,进入突发传染病事件现场进行调查、采样、技术分析和检验,对突发传染病事件的应急处理工作进行技术指导;接到医疗机构报告收治传染病患者、疑似传染病患者后,立即对可能受到危害的人员进行调查,根据需要采取必要的控制措施。

（4）医疗机构职责主要包括:服从突发传染病事件应急处理指挥部的统一指挥,相互配合、协作,集中力量开展相关的科学研究工作;对因突发传染病事件致病的人员提供医疗救护和现场救援,对就诊患者必须接诊治疗,并书写详细、完整的病历记录;对需要转送的患者,按照规定将患者及其病历记录的复印件转送至接诊的或者指定的医疗机构;采取卫生健康防护措施,防止交叉感染和污染;对传染病患者密切接触者采取医学观察措施;依法向所在地的疾病预防控制机构报告收治的传染病患者、疑似传染病患者;对传染病做到早发现、早报告、早隔离、早治疗,切断传播途径,防止扩散。

6. 有关部门应急职责　有关部门在各自的职责范围内履行以下职责:已经发生或者发现可能引起突发传染病事件的情形时,应当及时向同级人民政府卫生健康行政主管部门通报;应急预案启动前,应当根据突发传染病事件的实际情况,做好应急处理准备,采取必要的应急措施;应急预案启动后,根据预案规定的职责要求,服从突发传染病事件应急处理指挥部的统一指挥,立即到达规定岗位,采取有关的控制措施;突发传染病事件发生后,保证突发传染病事件应急处理所需的医疗救护设备、救治药品、医疗器械等物资的生产、供应;铁路、交通、民用航空行政主管部门应当保证及时运送;对传染病做到早发现、早报告、早隔离、早治疗、切断传播途径;做好突发传染病事件应急流行病学调查、传染源隔离、医疗救护、现场处置、监督检查、监测检验、卫生防护等有关物资、设备、设施、技术与人才资源储备等所需经费的财政预算;对公众开展突发传染病事件应急知识的专门教育,增强全社会对突发传染病事件的防范意识和应对能力。

7. 街道、乡镇以及居民委员会、村民委员会应急职责　组织力量,团结协作,群防群治,协助卫生健康行政主管部门和其他有关部门、医疗卫生机构做好疫情信息的收集和报告、人员的分散隔离、突发传染病措施的落实工作,向居民、村民宣传传染病防治的相关知识。

8.公民的应急职责　接受医疗或卫生防疫机构有关传染病的查询、检验、调查取证以及预防、控制措施;发现疑似患者,及时向附近的医疗或防疫机构报告;传染病患者及其亲属等,要配合医疗机构采取隔离治疗等措施,拒绝隔离治疗或者隔离期未满擅自脱离隔离治疗的,可能受到公安部门的强制;在传染病患者未得到治愈或有关传染病的嫌疑尚未排除前,不得从事有关使该传染病扩散的工作。

(三)组织指挥体系

建立指挥体系的重点是依法依规建立在政府统一领导下的多部门合作机制。各级政府应授权卫生健康行政部门负责组织、协调和监督应对突发公共卫生事件医药卫生保障的应急准备工作,各级卫生健康行政部门要成立突发传染病事件管理机构,完善应急指挥组织机构,推进各级医疗卫生单位内部应急机构建设;明确各级应急指挥部职责,完善各项应急工作制度和协调机制;完善各种突发传染病事件应对机制,制定应急工作规范,健全突发传染病应急调查处理标准、操作规范和技术方案。

1.应急指挥机构的基本职能　应急指挥机构的基本职能包括协调和促进立法;预案制定和管理;预测与预警管理;应急处理;信息发布与媒体管理;应急保障;社会动员与国际合作;善后、恢复与重建;监督与检查;责任追究与奖惩;调查分析、统计、评估与改进。

2.各级突发传染病事件应急指挥部的组成和职责　全国突发传染病事件应急指挥部负责对特别重大突发传染病事件的统一领导、统一指挥,作出处理突发传染病事件的重大决策。指挥部成员单位根据突发传染病事件的性质和应急处理的需要确定。省级突发传染病事件应急指挥部的组成和职责:省级突发传染病事件应急指挥部由省级人民政府有关部门组成,实行属地管理原则,负责对本行政区域内突发传染病事件应急处理的协调和指挥,对本行政区域内突发传染病事件的处理作出决策,决定要采取的措施。省级和地方政府应建立突发传染病事件应急联席会议制度,由政府主要领导任组长,成员由各有关部门组成,作为本级政府应对突发传染病事件的决策机构,下设办公室;采取"政府领导、部门协调、条块结合、明确分工、各司其职、通力协作、共同完成"的运作形式,坚持有力、有序、有效地推进各项防治工作,构建起专业防范和社会防范相结合的防病网络,形成全体动员、各方参与、群防群控系统。建立"政府 - 卫生健康行政主管部门 - 疾病预防控制和医疗保健机构"三级防病网络,明确防病工作实行属地化管理,并根据预案,明确各职能部门的防治任务。

各级卫生健康行政部门要建立突发传染病事件应急指挥系统。包括组织决策和指挥系统、信息传输和处理系统、物资准备和调度系统、人员培训和技术储备系统等。建立突发传染病事件应急工作小组,由当地卫生健康行政部门党政领导任总指挥,下设组织指挥、信息、疫情控制(流行病学调查)、医疗救护、健康教育、综合保障、工作督查等协调小组,协调小组在卫健委的统一指挥下,各司其职,通力合作。如信息小组抓住信息收集和分析环节,及时掌握各方动态;疫情控制小组抓住监测环节,密切注视疾病情况变化,抓住流行病学调查环节,切断可疑传播途径;医疗救护小组协调镇区医疗救治资源,加强临床诊断治疗技术支撑;

督查工作协调小组负责对辖区内各医疗机构、大型公共场所等防治工作进行检查和督促;综合保障小组与健康教育小组做好后勤保障工作与健康宣教工作等。

3. 专家咨询委员会的主要职责　专家咨询委员会的主要职责包括:对确定突发传染病事件相应的级别以及采取的重要措施提出建议;对突发传染病事件应急准备提出咨询建议;参与制订、修订突发传染病事件应急预案和技术方案;对突发传染病事件应急处理进行技术指导;对突发传染病事件应急反应的终止、后期评估提出咨询意见等。一般设传染病组、中毒处置组、医疗救治组、核和放射处置组、预测预警组、宣传教育与心理防护组及综合组。

第六节　狂犬病暴露医学应急预防处置

狂犬病是古老的动物源性传染病之一,由狂犬病病毒感染引起的以中枢神经系统症状为主的动物源性的人兽共患传染病,其病死率极高。大多数狂犬病患者临床表现主要为恐水、恐声、恐光、咽肌痉挛、进行性瘫痪等,其中恐水症状最为突出,故狂犬病又被称为恐水症。

狂犬病暴露的定义:狂犬病暴露是指被狂犬、疑似狂犬或者不能确定健康的狂犬病宿主动物咬伤、抓伤、舔舐黏膜或者破损皮肤处,或开放性伤口、黏膜接触可能感染狂犬病病毒的动物唾液或组织。少见情况下,器官移植和气溶胶吸入也可作为暴露途径而感染狂犬病病毒。

一、病原学

狂犬病病毒形态似子弹状,并具有典型的子弹状结构。长约 180nm,直径为 75nm,其头端为半球形,末端常较平,为成熟病毒从感染细胞膜芽生释放的最后部分。像所有的弹状病毒一样,病毒颗粒是由外壳和核衣壳核心两部分组成。免疫染色后电镜下观察其表面有许多突起的子弹状物,内部有似蜂窝状结构的一系列平行的条纹。

狂犬病病毒 RNA 为单股负链,不分节段的,在它表面紧密连续地包裹着 1750 个 N 分子,形成了核糖核酸蛋白(ribonucleoprotein,RNP),并有约 60 个 L 分子和 950 个 NS 分子一起构成了紧密、连续的螺旋形式,有 30～35 个卷曲,充满在脂蛋白膜形成的腔内,这便是病毒的核衣壳(nucleocapsid)。狂犬病病毒基因组是不分节段的单股负链 RNA,相对分子质量约为 4.6×10^6D,大小为 12kb 左右,其中约 91% 的核苷酸参与编码五种已知的结构蛋白。各基因在病毒 RNA 中的排列顺序为:3′ 先导 RNA—N—NS—M—G—L—5′。

狂犬病病毒的理化特性:狂犬病病毒对温度的抵抗力很弱,在高温下很不稳定。病毒悬液 56℃,30 分钟或 60℃,10 分钟即可灭活。煮沸 2 分钟病毒全部死亡。狂犬病病毒在 pH7.4～8.0 较为稳定。若 pH 超过 7～9 的范围以外,则病毒易灭活;而且低 pH 值的糖蛋白易聚集;甲醛、乙醚、升汞、过氧化氢、高锰酸钾和季胺类化合物(如苯扎溴铵)等化学药品对狂犬病病毒都有杀伤作用;20% 乙醚、10% 氯仿、75% 酒精、5% 碘酊和 0.1% 胰蛋白酶等也可使病毒灭活。灭活的速度与病毒所处的状态有关,越是纯度高、没有细胞和组织保护下,灭活的速度越快,相反则灭活速度要慢些。

二、狂犬病病毒感染动物来源

按照狂犬病病毒感染动物来源进行风险分级,高风险动物:犬和猫,野生哺乳动物(鼬獾、狐、豺、貉、狼、猕猴、猫鼬、浣熊等),蝙蝠。低风险动物:猪、马、牛、羊、鼠、兔等。无风险动物:哺乳动物以外的动物,如禽类、鱼类、昆虫、蜥蜴、龟和蛇等。

全球范围内,99%的人间狂犬病是由犬引起,特别是亚洲、非洲等狂犬病流行区,犬是引起人间狂犬病的最主要原因。狂犬病疫情控制较好的欧洲、北美、澳大利亚及部分拉丁美洲国家的传染源为蝙蝠、狐、豺、猕猴、猫鼬和浣熊等野生动物。宿主动物中,蝙蝠较为特殊,由于蝙蝠暴露可能为极难察觉的细微咬伤或损伤,从而导致暴露风险大为提高。印度和泰国曾有报道从蝙蝠中分离出狂犬病病毒,均属于基因1型狂犬病病毒;我国狂犬病病毒野毒株与东南亚分离的野毒株均属于基因1型狂犬病病毒。WHO及美国疾控中心均将蝙蝠暴露归类为严重暴露,要求将其按照Ⅲ级暴露进行处置。

WHO指出,对北美洲和欧洲狂犬病流行地区的野生和家栖啮齿类动物(如:家栖鼠)的大规模检测显示,此类动物极少感染狂犬病,狂犬病病毒终端溢出性感染仅为偶发事件,说明此类动物并非狂犬病的储存宿主。美国CDC指出,啮齿类(尤其小型啮齿类,如:花栗鼠、松鼠、小鼠、大鼠、豚鼠、沙鼠、仓鼠)和兔形目(包括家兔和野兔)极少感染狂犬病。根据美国20年(1985—2004年)的监测,尽管在浣熊狂犬病发病地区,偶有旱獭(土拨鼠)感染狂犬病的记录,但从未在小型啮齿动物中检测到狂犬病病毒,也无啮齿类或兔形目动物导致人间狂犬病病例的证据。然而,据文献个案报道,1996年以色列一名20岁士兵在睡觉时被一种小动物咬伤,医生根据他的描述,判断是一只老鼠,当地医生对伤口进行了处理,并未按狂犬病暴露给予注射狂犬病疫苗及被动免疫制剂,五周后这名士兵出现了发热、恶心、恐水症状,被确诊为狂犬病,最后死亡。2002年一篇文献报道在泰国,一名45岁农民被一只大鼠猛烈攻击,其右手被咬伤多处,当时成功抓住并杀死了那只大鼠,当地实验室对该大鼠进行了检测(FAT和MIT),证实该大鼠感染了亚洲犬感染的狂犬病病毒。这位农民立即接受了狂犬病暴露后预防处置,包括注射狂犬病疫苗和伤口局部注射狂犬病免疫球蛋白,接下来的数年里,他没有发生狂犬病。

三、人狂犬病流行病学

狂犬病流行于全球100多个国家和地区,但绝大多数疫情分布于亚洲、非洲、拉丁美洲及加勒比海地区,对当地人民的健康造成重大威胁。目前,发达国家人患狂犬病的发病率已逐步下降,印度和我国是全球狂犬病发病率最高的国家,其中我国的狂犬病大多数是由狗咬伤引起的,其次为猫和老鼠伤及人。我国狂犬病每十年出现一个小流行周期,二十年左右出现一个大流行周期。1990—2007年是我国狂犬病第3个大流行周期,发病率呈先

下降后上升的趋势,从 1990 年的 3520 例高峰降至 1996 年的谷底 159 例(发病率为 0.013 /
10 万),1997 年疫情开始上升并逐年缓慢增加(1997—2001 年分别为 246、242、387、505、
887 例);2002 年的发病率 0.09/10 万开始快速上升至 2007 年(0.25 / 10 万)达到高峰(其中,
2002—2007 年分别为 1191、2037、2651、2548、3279、3300 例,其中 2007 年为 1996 年的 20.75
倍);2008 年以后疫情开始大幅下降并连续 11 年走低(2010—2020 年分别为 2048、1917、
1425、1172、924、801、644、516、422、290、202 例)。

四、狂犬病暴露后医学应急预防处置

狂犬病暴露后预防处置有两个目标,一是预防狂犬病的发生,二是预防伤口继发细菌感
染,促进伤口愈合和功能恢复。暴露后预防处置的内容包括:尽早进行伤口局部处理;尽早
进行狂犬病疫苗接种;需要时,尽早使用狂犬病被动免疫制剂(狂犬病患者免疫球蛋白、抗狂
犬病毒血清)。判定暴露级别后,应根据需要尽早进行伤口处理;在告知暴露者狂犬病危害
及应当采取的处置措施并获得知情同意后,采取相应处置措施。

(一)狂犬病暴露分级和预防处置原则

狂犬病暴露分级和预防处置原则(表 5-1)。

表 5-1　狂犬病暴露分级和医学应急预防处置原则

暴露分级	暴露的接触方式	暴露后医学应急预防处置
I	完好的皮肤接触动物及其分泌物或排泄物	清洗暴露部位,无须进行其他医学处理
II	符合以下情况之一: ①无明显出血的咬伤、抓伤; ②无明显出血的伤口或已闭合但未完全愈合的伤口接触动物及其分泌物或排泄物	①处理伤口; ②接种狂犬病疫苗; ③必要时使用狂犬病被动免疫制剂*
III	符合以下情况之一: ①穿透性的皮肤咬伤或抓伤,临床表现为明显出血; ②尚未闭合的伤口或黏膜接触动物及其分泌物或排泄物 ③暴露于蝙蝠。	①处理伤口; ②接种狂犬病疫苗; ③使用狂犬病被动免疫制剂

*患者存在严重免疫功能缺陷等影响疫苗免疫效果的因素时,II 级暴露者给予狂犬病被动免疫
制剂。

(二)伤口处置

对于 II 级和 III 级暴露,彻底的伤口处理非常重要。伤口处理包括对伤口内部进行彻
底的冲洗、消毒以及后续的外科处置,这对于预防狂犬病发生,避免继发细菌感染具有重要
意义。

1. 伤口冲洗 用肥皂水(或其他弱碱性清洗剂)和一定压力的流动清水交替冲洗伤口至少 15 分钟,再用生理盐水冲洗伤口以避免肥皂液或其他清洗剂残留。建议使用国家二类医疗器械资质的狂犬病暴露专业冲洗设备和冲洗剂对伤口内部进行冲洗。

2. 消毒处理 彻底冲洗后用稀碘伏(0.025%～0.05%)、苯扎氯铵(0.005%～0.01%)或其他具有病毒灭活效力的皮肤黏膜消毒剂消毒涂擦表面或消毒伤口内部。

3. 清创与缝合 动物致伤伤口具有伤情复杂、软组织损伤严重、细菌感染率高等特点,应谨慎缝合。伤口是否进行 I 期缝合需要综合考虑多方面因素,如受伤时间、受伤部位、伤口污染程度、患者基础健康状况以及医务人员的临床经验等。

4. 抗生素使用 尚未出现伤口感染征象但存在感染高危因素时,可预防性使用抗生素。建议使用广谱抗生素,推荐含有 β- 内酰胺酶抑制剂的 β- 内酰胺类抗生素、第四代喹诺酮类抗生素。

5. 破伤风预防 动物致伤也可能存在感染破伤风的风险,狂犬病暴露后对应的破伤风风险分类:

(1)无破伤风风险:狂犬病 I 级暴露。

(2)破伤风低风险:狂犬病 II 级暴露伤口。

(3)破伤风高风险:狂犬病 III 级暴露伤口(完好的黏膜被唾液污染、无皮肤破损的蝙蝠接触除外)。根据破伤风风险等级和暴露情况,建议按照下表狂犬病暴露后破伤风疫苗免疫接种程序(表 5-2),进行破伤风疫苗免疫接种。

表 5-2 狂犬病暴露后破伤风疫苗免疫接种程序

注射最后 1 剂含破伤风类毒素疫苗至今	伤口类型	破伤风疫苗	破伤风被动免疫制剂
全程免疫			
<5 年	低、高风险	无须接种	无须接种
≥5 年或<10 年	低风险	无须接种	无须接种
≥5 年或<10 年	高风险	加强 1 剂	无须接种
≥10 年	低、高风险	加强 1 剂	无须接种
未满全程或不详	低风险	全程免疫	无须接种
未满全程或不详	高风险	全程免疫	需要 HTIG 或 TAT/F(ab')$_2$

注:HTIG:破伤风人免疫球蛋白;TAT/F(ab')$_2$:破伤风抗毒素 / 破伤风马免疫球蛋白。

(三)狂犬病疫苗的预防接种

我国目前上市的人用狂犬病疫苗均为细胞培养狂犬病疫苗,包括:Vero 细胞疫苗、人二倍体细胞疫苗、地鼠肾细胞疫苗和鸡胚细胞疫苗,分为液体剂型(1.0ml/ 剂)和冻干剂型(0.5ml/ 剂),其效价均为有效期内≥2.5IU/ 剂。全球范围内推荐肌内注射(IM)和皮内注射(ID)

两种途径接种狂犬病疫苗,我国仅批准了 IM 接种途径。

1. 疫苗的应用和免疫接种程序　应当严格执行狂犬病疫苗的应用人群和接种程序的规定。

(1)应用人群:Ⅱ级和Ⅲ级暴露者。

(2)接种程序:① 5 针法程序:第 0、3、7、14 和 28 天各接种 1 剂,共接种 5 剂;② 4 针法程序(即"2-1-1"):第 0 天接种 2 剂(左右上臂三角肌各接种 1 剂),第 7 天和第 21 天各接种 1 剂,共接种 4 剂(此程序只适用于我国已批准可以使用"2-1-1"程序的狂犬病疫苗产品)。

(3)接种途径、部位和剂量:我国目前推荐肌内注射,2 岁及以上儿童和成人在上臂三角肌肌内注射;2 岁以下儿童可在大腿前外侧肌肉肌内注射。每剂 0.5ml 或 1.0ml(具体参照产品规格或产品说明书)。

2. 疫苗的安全性　狂犬病疫苗的安全性和耐受性良好。35%～45% 接种者注射部位发生轻微短暂性红斑、疼痛或肿胀等局部不良反应;5%～15% 接种者有短暂轻微的发热、头痛、头晕、胃肠道症状等全身不良反应,大多无须临床处理自行缓解;过敏、神经系统不良反应等严重不良反应很少发生。

3. 疫苗的免疫原性　狂犬病疫苗按照推荐的免疫程序接种,均能有效诱导免疫应答,使体内快速产生高水平的中和抗体;在首剂疫苗接种后第 14 天,各年龄段人群中和抗体均可达到阳转水平(≥0.5IU/ml)。暴露前或暴露后免疫建立的免疫记忆几乎可维持终身,加强免疫后 7 天内即可激发良好的免疫记忆反应。

4. 特殊人群接种　孕妇和哺乳期妇女接种狂犬病疫苗是安全有效的。严重免疫功能缺陷者,如 HIV 临床期病例、造血干细胞移植后病例等,可能影响狂犬病疫苗的免疫反应。此类病例暴露前免疫程序:在第 0 和 7 天,第 21 天或 28 天分别给予 1 剂 IM 接种。如发生再次暴露,仍需按照首次暴露进行全程暴露后预防处置。准备做器官移植的患者建议注射一次全程狂犬病疫苗之后检测抗体阳性再进行器官移植。

5. 使用禁忌　狂犬病为致死性疾病,暴露后狂犬病疫苗使用无任何禁忌,但接种前应充分询问受种者个体基本情况,如有无严重过敏史、其他严重疾病等。即使存在不适合接种疫苗的情况,也应在严密监护、备好抢救药品的前提下接种疫苗。如受种者对某一品牌疫苗成分有明确过敏史,应更换没有该成分的疫苗品种。

6. 延迟接种　人用狂犬病疫苗接种应当按时完成全程免疫,按照程序正确接种对机体产生抗狂犬病的免疫力非常关键,前三针尤为重要,避免推迟。当出现某一针次狂犬病疫苗延迟一天或数天接种,其后续针次接种时间按原免疫程序的时间的间隔相应顺延。

7. 疫苗品牌更换　使用同一品牌狂犬病疫苗完成全程接种,若无法实现,可使用不同品牌的合格狂犬病疫苗继续按原程序完成全程接种。

(四)被动免疫制剂注射

狂犬病被动免疫制剂的作用机制是在主动免疫诱导的保护力空白区,通过在暴露部位即刻提供所需的中和抗体,中和伤口处理时残留在伤口内部的病毒,发挥快速保护效果。目前我国的狂犬病被动免疫制剂包括:人源狂犬病免疫球蛋白(human rabies immunoglobulin,

HRIG）、马源狂犬病免疫球蛋白（equine rabies immunoglobulin，ERIG），HRIG 使用前无须皮试，ERIG 使用前需皮试，前者应用多，后者已很少应用。

1. **使用条件** 狂犬病Ⅲ级暴露（特别是头面部、手指、手臂、会阴部等神经终板丰富的部位Ⅱ级暴露按Ⅲ级暴露处置），以及严重免疫功能缺陷的Ⅱ级暴露应当在第 1 剂疫苗免疫同时进行伤口部位的浸润注射。

2. **使用剂量** HRIG 和 ERIG 的最大使用剂量分别为 20IU/kg 和 40IU/kg。①对于伤口多而严重的病例，剂量不足以浸润注射全部伤口时，可将其适当稀释以满足全部伤口的浸润注射。②如暴露位于手指、脚趾、鼻尖、耳廓及男性外生殖器等部位，则按局部可接受的最大剂量使用，以避免筋膜室综合征。③黏膜暴露者，可将狂犬病被动免疫制剂滴在或涂在黏膜上，如果解剖学结构允许，也可进行局部浸润注射；对于深部黏膜暴露，可以考虑用稀释的被动免疫制剂进行深部冲洗。

3. **使用时机** 尽早使用，在首次暴露者狂犬病疫苗接种后立刻使用，最迟不超过首剂狂犬病疫苗接种后 7 天。

4. **HRIG 使用方法** 狂犬病免疫球蛋白（HRIG）的使用，应当严格按照以下要求执行。

（1）伤口内的使用：完成清创后，视创面大小，在伤口内滴入 HRIG。

（2）伤口周围的使用：在伤口周围，距离伤口边缘 0.5～1cm 处进针浸润注射，进针深度应超过伤口底部。

（3）伤口感染的使用：如伤口感染，首先彻底清创、消毒，再局部封闭，注意在正常组织区域进针，边注射药液边退针，可见 HRIG 逐渐浸润至伤口内。

（五）再次暴露后的预防处置

1. **伤口处理** 及时、彻底、规范，参照本文上述的伤口处置。

2. **疫苗接种** 完成全程免疫和在接种过程中发生再次暴露的注意事项。

（1）完成全程免疫：最后一针狂犬病疫苗接种后 3 个月内不需免疫（如致伤动物健康且已被免疫，并能进行 10 日观察，确保给予正确伤口处理的前提下，可推迟加强免疫）；全程免疫后 3 个月到 1 年内再次暴露者，应当于第 0、3 天各接种 1 剂疫苗；在 1～3 年内再次暴露者，应当于第 0、3 和 7 天各接种 1 剂疫苗；超过 3 年者应当全程接种疫苗。

（2）在接种过程中发生再次暴露：可按原有程序完成疫苗接种，不需加大剂量。

3. **被动免疫制剂** 按照暴露前或暴露后程序完成了狂犬病疫苗接种者，除 HIV 感染者临床期或造血干细胞移植病例、免疫功能重度受损者外，再次暴露均无须使用被动免疫制剂。

（六）暴露前预防

根据 WHO 关于狂犬病暴露前后预防的最新（2018 年）规定，建议采取 2 种预防免疫策略：一是暴露前预防：在暴露于狂犬病病毒前实施超常规干预接种狂犬病疫苗；因为暴露前预防，有利于预防狂犬病患者的死亡，并将其作为一项大范围接种的公共卫生干预措施。二是暴露后预防：彻底清洗伤口及其外延部位，接种狂犬病免疫球蛋白，并全程接种狂犬病疫苗。狂犬病疫苗可以和其他减毒或灭活疫苗在不同部位同时接种。为确保全程免疫的有效性,在接种过程中可以更换疫苗产品或注射方式。另据姜伟等在狂犬病暴露后损伤的患者治疗中,采用人狂犬病免疫球蛋白联合狂犬病疫苗进行接种,患者普遍伤口愈合效果更显著,值得临床推广和借鉴。

1. 基础免疫　所有暴露于狂犬病病毒危险环境下的人员,均应当推荐进行暴露前预防性狂犬病疫苗接种,如接触狂犬病病毒的实验室工作人员、狂犬病患者的密切接触者及医护人员、兽医、动物驯养师以及经常接触动物的农学院学生等。此外,建议到高危地区旅游的游客、居住在狂犬病流行地区的儿童或到狂犬病高发地区旅游的儿童进行暴露前免疫。免疫程序:第 0 天、第 7 天和第 21 天(或第 28 天)分别接种 1 剂,共接种 3 剂。

2. 加强免疫　定期加强免疫仅推荐用于因职业原因存在持续、频繁或较高的狂犬病病毒暴露风险者(如接触狂犬病病毒的实验室工作人员和兽医)。免疫程序:接触狂犬病病毒的实验室人员每 6 个月监测 1 次血清中和抗体水平;兽医、动物疾控机构等每 2 年监测 1 次血清中和抗体水平。当血清中和抗体水平<0.5IU/ml 时需加强接种 1 剂。

3. 禁忌证　对于暴露前预防,对疫苗中任何成分曾有严重过敏史者应视为接种同种疫苗的禁忌证。妊娠、患急性发热性疾病、急性疾病、慢性疾病的活动期、使用类固醇和免疫抑制剂者可酌情推迟暴露前免疫。

(七)疫苗接种不良反应临床处置

疑似预防接种异常反应是指在预防接种后发生的怀疑与预防接种有关的不良反应或事件。WHO 将其称为疫苗接种不良事件。疫苗接种不良反应是合格的疫苗在实施规范预防接种后,发生的与预防接种目的无关或意外的有害人体的不良反应。

1. 常见不良反应　包括局部不良反应和全身不良反应。

(1)局部不良反应:接种疫苗后 24 小时内,注射部位可出现红肿、疼痛、发痒,一般不需处理均可自行消退。

(2)全身性不良反应:可有轻度发热、乏力、头晕、头痛、呕吐、腹痛、腹泻等,一般不需处理均可自行缓解。

2. 罕见不良反应　包括发热不良反应和过敏性皮疹。

(1)中度以上发热不良反应:可先采用物理降温方法,必要时可以使用解热镇痛剂。

(2)过敏性皮疹:接种疫苗后 72 小时内出现荨麻疹,出现过敏反应时,应及时就诊,给予抗过敏治疗。

3. 极罕见不良反应　包括过敏性休克、过敏性紫癜和血管神经性水肿。

(1)过敏性休克:一旦发生过敏性休克,应及时采取应急救治。一般在注射疫苗后数分钟至数十分钟内突然发生。患者出现典型休克表现,如:面色苍白、四肢湿冷、发绀、烦躁不安、意识不清或完全丧失,血压迅速下降乃至测不出,甚至导致心搏骤停;在休克出现之前或同时,可伴有一些过敏相关的症状,如:皮肤潮红、瘙痒,继而出现广泛的荨麻疹和/或血管神经性水肿;发生喉头水肿和/或支气管痉挛时,可出现咽喉堵塞感、胸闷、气急、喘鸣、发绀等;其他较常见的症状还可能有刺激性咳嗽、恶心、呕吐、腹痛、腹泻,严重者可出现大小便失禁。由于呼吸和心搏骤停可发生于几分钟内,因此迅速处理十分重要。开始治疗的关键是维持呼吸道通畅和保持有效血液循环,尤其强调肾上腺素的紧急使用。

1)一般治疗:患者平卧,双下肢抬高,确保气道开放,给氧。如出现威胁生命的气道梗阻,立即进行气管插管或环甲膜穿刺。如呼吸和心搏骤停,则启动心肺复苏程序。

2)肾上腺素的应用:肾上腺素 1:1000,0.01～0.015mg/kg,肌内注射(大腿中部外侧)。单次剂量 0.01mg/kg(14 岁以上单次剂量不超过 0.5mg,14 岁以下单次剂量不超过 0.3mg)。

3)升压药的应用:如出现低血压或对起始的肾上腺素剂量无反应,静脉给予肾上腺素 1:10000～1:25000(稀释 10～25 倍),3～20μg/(kg·h)剂量或多巴胺 2～10μg/(kg·min)持续静脉滴注以维持血压。

4)抗过敏药的应用:地塞米松磷酸钠注射液 2～20mg 静脉注射或 5% 葡萄糖注射液稀释,可 2～6 小时重复给药,大剂量给药一般不超过 72 小时;或甲泼尼龙琥珀酸钠注射液 30mg/kg(婴儿或儿童酌减),使用时间至少 30 分钟,必要时 4～6 小时可重复给药(不超过 48 小时)。

5)抗组胺药的应用:H_1 受体阻滞剂苯海拉明 20mg 肌内注射或盐酸异丙嗪(非那根)25mg 肌内注射,降低血管通透性;H_2 受体阻滞剂雷尼替丁,具有对抗炎性介质损伤的作用。

6)监测生命指征:应观察至少 12 小时,如为严重过敏反应或有哮喘病史,则应观察至少 24 小时。

(2)过敏性紫癜:出现过敏性紫癜时,应及时就诊,必要时收住病房住院治疗。

1)一般治疗:急性期卧床休息。要注意出入液量、营养及保持电解质平衡。如有明显感染,应给予有效抗生素。

2)对症治疗:有荨麻疹或血管神经源性水肿时,应用抗组织胺药物、糖皮质激素和钙剂。有腹痛时应用解痉药物,消化道出血时应禁食。

(3)血管神经性水肿:应用抗组织胺药物治疗,必要时可联合使用糖皮质激素类药物给予抗过敏治疗。

第七节　禽流感病毒病突发事件医学应急

禽流感病是由禽流感病毒引起的人类传染性强、病死率高的特殊流感,亦称"人禽共患病"。人感染禽流感病毒后并出现以呼吸道感染、黏膜充血等症状为主要临床表现的"人禽共患病"。流感分为 A 型(甲型)、B 型(乙型)和 C 型(丙型)3 种,其中高致病性 H5N1 亚型禽流感是各种流感的最为严重一种流感。禽流感病毒(AIV)自 1878 年进入人类视野开始,禽流感病毒主要在鸟、鸡、鸭、鹅等禽类中传播,之后陆续在部分哺乳动物如猪、马、犬等物种出现。1997 年在香港首次发现了人感染禽流感病毒 H5N1 的病例,禽流感病毒开始向人类传播。截至 2016 年 1 月,禽流感病毒 H5N1 共造成全球 846 人感染,449 人死亡。2015 年我国 196 人感染 H7N9 禽流感病毒,死亡 92 人,死亡率高达 47%。2021 年 6 月 1 日,国家卫生健康委通报,江苏省发现一例人感染 H10N3 禽流感病例。其中,高致病性 H5N1 亚型和

H7N9 亚型尤为引人关注,不仅造成了人类的病亡,同时重创了家禽养殖业。

一、病原学

　　禽流感病毒为正粘病毒科、流感病毒属的甲(A)型流感病毒。AIV 有囊膜,其上含有致密地镶成规则毛边样的纤突。初次分离的病毒呈杆状或丝状,长度可达 400nm。在体外多次传代后,病毒有球状、椭圆状、杆状、丝状等多种形态,直径一般在 80～120nm。禽流感病毒基因组由 8 个节段的负链 RNA 组成,编码 11 种蛋白质,分别是包膜糖蛋白血凝素(hemagglutinin,HA)和神经氨酸酶(neuraminidase,NA),基质蛋白(matrix protein)M1、M2,依赖 RAN 的 RNA 聚合酶酸性蛋白 PA 和碱性蛋白 PB1、PB1-F2、PB2,核蛋白(nucleoprotein,NP)以及非结构蛋白(nonstructural protein)NSl、NS2。根据 AIV 衣壳表面的两种糖蛋白 HA、NA 来划分亚型,目前在禽类中已发现 18 个 HA 与 11 个 NA 亚型。HA 和 NA 之间可以随机组合,其组合形式可达上百种。其中 H1N1、H2N2、H3N2 亚型主要感染人。禽流感病毒由于其血凝素结构等特点,一般感染禽类,当病毒在复制过程中发生基因重配,致使病毒结构发生改变,获得感染人的能力,才可能造成人感染禽流感疾病的发生。目前,报道的能够感染人类的禽流感病毒有:H5N1、H5N2、H5N6、H6N1、H7N2、H7N3、H7N7、H7N9、H9N2、H10N7、H10N8 等亚型;其中,高致病性 H5N1 亚型和 H7N9 亚型尤为引人关注,不仅造成了人类的病亡,同时重创了家禽养殖业的发展。国家卫生健康委通报,江苏省发现一例人感染 H10N3 禽流感病例。

二、基因组结构及功能

　　由 H5N1 和 H7N9 亚型禽流感病毒引起的疫情广泛传播对人类的健康造成全球性的重大威胁。由于病毒的不断变异,开发新型抗流感药物成为各国极为迫切的重大课题。其中,揭示与流感病毒密切相关蛋白质的三维结构不仅对揭示流感病毒复制机制具有重要科学意义。流感病毒的 RNA 依赖的 RNA 聚合酶是由 PB1、PB2 和 PA 三个亚基组成的三聚体。RNA 聚合酶复合体在流感病毒基因组的复制和转录过程中起着举足轻重的作用。研究表明,PB1 通过其 N 端与 PA 相连,通过其 C 端与 PB2 相连,因此 PB1 位于聚合酶复合体的中心位置。PB1、PB2 和 PA 三种蛋白均是在核糖体内合成的,合成后,PB2 蛋白可单独进入细胞核内,而 PB1 蛋白和 PA 蛋白则需要形成二聚体后才能够由细胞质进入细胞核内。

　　流感病毒基因组含有 8 个 RNA 片段,已知可以编码 11 种病毒蛋白质。其中,由 PA、PB1 和 PB2 这 3 个亚基组成的聚合酶复合体是负责病毒基因组 RNA 复制以及病毒 mRNA 转录的关键组分,同时由于它的高度保守性、低突变率,成为抗流感病毒药物设计的重要靶点。研究认为,PB1 是病毒 RNA 聚合酶的催化亚基,负责病毒 RNA 的复制以及转录;PB2 是负责以一种称为"Snatch"的方式夺取宿主 mRNA 的 CAP 帽子结构用于病毒 mRNA 转录。而 PA 亚基不仅参与病毒复制过程,还参与病毒 RNA 转录、内切核酸酶活性、具有蛋白酶活性,以及病毒粒子组装等多种病毒活动过程,因而在整个聚合酶复合体的研究中显得格外重要。

三、流行病学

禽流感病毒的传染源主要为患禽流感的患者或携带禽流感病毒的鸡、鸭、鹅等家禽类。野禽在禽流感的自然传播中扮演了重要角色。禽流感病毒可通过空气中的飞沫，人与人之间、人与动物之间、动物与动物之间的接触或接触被污染的物品而传播。其传播途径：①呼吸道传播，既 AIV 可经病禽喷射出带有病毒的飞沫在空气中飘浮传播，人吸入呼吸道被感染而发生禽流感；也可通过密切接触感染的家禽分泌物和排泄物、受病毒污染的物品和水等被感染，直接接触病毒毒株也可被感染。②经消化道感染。进食病禽的肉及其制品、禽蛋，尤其是没有完全煮熟的肉等，以及病禽污染的水、食物，使用病禽污染的食具、饮具，或使用被污染的手拿东西吃，受到传染而发病。大多数人类感染禽流感病例均与直接或间接接触染病或病死禽类相关。③经损伤的皮肤和眼结膜感染病毒而发病。部分感染了高致病性禽流感毒株的患者可出现呼吸衰竭和多器官损害。一般认为，人类对禽流感病毒并不易感。尽管任何年龄均可被感染，但在已发现的 H5N1 感染病例中，13 岁以下儿童所占比例较高，病情较重。感染禽流感病毒的高危人群主要为从事家禽养殖业者及其同地居住的家属、在发病前 1 周内到过家禽饲养、销售及宰杀等场所者、接触禽流感病毒感染材料的实验室工作人员、与禽流感患者有密切接触的人员。然而，目前尚无人与人之间互相传播禽流感病毒的确切证据。多项研究已经证实活禽市场是造成禽流感传播的重要因素。以张泽洋等报道的2013—2017 年山东省 29 例感染禽流感 H7N9 亚型病例为例，29 个病例中有 25 人发病前 10 天内曾接触过活禽或者前往过活禽市场，占所有病例的 86.21%，其中 58.62% 购买、食用过活禽，27.59% 从事活禽饲养、销售、宰杀等禽类相关工作。熊火梅等调查 2011—2015 年九江市活禽市场禽流感病毒的感染状况，共检测 1461 份样本，阳性标本 452 份，笼具表面擦拭、禽类粪便、禽类饮用水等环境标本阳性率较高。蒋文明等对 2014—2016 年华东地区活禽市场进行了禽流感流行病学调查。从 4233 份样品中检出 AIV 1072 株，样品总体阳性率为25.40%。人感染 H7N9 禽流感病例仍处于散发状态，在家庭聚集和近距离接触的情况下，出现了人传人的病例，对于其传播力有待更深入的研究。有关人感染禽流感疾病的流行病学调查，可参照国家卫生健康委员会公布的《人感染高致病性禽流感流行病学调查方案》。

四、临床表现

根据现有人感染 H7N9 和 H5N1 禽流感病例的调查结果认为，禽流感潜伏期一般在 7 天以内。患者发病初期表现为流感样症状，包括发热、咳嗽、气促，氧合指数 126.32mmHg ± 76.94mmHg。可伴有头痛、肌肉酸痛和全身不适，也可以出现流涕、鼻塞、咽痛等，部分患者肺部病变较重或病情发展迅速时，出现胸闷和呼吸困难等症状。呼吸系统症状出现较早，一般在发病后 1 周内即可出现，持续时间较长，部分患者治疗 1 个月后仍有较为严重的咳嗽、咳痰。在疾病初期即可有胸闷、气短以及呼吸困难，常提示肺内病变进展迅速，将会迅速发展为严重缺氧状态和呼吸衰竭。重症患者病情发展迅速,多在5～7天出现重症肺炎,体温大多持续在39℃以上,呼吸困难,可伴有咯血痰;可快速进展为严重急性呼吸综合征(acute respiratory distress syndrome,ARDS)、脓毒血症、感染性休克,部分患者可出现纵隔气肿、胸腔积液等。有相当比例的重症患者同时合并其他多个系统或器官的损伤或衰竭,如心肌损伤导致心力衰竭,个别患者也表现有消化道出血和应激性溃疡等消化系统症状,有的重症患者发生昏迷和意识障碍。

五、常规检查

(一)外周血象检查

大部分人感染禽流感患者的白细胞水平均低于正常值,其中,总淋巴细胞水平降低。如果血小板水平降低,需考虑有无因重症感染导致弥散性血管内凝血的情况,应结合凝血分析、纤维蛋白原水平等结果综合鉴别。血生化检查多有肌酸激酶、乳酸脱氢酶、谷草转氨酶、谷丙转氨酶升高,C反应蛋白升高,肌红蛋白可升高。

(二)影像学检查

人感染高致病性禽流感肺炎的影像学表现呈两肺大片状、斑片状阴影,表现为两肺实变或磨玻璃样密度影,边缘模糊不清,病灶内可见支气管充气征;动态变化较快,绝大多数患者肺内病灶在短期内迅速进展为大片状或融合斑片状影,累及多个肺叶或肺段,严重时发展为"白肺"样影像学改变。

(三)核酸检测

在抗病毒治疗之前,尽可能采集呼吸道标本(如鼻咽分泌物、口腔含漱液、气管吸出物或呼吸道上皮细胞)进行病毒核酸检测(荧光定量PCR检测)。

(四)病毒分离

从患者呼吸道标本中分离出禽流感病毒,有助于确诊。

(五)血清学检查

发病初期和恢复期双份血清禽流感病毒亚型毒株抗体滴度4倍或以上升高,有助于回顾性诊断。

六、诊断

按照2008年5月发布的《人感染禽流感诊疗方案(2008版)》和2013年4月发布的《人感染H7N9禽流感诊疗方案(2017年第1版)》中的标准,根据流行病学接触史、临床表现及实验室检查结果,可作出人感染 H5N1 或 H7N9 禽流感的诊断。在流行病学史不详的情况下,根据临床表现、辅助检查和实验室检测结果,特别是从患者呼吸道分泌物标本中分离出禽流感病毒,或禽流感病毒核酸检测阳性,或动态检测双份血清禽流感病毒特异性抗体阳转或呈4 倍及以上升高,可作出人感染禽流感的诊断。同时,应依靠病原学检测并与其他不明原因肺炎进行鉴别,如季节性流感(含甲型 H1N1 流感)、细菌性肺炎、严重急性呼吸综合征、腺病毒肺炎、衣原体肺炎、支原体肺炎等疾病。

七、治疗

(一)一般治疗

对疑似病例、临床诊断病例和确诊病例应立即送达定点医院进行隔离和规范治疗。

(二)对症治疗

在适当隔离的条件下,给予对症维持、抗感染、保证组织供氧、维持脏器功能等方面的治疗。对症维持主要包括卧床休息、动态监测生命体征、物理或药物降温。

(三)抗病毒药的应用

在发病 48 小时内尽快试用抗流感病毒药物。抗感染治疗包括抗病毒(如奥司他韦、扎那米韦、帕拉米韦等)治疗,但强调临床的治疗时机要"早、快、准"。尤其是,抗病毒药物在使用之前应留取呼吸道标本,并应尽量在发病 48 小时内使用,对于临床认为需要使用抗病毒药物的病例,发病超过 48 小时也可使用。

(四)危重症的应急处置

对于重症和危重症患者,维持其重要器官正常功能是护理和治疗的核心,可通过选择鼻管、口/鼻面罩、无创通气和有创通气等序贯方式保证氧气的供给。可以给予泰能、替考拉宁、伏立康唑抗感染,奥司他韦、磷酸奥司他韦抗病毒,甲泼尼龙控制炎症渗出,胸腺法新和免疫球蛋白增强免疫力、白蛋白纠正低蛋白血症等综合处理措施,确保帮助患者度过危险期。

(五)治疗流感的化学药物应用

用于治疗流感的化学药物有两大类:一是离子通道抑制剂,即以流感病毒的离子通道蛋白 M2 为靶标,通过干扰流感病毒 M2 蛋白的离子通道活性而阻碍流感病毒的复制,该药有较大的毒副作用,而且已经出现耐药株。二是神经氨酸酶抑制剂,即以流感病毒的神经氨酸酶 NA 为靶标的抑制剂,主要的药物有奥司他韦、扎那米韦、帕拉米韦和那尼纳米韦,这些药物主要是通过抑制该酶的活性而有效地抑制病毒粒子在宿主细胞膜表面的释放,从而抑制流感病毒感染新的宿主细胞的过程。在 H5N1 禽流感病毒感染的患者体内也出现了对该药的耐药株。此外,中药、中成药及其他药物,目前有一些人工合成的唾液酸寡聚糖类似物和抗 A 型流感病毒的单味和复方中药制剂都作为禽流感治疗的辅助药物,但都因种种原因难以大范围推广。

(六)中医中药治疗

包括辨证治疗和中成药应用。中药药剂的应用,可参照国家卫生健康委员会公布的《人禽流感诊疗方案》中的有关处方。

(七)支持治疗和预防并发症

加强支持治疗和预防并发症,注意休息、多饮水、增加营养,给予易于消化的饮食。密切观察,监测并预防并发症。抗菌药物应在明确继发细菌感染时或有充分证据提示继发细菌感染时使用。

八、预防

(一)控制传染源

结合禽流感病毒的特点和现有研究,目前认为,携带病毒的禽类是人感染禽流感的主要传染源。减少和控制禽类,尤其是家禽间的禽流感病毒的传播尤为重要。随着我国社会和经济发展水平的提高,亟须加快推动传统家禽养殖和流通向现代生产方式转型升级,从散养方式向集中规模化养殖、集中宰杀处理和冷链运输的转变,提高家禽养殖、防疫、检疫和流通生物安全水平,从而减少人群的活禽或病死禽暴露机会。

加强禽类和接触禽类人员的禽流感监测,一旦发现家禽感染或发病的疫情,以及发现环境中禽流感病毒循环的状态,尽早采取动物免疫、扑杀、休市等消灭传染源、阻断病毒在家禽间传播的措施。早发现、早诊断禽流感患者,及时、有效、合理地实施疑似病例和确证病例的隔离和诊治。做好疾病的流行病学调查和病毒学监测,不断加强公众对禽流感防治的科学认识,及时发现聚集性病例和禽流感病毒变异,进而采取相应的综合防控干预和应对措施。

(二)切断传播途径

因职业关系的家禽养殖必须接触者,工作期间应戴口罩、穿工作服。严格规范收治人禽流感患者医疗单位的院内感染控制措施,加强卫生防护,医护人员接触人禽流感患者时应戴口罩、戴手套、戴防护镜、穿隔离衣;接触禽流感患者后应立即严格规范洗手。具体的消毒隔离措施和专门病房的设置应参照执行原卫生部《传染性非典型肺炎(SARS)诊疗方案》的相关规定。加强检测标本和实验室禽流感病毒毒株的管理,严格执行操作规范,防止实验室的感染及外泄传播。

(三)保护易感人群

保护易感人群的最有效的预防措施是接种禽流感疫苗,但是由于禽流感病毒变异的速度很快,疫苗研发的速度一直落后于病毒变异的速度,所以至今尚未研制出理想的禽流感疫苗。禽流感一般发生于冬春季,一般不会在人与人之间传染。在禽流感的流行季节期间,尽可能减少人的不必要接触,特别是少年儿童与禽、鸟类的不必要接触,尤其是不要与病禽、死禽类的接触。同时,要持续开展社会公众的健康教育,提倡和培养个人呼吸道卫生和健康饮食卫生习惯,做到勤洗手、保持环境清洁、合理加工烹饪食物等。尤其是加强人感染禽流感高危人群和医护人员的健康教育和卫生防护。特别强调,预防禽流感应注意以下几点:一是勤洗手,远离家禽及其分泌物,接触过禽、鸟或其粪便要注意用消毒液和清水彻底清洁双手;二是养成良好的个人卫生习惯,咳嗽时用手或卫生纸捂住嘴,加强室内空气流通,勤开窗换气,保证充足的睡眠和休息,均衡的饮食,注意多摄入一些富含维生素 C 等增强免疫力的食物;三是更改饮食习惯,食用白切家禽肉时要煮熟、煮透,且厨具生熟一定要分开。食用鸡蛋时蛋壳先用流动水清洗,烹调加热充分,不吃生的或半生的鸡蛋。

九、应急处置

新发或再发人感染禽流感时,应当按照国家卫生健康委员会制定的《人感染高致病性禽流感应急预案》严格落实,切实做到早发现、早报告、早隔离、早治疗人禽流感病例,及时、有效地采取各项防控措施,控制疫情的传播、蔓延,保障广大人民群众的身体健康和生命安全,维护社会的稳定。

第八节　严重急性呼吸综合征突发事件医学应急

重症急性呼吸综合征为一种由 SARS 病毒(SARS-CoV)引起的急性呼吸道传染病,世界卫生组织(WHO)将其命名为重症急性呼吸综合征。本病为呼吸道急性传染性疾病,其病原冠状病毒(coronaviruses,CoVs)也属人畜共患病毒,广泛存在于自然界,最早从鼠身上分离得到,且大多在家畜、鸟禽等脊椎动物间传播。动物冠状病毒进化后实现跨物种传播,感染人导致人冠状病毒(human coronavirus,HCoV)的出现。2003 年的严重急性呼吸综合征(severe acute respiratory syndrome,SARS)疫情导致全球 20 多个国家共计 8000 多病例报告和 10% 的死亡率,中东呼吸综合征(Middle East respiratory syndrome,MERS)死亡率更是高达 30%。2019 年底暴发的新型冠状病毒肺炎(Corona Virus Disease 2019,COVID-19)疫情已导致全世界的大流行,目前仍未有终止的迹象。

一、病原学

SARS 病毒属于套式病毒目、冠状病毒科、冠状病毒属,为 β 属 B 亚群冠状病毒。SARS 病毒颗粒呈球形,有囊膜,外周有冠状排列的纤突,分布于细胞浆中,病毒直径在 100nm 左右。SARS 病毒为单股正链 RNA 病毒,是目前所知道的最大的 RNA 病毒。与其他冠状病毒一样,SARS 病毒包膜上也有排列较宽、形如日冕的刺突蛋白(spike protein,SP)。

SARS 病毒颗粒主要分布在胞浆的内质网池、胞浆空泡内和细胞外,多聚集成堆。感染病毒的细胞可见内质网扩张,线粒体肿胀、嵴溶解,细胞核染色质凝聚和靠边集聚。冠状病毒的 S 蛋白是该病毒的主要抗原成分和病毒与受体结合的部位,同时与病毒引起的细胞融合有关。M 蛋白是一种膜糖蛋白,参与病毒的出芽和包膜的形成。N 蛋白是一种磷酸蛋白,功能尚不清楚,可能参与病毒核酸的合成。HE 蛋白仅见于少数几种毒株,可能与某些毒株的血凝特性有关。SARS 病毒全基因组分析结果显示,其基因组长度为 26～32 kb,5′ 端有两个重叠的开放读码框 ORF1$_a$ 和 ORF1$_b$,编码两个复制酶多蛋白前体 pp1$_a$ 和 pp1$_{ab}$。在多蛋白 pp1$_{ab}$ 中含有蛋白酶,能够将多蛋白前体裂解为生成新病毒颗粒必需的一系列非结构蛋白(NPS);而剩余的读码框则编码病毒结构蛋白,包括刺突糖蛋白 S、膜蛋白 M、包膜蛋白 E 和核衣壳蛋白 N 以及病毒复制辅助蛋白。冠状病毒分为 α、β、γ 和 δ 四个属,近 40 个毒种。其中感染人的冠状病毒共有 6 种(HCoV-229E、OC43、NL63、HKU1、SARS-CoV、MERS-CoV 和新出现的 SARS-CoV-2 病毒)。目前发现的人冠状病毒共有 7 种,除 HCoV-229E 和 NL63 属于 α 冠状病毒属外,其他 5 种人冠状病毒均属于 β 冠状病毒属。

二、流行病学

SARS 是一种起病急、传播快、病死率高的传染病,被传染者大多都有与患者直接或间接接触史,或生活在流行区内。传播方式以飞沫、接触、空气传播为主,也可以通过血液传播。人群基本易感,且青年的感染率较高,老年人、患有慢性病的人员以及医护人员是高危人群。SARS 病毒由于其近距离飞沫传播的特性,容易造成散发和流行,如不加控制甚至会造成大流行。经过多年的 SARS 病毒起源研究,越来越多的证据表明 SARS 病毒来自野生动物,多数认为来自于中华菊头蝠,而与家畜家禽和宠物无关。专家们从蝙蝠、猴、果子狸和蛇等数种野生动物体内检测到冠状病毒基因,已测出的病毒基因序列与 SARS 病毒基因序列完全一致。研究结果还确定,家畜家禽和宠物中的冠状病毒的基因组群与 SARS 病毒的基因组群不同。因此,尽管冠状病毒在家养动物和宠物中有很多种,如猪传染性腹泻、鸡传染性支气管炎、猫传染性腹膜炎等,但并非 SARS 的病源,更多的流行病学调查结果显示,果子狸和蝙蝠等可携带类 SARS 冠状病毒,由此认为某些野生动物是 SARS-CoV 最初的自然储存宿主。

三、临床症状

SARS 的潜伏期为 2～14 天,中位数 7 天。起病急,以高热为首发症状,体温常在 38.5℃以上,呈不规则热或弛张热,稽留热等,发热时间多为 1～2 周。偶有畏寒,可伴有头痛、关节酸痛、乏力,有明显的呼吸道症状,包括咳嗽、少痰或干咳,也可伴有血丝痰,部分患者出现呕吐、腹泻等消化道症状。重症病例发生呼吸衰竭、缺氧、发绀、呼吸窘迫综合征、休克和多脏器功能衰竭,也有 SARS 病例并发脑炎的症状和体征。儿童病例几乎均出现发热,体温多达 38.5℃ 以上,偶有寒战,个别病例低热,可伴有头痛、关节痛、乏力、腹泻等。

病程进入 2～3 周后,发热渐退,其他症状与体征减轻乃至消失。肺部炎症改变的吸收和恢复则较为缓慢,体温正常后仍需 2 周左右才能完全恢复正常。轻型患者临床症状轻。重症患者病情重,易出现呼吸窘迫综合征。儿童患者的病情较成人轻。有少数患者不以发热为首发症状,尤其是有近期手术史或有基础疾病的患者。

四、医学检查

(一)血常规检查

病程初期到中期白细胞计数通常正常或下降,淋巴细胞则常可见到减少,部分病例血小板亦减少。T 细胞亚群中 CD3、CD4 及 CD8 T 细胞均显著减少。

(二)血液生化检查

谷丙转氨酶(ALT)、乳酸脱氢酶(LDH)及其同工酶等均可不同程度升高。血气分析可发现血氧饱和度降低。

(三)血清学检测

可以用间接荧光抗体法(IFA)和酶联免疫吸附试验(ELISA)来检测血清中 SARS 病毒特异性抗体。IgG 型抗体在起病后第 1 周检出率低或检不出,第 2 周末检出率 80% 以上,第 3 周末检出率达 95% 以上,并且其效价持续升高,在病后第 3 个月仍保持很高的滴度。

(四)分子生物学检测

以反转录聚合酶链反应(RT-PCR)法,检查患者血液、呼吸道分泌物、大便等标本中 SARS 冠状病毒的 RNA。

(五)细胞培养分离病毒

将患者标本接种到细胞中进行培养,分离到病毒后,还应以 RT-PCR 法来鉴定是否为 SARS 病毒。

(六)影像学检查

SARS 的影像表现类似于社区获得性肺炎,早期一般表现为肺内小片状影,一般为磨玻璃密度影。发病 3～7 天后进行性加重,病变以磨玻璃密度影多见,甚至合并实变影,病变部位以两肺下叶明显多见,2 周后可见间质增生改变。空洞、淋巴结肿大和胸腔积液也常见。肺部阴影吸收、消散较慢;阴影改变与临床症状体征有时可不一致。急进患者表现为呼吸窘迫综合征改变。

五、诊断和鉴别诊断

重症急性呼吸综合征的诊断必须排除其他可以解释患者流行病学史和临床经过的疾病。临床上要注意排除上呼吸道感染、流行性感冒、细菌性或真菌性肺炎、获得性免疫缺陷综合征（AIDS）合并肺部感染、军团菌病、肺结核、流行性出血热、非感染性间质性肺疾病、肺嗜酸性粒细胞浸润症、肺血管炎等呼吸系统疾患。

六、治疗

（一）一般治疗

卧床休息。避免剧烈咳嗽，咳嗽剧烈者给予镇咳；咳痰者给予祛痰药。发热超过 38.5℃者，可使用解热镇痛药，儿童忌用阿司匹林（可能引起瑞氏综合征）；或给予冰敷、酒精擦浴等物理降温。有心、肝、肾等器官功能损害者，应作相应的处理。

（二）氧疗

出现气促者应当给予持续鼻导管或面罩吸氧。鼻导管或鼻塞给氧为常用而简单的方法，适用于低浓度给氧，患者易于接受。面罩给氧时可通过面罩上的调节装置调节面罩内氧浓度，不需湿化，耗氧量较少。气管插管或气管切开，经插管或气管切开处射流给氧效果好，且有利于呼吸道分泌物的排出和保持气道通畅。呼吸机给氧是最佳的氧疗途径和方法，常用于重症患者的抢救。

（三）糖皮质激素的应用

应用糖皮质激素的治疗应有以下指征之一：一是有严重中毒症状，高热持续 3 天不退；二是 48 小时内肺部阴影面积扩大超过 50%；三是有急性肺损伤（acute lung injury，ALI）或出现呼吸窘迫综合征。

（四）抗菌药物的应用

为了防治细菌感染，应使用抗生素覆盖社区获得性肺炎的常见病原体，临床上可选用大环内酯类（如阿奇霉素等）、氟喹诺酮类、β- 内酰胺类、四环素类等，如果痰培养或临床上提示有耐甲氧西林金黄色葡萄球菌感染或耐青霉素肺炎链球菌感染，可选用万古霉素等。

（五）抗病毒药物

至今尚无肯定有效的抗病毒药物治疗，治疗时可选择试用抗病毒药物。

（六）重症病例的处置

加强对患者的动态监护：尽可能收入重症监护病房，使用无创伤正压机械通气（noninvasive positive pressure ventilation，NPPV），无创伤正压机械通气治疗后，若氧饱和度改善不满意，应及时进行有创正压机械通气治疗。对出现呼吸窘迫综合征的病例，应当直接应用有创正压机械通气治疗；出现休克或多器官功能障碍综合征（multiple organ dysfunction syndrome，MODS），应给予相应的内科常规抢救支持治疗。

（七）预后不良

SARS 患者在康复期后 6 个月至 2 年期间生存质量的各个方面均受到显著损害，以身体疼痛为主，且老年患者受到的影响更严重。SARS康复期另一主要的后遗症是缺血性骨坏死，这些与疾病治疗期间应用激素治疗有很大关系。SARS 患者的肺通气功能障碍和股骨头坏死已经严重影响了患者的正常生理活动，目前唯一有效的治疗方法为人工全髋关节置换术，有限的治疗手段给患者和家庭带来极大的身体和精神上的痛苦与负担。

七、预防

（一）控制传染源

疫情报告：《中华人民共和国传染病防治法》已将重症急性呼吸综合征列入法定乙类传染病，并规定按甲类传染病进行报告、隔离治疗和管理。发现或怀疑本病时，应尽快向卫生防疫机构报告。做到早发现、早隔离、早治疗。

隔离治疗患者：对临床诊断病例和疑似诊断病例应在指定的医院按呼吸道传染病分别进行隔离观察和治疗。

隔离观察密切接触者：对医学观察病例和密切接触者，如条件许可应在指定地点接受隔离观察，为期 14 天。在家中接受隔离观察时应注意通风，避免与家人密切接触，并由定点医疗卫生机构进行医学观察，每天测量体温。

（二）切断传播途径

社区综合性预防：减少大型群众性集会或活动，保持公共场所通风换气、空气流通；排除住宅建筑污水排放系统的淤堵隐患。

保持良好的个人卫生习惯：不随地吐痰，避免在人前打喷嚏、咳嗽、清洁鼻腔，且事后应洗手；确保住所或活动场所通风；勤洗手；避免去人多或相对密闭的地方，应注意戴口罩。

医院应设立发热门诊，建立本病的专门通道，或建立专类的隔离医院或方舱医院。

（三）保护易感人群

保持乐观稳定的心态，均衡饮食，多喝汤饮水，注意保暖，避免疲劳，足够的睡眠以及在空旷场所作适量运动等,这些良好的生活习惯有助于提高人体对重症急性呼吸综合征的抵抗能力。

八、应急处置

2003 年 SARS 疫情后,国家各系统都制定了相应的应急预案,并定期进行演练,突发公共卫生事件应急处置能力得到很大提升,应急处置能力在 2020 年的 COVID-19 疫情期间得到了很好的检验。传染病预防监测预警体系的构建和完善、信息直报系统的应用,政府主导、部门配合、社会和民众的积极参与,是国家集中力量应对新发或高危传染病的有效手段。为此,应从疫情中总结经验,从顶层设计,普及防控知识,树立常态化的防控理念。具体可归总为:一是转变突发疫情防控思想,树立常态化管理思想;二是建立常态化的突发疫情防控管理规范;三是建立常态化的突发疫情垂直管理体系;四是建立常态化的突发疫情垂直网络平台及配套制度;五是建立常态化的突发疫情战略物资储备体系,以更好的机制应对未来不可预期的疫情危险。

第九节 中东呼吸综合征突发事件医学应急

中东呼吸综合征(Middle East respiratory syndrome, MERS)是由一种冠状病毒引起的发热呼吸道疾病,世界卫生组织(WHO)将该冠状病毒命名为中东呼吸综合征冠状病毒(Middle East respiratory syndrome coronavirus, MERS-CoV)。

一、病原学

中东呼吸综合征冠状病毒(MERS-CoV)属于冠状病毒科,β 类冠状病毒的 2c 亚群,是一种具有包膜、基因组为线性非节段单股正链的 RNA 病毒。病毒粒子呈球形,直径为 120~160nm。基因组全长约 30kb。病毒受体为二肽基肽酶 4(Dipeptidyl peptidase 4, DPP4,也称为 CD26),该受体与 ACE2 类似,主要分布于人深部呼吸道组织,可以部分解释 MERS 临床症状严重性。2014 年分别从沙特地区一个 MERS-CoV 感染者及其发病前接触过的单峰骆驼体内分离出基因序列完全相同的 MERS-CoV,同时在埃及、卡塔尔和沙特其他地区的骆驼中也分离到与人感染病例分离病毒株相匹配的病毒,并在非洲和中东的骆驼中发现 MERS-CoV 抗体,因而骆驼可能是人类感染来源。但不排除蝙蝠或其他动物也可能是中东呼吸综合征冠状病毒的自然宿主。

二、发病机制和病理

中东呼吸综合征(MERS)的发病机制可能与 SARS 有相似之处,可发生呼吸窘迫综合征和急性肾衰竭等多器官功能衰竭。冠状病毒入侵首先通过表面的 S 蛋白和 / 或 HE 蛋白与宿主细胞的表面受体相结合。第一群冠状病毒（HCoV-229E）能特异地与人类氨肽酶 N（aminopeptidase）结合。第二群冠状病毒（如 HCoV-NL63 和 SARS-CoV）与 ACE2 结合，还可同时与 9-O- 乙酰神经氨酸分子结合。中东呼吸综合征冠状病毒的受体则为 DPP4。病理学观察主要表现为：肺充血和炎性渗出、双肺散在分布结节和间质性肺炎。从目前中东呼吸综合征病例的发展进程来看，可能存在过度炎症反应。其详细机制仍有待于在临床实践和基础研究中进一步阐明。

三、流行病学

MERS 是一种人兽共患病毒，单峰骆驼是主要的动物宿主和传播给人类的主要来源。人感染中东呼吸综合征冠状病毒可导致严重疾病，病死率高，病毒可在人与人之间传播。

2012 年 9 月沙特阿拉伯首次报告了 2 例中东呼吸综合征病例，该病主要在中东地中海地区流行，通过国际旅行输入到其他国家。截至 2020 年 12 月，全球有 27 个国家和地区报告 MERS 病例，包括中东的巴林、埃及、伊朗、约旦、科威特、黎巴嫩、阿曼、卡塔尔、沙特阿拉伯、阿拉伯联合酋长国和也门，非洲的阿尔及利亚和突尼斯，欧洲的奥地利、法国、德国、希腊、意大利、荷兰、土耳其和英国，亚洲的中国、马来西亚、菲律宾、韩国和泰国以及美洲的美国，超过 80% 的 MERS 病例来自沙特阿拉伯。2020 年全球报告 MERS64 例（沙特阿拉伯 61 例，95.3%；阿联酋 2 例，3.1%；卡塔尔 1 例，1.6%），死亡 20 例。截至 2021 年 3 月 31 日，全球累计报告 MERS2574 例，其中 886 例死亡。2015 年韩国暴发 MERS 疫情，报告 186 例，死亡 36 例。2015 年 5 月 29 日国家卫生计生委通报，我国广东省惠州市出现首例输入性中东呼吸综合征确诊病例，患者为韩国确认病例的密切接触者。

四、临床表现

该病的潜伏期为 2～14 天。早期主要表现为发热、畏寒、乏力、头痛、肌痛等，随后出现咳嗽、胸痛、呼吸困难，部分 MERS 病例还可出现呕吐、腹痛、腹泻等症状。MERS 重症病例多在一周内进展为重症肺炎，可发生呼吸窘迫综合征、急性肾衰竭，甚至多脏器功能衰竭。年龄大于 65 岁，肥胖，患有其他疾病（如肺部疾病、心脏病、肾病、糖尿病、免疫功能缺陷等），为重症高危因素。部分 MERS 病例可无临床症状或仅表现为轻微的呼吸道症状，无发热、腹泻和肺炎。

五、医学检查

（一）血常规检查

白细胞总数一般不高，但通常可伴有淋巴细胞计数减少。

（二）血生化检查

部分患者肌酸激酶、谷草转氨酶、谷丙转氨酶、乳酸脱氢酶、肌酐等升高。

（三）病原学检查

病毒分离为实验室检测的"金标准"，可从呼吸道标本中分离出 MERS，但一般在细胞中分离培养较为困难。

（四）病毒核酸检测

可以用于早期诊断，以 RT-PCR 法（最好采用 real-time RT-PCR）检测呼吸道标本中的 MERS 核酸。及时留取多种标本（咽拭子、鼻拭子、鼻咽或气管抽取物、痰液或肺组织，以及血液和粪便）进行检测，其中以下呼吸道标本阳性检出率更高。

（五）影像学检查

MERS 发生肺炎者的影像学检查，在病情的不同阶段可表现为单侧至双侧的肺部影像学改变，主要分布于胸膜下和基底部，以磨玻璃影为主，可出现实变影。部分病例可有不同程度胸腔积液。

六、诊断

（一）疑似病例

患者符合 MERS 的流行病学史和临床表现，但尚无实验室筛查的确认依据。

1. MERS 的流行病学史　发病前 14 天内有中东地区和 MERS 疫情暴发的地区旅游或居住史；或与 MERS 疑似 / 临床诊断 / 确诊病例有密切接触史；或与 MERS 可疑动物（如单峰骆驼、蝙蝠等）类似病例的接触史。

2. MERS 的临床表现　难以用其他病原感染解释的发热伴呼吸道症状。

（二）临床诊断病例

1. 满足 MERS 的疑似病例标准　仅有实验室阳性筛查结果（如仅呈现单靶标 PCR 阳性或单份血清抗体阳性）的患者。

2. 满足 MERS 的疑似病例标准　因仅有单份采集或处理不当的标本而导致实验室检测结果阴性或无法判断阳性结果的患者。

（三）确诊病例

具备下述 4 项之一，可确诊为中东呼吸综合征实验室筛查的确诊病例：

1. 至少双靶标 PCR 检测出 MERS 阳性。

2. 单个靶标 PCR 阳性产物,经基因测序确认为 MERS。

3. 从呼吸道标本中分离出 MERS。

4. 恢复期血清中 MERS 抗体较急性期血清抗体水平阳转或呈 4 倍以上升高。

(四)鉴别诊断

主要与流感病毒、SARS 病毒等呼吸道病毒和细菌等所致的肺炎进行鉴别。

七、治疗

(一)基本原则

1. **根据病情严重程度评估确定治疗场所** MERS 的疑似、临床诊断和确诊病例应在具备有效隔离和防护条件的医院隔离治疗;MERS 的危重病例应尽早转运进入重症监护室(ICU)治疗。转运过程中严格采取隔离防护措施。

2. **一般治疗** 重点是要做好密切监测 MERS 的病情。

(1)病情监测:卧床休息,维持水、电解质平衡,密切监测 MERS 的病情变化。

(2)常规检查监测:定期复查血常规、尿常规、血气分析、血生化及胸部影像。

(3)氧饱和度监测和氧疗:根据 MERS 患者的氧饱和度的变化,及时给予有效氧疗措施,包括鼻导管、面罩给氧,必要时应进行无创或有创通气等措施。

3. **抗病毒治疗** 目前尚无明确有效的抗 MERS 病毒药物。体外试验表明,利巴韦林和干扰素 -α 联合治疗 MERS 具有一定抗病毒作用,但临床研究结果尚不确定。可在 MERS 的发病早期试用抗病毒治疗,使用过程中应注意药物的副作用。

4. **抗菌药物治疗** 避免盲目或不恰当使用抗菌药物,加强细菌学监测,MERS 患者出现继发细菌感染时应当及时使用抗菌药物治疗。

5. **中医中药治疗** 依据文献资料,结合中医治疗"温病,风温肺热"等疾病的经验,在中医医师指导下辨证论治。

(二)重症病例的治疗建议

MERS 的重症和危重症病例的治疗原则是在对症治疗的基础上,积极防治并发症,并进行有效的器官功能支持。实施有效的呼吸支持(包括氧疗、无创 / 有创机械通气)、循环支持、肝脏和肾脏支持等。有创机械通气治疗效果差的 MERS 的危重症病例,有条件的医院可实施体外膜氧合支持技术。维持 MERS 的重症和危重症病例的胃肠道功能,适时使用微生态调节制剂。详见国家卫生健康委重症流感病例治疗措施。

八、预防和应急处置

(一)疾病监测

各级各类医疗机构应建立健全中东呼吸综合征(MERS)的病例的监测体系,医务人员在日常诊疗活动中,应提高对中东呼吸综合征病例的诊断和报告意识,对于不明原因发热病例,应注意询问发病前14天内的旅行史或可疑的暴露史,了解本人或其密切接触的类似患者近期有无中东呼吸综合征病例国家的旅行史,或可疑动物(如单峰骆驼、蝙蝠等)类似病例的接触史。发现符合中东呼吸综合征病例定义的患者时应当及时报告属地县区级疾控机构。

(二)病例报告

发现中东呼吸综合征(MERS)的疑似病例、临床诊断病例、确诊病例及无症状感染者时,具备网络直报条件的医疗机构应当于2小时内进行网络直报("无症状感染者"选择"隐性感染者"类别);不具备网络直报条件的,应当于2小时内以最快的通信方式(电话、传真)向当地县区级疾控机构报告,并于2小时内寄送出传染病报告卡,县区级疾控机构在接到报告后立即进行网络直报。

(三)大众宣教

宣传教育与风险沟通,积极开展舆情监测,普及疫情防控知识。对于已经赴中东地区的民众,应注意个人卫生和手卫生,尽量避免密切接触有呼吸道感染症状的人员,避免接触动物及其排泄物,用一次性纸巾和洗手,尽量减少与当地人接触,咳嗽讲究礼节,咳嗽和打喷嚏时,捂鼻捂嘴。自中东地区入境的民众,如出现发热或流涕、咳嗽、咽痛等呼吸道症状,应主动通报边检防疫人员,配合接受检疫并及时就诊。返国14天内,如出现发热或呼吸道症状,应佩戴口罩尽快就医,并避免乘坐公共交通工具前往医院,应主动向医护人员告知近期旅游史及当地暴露史,以便得到及时的诊断和治疗。

第十节　埃博拉病毒热突发事件医学应急

埃博拉出血热是由埃博拉病毒(Ebola virus)引起的一种急性出血性传染病。主要通过接触患者或感染动物的血液、体液、分泌物和排泄物等而感染,临床表现主要为突起发热、呕吐、腹泻、出血和多脏器损害,病死率高。本病于1976年在非洲首次发现,主要在乌干达、刚果、加蓬、苏丹、科特迪瓦、南非、几内亚、利比里亚、塞拉利昂、尼日利亚等非洲国家流行。2014年至2016年,埃博拉病毒在西非国家几内亚、利比里亚和塞拉利昂发生了最大规模的疫情,超过28000人感染,超过11000人死亡。2018年8月1日刚果(金)埃博拉病毒病开始暴发疫情,至 2020 年 6 月 25 日世卫组织宣布本次疫情结束,共报告了埃博拉出血热病例 3470 例(疑似和确诊),死亡 2287 人。

一、病原学

埃博拉病毒属丝状病毒科,为不分节段的单股负链 RNA 病毒。病毒呈长丝状体,可呈杆状、丝状、L 形等多种形态。平均毒粒长度 1000nm,直径约 100nm。病毒有脂质包膜,包膜上有呈刷状排列的突起,主要由病毒糖蛋白组成。埃博拉病毒基因组是不分节段的负链 RNA,大小为 18.9kb,编码 7 个结构蛋白和 1 个非结构蛋白。

埃博拉病毒可在人、猴、豚鼠等哺乳类动物细胞中增殖,对 Vero 和 Hela 等细胞敏感。埃博拉病毒可分为本迪布焦型、扎伊尔型、莱斯顿型、苏丹型和塔伊森林型。其中扎伊尔型毒力最强,苏丹型次之,莱斯顿型对人不致病。不同亚型病毒基因组核苷酸构成差异较大,但同一亚型的病毒基因组相对稳定。

埃博拉病毒对热有中度抵抗力,在室温及 4℃存放 1 个月后,感染性无明显变化,60℃灭活病毒需要 1 小时,100℃ 5 分钟即可灭活。该病毒对紫外线、γ 射线、甲醛、次氯酸、酚类等消毒剂和脂溶剂敏感。

二、流行病学特征

(一)传染源

埃博拉出血热的患者是主要传染源,尚未发现潜伏期患者有传染性。感染埃博拉病毒的大猩猩、黑猩猩、猴、羚羊、豪猪等野生动物可为首发病例的传染源。目前认为埃博拉病毒的自然宿主为狐蝠科的果蝠,但其在自然界的循环方式尚不清楚。

(二)传播途径

接触传播是本病最主要的传播途径。可以通过接触患者和被感染动物的血液、体液、分泌物、排泄物及其污染物感染。患者感染后血液和体液中可维持很高的病毒含量。医护人员、患者家属或其他密切接触者在治疗、护理患者或处理患者尸体过程中,如果没有严格的防护措施,容易受到感染。虽然尚未证实空气传播埃博拉病毒的病例发生,但应予以警惕,做好防护。据文献报道,埃博拉出血热患者的精液、乳汁中可分离到病毒,故存在相关途径传播的可能性。

(三)人群易感性

人类普遍易感。发病主要集中在成年人,可能与其暴露或接触机会较多有关。尚无资料表明不同性别间存在发病差异。

三、临床表现

埃博拉出血热的潜伏期 2～21 天,一般为 5～12 天。感染埃博拉病毒后可不发病或呈轻症患者,只要没有发展为重病患者,一般在发病后 2 周逐渐恢复。

(一)初期

典型的埃博拉出血热初期病例,急性起病,临床表现为高热、畏寒、头痛、肌痛、恶心、结膜充血及相对缓慢脉搏。2～3 天后可有呕吐、腹痛、腹泻、血便等临床表现,半数患者有咽痛及咳嗽。埃博拉出血热患者最显著的临床表现为低血压、休克和面部水肿。

(二)极期

病程 4～5 天进入埃博拉出血热极期病例,可出现神志的改变,如谵妄、嗜睡等,重症患者在发病数日后可出现咯血,鼻、口腔、结膜下、胃肠道、阴道及皮肤出血或血尿,少数患者出血严重,多为病程后期继发弥散性血管内凝血(disseminated intravascular coagulation,DIC)。并可因出血、肝肾衰竭及致死性并发症(如:多脏器功能衰竭)而死亡。病程 5～7 天可出现麻疹样皮疹,以肩部、手心和脚掌多见,数天后消退并脱屑,部分患者可较长期地留有皮肤的改变。由于病毒持续存在于精液中,也可引起睾丸炎、睾丸萎缩等青春期迟发症(低促性腺激素不全症)。90% 的死亡患者在发病后 12 天内死亡(7～14 天)。

四、实验室检查

早期血常规检查结果为白细胞减少和淋巴细胞减少,随后出现中性粒细胞升高和核左移。血小板也可有减少。早期尿常规检查也可有蛋白尿。生化检查 AST 和 ALT 升高,且 AST 升高大于 ALT。凝血功能凝血酶原(PT)和部分凝血活酶时间(PTT)延长,纤维蛋白降解产物升高,凝血功能 3 项检测结果表现为弥散性血管内凝血(DIC)。血清特异性 IgM 抗体检测多采用 IgM 捕捉 ELISA 法检测,血清特异性 IgG 抗体采用 ELISA、免疫荧光等方法检测。由于埃博拉出血热有高滴度病毒血症,可采用 ELISA 等方法检测血清中病毒抗原。一般发病后一周内,采用 RT-PCR 等核酸扩增方法可检测到患者血清中的埃博拉病毒核酸。发病一周内患者血清标本可用 Vero 细胞进行埃博拉病毒分离。病毒培养在 BSL-4 实验室、动物感染实验在 ABSL-4 实验室、未经培养的感染材料的操作在 BSL-3 实验室、灭活材料的操作在 BSL-2 实验室、无感染性材料的操作在 BSL-1 实验室中进行。

五、诊断和鉴别诊断

应根据埃博拉出血热的流行病学史、临床表现和相关病原学检查综合判断。

（一）流行病学史依据

1. 发病前 21 天内有在埃博拉传播活跃地区居住或旅行史。

2. 发病前 21 天内,在没有恰当个人防护的情况下,接触过埃博拉患者的血液、体液、分泌物、排泄物或尸体等。

3. 发病前 21 天内,在没有恰当个人防护的情况下,接触或处理过来自疫区的蝙蝠或非人类灵长类动物。

（二）病例定义

1. **埃博拉出血热的留院观察病例**   具备上述流行病学史中第 2、3 项中任何一项,并且体温＞37.3℃者;具备上述流行病学史中第 1 项,并且体温≥38.6℃者。

2. **埃博拉出血热的疑似病例**   具备上述流行病学史中第 2、3 中任何一项,并且符合以下三种情形之一者:

（1）症状:体温≥38.6℃,出现严重头痛、肌肉痛、呕吐、腹泻、腹痛。

（2）并发症:发热伴不明原因出血。

（3）发生意外:不明原因猝死。

3. **埃博拉出血热的确诊病例**   留观或疑似病例经实验室检测符合下列情形之一者:

（1）核酸检测:患者血液等标本用 RT-PCR 等核酸扩增方法检测埃博拉病毒核酸,结果阳性;如核酸检测阴性,但病程不足 72 小时,应在达 72 小时后再次检测。

（2）抗原检测:用 ELISA 等方法检测患者血液等标本病毒抗原阳性。

（3）病毒分离:采集患者血液等标本,用 Vero、Hela 等细胞分离到病毒。

（4）抗体检测:双份血清特异性 IgG 抗体阳转或恢复期较急性期 4 倍及以上升高。

（5）病原学检测:组织中病原学检测阳性。

（三）鉴别诊断

该病需与马尔堡出血热、克里米亚刚果出血热、拉沙热、肾综合征出血热等病毒性出血热;伤寒、恶性疟疾、病毒性肝炎、钩端螺旋体病、斑疹伤寒、单核细胞增多症等进行鉴别诊断。

六、治疗

目前埃博拉出血热尚无特异性治疗措施,主要是对症和支持治疗,注意水、电解质平衡,预防和控制出血以控制继发感染,重点治疗肾衰竭和出血、DIC 等并发症。

（一）一般支持对症治疗

埃博拉出血热的患者应当卧床休息,进食少渣易消化半流质饮食,保证充分热量。早期补液,维持水电解质和酸碱平衡治疗。使用平衡盐液维持有效血容量;加强胶体液补充如白蛋白、低分子右旋糖酐等,预防和治疗低血压休克。止血和输血,输入新鲜冰冻血浆补充凝血因子,预防 DIC。预防及控制继发感染:应尽量减少不必要的有创操作,严格无菌操作,一旦发生继发感染,应早期经验性应用抗生素。

(二)病原学治疗

三联单克隆抗体(ZMapp)未经过人体学试验,在紧急状态下被批准用于埃博拉出血热患者的治疗,目前无法推广应用。

(三)疫苗接种

中国科研团队研发的重组埃博拉疫苗(rAd5-EBOV),先后在中国和塞拉利昂开展了Ⅰ、Ⅱ期临床试验,未发现该疫苗无严重副作用,且能成功诱导强烈的体液免疫和细胞免疫应答,但也存在免疫持久力不足和 Ad5 在人体内存在预存免疫现象的局限性。2017 年,中国食品药品监督管理局批准了 rAd5-EBOV 的新药注册。

七、预防

严格隔离控制埃博拉病毒的传染源、密切接触者追踪及管理和加强个人防护,是防控埃博拉出血热的关键措施。

(一)疫区来华(归国)人员追踪管理

加强埃博拉出血热流行国家或地区(以下简称疫区)的来华人员健康监测和管理,监测随访截止时间为离开疫区满 21 天,防止输入型埃博拉出血热的病例引起的疫情扩散。

(二)病例管理

医疗机构一旦发现埃博拉出血热的病例,应当将病例转运至符合条件的定点医院隔离治疗,采取严格的消毒隔离管理措施,严格对患者的血液、体液、分泌物、排泄物及其污染的医疗器械等物品和环境进行消毒,并按照规定做好医疗废物的收集、转运、暂时储存,交由医疗废物集中处置单位处置,做好医院感染预防与控制工作。医务人员和流行病学调查人员要严格按照相关要求做好个人防护。尽量减少患者尸体的搬运和转运,尸体应消毒后用密封防渗漏物品双层包裹,及时焚烧。

(三)密切接触者管理

密切接触者是指直接接触埃博拉出血热确诊病例或者疑似病例的血液、体液、分泌物、排泄物的人员,如共同居住、陪护、诊治、转运患者及处理尸体的人员。对密切接触者进行追踪和医学观察。医学观察期限为自最后一次与确诊病例或污染物品等接触之日起至第 21 天结束。医学观察期间一旦出现发热等症状时,要立即进行隔离,并采集标本进行检测。

（四）开展公众宣传教育

积极做好相关人员的风险沟通。积极宣传埃博拉出血热的防治知识，提高公众自我防护意识。

（编者：王刚、蓝光华、陈欢欢、胡艳玲、唐华民、梁淑家、郑志刚、叶力、葛宪民
审校：朱金辉、林健燕、阳世雄、周丽芳、石朝晖、李剑军、庞贤武、罗柳红、
周信娟、黄玉满、邓月琴、王红宇）

参考文献

[1] 耿文奎,葛宪民. 突发公共卫生事件监测预警及应急救援[M]. 北京:人民卫生出版社, 2008.

[2] 段小贝,陈少贤. 公共卫生应急处置与案例评析[M]. 北京:人民卫生出版社,2010.

[3] 杨超,王世平,郝艳华. 应急处置技术指南[M]. 北京:人民卫生出版社,2014.

[4] 张晓丽. 当代中国重大公共卫生事件研究[M]. 南京:东南大学出版社,2019.

[5] HANALISE V HUFF, AVANTIKA SINGH. Asymptomatic Transmission during the Coronavirus Disease 2019 Pandemic and Implications for Public Health Strategies [J]. Clin Infect Dis,2020,71(10):2752-2756.

[6] KANGPENG X,JUNQIONG Z,YAOYU F,et al. Isolation of SARS-CoV-2-related Coronavirus from Malayan pangolins [J]. Nature,2020,583(7815):286-289.

[7] ZHOU P,YANG XL,WANG XG,et al. A pneumonia outbreak associated with a new coronavirus of probable bat origin [J]. Nature,2020,579(7798):270-273.

[8] WANG C,HORBY PW,HAYDEN FG,GAO GF. A novel coronavirus outbreak of global health concern [J]. Lancet,2020,395(10223):470-473.

[9] MENACHERY VD,GRAHAM RL,BARIC RS. Jumping species-a mechanism for coronavirus persistence and survival [J]. Current opinion in virology,2017,23:1-7.

[10] XING YH,WONG GWK,NI W,et al. Rapid response to an outbreak in Qingdao,China [J]. N Engl J Med,2020,383(23):e129.

[11] ARONS MM,HATFIELD KM,REDDY SC,et al. Presymptomatic SARS-COV-2 infections and transmission in a skilled nursing facility [J]. N Engl J Med,2020,382(22):2081- 2090.

[12] CEYLAN Z,MERAL R,CETINKAYA T. Relevance of SARS-COV-2 in food safety and food hygiene:potential preventive measures,suggestions and nanotechnological approaches[J]. Virus Disease,2020,31(2):154-160.

[13] 张金忠,周璞,韩德彪,等. 聊城市一起某超市新型冠状病毒肺炎聚集性疫情调查[J]. 中华流行病学杂志,2020,41(12):2024-2028.

[14] 赵寒,李柏松,夏宇,等. 一起新型冠状病毒肺炎聚集疫情传播链的调查分析[J]. 中华

流行病学杂志,2020,41(12):2015-2019.

[15] 孙亚敏,刘锋,蔡伟,等.北京市某市场新型冠状病毒肺炎相关聚集性疫情传播链分析[J].中华流行病学杂志,2021,42(3):427-432.

[16] 高文静,王波,吕筠,等.新型冠状病毒肺炎流行现状及应对策略进展[J].中华流行病学杂志,2021,42(1):22-27.

[17] 殷文武,王传林,陈秋兰,等.狂犬病暴露预防处置专家共识[J].中华预防医学杂志,2019,(7):668-679.

[18] 王传林,陈庆军.中国动物致伤诊治规范[M].北京:中国标准出版社,2020.

[19] WANG L,WU A,WANG YE,et al. Functional genomics reveals linkers critical for influenza virus polymerase [J]. J Virol,2015,90(6):2938-2947.

[20] 张圣洋,宋绍霞,刘倜,等.2013—2017年山东省人感染H7N9禽流感流行特征分析[J].现代预防医学,2020,47(10):1738-1741,1753.

[21] 黄煌,李幼霞,蔡水江,等.17例人感染H7N9禽流行性感冒重症患者免疫状态回顾性研究[J].中国病毒病杂志,2020,10(2):118-122.

[22] LACKENBY A,BESSELAAR TG,DANIELS TS,et al. Global update on the susceptibility of human influenza viruses to neuraminidase inhibitors and status of novel antivirals,2016-2017 [J]. Antiviral Res,2018,157:38-46.

[23] 谭斯露,何胜虎.新型冠状病毒与SARS病毒的相似性及对心脏的影响[J].心血管病学进展,2020,41(9):947-949,988.

[24] 全彦妮,王宜轩,李艳萍.人冠状病毒治疗药物研究进展[J].中国医药生物技术,2020,15(2):97-108,143.

[25] YIN Y,WUNDERINK RG. MERS,SARS and other coronaviruses as causes of pneumonia[J]. Respirology,2018,23(2):130-137.

[26] 侯阳,郭启勇.从SARS、MERS到COVID-19——以史为鉴——浅谈影像学在冠状病毒肺炎中的应用价值[J].中国临床医学影像杂志,2020,31(2):77-82.

[27] 陈喆,刁丽杰,李进,等.我国突发公共卫生事件SARS与COVID-19的应急处置比较和再认识[J].现代预防医学,2020,47(20):3728-3731.

[28] 王晓欢,严延生,张智芳,等.中东呼吸综合征[J].中国人兽共患病学报,2020,36(6):496-502.

[29] 龚震宇,龚训良.2019年全球中东呼吸综合征疫情概况[J].疾病监测,2020,35(1):90-91.

[30] 国家卫生和计划生育委员会.埃博拉出血热防控方案(第三版)[J].中华临床感染病杂志,2014,7(5):385-386.

[31] 潘卫兵,刘莹.埃博拉疫苗研究进展[J].医学信息,2020,33(1):36-38,42.

[32] ZHU FC,WURIE AH,HOU LH,et al.Safety and immunogenicity of a recombinant adenovirus type-5 vector-based Ebola vaccine in healthy adults in Sierra Leone:a single-centre,randomised,double-blind,placebo-controlled,phase 2 trial [J].Lancet,2016,389(10069):

621-628.

[33] LI JY,YOU Z,WANG Q,et al. The epidemic of 2019-novelcoronavirus(2019-nCoV) pneumonia and insights for emerging infectious diseases in the future [J]. Microbes Infect, 2020,22(2):80-85.

[34] 中华预防医学会新型冠状病毒肺炎防控专家组. 新型冠状病毒肺炎流行病学特征的最 新认识[J]. 中国病毒病杂志,2020,10(2):86-92.

[35] WU F,YU B. A new coronavirus associated with human respiratory disease in China [J]. Nature,2020,579(7798):265-269.

[36] KANDEEEL M,IBRAHIM A,FAYEZ M,et al. From SARS and MERS CoVs to SARS-CoV-2:moving toward more biased codon usage in viral structural and nonstructural genes [J]. J Med Virol,2020,92(6):660-666.

[37] ZHANG L,LIN D,SUN X,et al. Crystal structure of SARS-CoV-2 main protease provides a basis for design of improved α-ketoamide inhibitors [J]. Science,2020,368(6489):409-412.

[38] GAO Y,YAN L,HUANG Y,et al. Structure of the RNA-dependent RNA polymerase from COVID-19 virus [J]. Science,2020,368(6492):779-782.

[39] LAUER SA,GRANTZ KH,BI Q,et al. The incubation period of coronavirus disease 2019 (COVID-19)from publicly reported confirmed cases:estimation and application [J]. Ann Intern Med,2020,172(9):577-582.

[40] SONG F,SHI N,SHAN F,et al. Emerging 2019 Novel Coronavirus 2019-nCoV Pneumonia [J]. Radiology,2020,295(1):210-217.

[41] CHAN JF,YAO Y,YEUNG ML,et al. Treatment With Lopinavir/Ritonavir or Interferon-Blb Improves Outcome of MERS-CoV Infection in a Nonhuman Primate Model of Common Marmnoset [J]. J Infect Dis,2015,212(12):1904-1913.

[42] KOYAMA T,PLATT D,PARIDA L. Variant analysis of SARS-CoV-2genomes [J]. Bull World Health Organ,2020,98(7):495-504.

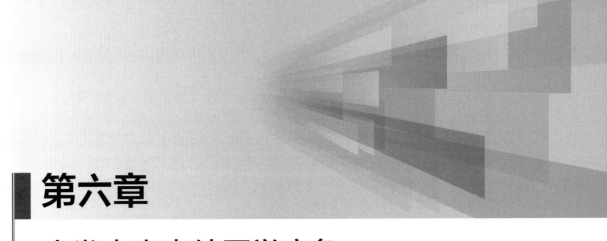

第六章

突发中毒事件医学应急

准确掌握各种类型突发中毒事件的特征,对于进一步做好突发中毒事件监测与预警工作尤为重要,这也是最终实现科学监测与科学预警的根本保证,从而有利于做到精准诊断突发中毒事件,并有利于采取快速有效的突发中毒事件医学应急处置,从而将突发中毒事件的危害程度降低和控制在最低限度。显然,当地卫生行政部门在本级人民政府领导下,迅速启动突发中毒事件应急预案和积极开展医学应急救援救治同样非常重要。

第一节　概述

一、突发中毒事件的定义和特征

(一)突发中毒事件的定义

突发中毒事件(poisoning incident)是突发公共事件中的一种类型,是指在短时间内,毒物通过一定的方式作用于特定人群,造成严重的群体性健康影响或危害的事件(包括食物中毒、职业中毒、生活饮用水或环境受到污染突发的疾病)。突发公共事件医学应急救援是指对突发公共事件导致的人员伤亡、健康危害的医学应急救援工作,其中医学救援是整个医疗卫生救援的一部分,强调的是医护人员在应急救援中应担负的职责与任务。在突发中毒事件的医学应急救援与处置流程中,医疗卫生活动贯穿整个过程,包括事发前的应急准备,事发时的应急响应,事发中的应急救援与处置,以及事件后的善后处理等。

目前,从全球发展形势看,突发中毒事件的发生几乎是不可避免的,主要包括:各种恐怖事件威胁、重大中毒事件威胁、重大环境污染事件威胁。因此,我国卫生部依据《中华人民共和国突发事件应对法》《中华人民共和国食品安全法》等法律、法规和预案,为有效控制突发中毒事件及其危害,指导和规范突发中毒事件的卫生应急工作,最大限度地减少突发中毒事件对公众健康造成的危害,保障公众健康与生命安全,维护社会稳定,于2011年发布了《卫生部突发中毒事件卫生应急预案》,使我国的突发中毒事件应急救援救治工作步入法制化进程,明确了各级相关部门和机构在突发中毒事件的应急救援工作的职能职责,从而进一步加强了我国突发中毒事件医学应急机制及体系建设和应急反应能力,具体表现在以下三个方面:一是中毒事件的监测预警与正确判断的信息系统;二是准确的医学应急救援反应程序;三是正确的医学应急救治与处置能力。

(二)突发中毒事件的特征

1. 突发中毒事件的原因及预测　突发中毒事件的特征明显不同于其他突发公共卫生事件,其发生常常难以预测,因为突发中毒事件不同于突发传染病事件,后者绝大多数属于天灾,事件发生具有独特的规律性,所以突发传染病事件是可以预测,并可以预防的;反之,突发中毒事件绝大多数属于人祸、人为投毒,而且突发中毒事件发生没有规律性,所以突发中毒事件是很难甚至是不可预测的,难以预防的。

2. 突发中毒事件的发生及危害　突发中毒事件的发生往往具有事件发生突然、起病急骤、病程快速、病情凶险、病死率高、事件危害和影响极大等临床特点,并具备以下公共卫生特征。

(1)事件发生突然:发生突然,多数情况下都是不能预测的意外事件。如突发中毒事件,虽然对风险级别的认识有所判定,但对发生的地点、时间、规模及表现形式上难以预测。因此,突发事件发生时,公众、政府往往无思想和行动上的准备,因为很多事件的发生是下意识的,故常常出现不恰当的处置行为,造成事件危害扩大,或衍生出其他公共事件。这个特征也决定建立突发事件应对组织体系和专业队伍的重要性。

(2)公共影响属性:这类事件具有公共属性。与普通社会事件、家庭事变相比,能够对更大范围的社会公众带来威胁或伤害。如东京地铁沙林中毒事件,受到危害的是地铁的乘客,这起事件造成了12人死亡,5500人中毒。其中,在应急救援过程中,有的未经洗消的接触沙林者中从地铁被转运到医院抢救时还造成了数十位医师的中毒。

(3)临床表现复杂多样:突发中毒事件有一因多果、一果多因的特点,故在事件原因判定、事故后果预测上难度大。而且随着事件的进展,事件的主因、环境及人群机体相互作用,会表现出不一样的特点,这些特点也体现了事件危害的多变,故处理突发事件难度大。如持续近40年的云南猝死虽具有发病地域明确、发病时间集中等特点,但其暴露复杂性及临床表现多样性,至今仍未能明确病因。

(4)后果的严重性:各类突发中毒事件能够造成严重的损失,主要损失为公众健康影响、环境破坏、经济损失和社会安定。每起事件造成的影响往往偏重某一个侧面,如毒物泄漏除带来严重的环境污染外,人群健康影响往往是最为突出的后果。为减少中毒事件造成的危害,各国都对剧毒和高毒化学物进行严格管理,以减少严重中毒事件的发生。

(5)相互转化及共存:不同类别的突发事件在一定条件下能够相互转化。如安全生产事故如不能及时控制,污染物就会泄漏到大气、水体和土壤中造成环境污染事故,人群暴露于污染的环境会出现健康损害,就会成为公共卫生事件,以上事件如不能有效处理,将会变成公共安全事件,在更大范围引起社会动荡。同时,一个事件中也有多个侧面,如可以从社会安全、人群健康、环境影响等多个角度看待一个事件。同一类角度也会有多种不同表现,如中毒事件中人群心理健康影响等。

二、突发中毒事件的形势及问题

自本世纪之交开始,人类面临着空前的挑战。频现的传统、非传统灾难不期而至,造成了大量人员伤亡,给人类生存带来了巨大的威胁。人类不能仅祈求灾难不再出现,在匆忙应对的同时应该思考如何在这类生命危险因素出现时生存下去。中毒事件作为突发中毒事件的部分,具有突发中毒事件的特征,但更多的情景是中毒事件是各类突发事件的组成部分,是这些事件最主要衍生出的对公众健康危害的场景。在部分突发事件发生、发展过程中,各方关注和主要需要应对的是毒物危害的处置,一般把此类事件称为单纯中毒事件,并应准确把握突发中毒事件的以下相关概念:

(一)毒物概念和分类

1. 毒物　是指在一定条件下(接触方式、接触途径、进入体内的剂量)能够影响机体代谢过程,从而引起其暂时或永久的器质性或功能性异常状态的外来物质。

2. 毒物分类　包括按成分分类、按用途及来源分类、按生物作用机制分类、按靶器官分类。

(1)按成分分类:可分为化学性毒物、植物类毒物、动物类毒物、真菌类毒物等。

(2)按用途及来源分类:可分为工业毒物、农业毒物、日用毒物、军用毒剂等。

(3)按生物作用机制分类:可分为刺激性气体、窒息性气体、麻醉性气体、溶血性毒物、致敏性毒物等。

(4)按靶器官分类:可分为神经系统毒物、呼吸系统毒物、血液系统毒物、循环系统毒物、肝脏毒物、肾脏毒物等。一般在医学上,将生物(动物、植物、细菌、真菌)体内形成,可损害其他生物体的物质,称为生物毒素,简称毒素,其不同于由人工合成的物质类毒素。

(二)毒物的体内过程

1. 毒物接触　当人体以任何一种方式与毒物发生接触时,称为毒物接触。毒物对人体危害的大小,一方面取决于接触时间的长短和毒物进入人体的数量;另一方面取决于人体排出毒物的多少。短时间、高浓度的毒物接触可能会立刻导致中毒死亡;小剂量的毒物接触,在最初时间内可能不会引起人体有异常感觉和没有任何临床表现,但长期接触,当体内毒物浓度蓄积达到中毒阈剂量时,也会发生中毒。

2. 毒物吸收途径　毒物吸收途径是指毒物进入人体的途径,毒物在一定时间内进入血液的量与吸收途径密切相关。食物中毒就是经入口摄毒食品所引起的中毒,投毒也可导致毒物经口进入人体;以气体、蒸气、粉尘、烟雾、烟尘或细小微滴形式存在的毒物,可经过口和鼻,沿气管进入肺,吸收入血液;以液体、飞沫和雾状形式存在的毒物,可经皮肤吸收进入人体;毒物还可通过注射、枪击、文身、穿刺或昆虫叮咬等方式进入人体。

3.**毒物代谢**　毒物一旦进入血液,即随血液循环进入全身各部位,但不同的毒物可能会相对集中在身体不同组织或器官中。毒物在体内被转变成其他物质的过程称为代谢,毒物被代谢后毒性可能变弱,亦可能变强,但一般更易被排出体外。绝大多数毒物经肝脏代谢,大多数毒物及其代谢物随尿液、粪便和汗液排出体外,有的毒物还可随呼吸排出体外,少数毒物不易排出体外,进入组织和器官后可能长久蓄积。

(三)毒物对机体的影响

毒物对机体的影响与年龄、性别、遗传基因、营养状况、生活习惯等因素有关,接触相同的毒物可能会有不完全一致的临床表现。受到毒物特别影响的器官被称为靶器官,主要靶器官有以下几种。

1.**皮肤**　刺激性和腐蚀性化学毒物可引起皮肤发红、皮疹、瘙痒、疼痛、肿胀、水疱,甚至严重变性和坏死。

2.**眼**　刺激性或腐蚀性化学品进入眼内可引起剧烈疼痛,还可能在极短时间内灼伤眼角膜和结膜,甚至致盲。

3.**消化道**　刺激性和腐蚀性化学品可损害口腔、咽部和胃肠道,患者出现腹痛、呕吐和腹泻,或呕血、便血;咽喉部灼伤有时可导致喉头水肿继而引发窒息。

4.**呼吸道**　有的气体或蒸气会刺激鼻腔、咽喉和上呼吸道,引起咳嗽和呼吸困难,有的则会导致肺水肿。需要注意的是,后者可能在吸入毒物后立即发生,也可能在吸入毒物48h后发生。

5.**注射局部**　刺激性毒物会引起注射部位的疼痛和肿胀。

当进入人体的毒物量大于人体能够排出的毒物量,并且在其体内积蓄毒物量达到阈剂量时,就会发生全身性影响,出现全身中毒反应的临床表现。

(四)中毒及其相关的概念

1.**中毒**　机体受毒物作用引起细胞、组织和 / 或器官受到损害而出现的疾病状态即为中毒。只要进入人体的毒物数量超过一定的水平,就可能引起中毒。

2.**毒物剂量**　能够一次进入机体的毒物数量称为毒物剂量。

3.**中毒剂量**　能够引起机体中毒的毒物剂量称为中毒剂量。

4.**中毒阈剂量**　能够引起机体中毒的最小剂量称为中毒阈剂量,不同的毒物的中毒阈剂量不同。

5.**毒性**　是指毒物能够造成机体受到损害的能力被称为毒性。毒性表示毒物剂量与机体反应之间的关系,毒性大小与毒物的化学结构和理化特性密切相关,毒物的毒性和中毒剂量与引起机体中毒反应的关系是典型的"量 - 效反应关系"。

6.**毒性反应大小**　为客观和方便地表示毒性反应和毒性大小,常以实验动物的死亡作为观察和评价指标。

(1)绝对致死量或浓度(LD_{100} 或 LC_{100}):指引起染毒动物全部死亡的最小剂量或浓度。

（2）半数致死量或浓度（LD_{50} 或 LC_{50}）：指引起一半数量染毒动物死亡的剂量或浓度。

（3）最小致死量或浓度（MLD 或 MLC）：指仅仅是引起个别染毒动物死亡的剂量或浓度。

（4）最大耐受量或浓度（LD_0 或 LC_0）：指不引起任何染毒动物死亡的最大剂量或浓度。

总而言之，毒物的毒性多选用 LD_{50} 指标进行分级，一般将毒物分为剧毒、高毒、中等毒和低毒 4 类，也有的按级别分为 6 级（极毒）、5 级（剧毒）、4 级（中等毒）、3 级（低毒）、2 级（实际无毒）、1 级（无毒）等。

（五）暴露及暴露者概念

暴露指机体接触环境中的特定物质。暴露者一般是指接触到特定毒物的个体。但在突发中毒事件应急处置中，暴露者特指在发生突发中毒事件时，在毒物存在的特定时间段内，处于毒物扩散（影响）区域范围内，接触或可能接触毒物者。既包括事件中受到毒物影响诊断为中毒者，也包括在事件发生初期，难以判定是否有明确的毒物接触史、是否有不适症状和异常体征的人员。

（六）突发中毒事件的概念

突发中毒事件是指在短时间内，毒物通过一定方式作用于特定人群造成的健康影响事件。这里所指的突发中毒事件是指毒物造成的急性群体性健康影响事件。不包括慢性中毒事件、放射性核素和射线装置失控导致人员受到异常照射引起的辐射事故以及病原微生物引起的感染性和传染性疾病等事件。

1. 突发中毒事件的原因　突发中毒事件的发生，多数是并发、继发或其他类别公共事件的衍生事件，事件主体往往是其他事件，形成的原因由以下四类突发公共事件造成。

（1）自然灾害：我国是自然灾害比较严重的国家，各类自然灾害都有可能伴生、次生出毒物造成人体伤害事件出现，如 2008 年汶川地震，氮肥厂泄漏的氨气造成了近千人中毒。2011 年 8 月台风"梅花"冲垮大连化工企业堤坝，造成化学物泄漏引起周边群众暴露。因此在自然灾害的应对准备、处置中都要充分考虑区域内有毒物质，开展风险评估，并进行应急处置。

（2）事故灾难：我国发生的事故灾难主要是安全生产事故和环境事故，在这两类事故中，人群中毒防范、应对处置是最主要的目标。2003 年开县井喷造成 10000 人到医院就诊，2142 人住院治疗、243 人死亡。2015 年天津港"8·12"瑞海公司危险品仓库爆炸事故导致 165 人遇难，8 人失踪，798 人受伤入院治疗，2019 年江苏响水县"3.21"天嘉宜化工有限公司发生特重大爆炸事故导致 78 人死亡，640 人住院治疗。此类事件还包括突发职业危害事件，引起职业人群急性中毒发生。

（3）突发中毒事件：此类事件主要包括食品安全原因引起的突发食物中毒事件、药品中毒事件、豆奶或其他饮料中毒、吊白块（甲醛合亚硫酸氢钠）及环境污染引发的群体性中毒事件等。此类事件涉及面广，除对公众健康影响较大外，绝大多数中毒事件往往伴有社会安全问题。如 2003 年发生在辽宁、吉林、贵州等地的"豆奶中毒"事件。

（4）社会安全事件：此类事件能够引起中毒事件的主要有化学恐怖事件、投毒犯罪、服毒自杀等。这类事件发生突兀,往往无明确先兆、社会危害大、影响社会安定和国家安全。如 2002 年造成 42 人死亡、近 400 人严重中毒的南京特大中毒事件就是食品被投毒所致。

2. 突发中毒事件医学应急的特点　包括事件发生突然、暴露与发病关系密切、毒物暴露的健康影响相同或相近、毒物暴露的及早防控、防范毒物暴露的剂量。

(1) 事件发生突然:突发中毒事件与其他类别公共卫生事件相比出现更为突然,往往是在一次泄漏事故、爆炸事件后,或无任何明显征兆就出现人群毒物危害。毒物在常温常压下可以呈固态、液态或气态,不同状态的毒物通过环境介质、食品、饮用水等途径进入人体,引发群体性中毒。气态有毒物质能够以很快的速度扩散,毒物污染的食品在现代物流分配体系下能够短时间被运送到大范围的区域,人体的呼吸道、消化道对毒物吸收快,这些环节决定了中毒事件发生的突然性。

(2) 暴露与发病关系密切:毒物对人群健康影响的规律性较强,特定毒物暴露、人体代谢、内剂量水平、剂量效应、健康结局明确,从暴露到发病的潜伏期相对较短,个体间差异小,这些特点决定了中毒事件易被发现,暴露危险因素容易识别,这也为快速有效处置突发事件提供了可能。但在有些事件中会出现混杂因素多,事件原因隐匿,病因迟迟不能确定的情况。如 20 世纪 70 年代开始出现的云南猝死持续存在了近 40 年,造成了 400 余人死亡,至今不能明确原因。

(3) 毒物暴露的健康影响相同或相近:毒物进入机体造成健康影响往往具有器官(组织)特征,一般把主要受到影响的器官(组织)称为靶器官。一种毒物在特定进入机体途径和量的条件下,健康影响是一定的。也就是在临床上表现出特定的症状、体征,或出现典型的综合征。这些特点是判断中毒诊断、确定严重程度和病情转归的重要观察点。但也有些毒物影响的靶器官不明显。

(4) 毒物暴露的及早防控:早期快速响应,采取恰当的应急处置措施是成功应对各类中毒事件的关键之处。中毒事件发生突然、事件危害进展迅速,受到伤害的个体病情进展快,多数具有自限性。若要有效快速地应对此类事件,必须尽早介入事件应急防控,切断能够引起健康危害的毒物与人群的接触,减少暴露人数、降低暴露剂量和暴露时间,就能够将事件危害控制到最低水平。明确高效的组织体系、响应快速的专业应急团队、强有力的保障机制是实现快速响应的基础。

(5) 防范毒物暴露的剂量:从量 - 效反应关系来看,毒物暴露剂量决定人群健康损害程度。所以中毒事件卫生应急成功的关键是控制公众毒物暴露,通过开展风险评估,按人群暴露情况进行分类处理。对事故核心区的中毒患者要采取有效措施转移到洁净区域,脱去污染衣物,开展皮肤清洗等洗消工作;根据毒物扩散规律对周边人群应急疏散,并开展应急健康体检,早期发现问题采取相应的措施。

第二节　突发中毒事件的分类及特征

为了保障公众身体健康与生命安全,有效预防、及时控制和消除突发中毒事件的危害,从容有序地应对突发中毒事件,并将突发中毒事件造成的公众危害损失和影响降低到最低限度,有必要对突发中毒事件进行科学的识别和分类分级,以便实行分类分级管理。以下为重要的突发中毒事件的分类。

一、突发中毒事件的分类

根据国务院制定并颁布的《突发中毒事件应急条例》,以及原卫生部颁发的《国家救灾防病与突发中毒事件信息报告管理规范》《突发中毒事件应急指引》和《全国卫生部门卫生应急管理工作规范(试行)》等规定,本文对突发中毒事件的范畴进行了不同程度的界定。突发中毒事件的内涵广泛,例如大多数突发事件均同时涉及突发中毒事件,而每一领域的突发事件都有其自身的特殊性。按突发事件发生的性质而定,突发中毒事件基本可以分为八大类:自然灾害、传染病事件、中毒事件、饮用水污染事件、环境污染事件、恐怖事件、核／放射性辐射事故、其他涉及生命健康安全的群体性事件等。

(一)中毒事件

根据中毒类型和引起中毒的物质不同,可引发的突发中毒事件有七大类:

1. 食物中毒

(1)细菌性食物中毒。

(2)真菌毒素与霉变食品中毒。

(3)化学性食物中毒。

(4)有毒动植物中毒。

2. 农药中毒

(1)有机磷类农药中毒。

(2)有机氯类农药中毒。

(3)有机氮类农药中毒。

(4)除虫菊酯类农药中毒。

(5)氨基甲酸酯类农药中毒。

(6)有机氟类农药中毒。

(7)有机汞类农药中毒。

(8)无机砷类农药中毒。

(9)氰化物农药中毒。

(10)灭鼠药中毒。

3. 药物中毒

(1)镇静催眠安定药中毒。

(2)抗胆碱能药中毒。

(3)抗精神病药中毒。

(4)抗抑郁药中毒。

（5）抗躁狂药中毒。

（6）抗癫痫药中毒。

（7）抗艾滋病毒药中毒。

（8）巴比妥类药中毒。

（9）其他药物的中毒。

4. 有害气体中毒

（1）刺激性气体中毒。

（2）窒息性气体中毒。

5. 重金属中毒。

6. 有机溶剂中毒。

7. 其他物质的中毒。

（二）饮用水污染事件

根据饮用水受到污染的物质不同，可引发的饮用水污染事件有九大类：

1. 细菌性污染。

2. 病毒性污染。

3. 真菌毒素类污染。

4. 有机溶剂和化学性毒物污染。

5. 有害气体类污染。

6. 重金属污染。

7. 农药类、杀虫剂和灭鼠药类等污染。

8. 有毒动植物污染。

9. 其他有害公众身体健康的物质污染。

（三）环境污染事件

根据环境受到污染的物质不同，可引发的环境污染事件有七大类：

1. 细菌性污染。

2. 病毒性污染。

3. 有机溶剂和化学性毒物污染。

4. 有害气体类污染。

5. 重金属污染。

6. 农药类、杀虫剂和灭鼠药类等污染。

7. 其他有害公众身体健康的物质污染。

（四）恐怖事件

根据恐怖主义者可能使用到的物质进行分类：

1. 生物因子。

2. 毒剂。

3. 重金属。

4. 毒气。

5. 持久和非持久性农药。

6. 爆炸性硝基化合物和氧化剂。

7. 易燃工业气体和液体。

8. 毒性工业气体、液体和固体。

9. 腐蚀性工业酸和碱。

10. 核武器、核材料、放射性辐射武器或材料等。

(五)其他涉及生命健康安全的群体性事件

根据引起群体性突发事件的其他涉及生命健康安全因素的不同,可将其他群体性突发事件分为两大类:

1. 不明原因引发的其他群体性突发事件。

2. 原因明确但属于以上七大类以外的其他危害公众身体健康的群体性突发事件。

二、突发中毒事件的分级

按照 2011 年 5 月 20 日原卫生部组织制定的《卫生部突发中毒事件卫生应急预案》规定,根据突发中毒事件危害程度和涉及范围等因素,将突发中毒事件分为特别重大(Ⅰ级)、重大(Ⅱ级)、较大(Ⅲ级)和一般(Ⅳ级)突发中毒事件四级。食物中毒及急性职业中毒事件按照《国家突发公共卫生事件应急预案》的分级标准执行。

(一)特别重大突发中毒事件(Ⅰ级)

有下列情形之一的为特别重大突发中毒事件:

1. 一起突发中毒事件,中毒人数在 100 人及以上且死亡 10 人及以上;或死亡 30 人及以上。

2. 在一个县(市)级行政区域 24 小时内出现 2 起及以上可能存在联系的同类中毒事件时,累计中毒人数 100 人及以上且死亡 10 人及以上;或累计死亡 30 人及以上。

3. 全国 2 个及以上省(自治区、直辖市)发生同类重大突发中毒事件(Ⅱ级),并有证据表明这些事件原因存在明确联系。

4. 国务院及其卫生行政部门认定的其他情形。

(二)重大突发中毒事件(Ⅱ级)

有下列情形之一的为重大突发中毒事件:

1. 一起突发中毒事件暴露人数 2000 人及以上。

2. 一起突发中毒事件,中毒人数在 100 人及以上且死亡 2～9 人;或死亡 10～29 人。

3. 在一个县（市）级行政区域 24 小时内出现 2 起及以上可能存在联系的同类中毒事件时，累计中毒人数 100 人及以上且死亡 2～9 人；或累计死亡 10～29 人。

4. 全省 2 个及以上市（地）级区域内发生同类较大突发中毒事件（Ⅲ级），并有证据表明这些事件原因存在明确联系。

5. 省级及以上人民政府及其卫生行政部门认定的其他情形。

（三）较大突发中毒事件（Ⅲ级）

有下列情形之一的为较大突发中毒事件：

1. 一起突发中毒事件暴露人数 1000～1999 人。

2. 一起突发中毒事件，中毒人数在 100 人及以上且死亡 1 人；或死亡 3～9 人。

3. 在一个县（市）级行政区域 24 小时内出现 2 起及以上可能存在联系的同类中毒事件时，累计中毒人数 100 人及以上且死亡 1 人；或累计死亡 3～9 人。

4. 全市（地）2 个及以上县（市）、区发生同类一般突发中毒事件（Ⅳ级），并有证据表明这些事件原因存在明确联系。

5. 市（地）级及以上人民政府及其卫生行政部门认定的其他情形。

（四）一般突发中毒事件（Ⅳ级）

有下列情形之一的为一般突发中毒事件：

1. 一起突发中毒事件暴露人数在 50～999 人。

2. 一起突发中毒事件，中毒人数在 10 人及以上且无人员死亡；或死亡 1～2 人。

3. 在一个县（市）级行政区域 24 小时内出现 2 起及以上可能存在联系的同类中毒事件时，累计中毒人数 10 人及以上且无人员死亡；或死亡 1～2 人。

4. 县（市）级及以上人民政府及其卫生行政部门认定的其他情形。

三、主要突发中毒事件的特征及确认识别

（一）毒鼠强中毒事件的特征及确认识别

毒鼠强（四亚甲基二砜四胺）是一种无色无味的白色粉末或结晶体，为硫氮杂环类金刚烷类物质，在环境中稳定，易溶于二甲基亚砜，微溶于水，不溶于甲醇和乙醇，属剧毒类神经毒物，人的口服致死剂量为 0.1～0.2mg/kg，其毒性比氰化物大 50～100 倍。至今毒鼠强仍是全世界最剧毒的化学品，已成为我国农药中毒的主要原因和最严重的危害。由于目前全世界仍然没有针对毒鼠强的特效解毒药物，导致急性毒鼠强中毒的病死率平均为 20% 左右。毒鼠强的检测与确认：测定生物样品中的毒鼠强含量，对于诊断确定和判定中毒的严重程度及预后有重要意义，但血液中的毒鼠强含量往往很少，是微量级，这对检测设备和检测人员都有较高的要求。1999 年，我国颁布了《中毒案件检材中毒鼠强的气相色谱定性及定量测定方法》。2003 年，血液灌流器中毒鼠强测定方法、化学法测定和薄层电泳测定方法的应用，

使基层也能够开展快速检测。目前,已建立起气相色谱、气相色谱/质谱法测定生物材料中毒鼠强含量的方法,该方法灵敏、准确。同时,建立了化学法用于现场环境样本和患者呕吐物的快速测定方法。

(二)氟乙酰胺中毒事件的特征及确认识别

氟乙酰胺(又称为邱氏灭鼠药)是一种白色无味的针状晶体,易溶于水或丙酮,易吸收空气中水分而潮解,其水解产物为氟乙酸。氟乙酰胺属高毒类化学物,是一种高效内吸性强的有机氟杀虫灭鼠剂,对人畜危害极大,病死率高,人的口服致死剂量为 2～10mg/kg,其毒性比毒鼠强小。氟乙酰胺的检测与确认,测定生物样品中的氟乙酰胺或氟乙酸根离子的氟含量,对于诊断确定和判定中毒的严重程度及预后有重要意义,通过气相色谱法或气相色谱/质谱法可以检测出血液中的氟乙酰胺;在基层还可通过化学法快速检测血氟、尿氟是否明显增高或血液中的氟乙酸、氟柠檬酸、柠檬酸等是否明显增高。

(三)有机磷农药中毒事件的特征及确认识别

有机磷农药因品种不同毒性可不同,多数属剧毒和高毒类,少数为低毒类。有机磷农药在体内与乙酰胆碱酯酶形成磷酰化胆碱酯酶,造成胆碱酯酶活性受抑制,使其不能分解乙酰胆碱,致组织中乙酰胆碱过量蓄积,使胆碱能神经过度兴奋,引起毒蕈碱样、烟碱样和中枢神经系统出现一系列中毒症状。实验室检查的特征性改变是血液胆碱酯酶活性下降,而且其还是诊断和判断急性中毒程度、疗效和预后的重要指标。中毒症状的出现同样取决于血液胆碱酯酶活性下降的速度。有机磷的检测与确认:用血生化法进行血或红细胞胆碱酯酶活性检测,一般降低至 30%～70% 以下为特征性改变可诊断确定。

(四)百草枯中毒事件的特征及确认识别

百草枯是一种非选择性的水溶性的无色无味除草剂,溶于水,但不溶于有机溶剂,对金属有腐蚀性。百草枯属于联吡啶类(N,N′ 二甲基 4,4′ 联吡啶二氯化物和二硫酸甲酯)除草剂,人口服离子百草枯的致死剂量约为 171mg/kg,人口服二氯百草枯的致死剂量约为 43mg/kg,其经口毒性较离子百草枯为大,百草枯伤害的主要靶器官是肺。百草枯可在摄入后迅速分布到血液中,并且在 2 小时内达到最高浓度,在肺组织中浓度较高,口服后约 15 小时肺中浓度达峰值;肺组织百草枯浓度为血浆浓度的 10～90 倍,可缓慢释放进入血液,但不长期储存于组织中;百草枯主要以原形经肾脏排泄,一般最初 24 小时排出最多;口服百草枯后大部分以原形随粪排泄。百草枯因其廉价高效而在我国得到广泛应用。人体摄入的百草枯(大多数为口服自杀,少数为误服),通过耗尽还原型烟酰胺腺嘌呤二核苷酸磷酸活性,产生大量活性氧,导致脂质过氧化,从而造成机体组织和重要器官的严重损害。研究表明,百草枯总体中毒致死率为 25%～75%,口服中毒致死率为 60.8%～87.8%。百草枯中毒患者的预后与中毒剂量及就诊时间密切相关。鉴于百草枯中毒至今尚无特异的解毒剂或有效的治疗方法,各地均在积极探索百草枯中毒的临床救治的有效方法,业已证实,血液灌流对百草枯的清除率是血液透析的 5～7 倍,可使血中百草枯浓度低于 0.2mg/L 时,并可清除百草枯作用、降低死亡率。百草枯的检测与确认:生物样本中的百草枯检测方法有:①采用液相色谱－串联质谱法(LC-MS/MS法)检测百草枯,其生物样本为全血、血清、血浆、心血、尿液、胃内容物、胃或肝或肾组织、腹腔组织等的(样本前处理用固相萃取法)百草枯定性定量检测;②采用超高效液相色谱——高分辨质谱法(UPLC-HRMS法)检测百草枯,其生物样本为全血、血浆等的(样本前处理用沉淀蛋白法)百草枯定性定量检测;③采用超高效液相色谱-飞行时间质谱法(UPLC-TOF-MS法)检测百草枯,其生物样本为血清的百草枯定性定量检测,上述三个检测方法中任何一个阳性结果均可确认。

(五)氰化钠中毒事件的确认识别

氰化钠为白色结晶粉末,干燥的样品无味,吸湿后稍有氰化氢气味,易溶于水,微溶于乙醇;当氰化钠燃烧时产生有毒氮氧化物;加热分解时释放出氰化氢和一氧化碳。氰化钠属高毒物品;成人的口服致死剂量约为400000μg。氰化钠进入体内后,析出CN可抑制42种酶的活性,它与氧化型细胞色素氧化酶的Fe结合,阻止了氧化酶中三价铁的还原,使细胞色素失去了传递电子能力,结果使呼吸链中断,组织不能摄取和利用氧,形成细胞内窒息,引起组织缺氧而致中毒。当人在吸入高浓度气体或吞服致死剂量氰化钠时,几乎可以立即停止呼吸,造成猝死。氰化钠的检测与确认:①用气相色谱法或气相色谱/质谱法检测生物材料中的氰化钠,也可检测血液氰离子而得以确认;②急性中毒的诊断主要根据接触史和特殊的临床表现,即患者呼出气味或呕吐物有杏仁气味、皮肤黏膜及静脉血呈鲜红色,为氰化物中毒的特殊体征,有助于氰化物中毒诊断确定。

四、不同级别突发中毒事件的应急处置

(一)特别重大突发中毒事件应急处置

需要同时报请国务院或国家卫生健康委和有关部门予以指导和督办,具体由省级人民政府组织实施应急医疗救治和现场预防控制。

(二)重大突发中毒事件应急处置

由省级人民政府组织实施应急医疗救治和现场预防控制。省级人民政府根据省级卫生行政部门的建议和突发事件应急处置的需要,成立省级突发中毒事件应急指挥部,开展突发中毒事件的医疗卫生应急、信息发布、宣传教育、科研攻关、国际交流与合作、应急物资与设备的调集、后勤保障、以及应急医疗救治和现场预防控制工作的督导检查等。突发事件发生地的当地人民政府要按照省级人民政府或省级人民政府有关部门的统一部署,组织协调当地有关力量开展突发中毒事件应急医疗救治和现场预防控制工作。

(三)较大和一般突发中毒事件应急处置

这类突发中毒事件应急医疗救治和现场预防控制工作,由省级以下各级人民政府负责

组织实施,如果突发事件超出本级应急处置能力的,地方各级人民政府需报请上级人民政府提供技术指导和支持。

(四)应急救援救治的处置措施

突发化学中毒事件发生后,当地政府及其卫生局应根据《国家突发中毒事件应急预案》《国家突发公共事件医疗卫生救援应急预案》和国家有关法律法规,立即组织流行病学调查人员和实验室检验人员到达现场调查核实。必要时,经自治区级专家咨询评估小组的科学分析、检验检测与评估,预警预测、确认识别和初步判断该事件的性质、规模和分类分级。然后,当地政府及其卫生行政部门决定是否启动应急预案和实行相应级别的医疗卫生应急救援救治,并根据需要组织公共卫生和临床医疗应急抢救队伍,奔赴化学中毒现场实施应急救援救治。

第三节　突发中毒事件的监测和信息管理

在突发中毒事件医学应急处置中,信息是妥善处置突发中毒事件的关键要素。信息,是感知突发中毒事件的媒介,是评估突发中毒事件的资源,是医学应急处置决策的依据,是有序、有效控制突发中毒事件的灵魂,也是突发中毒事件医学应急控制技术发展的动力。随着突发中毒事件信息的积累、分析、开发、利用,必将不断丰富人们处置突发中毒事件经验,提高发现突发中毒事件的敏感性,增强突发中毒事件的应急处置能力,提升突发中毒事件的应急处置水平。

一、突发中毒事件的日常信息监测

一般来说,突发中毒事件的发生具有一定的偶然性,但偶然性突发中毒事件的发生又有一定的必然性。突发中毒事件发生需要一定的要素,否则就不可能发生。生活环境、工作环境即使有许多毒物,毒物不进入人体就不可能导致中毒;进入人体的毒物没有达到一定数量,也不会发生中毒。消除事件发生的这些要素,就可避免突发中毒事件的发生。因此,掌握突发中毒事件发生的各种影响因素,对于预防控制突发中毒事件的发生、及时妥善应急处置突发中毒事件具有十分重要的意义。做好突发中毒事件的日常信息监测,是发现突发中毒事件线索,了解突发中毒事件发生的可能性及其影响因素,确保快速响应的重要途径。

(一)信息的种类

中毒信息监测网络相关信息一般可分为中毒源信息、中毒事件信息和中毒事件影响因素信息三类。

1. 中毒源信息　指所有可能导致中毒事件的毒物及毒物来源信息,包括毒物特性、毒物种类、毒物来源、毒物的形成、产生、分布等信息。

（1）化工产品：生产、储存、运输、销售、使用，化学污染物处理、排放，农药的品种、数量、生产、储存、销售、应用等信息。

（2）药品：药品原材料、生产、销售、使用等信息。

（3）食品：食品原料、添加剂、包装材料等的生产、销售、使用等信息。

（4）中草药：有毒中草药的种类、数量、性状、分布、应用等信息。

（5）有毒生物：如毒蛇、有毒鱼类、毒蜂、毒蚂蚁、毒蘑菇、有毒植物等的地理分布、生长、繁殖等信息。

2. 中毒事件信息　指中毒事件发生和处置工作相关的信息，包括事件概况、处置经过、经验和教训等信息。

（1）事件概况：中毒事件发生的时间、地点、暴露人数、中毒人数、死亡人数，以及中毒患者的主要临床表现、转归等信息。

（2）处置经过：中毒原因调查分析，患者的诊断、抢救、治疗，事件的控制和善后处理等信息。

（3）经验和教训：事件的行政性总结、技术报告等信息。

3. 中毒事件影响因素信息　指影响中毒事件发生、发展和变化的各种因素。包括人群特征、自然因素、社会因素、医疗卫生条件等信息。

（1）人群特征：人口密度、生活习惯、文化水平、防护意识、防护水平、健康状况、人体内主要毒物的本底值或正常范围等信息。

（2）自然因素：空气、水、土壤中毒物的本底水平，矿藏、水源分布，地理、地质、气象、灾害等情况。

（3）社会因素：信仰、文化、习俗、民风等，社会管理组织、道路、交通、通信、贸易等，应急机构的分布及其救援能力等信息。

（4）医疗卫生资源：医疗卫生机构分布、应急救援资源及能力、毒物检测实验室分布及检测能力、防护条件及防护能力等信息。

（二）信息监测网络

中毒信息监测网络是突发中毒事件日常监测的基本条件，也是日常监测的根本保障。没有中毒信息监测网络，突发中毒事件的日常监测就难以开展。例如，1953年美国芝加哥建立了以毒物信息服务为主要内容的中毒控制中心，此后北美及其他国家相继建立了类似的服务网络，其功能包括中毒信息咨询服务和中毒信息监测。美国中毒控制体系由约60个区域中毒控制中心组成，服务覆盖全美100%的所有人口。我国中毒控制中心起步较晚，尚不足以起到中毒信息监测网络的作用。2004年原卫生部建立的突发中毒事件报告网络覆盖了全国乡及其以上绝大多数的医疗机构，对监测突发中毒事件起到重要作用。但从实践来看，漏报、误报比例较高，仍有较大改进余地。在以上工作基础上结合我国实际，充分利用现有资源和条件，构建具有中国特色的突发中毒事件信息监测网络，如：

1. 卫生健康行政部门主导的中毒信息监测网络　充分发挥卫生行政部门的行政主导作用，建立中毒信息监测机制，卫生行政机构设置在全国选择合适的医疗卫生机构建立中毒信息监测点,组成信息监测网络,开展中毒信息监测。

2.疾病控制体系兼容的中毒信息监测网络 以疾病预防控制体系中现有信息监测系统为基础,充实其中毒信息监测的条件,扩大中毒信息监测职能,建立中毒信息监测机制,开展中毒信息监测。

3.独立的区域覆盖的中毒信息监测 专业网络在有条件的区域,可以借鉴美国中毒控制中心网络模式,建立功能完善、规模适度、区域覆盖的中毒控制中心网络,承担中毒信息监测职能。

(三)信息的收集

中毒信息的收集是中毒信息监测的首要环节,是中毒信息全面性、系统性、及时性和真实性的重要前提。

1.信息的来源 不同类型的中毒信息有不同的来源,也有不同的分布规律。

(1)中毒源信息:有毒化学品、药品、食品的信息主要来源于生产、销售和应用等环节相关的企业以及有关的行政监管部门。

(2)中毒事件信息:主要来源于公民个人或基层医疗卫生机构的信息报告、媒体报道、统计报表等。

(3)中毒事件影响因素信息:主要来源于经济社会发展公报、卫生统计年鉴、地方志、大事记、健康监护报告、媒体报道、民间记忆等。

2.收集信息的途径 收集信息的途径取决于信息的来源,主要有以下几种。

(1)突发中毒事件报告系统。

(2)中毒咨询热线。

(3)媒体。

(4)统计报表。

(5)行政监管部门审批材料。

(6)文献。

(7)档案和历史资料等。

3.收集信息的方法 收集信息可分为主动收集和被动接收,主动收集方法主要有以下几种。

(1)中毒信息报告:建立中毒信息报告制度,使中毒信息报告制度化。

(2)定期向有关部门和机构收集信息:如向农业农村部门收集农药有关信息,向市场监督管理部门收集食品、药品生产等有关信息和药品不良反应信息,向化学品生产企业及其安全生产监管管理部门收集化学品生产、应用有关信息,向生态环境部门收集新化学品和进口化学品信息,向卫生行政部门收集中毒事件、疾病谱信息、健康监护信息和医疗卫生机构信息等。

(3)通过文献检索和媒体监测收集信息。

(4)通过开展专项调查收集信息。

（四）信息的甄别

突发中毒事件信息从产生、传递到被收集的各个环节，都可能使信息失真和延误，也可能夹杂有虚假的、陈旧的、冗余的甚至错误的信息。因此，对收集到的突发中毒事件信息必须进行甄别，以保证突发中毒事件信息的客观性、真实性、准确性和有效性。突发中毒事件信息甄别的主要方法有：

1. **根据信息来源途径判别**　一般情况下，由基层医疗卫生机构、技术机构、各级卫生健康行政部门、有关行政监管部门报告或提供的信息是可靠的，而从匿名电话、个人博客、街谈巷议得到的信息可信度就比较低；来源于多数人的信息可信度较高，来源于个别人的信息可信度就偏低；来源于科技文献的信息可信度高，而来源于新闻报道的信息可信度就偏低。

2. **多渠道获取中毒信息并进行比较判别**　要尽可能多渠道获得突发中毒事件信息，以利判断信息的真伪。如果多渠道获得的信息是一致的，说明是可靠的；如果不同渠道获得的信息不一致，则其中必有不客观、不真实的信息，需要通过认真核对以分别真伪。

3. **根据拥有的可靠信息和原有的经验判别**　要善于运用拥有的可靠信息和原有的经验去与新获得的信息比较，如果新信息含有与拥有的可靠信息或原有经验一致的内容，则新信息可信度较高；反之，则可信度偏低。

4. **根据客观规律和科学原则进行判别符合**　科学原则和客观规律的信息是可靠的，反之是不可靠的。例如，原材料、产品都是固体，不使用和生产溶剂的工厂发生职业性二氯乙烷事件就是不可靠的信息，因为它违背科学原则。

5. **向基层机构核实**　对突发中毒事件信息，直接向基层机构核实是最简单、有效的方法。直接向突发中毒事件发生地的基层医疗卫生机构核实，不仅有利于掌握突发中毒事件的第一手材料，也有利于掌握突发中毒事件最新进展情况，还可以直接向基层传递如何妥善处置突发中毒事件的信息和技术。即使所获得的信息较为可靠，直接向基层核实仍然是一个必要的环节。

6. **实验和实践判别**　对一些难以通过信息渠道判别的信息，尤其是新毒物导致的突发中毒事件信息，也可以通过实验验证或实践验证进行判别。

中毒信息的甄别是一项难度和工作量都很大的工作，有些信息运用上述某个单一方法是难以判别的，需要多种方法并用，才能完全识别真伪。

（五）信息的加工和利用

未经加工的信息，犹如未经冶炼的铁矿石，用途和使用价值都十分有限，但经过冶炼锻造之后，变成钢铁或机器部件，其价值就显著上升。

1. **建立中毒源信息库**　对收集到的信息，要及时整理，分类建立信息库。

2. **编制中毒源数据地图**　充分利用各类中毒源数据，分层编制数据地图。

3. **发布突发中毒事件信息报告**　及时统计汇总突发中毒事件信息，按季度或按年度定期发布突发中毒事件信息报告。

4. 研究突发中毒事件原因、特点、规律和影响因素　通过对中毒信息的系统分析和研究，阐明中毒事件原因、特点、发生规律及其影响因素，筛选和优化有效、经济、实用的中毒预防、控制和治疗技术，为有关部门制定突发中毒事件应急预案提供科学依据。

5. 开展突发中毒事件风险评估和预测　根据日常监测得到的中毒事件信息，评估和预测发生突发中毒事件的可能性和危害程度，报告突发中毒事件预测结果和危险情况。

二、突发中毒事件发生后应急监测

突发中毒事件发生后的应急监测，目的是全面、及时获取中毒事件信息，掌握中毒事件的原因、性质、特点、程度、波及范围和发展趋势等情况，为实施或调整突发中毒事件医学应急控制措施提供科学依据。

(一)中毒源监测信息

收集、分析化学品、可能受污染的食品、药品、食品添加剂、饮用水、土壤、空气，以及患者胃内容物、血液、尿液等生物材料的监测、检测信息，以确定毒物种类、性质、强度或释放量、波及范围、中毒途径、暴露人群数量等。

(二)暴露人群应急健康检查信息

收集分析突发中毒事件可能遭受毒物影响的人群进行医学应急健康检查的情况和结果，以便早期发现患者，减轻健康危害后果，准确评估健康危害程度。

(三)中毒患者诊治信息

收集分析突发中毒事件的中毒患者临床表现、诊断、抢救、治疗效果信息，以利确定中毒原因，评估诊疗方案效果等。

(四)控制措施实施情况

收集分析突发中毒事件医学应急控制措施实施情况，准确掌握事件处置具体情况，有利于判断控制措施的正确性和效果。

(五)中毒事件发展态势

收集分析中毒人数变化、中毒患者病情变化、中毒事件波及区域信息，评价事件发展方向和趋势，以评价控制效果、调整应急响应状态。

(六)媒体和社会舆论信息

掌握媒体和社会舆论对突发中毒事件医学应急处置的反应和评论，有助于全面了解中毒事件的社会影响、了解公众情绪，以及时调整媒体沟通策略，采取促进社会稳定措施。

（七）中毒事件应急资源信息

掌握突发中毒事件医学应急设备、医疗设施、药品、防护用品、交通运输工具等物质条件的保障、使用情况，及时、合理调配应急资源，以确保突发中毒事件医学应急资源供给和发挥最大效益。

（八）公众中毒知识和心理状况信息

掌握公众中毒知识水平和心理状况，有利于评价健康教育和心理咨询措施的有效性。

第四节　突发中毒事件的现场调查与预警

一、现场调查的概念

现场调查（contextual inquiry）是指一整套完整的、有效且全面的方法，用于了解在日常生活情景中的用户行为。这门技术是从考古学家在研究文化和社会学时采用的方法演变过来的。它通常应用于一个较小的范围，并且执行方法都是一样的，比如，了解某个游牧民族的运作，与了解购买飞机零件的人类行为，用的都是同一种方法。现场调查的唯一缺点是它有时候会非常费时而且昂贵。但是如果你的资源充足，并且你的问题要求对用户有更加深刻的理解，现场调查可以揭露一些无法通过其他方法获知的、细微的用户行为。值得注意的是，现场调查是经过培训的调查人员在现场（入户调查、拦截访问和观察法）或在办公室（电话调查、邮寄问卷、电子邮件调查和网上调查）最终完成的调查工作。一般由专业队伍或公司来执行。因容易产生调查道德问题，为保证调查质量，常常需要采用跟踪和监督等管理手段。

（一）现场调查内容

1. 相关场所的调查　经呼吸道和皮肤途径中毒事件的调查内容包括可疑毒物的形态性状、储存保管方式、中毒现场环境状况、气象条件、通风措施、生产工艺流程、防护条件、接触人员情况等。经口途径中毒事件的调查对象为中毒事件涉及的可疑毒物或食品的生产、加工至食用整个过程的各个场所，调查内容包括可疑毒物或食品加工过程（包括原料和配料、调料、食品容器、使用的工具），可疑毒物或食品的分装、储存的条件等。

2. 相关人员的调查　调查对象包括中毒患者、其他受累人员、目击证人及其他相关人员。调查内容包括了解中毒事件发生经过，中毒患者和其他受累人员的毒物接触时间、地点、途径以及物质种类，中毒人数、姓名、性别、工种，中毒的主要症状，中毒事件的进展情况、已经采取的紧急措施等。同时，还应向临床救治单位进一步了解相关资料（如抢救过程、临床治疗资料、实验室检查结果等）。

3. 其他的相关调查　同一区域一段时间内反复发生的类似中毒事件，调查内容还应包括居民生产、生活习惯、环境中动植物生活习性和死亡情况,以及类似中毒事件受累人员的关系等。一段时间内多个区域发生类似中毒事件,调查内容应重点放在短时间可在较大区域流通的毒物环节,如食物原材料、定型包装产品等。同时,应注意毒物滥用和蓄意投毒犯罪等情况。对现场调查的资料做好记录,进行现场拍照、录音等,取证材料要有被调查人的签字。

(二)现场调查方法的优点

1.适应范围广泛　与其他的调查研究方法相比,访谈调查是适应范围最广泛的一种调查方法。不同性别、不同年龄、不同职业、不同文化水平的人,只要具备一定的语言表达能力,就可以用访谈的方法进行调查。例如,对于能够听懂和表达简单语意的幼儿园儿童也可以进行访谈。

2.灵活性强　访谈是双方直接的交流与沟通,是互动的社会交往过程。因此,在访谈过程中,调查者可以随时了解访谈对象的反应,并根据当时的情况提出一些更合适的问题,或转换话题。有时,访谈对象可能表现出对某些问题的误解,调查者可以根据情况重复提问,或在允许的范围内做一些必要的解释和提示。这种灵活性不仅保证访谈的顺利进行,而且能够最大限度地收集到所需要的信息。

3.成功率高　由于访谈是面对面地进行,调查者可以适当地控制访谈环境,避免其他因素的干扰,掌握访谈过程的主动权。因此,除个别情况外,一般都能得到访谈对象的回应,而且也会防止访谈对象草率从事,应付了事;另外,访谈者还可以通过重复提问和控制谈话过程等来影响和鼓励访谈对象的回答,因此回答率会有较大的提高。

4.信息真实具体　访谈主要是面对面的语言交流。对访谈对象来说,不会像问卷调查那样有过多的限制或顾虑,他可以生动具体地描述事件或现象的经过,真实、自然地陈述自己的观点和看法,同时,由于访谈具有适当解说、引导和追问的机会,因此可探讨较为复杂的问题,可获取新的、深层次的信息。另外,还可以观察被访者的动作、表情等非言语行为,以此鉴别回答内容的真伪。

二、现场调查方法的研究

(一)现场调查流行病学

流行病学是研究疾病分布规律及影响因素的学科,是突发中毒事件现场调查必不可少的重要学科知识和技术。现场调查流行病学主要有以下几种方法:

1.现场调查技术　现场调查是流行病学收集研究信息的主要手段。与研究设计和资料分析相比,因其不具有重复性而显得格外重要。任何一项流行病学研究都应遵循一个指导原则:即在研究设计和资料分析两者之间建立最有力的连接。现场调查是连接两者的最有力的桥梁。因此,流行病学研究应在研究设计阶段尽力选择或设计有效可靠的资料收集手段、现场操作方法,同时注意影响资料收集有效性的因素。调查技术主要包括现场观察、访谈及敏感问题随机应答技术等;现场流行病学调查中,有价值的环境和生物学标本的采集是十分必要的,特别是当一个现场发生中毒事件时,应及早采集所需标本,尽快检验,确定诊断。

2. 定性研究方法   定性研究方法指的是在自然环境下,使用实地体验、开放型访谈、参与型和非参与型观察、文献分析、个案调查等方法对社会现象进行深入细致和长期的研究;其分析方式以归纳为主;流行病学应用的定性研究方法主要包括观察法、访谈法、地图法、快速评估和情境分析(situational analysis,情境分析是策略管理技术)等,通过这些方法收集资料,充分了解调查对象的社会人口学特征、行为特征以及其他与疾病和健康相关特征,从而在此基础上建立假设和理论。

3. 描述性研究   描述性研究的基本方法就是通过在特定人群中收集社会人口学特征资料、疾病和健康状况相关的资料,然后按照地区、时间、人群特征计算疾病和健康状况的频率指标,如发病率、患病率、死亡率等,即描述疾病或健康状况的地区特征、时间特征和人群特征。在地区上按不同的地区和环境,如国家、地区、城乡、经纬度、海拔高度、地形等分组;在时间上可采用人为的单位按年、季、月、旬、周、日、时等分组;人群可按年龄、性别、职业、文化程度、经济状况、民族、种族、居住条件、生活习惯与嗜好等来分组。

4. 队列研究   队列研究方法就是在研究开始时,按照是否暴露于某因素将人群划分为暴露组和非暴露组。如果有两个以上的队列,每个队列可以具有不同的暴露水平或暴露类型,然后随访各组一定时间,通过测量及比较各组疾病的发病率或死亡率,确定暴露因素与疾病的联系,从而达到检验病因假设的目的。

5. 病例-对照研究   病例-对照研究的基本原理是以确诊的患有某特定疾病的一组患者作为病例组,以不患有该病但具有可比性的一组个体作为对照组,通过询问、实验室检查或复查病史,搜集既往各种可能的危险因素的暴露史,测量并比较病例组与对照组中各因素的暴露比例,经统计学检验,若两组差别有意义,则可认为因素与疾病之间存在着统计学上的关联。在评估了各种偏倚对研究结果的影响之后,再借助病因推断技术,推断出某个或某些暴露因素是疾病的危险因素,从而达到探索和检验疾病病因假说的目的。这是一种回顾性地从果查因的研究方法,是在疾病发生之后去追溯假定的病因因素。

(二)个例临床诊断及病理确诊

1. 病史及体格检查   有明确的毒物接触史,并且毒物吸收达到一定剂量后,才会急性中毒,毒物作用于人体往往有相应的靶器官。但中毒事件现场往往由于各种复杂情况,可能会出现因个体隐瞒毒物接触史、强调毒物接触史而隐瞒其他病史、接触毒物品种不详或提供错误病史等干扰诊断。体格检查方法有视诊、触诊、叩诊、听诊和嗅诊,是客观地了解和评估患者身体状况的一系列最基本的检查方法。初检急性中毒患者时,发现的某些体征可作为诊断依据的参考或迅速提供线索。如气息异常、多汗、皮肤色泽改变等。在急性中毒时,有些临床表现为其他疾病所共有,有些则具有相对特异性,且不同毒物急性中毒潜伏期各异。

2. 实验室检查及辅助检查   实验室测定接触的生物标志物或者效应的生物标志物来判定急性中毒病因。接触的生物标志物是反映机体生物材料中毒物或其代谢产物的含量,这是急性中毒时常用的测定项目,是吸收毒物的主要依据之一。可测出中毒毒物的品种(定性)及吸收的剂量(内剂量)。常用的测定材料为血、尿、粪便等,血液净化液或胃内容物等也可应用,必要时以毛发、指甲、乳汁等作为检测材料。效应的生物标志物是测定机体中的生化、生理及脏器形态或功能改变的指标。包括特异性的效应生物标志物和有诊断疾病意义的标志物。特异性效应生物标志物即急性中毒后因毒作用所造成机体生物化学或细胞形态学等方面特异改变的指标,如血中碳氧血红蛋白、高铁血红蛋白、全血胆碱酯酶活性、血锌卟啉、红细胞 Heiz 小体(红细胞染色质小体)等测定。有诊断疾病意义的标志物,是临床上常用的项目,有实验室检查项目如血、尿常规,血小板、网织红细胞,血液的肝、肾功能试验,血凝血酶原时间、电解质等测定;辅助检查如心电图、脑电图、肌电图、X 射线、电子计算机断层扫描、磁共振、肺功能、血气分析、放射性核素、超声波、活体组织检查等。这些检查有定位意义,可作为判断某脏器有无疾病及严重程度的指标,在急性中毒诊断中有重要价值,但缺乏病因学的特异性。

3. 临床诊断和病理确诊　对死亡原因不明而疑有急性中毒的死亡病例应进行尸检,以证实或否定中毒提供可靠的证据。如在生前临床诊断虽已基本明确为急性中毒,但尚有某些问题不能完善解释,或涉及处理上某些问题,也应尸检,使临床诊断得到进一步的病理确诊,为妥善解决问题提供依据。

(三)现场调查的实验研究

现场调查的实验研究是在可控条件下对事物测定、过程验证及因果关系判断。是病因研究中关键研究手段。此方法是对现场、个体发现的证据的测量,或对提出线索和方向延伸的索证过程。其实验研究分为以下类型。

1. 定性实验　判定研究对象是否具有某种成分、性质或性能;结构是否存在;它的功效、技术经济水平是否达到一定等级的实验。一般说来,定性实验要判定的是"有"或"没有"、"是"或"不是"的,从实验中给出研究对象的一般性质或其他事物之间的联系等,定性实验多用于某项探索性实验的初期阶段,把注意力主要集中在了解事物本质特性的方面,多是定量实验的基础和前奏。

2. 定量实验　研究事物的数量关系的实验。这种实验侧重于研究事物的数值,并求出某些因素之间的数量关系,甚至要给出相应的计算公式。这种实验主要是采用物理测量方法进行的,因此可以说,测量是定量实验的重要环节,定量实验一般为定性实验的后续,是为了对事物性质进行深入研究所应采取的手段,事物的变化总是遵循由量变到质变,定量实验也往往用于寻找由量变到质变关键点,即寻找度的问题。

3. 验证性实验　为掌握或检验前人或他人的已有成果而重复相应的实验或验证某种理论假说所进行的实验。这种实验也是把研究的具体问题更深层次或更广泛的方面发展的重要探索环节。

4. 结构及成分分析实验　它是测定物质的化学组分或化合物的原子或原子团的空间结构的一种实验。

5. 相对比较实验　为了寻求两种或两种以上研究对象之间的异同、特性等而设计的实验。即把两种或两种以上的实验单元同时进行,并作相对比较。

中毒事件病因研究中最常用的实验研究方法有环境及生物材料的理化分析、环境特征物的形态鉴定、物质的毒性鉴定、有毒生物的分子鉴定等。

三、突发中毒事件预警

(一)突发中毒事件预警的概念

预警是在缺乏确定突发中毒事件的因果关系和缺乏充分的剂量 - 反应(量 - 效反应)关系证据的情况下,促进调整预防行为或者在环境威胁发生之前即采取措施的一种方法。实质上,预警是根据收集、整理、分析到的相关信息情报资料、疫情监测,对预测到可能发生事件的发生地域、规模、性质、影响因素、辐射范围、危害程度以及可能引发的后果等因素进行综合评估,评估预测事件发展趋势与危害程度,并考虑到这些资料的不完全性和考虑到危害的不确定性之后,在事件发生之前或早期发出警报,在一定范围内采取适当的方式预先发布事件威胁的警告并采取相应级别的预警行动,以便相关责任部门及事件影响目标人群及时作出反应,最大限度地防范或减少事件危害的发生和发展,仍要在有必要采取措施的地方进行危害警告的方法。

突发中毒事件预警,是指在突发中毒事件发生之前以及事件发展过程,通过对监测资料的分析,依据突发中毒事件发生、发展规律,开展风险评估,预测中毒事件发生的可能性及中毒事件对特定人群危害的程度并由各级政府或卫生健康行政部门对社会发出的警示。突发中毒事件预警有两个方面含义:一是把可能发生某种事件的信息,传达给公众,发出预先警告;二是作为公众,要对随时可能发生的某种突发事件做好准备,尽量避免受到伤害或将损失减少到最低限度。发布预警信息的主体应为政府机构,通过专业机构对零散的信息进行收集,在保证信息来源的准确性、可靠性的前提下,对其进行科学分析与判断,发出正确预告。

(二)突发中毒事件预警的制度

突发中毒事件的预警工作,是在自然灾害、事故灾难和社会安全事件等突发事件预防和减轻危害工作中的应用已有较长历史;但突发中毒事件的预警,是在 2003 年 SARS 疫情暴发流行之后才得到高度重视。世界卫生组织(WHO)修订了国际卫生条例,建立了全球传染病突发预警和应对网络(the global outbreak alert and response network,GOARN)。我国在原有预警研究工作的基础上,从实际出发,借鉴国外预警系统建设的经验与教训,广泛征求各方意见,提出了建设我国突发中毒事件预警系统的框架思路,于 2003 年 5 月颁布的《突发中毒事件应急条例》中规定县级以上地方人民政府应当建立和完善突发事件监测与预警系统;2004 年 8 月修订的《中华人民共和国传染病防治法》第十九条中规定,国家要建立传染病预警制度;2005 年我国卫生应急工作要点之一是要建立卫生应急监测预警制度,有效及时预警。

(三)突发中毒事件预警的危机

突发中毒事件预警包括预警分析和预警监控。预警分析是通过对突发中毒事件征兆进行监测、识别、诊断与评价并及时报警的管理活动。突发中毒事件监测是预警分析的基础，而预警监控则是根据预警分析的结果，对灾害征兆的不良趋势进行纠正、预防与控制的管理活动。预警给人们提供事件可能发生的有效信息，指导有关部门和社会公众及时采取相应的防范措施，从而达到预防控制突发中毒事件的作用；同时，为了确保预警的准确性，务必严格控制预警的质量，避免自然危机和人为危机的发生。

1. **自然危机和人为危机**　往往自然危机和人为危机的发生是混合作用，如重大和特大传染病疫情的发生发展往往是自然因素(生态平衡破坏、环境遭到污染等)和人为因素(信息不通畅、措施不及时、控制不得力等)的交互影响，最终暴发危机。

2. **危机发生的波及范围**　危机可以跨部门、跨行业、跨地区、跨国界，造成对地区、国家乃至全世界社会的影响。

3. **危机发生的集合**　危机发生涉及多个领域的集合，往往可集合多种危机，如SARS、禽流感等疫情均导致了经济危机、政治危机、社会危机和价值危机等。

由此可见突发中毒事件预警的作用非常重要，预防和控制突发中毒事件的关键要素是及时、迅速地发现突发事件的先兆，起到最佳的预警作用。预警是在考虑了资料的不完全性和危害的不确定性之后，在有必要采取措施的地方进行危害警告的方法，将突发事件的危害降低到最小。

(四)突发中毒事件预警的目的和意义

突发中毒事件是一种小概率高危害事件，既有事件发生的不可确定性又有事件先兆的可监测性特点，及早识别突发中毒事件的发生，迅速采取有效反应以降低事件造成的损失是突发中毒事件应对的主要目标之一。在突发中毒事件发生时，无论从挽救生命还是减少经济损失的角度考虑，及时性的要求都变得非常突出和重要。有研究表明，在大规模炭疽杆菌微粒播散事件的初期，应答反应延迟一个小时会多遭受2亿美元损失。因此，早期预警在突发中毒事件的应对中起着至关重要的作用。突发中毒事件的预警是应急处置的前提，突发中毒事件预警系统是突发中毒事件应对体系的基础，是国家综合实力与现代文明的体现。

1. **突发中毒事件预警意义**　建立和完善突发中毒事件预测预警系统，及时发现突发中毒事件异常动态，有助于有关部门在其发展成公共卫生危机之前及早控制事态发展，提高突发中毒事件应对处置的综合能力。

(1)部门层面意义：通过了解、掌握突发中毒事件的特征及其影响因素，建立及完善预测、预警技术与方法，及时侦测突发中毒事件发生、发展的异常动态，有助于卫生部门及时采取科学应对措施，预防和减少危害，提高卫生部门处置突发中毒事件的综合能力。

(2)公众层面意义：公众的配合是突发中毒事件处理工作取得成功的重要因素。科学、全面的预警信息，将有助于公众正确对待突发中毒事件，恰当地采取自我防护措施，自觉配合专业机构实施预防控制工作。

（3）社会层面意义：突发中毒事件预警系统是社会危机管理体系的重要组成部分。该系统的建立与有效运转有助于在危机时期稳定社会公众心理，维持正常的社会秩序，提高政府应对危机管理水平和在国际社会中的威信。

2. 突发中毒事件的不同阶段预警　向区域内的行政部门、专业机构发出启动相应准备和响应的指令，也是提醒公众或特定人群在物质、心理上进行相应的准备，从而最大限度地减低中毒事件所造成的损失。突发中毒事件预警，应当按发布不同时间与中毒事件的关系，分为事前预警、事中预警和事后预警。

（1）事前预警：在突发中毒事件发生前发出的预警，可分为以下几种。

1）一般预警：根据中毒事件发生规律、中毒发病趋势、中毒相关自然因素、环境因素变化等情况，当发现中毒事件风险增高时发出的预警。

2）特别预警：根据空气、水源、土壤、食物、药品等的污染情况，当发现中毒事件风险增高时发出的预警。

3）紧急预警：发现中毒病例，根据已发现的中毒线索，对同一暴露人群发出的预警。

（2）事中预警：在突发中毒事件发生之后，根据中毒源的性质、强度或释放量、中毒途径、中毒人数、中毒程度、波及范围、接触人群特征和突发中毒事件医学应急控制措施实施情况进行评估、预测，当发现中毒事态有可能扩大时作出的预警。发现以下情形之一的，应当作出事中预警。

1）中毒原因和中毒途径尚未明确。

2）实际暴露人群数量或中毒人数明显大于原掌握数量。

3）中毒事件实际波及区域大于原掌握情况。

4）中毒人数持续增加。

5）中毒源尚未消除等。

（3）事后预警：在某次突发中毒事件医学应急与处置完毕之后，发现类似中毒事件仍有可能发生的情况而发出的预警。但对于未来可能发生的中毒事件，也属于事前预警。例如，某沿海城市发生3名外来民工进食河豚中毒死亡事件后，发出预防河豚毒素中毒预警；某地发现某户居民1家4口进食毒蘑菇中毒死亡事件后，发出避免采食野生蘑菇，预防毒蘑菇中毒预警。

3. 突发中毒事件预警目的　在于通过预警机制、中低风险评估、发布预警等一系列措施，达到警示风险、及时反应、主动应对、防灾消灾的目的。

（1）预警机制：预警机制是指由灵敏的中毒信息监测网络、成熟的风险评估和预测技术、完善的预警制度以及良好的保障条件组成的中毒事件预警体系（详见以下"五、突发中毒事件预警机制"的叙述）。

（2）中毒风险评估：指中毒事件发生之前，对中毒事件发生的可能性和危害程度，以及中毒事件发生之后、结束之前对中毒事件发展趋势进行量化评估的工作，即量化测评中毒事件发生及其影响的可能程度。

1）事前：县级及以上人民政府卫生健康行政部门应当组织专家，开展毒物及突发中毒事件对公众健康危害的风险评估，为政府相关部门开展中毒预警和制定防控对策提供参考。

2）事中：发生突发中毒事件或发现可能造成突发中毒事件的因素后，根据有毒物质种类、数量、状态、波及范围、接触人群以及人群中毒定性等，及时开展动态评估，提出预防和控制建议。

3）事后：突发中毒事件医学应急响应结束后，承担应急响应工作的卫生健康行政部门，应当组织有关人员对突发中毒事件影响程度和医学应急工作进行评估，及时总结医学应急工作中的经验和教训。评估报告应当上报本级人民政府和上一级卫生行政部门。

（3）发布预警：县级及以上人民政府及其卫生行政部门应当根据可靠的风险评估结果和中毒事件预测结果，有关法律、行政法规和国务院规定的权限和程序，发布相应级别的警报，决定并宣布有关地区进入预警期，同时向上一级人民政府报告，必要时可以越级上报，并向当地驻军和可能受到危害的毗邻或者相关地区的人民政府通报。

1）预警级别：按照突发中毒事件发生的紧急程度、发展势态和可能造成的危害程度分为一级、二级、三级和四级，分别用红色、橙色、黄色和蓝色标示，一级为最高级别。预警级别的划分标准由国务院或者国家卫生健康委制定。

2）预警的内容：包括中毒事件类型、可能发生的时间、地点、程度、区域、人群、预防措施六个要素。

四、突发中毒事件的预警体系

（一）突发中毒事件的预警体系特点

1. **及时性**　是指能尽早地预测突发中毒事件的发生，为采取相应的应急应对措施启动赢得时间和做好充分准备。在信息调查、收集、传输、分析、发布和采取措施等方面均要体现及时性。

2. **高效性**　是指尽可能多角度、全方位地收集信息，尽可能准确地作出预测，避免不必要的应对措施启动。

3. **准确性**　预警要求应当是科学的，因为启动应急体系涉及方方面面，准确性可避免不必要的消耗。

4. **可操作性**　是指要符合现阶段我国的国情和不同地区的实际情况，由于预警的基本目的是减少或避免损失，因此预警应当建立在相应的人员和物资储备基础上，操作简单易行方便，容易实施。

5. **可持续性**　指预警体系有持续发展的空间，可根据实际情况增加或减少预警的种类和内容。

6. **可拓展性**　是指预警系统可以有充分的空间，能根据具体情况不断增减预警的目标事件，具有可拓展性的空间，并不断调整和改善预警能力。

7. **社会性和相应的法律效应**　因为预警涉及社会很多行业，只有具备预警要有相应的法律效应，才能在短时间内发挥效应和预警的作用。

8. **与应急系统的关联性**　预警和应急是两个连续的过程，没有准确的预警，随后的应急就很难协调平稳进行。

（二）突发中毒事件预警体系的基本方式

1. 直接预警　在区县级行政范围内，1个村、居民区、机关、学校内发生烈性传染病或易传播疾病，原因不明性疾病，重大食物中毒等均应直接进行预警报告。

2. 定性预警　采用综合预测法、控制图法、尤度法、Bayes概率法、逐步判别分析等多种统计方法，借助计算机完成对疾病的发展趋势和强度的定性估计，明确是上升还是下降，是流行还是散发。

3. 定量预警　采用直线预测模型指数曲线预测模型，多元逐步回归分析建立预报方程，简易时间序列季节周期回归模型预测方法等对疾病进行定量预警。

4. 长期预警　采用专家组咨询法对疾病的长期流行趋势和中毒发生规律及发展趋势进行预警。

（三）突发中毒事件预警体系的基本框架

预警系统是一个由众多因素构成的复杂系统，各要素之间存在着相互影响、相互依赖的关系。预警系统至少应由以下几个子系统构成：

1. 信息来源　完整的信息系统是由不同来源的数据整合而形成综合的信息平台。其信息来源主要有：①以病例为基础的监测；②以事件为基础的监测：包括与人类有关的事件和与动物疾病、事物、水和环境污染有关的事件。

2. 预警监测指标体系　突发中毒事件具有不确定性，无论在地方还是全国都不可能对所有的突发事件都进行监测。要经过深思熟虑确定优先监测的目标疾病。针对每一个具体的目标事件，要根据事件的特征，遵循敏感性、及时性、可操作性的原则来选择能反映其发生先兆的一系列有内在联系的监测指标，从不同角度、多层次、全方位早期提示突发事件的发生。

3. 预警目标　优先预警目标事件的选择，应注意考虑事件的发生是否有很大的危害性（发病率、伤残率、死亡率）、事件是否有潜在的较大流行发生、是否是国家或地区疾病预防控制项目中的特异性目标事件、是否可通过早期采取行动来预防控制、充分考虑当地现有的资源。同时要注意预警目标事件和预警指标，要有明确的定义并标准化，以便于不同来源信息的比较、整合和共享，并要随着具体情况的变化不断进行调整和完善。因此针对每一个具体的目标事件，要根据事件的特征，遵循敏感性、及时性、可操作性的原则来选择能反映其发生先兆的一系列有内在联系的预警指标，从不同角度，多层次，全方位的早期预警突发值得事件的发生。

4. 信息收集与处理　包括信息收集、信息分析、信息反馈与预警。

（1）信息收集：要系统、要主动、积极地收集获取与目标事件有关的信息，并及时上报。

（2）信息分析：信息分析的第一步是对信息资料进行分析和质量检查，以确定信息分析的准确性。

（3）信息反馈：应当建立信息反馈的渠道，使所有应该了解公共卫生监测信息的单位和个人都能及时获得,以便能对疫情迅速作出反应,明确工作重点和研究方向。信息的反馈分为纵向和横向两个方向。

(4)预警:同一目标事件根据监测指标的信息汇总在统一的平台上,通过对其横向比较、核实,对目标事件的情况进行分析和评价,确认事件发生危险的可能性及严重性,确定预警分级并发出警报。

5. 预警反应　突发中毒事件的早期预警是为了及时采取相应的应急反应,将突发中毒事件的危害降低到最小。国家和不同地区在平时要做好医学应急准备,制定预警目标事件的医学应急救援预案,做好预警反应的准备和后勤保障。

(四)突发中毒事件预警体系的组成

突发中毒事件预警系统是由信息来源系统、预警监测指标体系、信息收集、分析、反馈与报警系统和预警反应措施四大框架组成。我国预警机制建设已经有了初步进展,基本做到县级以上医疗卫生机构网络直报,建立了信息相互通报的机制,增加了疫情信息的透明度,初步探讨传染病的预警界值等,但仍存在认识不到位、预警指标体系和网络不健全、监测报告系统反应速度慢、公共卫生投入不足、预警反应措施不健全等问题。2003年暴发SARS疫情之后,我国各级政府加快了公共卫生体系建设的步伐,明确意识到预警机制的建设已经迫在眉睫。党中央、国务院提出要构成覆盖各级卫生行政部门、疾病预防控制中心、卫生监督所、各级各类医疗卫生机构的高效、快速、通畅的国家卫生信息系统,网络触角要延伸到城市社区和农村卫生室。经过几年的努力,在各级政府的支持下,我国在突发事件早期预警方面取得了一系列成效:①提高了疫情报告的及时性,基本上做到县级以上医疗卫生机构网络直报;②建立了信息相互通报的机制,初步实现信息的共享;③增加了疫情信息的透明度;④初步探讨传染病的预警界值,如杨维中等的研究优选出7种传染病的预警界值;⑤尝试遥感监测和地理信息系统的应用,逐步实现信息的整合。中国卫生地理信息系统基础数据库的构建将覆盖中国地区的卫星遥感图片库、GIS数字化地图库、疾病资料库与相关模型库整合在同一信息平台上,这样可提高我国疾病预防和控制工作利用空间数据资料的能力。

五、突发中毒事件预警机制

(一)突发中毒事件预警机制的现状

1. 预警观念认识不到位　由于地理、经济、文化等方面存在差异,目前我国卫生系统信息化工作起步较晚,大部分地区信息化水平普遍较低,发展极不平衡,其疫情预警观念、组织结构、工作模式、运行机制等与应对突发中毒事件的差距较大,对推进疫情预警信息化的战略性、全局性缺乏足够的认识,对突发中毒事件的管控观念、应对能力、指挥协调机制等还缺乏应用现代信息技术的意识及工作经验等一系列问题。

2. 预警指标体系难确定和网络不健全　由于突发中毒事件具有突发性地域性、季节性和职业性等特点,所以确定符合各个不同地区、不同季节、不同人群等实际情况的预警指标,需要收集长期的历史数据铺垫,需要明确不同疾病在不同时间、不同地区和不同人群中的正常流行水平。然后才能通过专家科学计算阈值而设置预警点,使用目前收集的数据信息与往年资料进行比较,如超过了预警点,计算机将会自动报警。但目前我国的疫情报告系统基本上不具备这项功能,其原因之一是缺少长期的数据统计分析,自动化程度不够;原因之二是由于地域差异、经济差异等因素,目前很难制定出各种疾病各自的预警指标,且国内尚没有成熟的研究结论;原因之三是历年疫情数据还没有进入到目前的疫情系统,对大部分传染病没有明确的预警点。目前,我国每天对疫情的监控尚未达到自动化的程度,基本依靠工作人员人工浏览当天是否发生甲类传染病,以及检查是否有乙类和丙类传染病聚集性疫情的发生。

3. 预警系统不够灵敏和监测报告系统反应速度慢　我国目前的疫情监测系统功能比较单一,仅仅能满足报告与监测突发中毒事件的作用,而且存在着诸多问题,如迟报、漏报、缺报、各部门协调不够等现象,主要原因一是我国已经拥有的三大传染病疫情监测系统,即全国疫情报告系统、全国疾病监测点系统和单病种监测系统仍然存在着许多问题,如多头管理、报告内容重复、各系统各自为政缺乏沟通的现象。疫情监测报告资料只上传而不下达,区(县)之间、单位之间的相通及监测报告种类(气象、地理环境、人口流动、物品流动与购销、重点场所及重点人群的就诊患病等)不全面甚至没有,造成疫情的预警预测不准确、不确切、不及时;以至于当突发中毒事件发生时反应速度慢,信息不通畅,指挥协调乏力。

4. 公共卫生投入不足,预警反应保障措施不健全　由于经济转轨等因素,各级政府对公共卫生事业建设缺乏足够的重视,财政预算少,这种长期投入的严重不足直接导致了公共卫生系统的软件和硬件薄弱,各级疾病预防控制中心现场流行病学、实验室能力建设得不到加强,造成应对突发中毒事件危机的能力不足或低下;尤其是在西部少数民族地区更为严重。目前我国大多数县、市级疾病预防控制中心仍然存在仪器设备比较落后、专业队伍结构不尽合理,人员素质不够高等问题,难以适应新形势下疾病预防控制工作的需求。另外,由于国家长期对卫生防疫工作的投入短缺的影响,加上医疗卫生系统也没有充足的突发中毒事件应急设备、设施、救治药品、医疗器械和应急储备经费等财物储备,导致突发中毒事件一旦出现,各种设备、药品、经费和医疗器械严重不足,难以应对。

5. 预警人员缺乏及其素质有待提高　突发中毒事件预警带有较强的技术性,从事该项工作不仅需要掌握一定的专业技术,并需要较高素质的专业技术人员,更需要熟练掌握必备的数理统计分析能力;由于人员结构与知识老化及受编制问题的制约,目前各级疾病预防控制中心专业技术人员缺乏、人员素质参差不齐,严重影响了突发中毒事件预警的正常开展。

(二)突发中毒事件预警机制的发展策略

1. 建立科学预警系统和完善监测报告　在现有的法定传染病疫情报告系统及单病种监测报告系统的基础上,还应增加新的疾病监测报告系统。务必尽快建立健全功能完善的监测报告系统,公共卫生信息的采集方式在原三大传染病疫情监测系统的基础上,还应灵活机动地针对新病设立新的疾病监测报告系统。另外,应该加强与其他有关部门、单位的协作,完善健康相关事件的监测系统,如儿童免疫水平监测、气象环境因素监测、120呼救症状监测、医院急诊患者监测、药物销售监测、学校学生缺课监测、工地工人缺勤监测等系统。对各种信息进行整合收集分析后如发现异常及时发布疫情预警预报信息。2003年暴发SARS疫情后,国家投资数百亿元用于突发公共卫生事业应急处置的硬件和软件建设,这就包括逐步建立健全突发中毒事件应急机制、监测报告系统、疾病预防控制体系。从2004年起开始实施疫情网络直报,疫情报告系统将一直延伸到街道和乡村,各医疗机构发现疫情可直接上网,把个案资料输入到传染病公共数据库,从而大大提高信息的分级享用。有了及时、准确的信息,就能早期发现疫情的苗头,及时启动预警系统,抓住最佳时机,把传染病疫情控制在最小的范围内。

2.**不断优化预警系统的资源配置,完善预警应对措施**　充分利用现有基础设施,加大公共卫生投入,建立自上而下垂直管理的疾病预防控制机构。对现有公共卫生机构的人员进行优化重组,引进优秀的人才,并对现有的人力资源进行培训,加强对流行病学、卫生统计学和计算机知识的掌握,增加利用监测数据进行预警的原理和技术的培训,提高工作人员对突发中毒事件的预警能力。在硬件上必须加强实验室的建设,配置先进的设备,提高快速筛查诊断的能力和公共卫生实验室监测的能力。同时各级政府应发动相关部门加强应急物资储备,健全完善应急救援体系。

3.**完善应急保障措施,培养高素质科技人才**　充分整合现有基础设施,加大公共卫生投入,加强现场流行病学能力建设,对现有人员进行优化组合,引进优秀人才,并对现有的人力资源进行培训,提高流行病学、卫生统计学和计算机知识,增加利用监测数据进行预警的原理和技术的培训,提高工作人员对突发中毒事件的预警能力,加强实验室能力建设,达到国家对各级疾病预防控制机构实验室设备的配备标准,迅速提高快速筛查诊断的能力和常规监测的能力,同时通过各种途径筹备应急储备金,加强应急物资储备,健全应急救援体系。

4.**建立应急联动网络和公共卫生事件预警体系的问责制**　明确各级政府责任、部门责任、单位责任和公民责任,实行严格的责任追究制度。通过明确的责任体系的建立,使政府能有序地组织突发事件的预警、预防和控制。在发现突发中毒事件的刚刚处于苗头时,能够有效督促各部门、各单位,在政府的统一领导下,快速到达规定的岗位,采取积极有效的措施进行预警。同时明确公民的责任,如在突发中毒事件中接受传染病的隔离治疗、配合流行病的调查、必要时接受公民人身强制等;使全社会责任明确,团结协作。同时,各级政府及有关部门依法对重大突发中毒事件全过程处理进行督查,对没有履行职责的单位和个人可依法严厉追究其行政或刑事责任,对不报、迟报、瞒报、漏报突发中毒事件的责任单位和责任人要依法进行查处,确保突发中毒事件得到有效处置。

5.**突发中毒事件预警系统的建设策略和步骤**　我国突发中毒事件预警系统的建立是一个崭新、长期而复杂的系统工程,需要全社会的共同参与,不可能一蹴而就。要在借鉴国外预警系统建设的详见经验教学,结合我国的实际情况,有计划、有重点、分步骤地不断完善突发中毒事件预警系统的建设。

（三）突发中毒事件预警机制的实现

便利的信息收集与交流平台、科学实用的预警技术和指标、高效的预警决策系统，是实现突发中毒事件预警的三要素。

1. **信息收集与交流**　突发中毒事件预警信息来源广泛，包括主动监测、被动接受报告、社会媒体报道等。来源于疾病控制、卫生监督、医疗服务等卫生系统内部的信息，包括我国现行传染病报告系统、突发中毒事件报告系统、医院信息管理系统、重点传染病专项监测和公共卫生监督监测等来源的资料，是突发中毒事件预警的主要信息来源。卫生部门和气象、水利、农业、林业、检疫等相关部门要建立信息交流机制，确保相关信息及时、有效沟通，尽早为突发中毒事件预警提供线索。大众媒体分布广泛、嗅觉灵敏、反应迅速，对其报道的信息要注意及时捕捉、甄别和核实，很多时候能弥补信息来源主渠道的不足。

2. **预警技术和指标**　理想的突发中毒事件预警技术应当是敏感而特异、科学而简便的，但在实际工作中，往往难以达到平衡。如果所预警的事件发展快、后果严重，那就应选择更灵敏的预警方法或更低的预警界值；反之，可以选择兼顾灵敏度与特异度的预警方法或预警界值。如果是针对人们长期暴露的危险因素，如饮用水及主要食品中的有毒有害物质含量，则所选预警界值偏低一点为好。然而，科学严谨的预警方法是我们追求的目标，但是也应考虑突发中毒事件预警工作是基层疾病预防控制机构的日常工作，如果方法过于复杂，所需的参数太多，或需要高精尖仪器设备，则基层将无法实施预警工作。此外，实际工作中还应充分考虑应急工作能力，如果没有足够的人力和物力应对频繁的预警，则可能会影响预警的灵敏度和特异性，耽误了突发中毒事件的医学应急救援。

3. **预警决策系统**　预警信息应当通过一定形式在一定范围内发布。过去，在处理很多突发事件时习惯于"内紧外松"，担心公布突发事件后会引起社会不安，或者影响投资环境。SARS 事件的教训告诉我们，不及时公布事实真相，群众不能理性地对待突发公共卫生事件，不知如何采取自我防护措施及配合专业机构落实预防控制措施，这实际上是社会不安定的原因之一。因此，应该建立常规的预警决策工作体制机制，确保在专业机构作出需要预警的技术建议后，行政管理部门能立即就预警信息发布的方式、范围和时机作出决定，将预警信息尽快向社会公布。

（四）预警后措施

1. **三级、四级预警后措施**　宣布进入预警期后，县级以上地方各级人民政府应当根据即将发生的突发中毒事件的特点和可能造成的危害，采取下列措施。

（1）启动应急预案。

（2）责令有关部门、专业机构、监测网点和负有特定职责的人员及时收集、报告有关信息，向社会公布反映突发中毒事件信息的渠道，加强对突发中毒事件发生、发展情况的监测、预报和预警工作。

（3）组织有关部门和机构、专业技术人员、有关专家学者，随时对突发中毒事件信息进行分析评估，预测发生突发事件可能性的大小、影响范围和强度以及可能发生的突发事件的级别。

（4）定时向社会发布与公众有关的突发事件预测信息和分析评估结果,并对相关信息的报道工作进行管理。

（5）及时按照有关规定向社会发布可能受到突发中毒事件危害的警告,宣传避免、减轻危害的常识,公布咨询电话。

2.一级、二级预警后措施　宣布进入预警期后,县级以上地方各级人民政府除采取三级、四级预警期的措施外,还应当针对即将发生的突发中毒事件的特点和可能造成的危害,采取下列一项或者多项措施。

（1）责令应急救援队伍、负有特定职责的人员进入待命状态,并动员后备人员做好参加应急救援和处置工作的准备。

（2）调集应急救援所需物资、设备、工具,准备应急设施和避难场所,并确保其处于良好状态、随时可以投入正常使用。

（3）加强对重点单位、重要部位和重要基础设施的安全保卫,维护社会治安秩序。

（4）采取必要措施,确保交通、通信、供水、排水、供电、供气、供热等公共设施的安全和正常运行。

（5）及时向社会发布有关采取特定措施避免或者减轻危害的建议、劝告。

（6）转移、疏散或者撤离易受突发中毒事件危害的人员并予以妥善安置,转移重要财产。

（7）关闭或者限制使用易受突发中毒事件危害的场所,控制或者限制容易导致危害扩大的公共场所活动。

（8）法律、法规、规章规定的其他必要的防范性、保护性措施。

（五）预警变更、解除和应急响应终止

1.预警级别的变更　发布突发中毒事件预警的人民政府卫生行政部门,应当根据导致中毒事件的毒物种类、强度或释放量、波及范围、接触人群、中毒患者的临床表现、中毒事件发展、变化等情况,及时开展动态评估,按有关规定适时调整预警级别并重新发布。

2.预警的解除　有事实证明不可能发生突发中毒事故或者危险已经解除的,公布警报的人民政府卫生行政部门应当立即宣布解除警报,终止预警期,并解除已经采取的有关医学应急与处置措施。

3.应急响应终止　突发中毒事件医学应急响应终止必须同时符合以下条件:

（1）突发中毒事件危害源和相关危险因素得到有效控制。

（2）无同源性新发中毒病例出现。

（3）多数中毒患者病情得到基本控制。

各级卫生健康行政部门,要适时组织专家对是否终止突发中毒事件卫生应急响应进行评估,并根据专家组的建议及时决定终止突发中毒事件医学应急响应;同时要最大限度地发挥我国突发中毒事件预警体系的作用,不断加强提高人员素质、整合系统资源、规范预警决策等方面的能力建设。

第五节　突发食品安全事故的监测与预警

一、食品安全事故的概念

《中华人民共和国食品安全法》第九十九条第十一款给出"食品安全事故"明确定义,食物中毒、食源性疾病、食品污染等源于食品,对人体健康有危害或者可能有危害的事故。在此条款里,明确了食品安全事故的三个主要类别和两个关键要素。三个主要类别指:食物中毒、食源性疾病和食品污染。两个关键要素,一是事故必须源于食品,二是事故必须对人体健康有危害或者可能有危害。食品安全事故一般具备以下三个条件之一:一是发生食物中毒、食源性疾病等健康损害;二是经调查确定为食品安全问题引起的健康损害;三是已经发生食品污染,尚未造成健康损害,但经评估后确定属于食品安全事故的。

突发食品安全事故主要指食品安全事故中能造成突然起病,且病情一般较为危重,常呈群体发病的严重公共卫生突发事件。主要包括食物中毒、食源性肠道传染病、食源性人畜共患病及寄生虫病等。食物中毒根据其中毒物类型主要分为细菌性食物中毒、化学性食物中毒、真菌性食物中毒以及动植物性食物中毒,不同类型食物中毒感染途径、临床表现均不一,应仔细辨别并根据具体情况予以紧急处置。常见的食源性肠道传染病有霍乱、伤寒、细菌性痢疾、脊髓灰质炎、肠出血,每种类型均有其致病菌(病毒)及独特的流行病学特点,因具有传染性,一般需要隔离治疗。食源性人畜共患病中,主要是加强动物类食物制品的检疫检验,特别是要加强拒绝食用野生动物的意识。寄生虫病主要流行的有华支睾吸虫病、猪带绦虫病和囊尾蚴病、旋毛虫病、并殖吸虫病、弓形虫病、广州管圆线虫病,其致病寄生虫、流行区域、传播途径、易感人群均不同,应注意避免生食及饮用生水,在流行区域旅居者应注意个人防护。

二、食物中毒

(一)食物中毒的概念

食物中毒指摄入含有生物性、化学性有害物质的食品或把有害有毒物质当作食品摄入后所出现的非传染性的急性、亚急性疾病。食物中毒是食源性疾病中最为常见的疾病,一般按发病原因,将食物中毒分为细菌性食物中毒、真菌及其毒素食物中毒、有毒植物中毒和化学食物中毒。

(二)食物中毒的发病特点

食物中毒常呈集体性暴发,但也可能单人单户发生食物中毒,其发生地大多在学校、食堂、餐饮单位、家庭等。虽然食物中毒的种类较多,但是食物中毒的发病大都具有以下特点:

1.集体性　中毒患者具有共同进食中毒食品的经历,发病与食用中毒食品有明显的因果关系,即中毒患者在同时或相近的时间内均食用过某种共同的中毒食品,发病范围和这种有毒有害食物分布区域范围高度一致。

2.潜伏期短,发病集中　潜伏期一般在数分钟至72小时内,短期内大量进食者突然发病,且发现患者较多和病情来势凶猛,往往呈暴发性。

3.临床表现相同　中毒患者的临床表现基本相同或相似。

4.人与人之间无直接传染　食物中毒的流行曲线常于发病后突然急剧上升,又很快下降,呈一过性暴发,发病只有一个高峰,无传染病所具有的尾端余波,无二代患者出现。

(三)食物中毒的分类

食物中毒可以按中毒食品、致病因子和临床表现等不同方法进行分类,但一般多以引起发病的致病因子分类。

1.细菌性食物中毒　指因摄入含有致病菌或其毒素的食品引起的急性或亚急性疾病,是食物中毒中较常见的一类。包括感染型细菌性食物中毒和毒素型细菌性食物中毒。感染型细菌性食物中毒的主要临床表现为胃肠道综合征,并多伴有发热症状。毒素型细菌性食物中毒的临床表现通常以上消化道为主,恶心、呕吐为突出症状,发热少见。

2.化学性食物中毒　指食入化学性中毒食品引起的食物中毒。往往引起化学性食物中毒食品,主要有以下几种:

(1)有毒有害的化学物质污染的食品。

(2)误为食品及食品添加剂的有毒有害的化学物质。

(3)添加了非食用物质以及超范围、超限量使用食品添加剂的食品。

(4)营养素发生变化的食品。

(5)使用禁用的兽药及农药的食品,或兽药及农药残留严重超标的食品。

3.动物性食物中毒　指食入动物性食物中毒而引起的食物中毒。往往引起动物性中毒食品,主要有两种:

(1)将天然含有有毒成分的动物或动物的某一部分当作食品。

(2)在一定条件下产生了大量有毒成分的可食用动物性食品。

4.植物性食物中毒　指食入植物性中毒食品引起的食物中毒。往往引起植物性中毒食品,主要有3种:

(1)将天然含有有毒成分的植物或其加工制品当作食品。

(2)将加工过程中未能破坏或除去有毒成分的植物当作食品。

(3)在一定条件下,产生了大量有毒成分的植物性食品。

5.真菌及其毒素食物中毒　指食用被真菌及其毒素污染的食物而引起的食物中毒。包括某些真菌在食品中繁殖的过程中产生的真菌毒素引起的和某些真菌含有天然有毒成分引起的食物中毒。发病的季节性及地区性均较明显,如霉变的甘蔗中毒常见于初春的北方。

6.致病物质不明的食物中毒　指由于取不到食物中毒样品或取到的样品无法查出致病物质或学术上中毒物质不明的食物中毒。

三、食品污染

（一）食品污染的定义

食品污染指在各种条件下，导致外源性有毒有害物质进入食品，或食物成分本身发生化学反应而产生有毒有害物质，从而造成食品安全性、营养性和感官性发生改变的过程。食品从种植、养殖到生产、加工、运输、销售、烹调直至餐桌整个过程中的各个环节，都有可能受到某些有毒有害物质或微生物的污染，以致降低食品卫生质量，对人体造成不同程度的危害。

（二）食品污染的分类

食品污染按其性质分为 3 类：

1. **生物性污染**　食品的生物性污染包括微生物、寄生虫和昆虫的污染。微生物污染主要有细菌与细菌毒素、真菌与真菌毒素以及病毒等的污染，其中以细菌、真菌及其毒素对食品的污染最常见、最严重。近年来病毒污染食品事件也日益受到人们的关注，如轮状病毒、诺如病毒、甲型肝炎病毒和禽流感病毒等。寄生虫和虫卵污染主要是指患者、病畜的粪便通过水体或土壤间接污染食品或直接污染食品。昆虫污染主要有蛾、蝇、蛆等。

2. **化学性污染**　食品的化学性污染涉及范围较广，来源种类多。往往引起化学性污染的原因主要包括：

（1）农药、兽药不合理使用，残留在食品中。

（2）工业"三废"（废水、废渣、废气）排放，造成有毒金属和有机物污染环境，继而转移至食品。

（3）食品接触材料、运输工具等溶入食品中的有害物质。

（4）滥用食品添加剂。

（5）在食品加工、储存过程中产生的物质，如腌制、烟熏、烘烤食物产生的亚硝胺、多环芳烃等以及酒中有害的醇类、醛类等。

（6）掺假、制假过程中加入的物质，如在奶粉中加入三聚氰胺。

3. **物理性污染**　食品的物理性污染主要有以下两种：

（1）食品的杂物污染：来自食品生产、加工、储藏、运输、销售等过程中的污染物，如粮食收割时混入的草籽，液体食品容器池中的杂物，食品运销过程中的灰尘等。

（2）食品的放射性污染：主要来自放射性物质的开采、冶炼、生产、应用及意外事故造成的食品污染等。

四、突发食品安全事故的预防监测

食品安全风险监测，是通过系统的、持续的收集食源性疾病、食品污染以及食品中有害因素的监测数据及相关信息，并进行综合分析和及时通报的活动。国家建立统一的食品安全风险监测制度,对食源性疾病、食品污染以及食品中的有害因素进行监测;建立统一的食品安全信息平台,实行食品安全信息统一公布制度。通过建立畅通的信息监测和通报网络体系,形成统一、科学的食品安全信息评估和预警指标体系,及时研究分析食品安全形势,对食品安全问题做到早发现、早预防、早整治、早解决。设立全国统一的举报电话,加强对监测工作的管理和监督,保证监测质量。

(一)食品安全风险监测体系

1. 我国食品安全监测现状 我国的食品安全风险监测主要包括两大类:一是食品监测,而是食品安全风险监测。食品监测包括食品中化学污染物及有害因素监测、食源性病原生物(含致病菌、病毒和寄生虫)监测。食品安全风险监测是针对食源性疾病、食品污染以及食品中有害因素进行及时、全面、系统的监测,涵盖食品和人群,覆盖从农田到餐桌以及医院的全过程,通过持续收集数据及信息,进行综合分析,及时发现问题,排查隐患,评估判断形势,将科学手段应用到食品安全监管、食品安全问题的处理当中,有助于主动参与食品安全问题,做到精准监测。自 2010 年起,原卫生部在全国 31 个省(自治区、直辖市)建设包含食源性疾病监测网、食品中化学污染物及有害因素监测网和食源性致病菌监测网在内的 3 个监测网,并要求在 3 年之内建立健全,实现省、市、县三级覆盖,并逐步延伸到乡镇。

2. 各级市场监督管理部门职能 包括以下 3 方面的职能:

(1)县级以上人民政府市场监督管理部门和其他有关部门、食品安全风险评估专家委员会及其技术机构,应当按照科学、客观、及时、公开的原则,组织食品生产经营者、食品检验机构、认证机构、食品行业协会、消费者协会以及新闻媒体等,就食品安全风险评估信息和食品安全监督管理信息进行交流沟通。

(2)县级以上人民政府市场监督管理部门履行食品安全监督管理职责,可采取下列措施对生产经营者进行监督检查:进入生产经营场所实施现场检查;对生产经营的食品、食品添加剂、食品相关产品进行抽样检验;查阅、复制有关合同、票据、账簿以及其他有关资料;查封、扣押有证据证明不符合食品安全标准或者有证据证明存在安全隐患以及用于违法生产经营的食品、食品添加剂、食品相关产品;查封违法从事生产经营活动的场所;可以采用国家规定的快速检测方法对食品进行抽查检测;发现涉嫌食品安全犯罪的应当按照有关规定及时将案件移送公安机关。

(3)国家市场监督管理部门会同国务院有关部门,根据食品安全风险评估结果、食品安全监督管理信息,对食品安全状况进行综合分析。对可能具有较高安全风险的食品,应当及时提出食品安全风险警示,并向社会公布。

(二)食品安全风险评估

国家建立食品安全风险评估制度,运用科学方法,根据食品安全风险监测信息、科学数据,对食品、食品添加剂、食品相关产品中生物性、化学性和物理性危害因素进行风险评估。

1. 需要进行食品安全风险评估的情况

(1)通过食品安全风险监测或者接到举报发现食品、食品添加剂、食品相关产品可能存在安全隐患的。

(2)为制定或者修订食品安全国家标准提供科学依据需要进行风险评估的。

(3)为确定监督管理的重点领域、重点品种需要进行风险评估的。

(4)发现新的可能危害食品安全因素的。

(5)需要判断某一因素是否构成食品安全隐患的。

(6)国家卫生健康委认为需要进行风险评估的其他情形。

2. 需要进行食品安全相关风险评估的流程

(1)国家市场监督管理部门和其他有关部门获知有关食品安全风险信息后,应当立即核实并向国家卫生健康委通报并及时调整国家食品安全风险监测计划。各级卫生行政部门根据国家食品安全风险监测计划,结合本区域的具体情况,制定、调整本行政区域的食品安全风险监测方案,报国家卫生健康委备案并实施。

(2)国家市场监督管理、农业农村等部门在监督管理工作中发现需要进行食品安全风险评估的,应当向国家卫生健康委提出食品安全风险评估的建议,并提供风险来源、相关检验数据和结论等信息、资料。

(三)食品安全风险监测计划的制定和实施

1. 食品安全风险监测计划的制定　食品安全风险监测应包括食品、食品添加剂和食品相关产品,优先监测的内容有:

(1)健康危害较大、风险程度较高以及污染水平呈上升趋势的。

(2)易于对婴幼儿、孕产妇、老年人、患者造成健康影响的。

(3)流通范围广、消费量大的。

(4)以往在国内导致食品安全事故或者受到消费者关注的。

(5)已在国外导致健康危害并有证据表明可能在国内存在的。

国家食品安全风险监测计划规定了监测的内容、任务分工、工作要求、组织保障措施和考核等内容。国家卫生健康委会同国务院有关部门确认食品安全风险监测采用的评判依据,并根据医疗机构报告的有关疾病信息和国务院有关部门通报的食品安全风险信息,对国家食品安全风险监测计划进行调整。

2. 食品安全风险监测计划的实施　各级卫生行政部门组织同级市场监督管理、工业和信息化等部门,根据国家食品安全风险监测计划,结合本地区人口特征、主要生产和消费食物种类、预期的保护水平以及经费支持能力等,制定和实施本行政区域的食品安全风险监测方案。国家卫生健康委将备案情况、风险监测数据分析结果通报市场监督管理、农业农村、商务、工业和信息化等部门。

五、突发食品安全事故的预警

食品安全预警是指通过对食品安全隐患的监测、追踪、量化分析、信息预报等,对潜在的食品安全问题及时发出警报,从而达到早期预防和控制食品安全事件,最大限度地降低损失,变事后处理为事先预警的目的。

(一)食品安全预警机制

食品安全应急预警机制即利用现有的科学技术,在现有法律法规、标准规范的基础上,对食源性疾病、食品中有害因素、食品污染及其他可能造成危害的要素进行检查,并对检查结果进行评估分析,得出分析报告,确定各类食品的安全状态,以及对风险要素进行分析,根据导致危害的要素制定不同的防御措施,并公布安全风险预警信息,从而最大限度降低食品安全事件带来的危害程度。这就要求各地区、各部门针对各种可能发生的食品安全隐患或者问题,开展预测分析,预警发布,完善预测预警机制,做到早发现、早报告、早处理。预警信息包括食品安全事件发生的时间、地点、类别、预警级别、可能影响范围、危害程度、伤亡人数、警示事项、应采取的措施、已采取的措施和发布机关等;并根据事故发展随时通报或者补报工作进展。

1. **预警分析**　在收到食品安全突发事件和食品安全隐患信息后,立即组织有关人员对突发事件和食品安全隐患的危害、影响范围、发展趋势进行分析评估,根据评估结果提出是否发布预警警报及警报级别,并第一时间向上级食品安全监督部门汇报。

2. **预警分级**　按照食品安全风险可能的危害性、紧急程度和发展态势,预警级别依据《国家重大食品安全事故应急预案》,将预警信息分为四级:Ⅰ级(特别严重)、Ⅱ级(严重)、Ⅲ级(较重)和Ⅳ级(一般)。依次用红、橙、黄、蓝四色表示,并通报相关部门(表6-1)。

(1)红色预警(一级):威胁程度特别严重,预计将要发生特别重大食品安全事故,事故会随时发生,事态正在不断蔓延。

(2)橙色预警(二级):威胁程度严重,预计将要发生重大食品安全事故,事故即将发生,事态正在逐步扩大。

(3)黄色预警(三级):威胁程度较重,预计将要发生较大食品安全事故,事故已经临近,事态有扩大的趋势。

(4)蓝色预警(四级):威胁程度一般,预计将要发生一般食品安全事故,事故即将发生,事态可能会扩大。

表 6-1　警情等级与事故等级

警情等级	Ⅰ级	Ⅱ级	Ⅲ级	Ⅳ级
预警标识	红色	橙色	黄色	蓝色
事故等级	特别重大食品安全事故	重大食品安全事故	较大食品安全事故	一般食品安全事故

3. **预警报告制度**　各级人民政府食品安全监管机关应当按照食品安全监管的有关规定,主动监测食品安全事故和食品安全隐患并按规定报告。食品安全事故和食品安全隐患发现后,有关人员应当立即报告单位负责人,并立即向当地政府、食品安全委员会及有关部门报告。特殊情况下直接上报当地政府(如出现重特大食物中毒事故或其他食品安全恶性

事件)。地方人民政府和食品安全监管机关接到食品安全事故和食品安全隐患报告后,立即向上级人民政府和上级食品安全监管机关报告。

4.预警发布(以市为例)

(1)Ⅰ级和Ⅱ级预警信息:由市食安办提出预警建议报市政府应急管理办公室,经市应急委员会主要领导批准后,由市应急办组织统一对外发布。

(2)Ⅲ级预警信息:由市食安办提出预警建议,经市食安委领导批准后,由市食安办发布,并报市应急管理办公室备案。

(3)Ⅳ级预警信息:经市食安办核实、批准后,由各区、市人民政府组织发布。

(4)预警信息:包括食品安全事故的类别,预警级别、起始时间、可能影响范围、警示事项、应采取的措施和发布机关。

(5)对于食品安全事故预警信息:市食安办在上报的同时,要及时向宣传部门通报情况,以便及时组织舆论引导工作。

(6)对于可能影响本市以外其他地区的食品安全预警信息:经市食安委主要领导批准后,市食安办应及时上报省食安办或国务院食安办,并视情况向可能受到影响的相关地区进行通报。

5.预警响应　预警信息发布后,市食安办、各区(市)食安办、各相关部门应当立即作出预警响应,立即启动食品安全突发事件快速反应机制,根据情况开展调查评估和执法检查。

(1)市食安办组织有关单位做好食品安全预警信息的收集、宣传和相关情况通报工作;组织有关部门和机构,适时对食品安全预警信息进行分析评判;密切跟踪事态发展,及时发布进展情况、评估结果和防范性措施,防止炒作和不实信息的传播。

(2)各区(市)、各相关部门应实行24小时值守,保持通信联络畅通,防护设施、装备、应急储备物资等处于备用状态,做好应急响应的准备,确保有关人员2小时内完成集结。

(3)对于可能对人体造成危害的食品及相关产品,相关食品安全监管机关依据《食品安全法》等法律法规的规定,可以宣布采取查封、扣押、暂停销售、责令召回等临时措施,并同时公布临时控制措施实施的对象、范围、措施种类、实施期限、解除期限以及救济措施等内容。预警解除后,相关食品安全监管机关应当及时发布解除临时措施的信息。

6.预警调整　根据事态的发展情况、影响程度和应急专家组的意见,市食安办提出预警调整的建议,经批准后,适时调整预警级别,并通报相关部门。

7.预警解除　依据食品安全事故的变化情况,经确认事故危害基本消除,处置工作已基本完成,由原预警信息发布单位宣布解除预警。

(二)构建食品安全预警机制

食品安全应急管理机制的首要组成部分是预警机制。它包括安全信息预测、监测、警示信息的发布及应急预警的所有功能。因此,食品安全预警机制的构建应当全面考虑到事件发生地的实际情况,进行预测分析、警情预报,并发布相应的应急预警方案,以最终达到预警的效果,将食品安全事故可能造成的损失降到最低限度。

1.预警系统的构成　食品安全事件预警系统是通过对食品安全事件的监测、追踪、分析、评估、预测、警报等,随后建立起一套针对食品安全事件的预警功能体系。食品安全的预警系统的基本功能模块包括预警信息收集与处理子系统、预警分析和决策子系统以及预警反应子系统。

2. 预警系统的运行流程　预警系统有三个子系统,这三个系统紧密联系,缺一不可。预警信息收集与处理子系统负责收集、处理、储存预警信息;预警分析和决策子系统负责分析和决策,然后根据决策结果若是正常则储存到第一流程,如果不正常则进入预警反应子系统,其中包括报告、发布和初级响应。

六、突发食品安全事故预警的总体要求

为了有效预防和有序处置流通环节食品安全事故,维护食品市场秩序,保障食品市场消费安全,国家食品安全主管部门根据《中华人民共和国食品安全法》《食品安全法实施条例》等,制定了《食品安全预警和应急处置制度》,详细规定了食品安全问题的预警与处置。

(一)坚持预防为主,有效防范食品安全事故

1. 各级食品安全部门　要高度重视食品安全预警和应急处置工作,坚持预防与应急相结合,常抓不懈,防患于未然,认真做好预警和应急处置的各项准备工作。

2. 各级食品安全部门　要在同级政府的统一领导下,实行分级负责,建立健全条块结合、属地管理为主的食品安全预警和应急处置管理体制,及时有效地做好预警和应急处置工作。

3. 各级食品安全部门　要切实加强对预警和应急处置工作的组织领导。建立健全工作机制,确保组织领导、工作任务、工作措施、工作责任、人员力量等落实到位。

(二)完善食品安全预警和应急方案,建立健全工作落实机制

各级食品安全管理机关要按照范围、性质和危害程度对食品安全事故实行分级管理,食品安全事故分为Ⅰ级、Ⅱ级、Ⅲ级和Ⅳ级。各级食品安全管理机关要按照本级人民政府的部署,根据国家有关流通环节重大食品安全事故应急预案和市场监管应急预案,制定和完善本地区流通环节食品安全事故预警和应急方案,并落实各自的职责和健全组织保障体系。食品安全事故发生后,事故发生地食品安全管理机关按照规定和事故级别设立食品安全事故应急指挥部,在上一级应急处理指挥机构的指导和当地政府的领导下,有效组织和指挥本地区的重大食品安全事故的应急处理工作。各级食品安全管理机关要结合实际,有计划、有重点地对食品安全应急方案进行演练。切实加强应急处置队伍建设,建立联动协调制度,充分动员和发挥社区、企事业单位、社会团体和志愿者队伍的作用,依靠公众力量,形成统一指挥、反应灵敏、功能齐全、协调有序、运转高效的应急管理机制。

(三)积极构建食品安全隐患发现机制,健全食品安全事故报告制度

各级食品安全管理机关要利用市场巡查、专项执法检查、流通环节食品抽样检验、12315行政执法网络和相关部门情况通报、媒体报道等,及时了解各种食品安全信息,掌握食品市

场动态情况。应当综合分析利用各类信息,及时发现可能引发的食品安全事故苗头。各相关职能机构应各负其责,互通情况。按照规定统一发布日常监管预警信息,采取有效措施防范和应急处置食品安全事故。发现食品安全突发问题,应当在当地人民政府统一领导下,加强信息的沟通、反馈和报告,立即将情况报告同级人民政府和通报同级卫生行政部门,同时抄报上级食品安全管理机关,并向突发问题波及地区食品安全管理机关通报。

(四)强化和创新食品安全预警和应急处置手段,做好物资储备和人员保障工作

各级食品安全管理机关要加强科学研究和技术开发,运用无现代科技手段,实现食品安全信息的联网应用,有效开展网上预警防范和应急处置。逐步实现国家到乡镇信息网络五级贯通,并努力做到与同级相关行政部门的信息联网,切实提高网络信息互动效率,提高应对处置食品安全突发事件的科技水平和指挥能力。各级食品安全管理机关要配备必要的处置食品安全事故的应急设施、装备、物资。应当确保执法车辆、通信设备、检测设备等相关物资设备随时处于备用。各级食品安全管理机关应当适时开展应急演练和应急系统检查,要建立健全值班制度,坚持领导干部带班,及时有效受理和处置食品安全突发问题。

第六节　突发中毒事件的分级响应和应急现场处置

一、突发中毒事件的应急响应

(一)应急响应原则

发生突发中毒事件时,各级卫生健康行政部门在本级人民政府领导下和上级卫生健康行政部门技术指导下按照属地管理、分级响应的原则,迅速成立中毒现场医学应急救援救治组织领导机构,组织专家制定相关医学应急救援救治预案及其处置方案,积极开展医学应急救援救治工作。

(二)分级响应

1. Ⅰ级响应　国家卫生健康委组织有关专家对事件进行分析论证,向国务院和全国突发公共事件应急指挥部提出Ⅰ级应急响应的建议。

2. Ⅱ级响应　由省级人民政府卫生健康行政部门组织有关专家对事件进行调查分析论证,向本级人民政府和国家卫生健康委提出Ⅱ级应急响应的建议。

3. Ⅲ级响应　由市(地)级人民政府卫生健康行政部门组织有关专家对事件进行分析论证,向本级人民政府和上一级卫生健康行政部门提出Ⅲ级应急响应的建议。

4. Ⅳ级响应　由县(市)级人民政府卫生健康行政部门组织有关专家对事件进行分析论证,向本级人民政府和上一级卫生健康行政部门提出Ⅳ级应急响应的建议。

（三）分级响应的实施

1. 各级政府卫生健康行政部门　在本级政府及其突发中毒事件医学应急救援救治指挥部的统一领导，以及上级政府卫生健康行政部门的业务指导下，调集医学应急救援救治专业队伍和相关资源，开展突发中毒事件医学应急救援救治工作。

2. 各级医疗卫生机构　各级医疗卫生机构，在本级卫生行政部门的统一指挥下，按照各自职能职责分工，具体实施医学应急响应工作。

3. 非事件发生地区医学应急响应的实施　可能受突发中毒事件影响的毗邻地区，应根据突发中毒事件的性质、特点、发展趋势等情况，分析本地区受波及的可能性和程度，积极应对，切实重点做好以下工作：

（1）密切关注突发中毒事件进展，及时获取相关信息。

（2）加强突发中毒事件重点环节的监测，必要时可发布本地区预警信息，并采取必要的控制措施，如暂停可疑水源、可疑食品或其他物品的供应。

（3）组织做好本行政区域的突发中毒事件医学应急救援救治所需的各个领域、各类专业技术人员与物资准备。

（4）开展中毒预防控制知识宣传和健康教育，提高社会公众自我保护意识和防范能力。

4. 应急响应的启动　包括以下 8 个方面的应急响应：

（1）在进入突发中毒事件现场前，首先应当了解中毒事件发生经过、波及范围等，现场应急救援人员的任务分工，特别设置的医学应急救治区（如洗消区、检测区、医疗救治区）。

（2）进入突发中毒事件现场后，立即开展医学应急救治与救援处置的各项工作。

（3）开展现场流行病调查。

（4）尽早采集突发中毒事件的应急检测样品。

（5）现场开展相关毒物快速检测鉴定。

（6）尽快采取应急救治措施包括检伤分类、终止毒物继续吸收和清除毒物、使用特效解毒剂和必要的生命体征支持等。

（7）收治中毒患者指定医院注意做好现场转运患者的交接工作，并采取规范的院内医疗救治。

（8）应及时开展突发中毒事件受累及相关人员的健康影响评价与健康监护相关工作。

（四）应急响应的终止

突发中毒事件医学应急响应的终止，必须同时符合以下条件：突发中毒事件的毒物危害源和相关危险因素得到有效控制，无同源性新发中毒病例出现，多数中毒患者的病情得到基本控制。

二、应急现场处置

基于突发中毒事件医学应急救援救治与现场处置的特殊性，给医务工作者提出了严峻的挑战和难题。由于毒物种类繁多,毒物的代谢方式及其对人体的影响各不相同,在医学应急处置方法上亦有较大的差异,突发中毒事件往往表现为多个患者在短时间内突然发病、病情进展急骤。这些临床特点使得普通的医疗卫生机构在处理中毒事件时力不从心,既往的经验证明因延误诊断、错误处置,带来的损失非常巨大,常常导致不必要的死亡发生。因此迫切需要社会公众具备有效的自我防护能力,同时需要各级各类医疗卫生机构的医学应急救治人员具备正确的突发中毒事件医学应急处置的知识和技能,才能承担医学应急处置工作,并按医学应急救治流程和临床路径及时处置后,做好转送及其交接工作。为此,迫切需要构建完善高效的医学应急救援救治管理体系,积极采取医学应急处置措施应对各类突发中毒事件,提高当地突发中毒事件医学应急处置水平。

(一)突发中毒事件的现场处置

1. 危害程度的快速识别与评价　突发中毒事件发生后,尽快确定出事地点、化学品种类、泄漏剂量、伤亡规模非常重要。首先要根据突发中毒事件监测预警报告,分析突发中毒事件可能对现场人员健康的影响危害进行快速评估,并评估中毒原因可能的毒物种类(化学毒物本身和其新生成的物质)、毒物的量和毒性作用带来的伤害,以及评估事发现场的毒物暴露范围、伤亡规模、地理与气象特点、交通状况、周围社区普通民众的伤亡情况。值得重视的是,在毒物种类尚未确定时,应当请当地疾病控制机构及时采样分析,以便及早确定毒物种类,及早进行特效解毒抢救。同时,注意避免坐等毒物检测结果,错过中毒患者的黄金时期,应当根据患者临床表现,推断可能的毒物种类,尽快采取有针对性的医学应急救治措施,为积极抢救患者生命争分夺秒。

2. 现场医学应急处置方案　要掌握突发中毒事件现场医学应急处置各类人员力量,包括中毒急救专家、中毒应急防控队伍、支撑技术和物资储备等,根据快速评估突发中毒事件信息,提出现场医学应急处置方案,并严格按参与应急处置各类人员职责分工有条不紊地进行突发中毒事件现场医学应急处置。

3. 现场医学应急处置的分工　应当在政府的统一领导协调下,各地各部门既合理分工,又密切配合,依据各部门突发中毒事件现场医学应急处置的职责职能,进行如下分工:

(1)政府:依据突发中毒事件快速评价危害种类和程度,及时提出和启动突发中毒事件现场医学应急处置方案,在政府的统一协调下,迅速调集突发中毒事件现场医学应急处置相关部门,根据各部门职能,落实各自的具体任务。

(2)应急消防:直接处理突发中毒事件的现场处置,协助或抢救毒物接触者/中毒患者脱离接触毒物,处理泄漏毒物。

(3)公安:对突发中毒事件现场的布控、保卫,刑事案件侦破的调查,事件处理中的安全保障。

(4)卫生健康:组织各级各类医疗卫生机构对突发中毒事件受到毒物伤害人员和中毒患者的现场医学应急处置和救治患者,负责中毒事件卫生学评价。

(5)交通运输:协助突发中毒事件现场人员疏散、伤病员的转运,医学应急救援救治物品的运送,危险毒物的转运和妥善处理。

（6）生态环境：对突发中毒事件造成环境影响作出污染状况的评价，作出应急处理措施和技术方案。

（7）市场监管、工业信息、农业农村：提供与突发中毒事件应急现场救援与处置的有关物质流通，维护市场稳定。

（8）军队：协助完成突发中毒事件现场医学应急处置隔离、保卫、伤病员抢救转运；发挥防化部队的专业齐全和现场医学应急处置的各项能力。

4. 按职能分工救援救治 参加突发中毒事件现场医学应急处置的任何单位和人员，都要严格按照突发中毒事件医学应急现场救援救治指挥部的统一部署，任何单位和人员务必根据指挥部的按职能分工在规定的区域内开展救援救治。

5. 中毒事件的危害后果预测 突发中毒事件发生后，严重中毒患者可导致死亡，其他中毒患者可能有不安和焦虑情绪（心理因素受到社会影响），可对健康长期影响（生殖危害，发生肿瘤），还可对社会眼前影响（经济损失、社会稳定）。

（二）突发中毒事件现场分区与警示标识

1. 中毒现场隔离分区与警示标识 根据突发中毒事件现场危害程度、毒物危害性质、毒物来源位置，毒物扩散趋势，敏感区域的分布，以及现场的地理环境状况、气候条件、生态条件等因素确定中毒现场隔离分区与警示标识。现场危险区域的分区隔离：各区间需设置特定通道，用红线、黄线、绿线进行3个分区的隔离进出红区和黄区的人员须穿戴相应等级防护装备，物品经特殊洗消或消毒后方允许经特定通道通过，并且应当严格按照中毒危害分区进行封闭隔离管理，任何人未经特许严禁出入现场。

（1）红区（热区）：是紧邻毒物危险源污染的区域，是中毒造成人员伤害和严重污染区域，一般用红色警示线（带）将其与外界隔离，为严重危险区。所有出入该区的应急救援人员必须穿戴特定隔离个体防护装备并进行严格的消毒。

（2）黄区（温区）：是围绕红区的外围毒物污染比较严重的区域，用黄色警示线（洗消线）将其与外界隔离，黄区也是红区的过渡区，最好在此区建立洗消区。黄区是现场应急救治工作人员的更衣洗消（人员离开黄区时应当进行洗消或单纯消毒），以防止毒物危害或污染扩散，避免二次污染的危害；现场应急救治工作人员应当穿戴适宜的个体防护装备。同时，黄区也是中毒患者及物品消毒区（尤其是从红区转出的被污染中毒患者或物品）。

（3）绿区（冷区）：是相对洁净安全的没有毒物污染的外围控制区，用绿色警示线隔离，是应急救治中毒患者的适宜场所，在此区域的现场应急救援人员不需要穿戴个体防护装备；现场应急处置指挥部、警戒、通信、交通转运及物资调配等机构设在此区，应当控制进入现场的人员。工作人员休息区通常设置在绿区中的位于上风上水区域。避免无关人员进入，以免造成次生危险。

2. 现场医学应急救治分区与警示标识 包括现场医学应急救治分区的原则、现场医学应急救治分区的警示标识。

（1）现场医学应急救治分区的原则：现场医学应急救治区可以设置绿色警示线隔离的相对安全区域内，通常位于上风上水位置，以防止污染物随风或水流扩散带来不利影响。现场医学应急救治区设置还应该考虑到方便转运中毒患者,最好位于靠近公路的交通便利区域。医疗救治区内应该在检伤分类的基础上,本着"红标危重伤员,优先处理;黄标重伤员,次优先处理;绿标轻伤员,延期处理;黑标濒死或已死亡伤员,暂不做处理"的原则。还要根据不同类别中毒患者人数、突发中毒事件现场环境、场地大小、光源水电供应、现场医疗救治人力物力资源等情况,酌情设立数个特定功能分区。在特定功能区内对不同级别的中毒者进行分级处置,有利于提高抢救效率,避免混乱情况出现。

(2)现场医学应急救治分区的警示标识:现场医学应急救治区内除现场医疗救治指挥、调度、联络中心以外,通常设立以下医疗救治功能分区。

1)初检分类区:紧邻黄区的安全区域,将所有中毒者先集中在此,由临床专家快速初检分类并标记,随后将不同中毒者立即送至相应区域应急救治。

2)危重中毒患者处理区:应在临近检伤分类区内并设立宽大帐篷,临时接收红标危重伤员和黄标重伤员,配备一定数量生命体征监测及心肺复苏(CPR)和创伤急救专用仪器设备,由医务人员酌情给予危重中毒患者最必要、最及时的救治,如保持气道通畅并维持呼吸供氧,给呼吸、心搏骤停者进行CPR,监测并处理危险性心律失常,抗惊厥等;此区域一般插红旗和黄旗作为标识。

3)轻症中毒患者接收区:选择一处空旷的安全场地,只接收绿标轻症中毒患者,不需医务人员特殊处理;可以由轻症患者自救互救,或由社区服务人员和志愿者协助提供饮水、食物等生活照顾;此区域一般插绿旗作为标识。

4)中毒患者急救转运站:应靠近危重中毒患者处理区设置;根据中毒患者救治先重后轻的转运原则,由专人统一指挥、调度待命急救车进行分流疏散,有序转运重症中毒患者送到指定医院,轻症患者送到就近医院。

5)临时停尸站:在现场特别开辟一处较隐秘区域,仅停放黑标危重濒死的中毒患者或已经死亡者;此区域一般插黑旗作为标识。

6)直升机降落场:必要时可选择一处空旷、平整场地,周围用警示线隔离,作为急救直升机起降场所,以快速转运危重中毒患者;此区域一般标注以白色巨大英文字母"H"(helicopter),以便于驾驶员识别。

(三)伤病员的检伤分类

检伤分类(triaged)是针对突发中毒事件现场大量中毒患者,为最有效地利用医疗救治资源,获得最大群体救治效果而采取的对中毒患者分类、提示优先处理等级的方法。现场参加抢救的医护人员要严格按照检伤分类后标牌标定的优先等级,分别对中毒患者进行先重后轻分类抢救。中毒患者在从绿区运转到医疗机构前,要将中毒患者进行检伤分类,标上标牌后才能将中毒患者送上救护车,以便使重症中毒患者到指定医院后能够得到最有效最快速的应急救治。

1.**检伤分类的方法** 担当检伤分类的医生应当首先了解现场参加抢救医务人员的人数和现场医学应急处置的能力和总体水平状况,要预先对中毒患者的整体情况作出评估。分类主要通过以下3个方面临床表现确定:①有无呼吸、呼吸频率、是否需要人工或机械协助呼吸;②皮肤体表温度、按压后甲床毛细血管充盈时间是否超过 2 秒、有无脉搏;③意识状况、是否有精神症状。

2. 一般将伤病员分为四类　根据 START 分类法简单、快速通过呼吸、脉搏、意识状态等指标判断中毒患者病情严重情况,可以对中毒患者进行简单病情评估和快速治疗,按照标准可分为重度、中度、轻度、死亡,分别将重度、中度、轻度、死亡的中毒患者用红、黄、绿、黑等颜色的标牌佩戴在患者胸前或上臂。

(1)立即处理(红色):需要紧急医疗救治和转运的危重中毒患者,即出现可能影响生命的损害或指征,尤其是出现下列情形之一者,应当列为红标:

1)意识状态—重度意识障碍(昏迷状态)。

2)抽搐程度—癫痫持续状态。

3)呼吸频率大于 30 次 /min 或明显的呼吸窘迫。

4)呼吸频率小于 6 次 /min。

5)呼吸节律明显不规律。

6)大动脉搏动微弱,末梢毛细血管充盈时间大于 2s。

7)大动脉脉的搏动节律明显不齐。

8)化学性灼伤总面积大于 50%。

9)Ⅲ度化学性灼伤面积大于 20%。

10)疑似角膜化学性灼伤。

11)会阴部化学性灼伤。

(2)延期处理(黄色):此类中毒患者的病情也比较严重,应当需要尽快医疗救治,但是这些中毒患者在短时间内等待不会出现生命危险或永久性伤残,一旦完成红标中毒患者的医疗救治工作后,需尽快对给予必要的紧急处置,有序安排转运。尤其是出现下列情形之一者,可列为黄标:

1)意识状态:中度意识障碍(谵妄状态、混浊状态)。

2)抽搐程度:癫痫大发作。

3)呼吸频率:24 ～ 30 次 /min 或 6 ～ 12 次 /min。

4)化学性灼伤总面积:10% ～ 50%。

5)Ⅲ度化学性灼伤。

6)面部化学性灼伤。

(3)不需处理(绿色):即未发生中毒或轻微中毒患者,生命体征平稳,无上述情形之一者,均列为绿标。虽然绿标者暂时不需要进行现场医学应急救治处置和转运,但是这些患者仍然需要进行医学观察。

(4)死亡 / 濒死(黑色):为宣布临床死亡的中毒患者,即无自主呼吸,无脉搏,大动脉搏动消失,甲床发黑,双侧瞳孔散大者;列为黑标。可以暂不做处置。

3. 现场应急救治原则　为提高抢救成功率,按检伤分类标志采取分级应急救治。

(1)红色:立即就地现场应急抢救。

(2)黄色:经现场简单医疗救治后,转送有关医疗机构进一步救治。

（3）绿色:需入院观察的尽快转运;其他人员视病情在指定地点观察。

（4）黑色:等待红色和绿色标志中毒患者病情得到有效控制后,再处置尸体。

第七节　突发中毒事件现场抢救和转院医学应急救治

一、现场医学应急抢救

突发中毒事件常见的是化学中毒事件,一旦中毒事件发生后,会有大批人员受到毒物的危害,其中部分患者病情较重,所以现场采取及时有效的医学应急救治,对于挽救危重中毒患者生命,防止中毒并发症及后遗症的发生都十分重要。

（一）现场应急快速诊断

现场应急快速诊断突发中毒事件的病因,对于中毒事件后续的医学应急救治至关重要。突发中毒事件的病因诊断依据应当包括三类:人群毒物接触史、中毒临床特征和毒物检测鉴定。

1. **人群毒物接触史**　同一起中毒事件的受累人员,其接触的毒物应相同,接触毒物的时间、地点和方式应相近或有必然的因果关联。

2. **中毒临床特征**　同一起中毒事件的中毒患者,其中毒临床表现和辅助检查结果应类似,且与毒物接触剂量之间应有剂量 - 效应反应(量 - 效反应)关系。

3. **毒物检测鉴定**　包括现场直读仪器和实验室毒物检测鉴定的证据支持。

总而言之,化学事故 / 突发中毒事件发生后,承担现场医学应急救治任务的各个医疗卫生机构要配备相应的现场快速检测设备和检测试剂盒,参加应急救治的人员要掌握这些设备的使用。通过现场快速检测,明确毒物种类和浓度及污染状况,对制定现场应急救治方案和患者的应急救治方法、保护周围群众都非常重要。但对复杂的化学突发中毒事件,在不能够通过现场检测明确病因时,要及时采集相应的环境、生物样本,为实验室检测确定病因打好基础。同时,应急救治医务人员要及时将从毒害源污染现场转运到黄区的所有中毒患者,迅速转移至毒源上风方向的安全区域,以免毒物进一步侵害中毒患者。

（二）现场应急快速抢救

在突发中毒事件现场医学应急救治过程中,为了快速抢救中毒患者的生命,如果在现场快速检测结果未确定以前,也可以根据患者临床特征和医师临床经验快速作出可能病因的中毒诊断,以利医护人员对危重中毒患者采取及时有效的应急救治。当然,抢救成功的关键是尽快查清中毒原因,明确诊断,以利采取针对性抢救。因此对于中毒病因一时无法查出的抢救准则,应当根据患者的临床表现和医生的临床经验,边抢救边对等待中毒原因的检测结果,以免延误抢救生命的时机。现场抢救的要点是维持心脑肺功能,保护重要脏器,以及对症支持治疗。经现场初步抢救后,在医护人员的密切监护下,将患者及时转运到就近的指定医院进一步规范救治。危重中毒患者转运的成功与否,取决于患者整体病情状况、转运能力及距离、转运中的患者生命体征的维持情况、转运到指定医院的应急救治能力。

(三)危重症的现场优先抢救

位于红区的中毒患者均由消防人员救出,移交给位于黄区的医护急救人员,首先对中毒患者的病情轻重进行快速检伤分类,然后先抢救危重症患者,以便危重症患者获得最快的初步救治;如果涉及中毒患者众多的事件,可在黄区内分别设立危重症患者抢救区、轻中度患者的观察等待抢救区和患者受到毒物污染的洗消区;在黄区的危重症患者的抢救获得成功、轻中度患者的病情未见加重、毒物污染患者得到初步洗消后,立即转送到绿区并迅速分流转运到医院进一步抢救。

(四)现场医学应急抢救与处置

1. 化学性食物中毒事件抢救与处置　市场监督管理部门的依法对导致化学性食物中毒事件的食品或食品的原料及其烹饪配料可以采取下列临时控制措施:

(1)封存导致食物中毒的食品或食品的原料及其烹饪配料。

(2)封存被污染的食品用具及工具,并责令进行清洗消毒。

(3)责令食品生产经营者收回已售出的导致食物中毒的食品或可疑食品。

(4)经检验确认为被污染食品,即予以销毁;无污染的食品,予以解封。

2. 化学毒剂恐怖袭击事件抢救与处置

(1)根据化学毒剂恐怖袭击事件危害范围、危害程度、化学毒剂的毒性分级与毒源位置。

(2)快速划分危害区域:包括中心区域、波及区域、影响区域。

1)中心区域:距事故现场 $0 \sim 500m$ 区域,即危险化学品浓度高、易扩散,可伴发爆炸和火灾,容易发生人员急性中毒和伤害或物品损坏;不准医护人员进入,只准消防人员进入抢救,及时切断毒源、转移中毒患者和伤员、清除化学毒剂、洗消毒剂残留,该区域应有红色警戒标志。

2)波及区域:即距事故现场 $500 \sim 1000m$ 区域,空气中化学毒剂浓度较高,作用时间较长,有可能发生人员伤害或物品损坏;救援主要是验伤分类,抢救危重中毒患者和伤员并及时疏散转移,监测污染,疏导交通,清除化学毒剂残留;该区域应有黄色警戒标志。

3)影响区域:危害可能影响区域。

(3)不同区域的现场抢救与处置:采取不同的应急防控和救治措施,应尽快使中毒患者和受伤人员脱离事故现场并实施分类抢救,疏散未受伤人员。

(4)阻断和防止毒剂危害源扩散:指导周边群众迅速撤离和自救互救。

3. 现场应急便捷抢救与处置要点　无论是化学性食物中毒事件,还是化学毒剂恐怖袭击事件,其现场医学应急处置的原则,要本着"先救命、后治伤,先抢救重伤、后医治轻伤"进行施救。

(1)抢救与处置:重点做好患者脱离现场后抢救与处置。

1)呼吸、心搏骤停的处理,一旦诊断确定,立即启动规范心肺复苏(CPR)。

2）保持呼吸道通畅,可徒手开放气道,或球囊面罩通气和高级气道通气。

3）如呼吸急促、表浅,可口对口吹气,或球囊面罩通气,注射呼吸兴奋剂。

4）检查有无头颅、脊柱损伤、胸部外伤或骨折等,先紧急固定后,再转移。

5）转运送指定医院,做好抢救准备;转运途中继续抢救,做好抢救记录。

（2）患者分类转运:为便于现场急救和分类转送伤病员,根据验伤分类结果,然后按轻、中、重（分别在伤病员胸部放置绿、黄、红的标志）分类转运,根据伤病员的病情分流转送到相关医院,并采取相应的分类急救措施。

（3）患者体内外毒物的现场应急处置:急性中毒的医学应急救治的基本方法,包括改变毒效学和改变毒力代谢动力学两种途径,因目前绝大多数药物或毒物尚无有效拮抗剂或特异性解毒剂,故中毒抢救是在应急救治的基础上,促进已吸收进入体内的毒物快速有效排泄,最大限度地防止毒物引发的人体器官组织损害。由于急性中毒临床表现多样,所以参与急救的医护人员应当受过严格培训,熟练掌握急性中毒诊疗基本知识,对于可疑中毒患者应当先快速评估,稳定生命体征,尽快明确中毒病因诊断,才能有利于针对性早治疗。同时应当在立即终止毒物接触吸收的基础上,尽快采取以下几项应急处置措施:

1）经呼吸道吸入毒物的处置:应当尽快将中毒患者转移出红区,送达黄区后立即帮助患者吸痰,排除呼吸道内分泌物,保持呼吸道畅通;及时吸氧。

2）经体表接触毒物的处置:当中毒患者的皮肤被酸或碱性化学毒物灼伤或污染后,应立即脱去被污染的衣裤、鞋袜、手套,用清水彻底冲洗被污染的体表,忌用热水冲洗。如有化学毒物溅入眼睛,用洁净水立即冲洗10～15分钟;如有皮肤接触腐蚀性毒物,应当冲洗15～30分钟,并选择中和液进行缓冲处理。

3）经口服入毒物的处置:口服中毒患者应尽早催吐,越快效果越好。①如患者服毒量小、毒性低、神志清,最好是自我引吐,或由他人用手指、棉签棒或金属匙柄直接刺激咽喉部或舌根部进行催吐,清除胃内毒物;②也可以首选的催吐药吐根碱糖浆口服进行催吐,其用量是:6～12月龄的婴儿服5～10ml;1～12岁服10～15ml;12岁以上服20～30ml;分别加水10倍后口服。据统计,88%的患者可在服吐根碱后30分钟内引出呕吐;如呕吐后120分钟内不给吃食物或喝饮料,可避免连续呕吐。③还可选用口服淡肥皂水、2%～4%盐水200～300ml,或用0.2～2g硫酸锌、叶根散1g、碘酒20滴等任意一种药物加水至半杯或1杯催吐。④药物注射催吐,如上述口服方法仍无效,则用阿扑吗啡5mg皮下注射,数分钟引发呕吐。⑤催吐禁忌证:同时摄入腐蚀性毒物或石油蒸馏物（汽油、煤油等）者;昏迷状态、抽搐或惊厥未得到控制者;有溃疡病、主动脉瘤、食管静脉曲张、近期发生心肌梗死以及已发生剧烈呕吐者,均不适宜催吐;孕妇慎用催吐药物。

4. 现场应急抢救技术支撑　包括成立专家咨询组、国家级化学品毒性鉴定实验室、地方中毒急救中心、建立全国中毒控制网络有效联系。

（1）成立专家咨询组:成员由毒物分析、中毒应急救治、现场防护处置、安全生产、市场监管、生态环保等专家组成,为现场应急处置提供技术保证。

（2）发挥国家级化学品毒性鉴定实验室的作用:负责中毒物质和化学品的毒性检测和鉴定的技术工作。

（3）发挥地方中毒急救中心的技术优势：不断加强中毒应急救治队伍的业务培训，建立健全中毒应急救治系统和网络建设。

（4）建立全国中毒控制网络有效联系机制：遇到技术难题时可随时咨询和发挥利用全国中毒应急救援救治的资源优势。

5.现场应急抢救专业组职责　应当成立突发中毒事件医学应急救治指挥部；并酌情成立下列现场应急救治专业组，明确各专业组的职责。

（1）危险源控制组：负责在紧急状态下的现场抢险作业，及时控制危险源，并根据危险化学品的性质立即组织专用的防护用品及专用工具等。

（2）伤员抢救组：负责在现场附近的安全区域内设立临时医疗救护点，对受伤人员进行紧急救治并护送重伤人员至医院进一步治疗。

（五）突发中毒事件现场应急抢救基本要求

1.终止毒物吸收与清除毒物

（1）快速终止毒物继续吸收：针对经过呼吸道吸收导致中毒的病例，应当尽快将其移出中毒现场，使患者停留于空气流通处，接受一进步的诊治。对于经过消化道吸收中毒的病例，立即进行催吐，给予患者口服吐根碱糖浆 3ml + 白开水 300ml 催吐；还可给予活性炭口服（成人用量为 50～100g，儿童用量为 1g/kg，配成 15% 混悬液）。在有条件下，可以采取洗胃、导泻措施。对有化学物污染身体，并可通过皮肤吸收引起中毒的患者，应当去除被污染的衣物，尽可能早期进行彻底洗消。对于已经吸收进入血液内毒物清除，应当尽快采用血液净化技术，如血液透析、血液灌流、血液滤过、血浆置换等方法。

（2）毒物的现场应急洗消：毒物损伤的主要染毒途径包括皮肤、呼吸道和消化道。皮肤洗消又是化学染毒现场早期处置的关键步骤。由于以往人们对于急性化学品中毒后洗消作用缺乏认识，常常忽视对相应患者的洗消处理。随着人们救治急性化学品中毒经验的积累，洗消已经成为必需的救治手段之一。

2.现场应急洗消流程与方法　中毒患者的应急洗消一般由医学应急救援队承担。无明显中毒症状的普通沾染人员洗消由消防或防化部队承担，救援队员可自行洗消。所有遭遇化学事故的伤员在进入医疗场所前均应考虑先洗消，除非有足够的证据证明未被毒剂污染。

（1）洗消原则与注意事项：洗消应遵循"及时、彻底、有效"的基本原则，但又不能加重人体损伤。洗消是针对人员、场地、物品和设施去除毒物污染的过程，依据不同的毒物洗消对象而采取不同的洗消方法。故应注意以下几点。

（2）洗消方法：针对不同特性的毒物，应当采取不同的洗消方法，但是基本洗消方法包括：①冲洗（眼睛）洗消法；②吸附消毒法；③化学洗消法。无论选用何种洗消方法，都务必严格按照临床诊疗常规操作。

（3）洗消流程：发生中毒的人员洗消，首先，要区分是否需要或能够立即洗消；对于可能在洗消过程中发生意外的危重伤病员应先抢救即"先救命后洗消"；其次，再区分患者伤情能否自行或辅助洗消，可自主行动的轻伤病员由消防或防化部门设置的洗消站承担，由分类人员引导至洗消站进行自行洗消。

（4）伤口洗消：应当根据中毒患者的伤口是否存在污染，确定是否需要采取伤口的洗消。污染伤口的潜在危险来自伤口内异物上残存的化学毒剂，一般化学毒剂污染伤口处理，常用0.5%次氯酸盐溶液（用于染毒伤员的有效皮肤洗消液，该溶液禁用于眼睛洗消）去污，或用清水或盐水冲洗均可使这种危险消失。建议处理污染伤口的医师应当戴双层乳胶手套，并经常更换。

3. 现场应急快速解毒抢救　一是合理使用特效解毒药或替代解毒药；二是使用广谱综合解毒药与非特异拮抗剂（详见下文）。

4. 现场应急快速复苏抢救　突发中毒事件（尤其是化学品中毒）常常导致患者呼吸、心搏骤停，针对患者的呼吸心搏骤停应当及时进行现场复苏抢救，心肺复苏强调早期呼叫、早期心肺复苏和早期电除颤，强调"急救白金10分钟"的理念。心肺复苏在院前的条件下，由一系列抢救环节组成，其中每一步对于预后都至关重要。

（1）除颤：除颤的目的是使足够多的心肌细胞除极化，从而使得它们的活动协调一致。除颤成功与否，在于是否能及时实施。因此，室颤一旦被发现，就要尽快地实施除颤，按照首次200J，第二次200～300J，第三次300～360J进行。每个急救人员都必须意识到，在院前抢救呼吸心搏骤停患者的各种措施中，电除颤的地位是第一的，其他一切措施都必须为此让路，不可延误时间。

（2）心肺复苏：专业救治人员赶到现场后，应立即进行胸外按压与人工呼吸。同时需要对患者的心律进行分析，要区分为两种类型（①室颤和无脉性室性心动过速，其治疗主要为心脏电除颤；②其他无脉性心律，即心脏无收缩或电-机械分离，须进一步心肺复苏）；心肺复苏的关键是尽快进行心脏电除颤及气管插管（是保证气道畅通的安全有效方法）后，立即建立静脉通道。外周静脉通道是首选；心内注射由于容易引起意外；经气道内给予肾上腺素或阿托品可以在建立静脉通道困难时替代静脉注射，剂量可按照静脉内给药的3～5倍，随后要立即给予通气。

（3）脑复苏：针对昏迷患者的脑复苏，应积极脱水，在常规使用两次甘露醇之间，加用20%～30%葡萄糖溶液，有利于加强脱水；同时肌内注射或静脉注射纳洛酮0.4～0.8mg/次，每4小时一次，有助于改善脑循环、减少脑细胞变性、减轻脑水肿、促进脑复苏及其催醒。密切注意观察瞳孔、呼吸、脉搏及血压的变化，及时除去口腔异物。有抽搐发作时，要及时使用地西泮或苯巴比妥类止痉剂；另外，应用合理氧疗与高压氧疗法，有利于脑复苏及其催醒。

5. 现场应急的支持治疗　突发化学品中毒的治疗方法详见内科治疗学，但是需要根据毒物特点选择适宜治疗手段。其治疗原则包括以下3个方面：

（1）病因治疗：即特效治疗，针对使用特效解毒剂或促进毒物排泄药。

（2）对症治疗：目前针对很多毒物没有特效解毒剂，对症治疗尤为重要，其目的在于抑制毒物对机体病变发展，保护和促进受损脏器恢复功能。

（3）支持治疗：目的在于维持患者机体内环境稳定，为患者恢复健康提供基础条件。以上三部分治疗措施往往同时采用，构成总体应急救治方案。

6. 患者的现场抢救护理　在突发中毒事件医学应急的院前急救中，护士密切配合医师共同完成各项救治任务尤为重要。护士应当备足必需的急救药物及器械（包括车载呼吸机、气管插管器械、吸引器、洗胃机等）到达现场。

（1）护理评估：救护人员到达现场后，迅速准确地对患者及周围环境进行评估，以确保患者及施救人员的安全。通过与患者对话判断其意识状态、反应程度。在条件许可时系统测量患者的生命体征，包括检查瞳孔、血压、脉搏、呼吸、皮肤体表温度等。根据患者的生命体征确定患者病情的轻重缓急和危及患者生命的主要问题。如出现危及生命的呼吸、心搏骤停应迅速施行心肺复苏（CPR）。

（2）防止毒物继续吸收：迅速脱离中毒环境，注意切忌硬性拖拉，以免造成继发性损伤。护士应熟悉各种阻止毒物继续吸收的方法，必要时给予伤员洗消。

1）吸入性中毒者：应立即脱离中毒环境，转移至空气新鲜、流通处，注意要在中毒环境的上风口。保持呼吸道通畅，给予吸氧。

2）接触性中毒者：应立即脱去被污染衣物，用大量流动清水彻底清洗皮肤、黏膜及毛发，冲洗液忌用热水。对于眼睛的化学灼伤，及时用清水冲洗，冲洗时间一般为 10～15 分钟。

3）经口中毒者：应采取催吐、洗胃、导泻法以排出尚未吸收的毒物。催吐用于意识清楚且合作者，让患者饮水 300～500ml，然后自行用手指刺激舌根或咽后壁，诱发呕吐。如此反复进行，直至呕出的液体清亮透明、无色无味为止。昏迷惊厥者、吞服腐蚀剂、石油蒸馏物禁用催吐方法。毒物进入消化道后，6 小时内均应洗胃。尽早、彻底洗胃是快速有效切断毒物经胃肠道吸收的有效方法，但严防呕吐物吸入造成窒息。洗胃后，口服硫酸镁 15g 予以导泻，注意肾功能障碍或昏迷者禁用。

（3）对症处理：针对中毒患者的全身状况，早期进行对症和支持治疗是救治急性中毒的重要手段之一。患者一般取平卧位头偏向一侧，给予吸氧，维持呼吸道通畅，注意清除鼻腔、口腔分泌物及呕吐物。快速建立静脉通路，注意固定牢固。护士应掌握输入液体及药物的药理作用、副作用及配伍禁忌，做好用药观察。院前急救用药中，医师只下达口头医嘱，护士必须做到听清、问清、看清，与医师复核药物的名称、剂量、浓度及用法。用后的安瓿应暂时保留，以便核对。护士要严密观察维护患者生命体征的平稳。注意保暖。呼吸衰竭的患者要紧急开放气道，协助给予气管插管和气管切开及必要的呼吸支持。对出现严重心律失常、中毒性肺水肿、中毒性脑病、脑水肿的患者，应及时给予对症支持治疗。

（4）准确记录：护士必须认真、准确、及时记录中毒患者的抢救过程，注意记录时间的准确性。

（5）抢救护理分组：如果现场有足够的场地和人力资源，每一位伤者都应得到及时救治和充分的照顾。可成立数个救护组，每组安排有 1 名负责人。如检伤组：由 1 名护士同医师一起检伤分类贴标；重症抢救组：由年资高、经验丰富的护士担任，每例贴红标的重症患者由 3 名护士实施救护，其中 1 名护士负责呼吸道管理，如清理呼吸道、给氧或使用呼吸机辅助呼吸，1 名护士负责洗消，监测患者生命体征，1 名护士负责迅速建立 1～2 条静脉通路，并负责优先转运红标患者；护理治疗组：由 1 名护士为贴黄标的患者进行治疗护理。

7. 转运到医院的急救护理　突发中毒事件，需要考虑区域中毒救治医疗体系建设情况。当中毒患者人数众多时，首先需要将病情严重者转往当地中毒救治中心；将病情较轻者转往其他医疗救治机构。化学品种类繁多，而每一种中毒的临床特征有所不同。转运中毒患者，需要考虑接诊医疗机构的治疗和护理与患者进一步救治需求的一致性。例如对于急性窒息性气体中毒患者的护理,如果对于氧疗有显著需求,原则上应当转运前往具备急性中毒抢救治疗与配套护理能力较强的、拥有高压氧舱的医疗机构。

二、急性中毒的应急综合救治

(一)分阶段应急救治

一般而言,急性中毒的应急救治,可分为4个阶段。

1.第一阶段　复苏和初步稳定。抢救要点是,迅速消除威胁生命的中毒效应,维持循环和呼吸功能。包括保证呼吸道通畅和机体氧供应,纠正低血压和心律失常.使患者的生命指征趋于稳定状态。

2.第二阶段　清除毒物。迅速切断毒源,立即终止毒物对身体的继续侵害。包括脱离中毒环境,脱去染毒衣物,清除尚在消化道、皮肤、眼睛、指甲等处的毒物。

3.第三阶段　及时、准确使用特效解毒药物。对于含有机磷灭鼠药中毒,需早期、足量和反复使用肟类复能剂及阿托品等抗胆碱药物。对于氟乙酰胺、氟乙酸钠、甘氟等灭鼠药中毒,需早期足量和反复使用乙酰胺(解氟灵)进行特效解毒治疗。

4.第四阶段　对症治疗和支持疗法。由于毒物的损害,往往造成机体各系统出现障碍。应及时处理和防止可能发生的各种并发症和中毒迟发效应,消除或减轻各种症状,改善患者状况,保护重要器官,使其恢复功能。此外,还可使用特殊治疗手段(如血液透析、血液灌流等),以加快毒物排出,降低中毒程度,缩短中毒时间。对于药物中毒的患者,予补液、利尿促进毒物排泄,同时吸氧、保护胃黏膜等常规治疗,有肝损指征需使用保肝药物,有感染指征的患者给予抗菌药物;同时检查血、尿、便常规、肝肾功能、电解质、血糖及血气分析等。

(二)现场应急救治措施

1.保护呼吸道通畅　详见上述。

2.现场应急催吐　详见上述。

3.现场应急洗消　详见上述。

4.应急体检和紧急处理　首先应认真有无急性心力衰竭和呼吸衰竭等危及生命的征兆,如果有,应立即给予强心、吸氧;并检查患者头颅、胸腹部、脊柱和四肢有无外伤、骨折;如有应迅速救治和应急处理。

5.现场特效解毒药物的应用　务必正确使用有关特效解毒药物,若中毒的毒物种类已明确,现场已备有特效解毒药,应当尽早足量使用特效解毒药物治疗,从而有利于快速减轻毒物的毒性伤害(详见后述)。

6.现场非特效解毒药物的应用　包括自由基清除剂、钙通道阻滞剂。

(1)自由基清除剂:如糖皮质激素、阿拓莫兰(还原型谷胱甘肽)、磷酸果糖等在中毒应急救治的应用。

（2）钙通道阻滞剂：如硝苯地平、尼莫地平等以控制细胞内钙恒稳失调等在中毒应急救治的应用。

7. 中毒患者现场抢救的对症治疗　在抢救患者过程中必须密切观察患者症状和体征变化，针对患者的实际情况采取相应的对症支持治疗，尤其是危重症患者，如及时给予维持呼吸、循环等基本生命器官功能，用体外膜肺氧合（ECMO）有助于提高重症中毒患者救治的成功率，为抢救赢得更多更充分的抢救时间。

8. 转运中毒患者　中毒患者现场紧急救治后，取正确体位（仰卧，头侧位），然后立即将患者送附近医院进一步抢救。

（三）口服中毒的毒物再次清除

经口摄入毒物是最常见的中毒途径之一。欲彻底清除胃肠道尚未被吸收的毒物，催吐、洗胃、导泻是经常采用的行之有效的三项急救措施。其他的急救措施，还有胃外科手术法、全肠道灌洗法等。除非毒物性质和患者情况不许可，否则应对所有摄入毒物者施行清除，且愈快愈好。中毒初期，胃肠毒物的清除方法，可根据摄入毒物的数量和患者的精神状态决定。通常采用下列毒物清除措施。

1. 催吐　详见上述。

2. 洗胃　患者经催吐处置后，仍剩余少量毒物在胃内，应当早期常规洗胃，越早越好，一般服毒后 4～6 小时内洗胃仍有效，许多毒物进食 6 小时后仍具有洗胃指征。镇静催眠类及抗精神病类药物中毒患者的洗胃时间延至 24 小时，农药（尤其是毒鼠强）中毒患者应保留胃管反复洗胃。洗胃时同时灌入吸附剂（如活性炭、白陶土等、络合剂）吸附残留在胃内毒物的收效更好。常用的方法有全自动洗胃机洗胃法、电动吸引器洗胃法、漏斗胃管洗胃法和注射器洗胃法。针对误服毒物者、意识可能很快丧失者、即将发生抽搐者，应当尽早洗胃，洗胃务求及时和彻底，尤其在服毒后 1h 内洗胃效果最好。洗胃要用较粗的洗胃管，可用清水、生理盐水、1∶5000 高锰酸钾溶液、2% 碳酸氢钠溶液或其他中和毒物的液体，反复洗胃，500ml/ 次，总量达 10～20L/d；或用活性炭 15～30g 配 500ml 开水口服或通过胃管灌入，总量达 10～20L/d。

（1）胃切开或胃肠灌洗法：如病情较重、插胃管困难或反复洗胃 6 小时，洗胃总量达 15～20L，仍然洗胃不彻底者，可以采用胃切开或胃肠灌洗法。

（2）洗胃禁忌证：强腐蚀性毒物，特别是强碱摄入，以及近期有上消化道出血或胃穿孔等症状者。

（3）洗胃时应注意下列事项：

1）患者头部稍低，左侧卧位，如有义齿应取下，尽可能用大孔径胃管经口插入，保持呼吸道通畅，防止液体流入气管；洗胃液的温度应接近 36℃，每次用量 300～500ml，小儿酌减。

2）必要时，可行胃切开术，直视洗胃。

3）特殊洗胃液的选择，如有机磷灭鼠药中毒可用 1%～5% 碳酸氢钠溶液。

4）按照先出后入、快入快出、出入量大致相等的原则，反复洗胃，直至洗胃液清澈无味。

5）一般每日最多可用 30～50L 洗胃液。

6)在洗胃前可注入或口服活性炭制止毒物吸收;洗胃结束后再给活性炭;还可使用盐类泻药进行导泻。

7)遇到口服强酸、强碱者,禁止洗胃,可给予胃黏膜保护剂如牛奶、蛋清、米汤、植物油等口服或经胃管缓慢注入胃内,避免用力过大和速度过快。

(4)吸附制剂:活性炭是最有效的、能吸附多种毒物的强力吸附制剂,其安全、可靠,值得推荐。活性炭粉有很大的表面积,能与毒物结合为复合物,使之不被机体吸收。活性炭不论在胃、小肠和大肠里都能结合毒物,且结合是非特异性的、可逆的。活性炭几乎可结合经口的各种毒物,并吸附残留的毒物。活性炭的用量,毒物与活性炭的比例为 1:10。在毒物量不明时,成人用活性炭 50～100g,加水 300～400ml;儿童用 25～50g,加水 100～200ml。活性炭可与泻药(使活性炭加速通过肠道)或山梨醇(使患者易于接受)一起服用。活性炭不良反应很少,大剂量有可能引起小肠阻塞。如活性炭吸入肺部,可发生严重并发症。

(5)保护剂:牛奶、蛋清、豆浆、植物油、氢氧化铝凝胶等能减轻毒物的腐蚀作用,保护和润滑黏膜,适用于强酸、强碱及重金属盐类中毒,以及洗胃后保护胃黏膜。牛奶是最常用的保护剂,随时随地可给中毒者(除磷中毒)服用,还可以起到稀释毒物及缓冲作用。酚类中毒宜服用食油类,可选用植物油反复洗胃,直至洗出液无酚味为止,然后留置 60ml 植物油于胃中,可保护胃黏膜。

3. 导泻 导泻可将进入肠道的毒物迅速排出体外,阻止毒物被肠道吸收。常用导泻药为硫酸钠 15～30g 和硫酸镁 25～30g,均为渗透性泻剂,用温开水 200ml 口服或洗胃后从胃管注入。但硫酸镁对肾衰竭者,应监测血镁浓度;对中枢神经系统抑制的患者不宜用硫酸镁。婴幼儿和心血管系统功能不稳定者,不宜用泻药(尤其是渗透性泻药山梨醇),否则可能引起低血压或低血容量性休克。

4. 灌肠 灌肠适用于毒物食入时间达 10 小时以上。常用温水、生理盐水或肥皂水等 1000ml 作高位灌肠,以清除进入肠道的毒物。近年来,出现了新的肠道净化方法——全肠灌洗法。使用非吸收性化合物,如聚乙二醇,并可能引起大量腹泻,能快速、有效地清除全肠道毒物。灌肠的禁忌证:腐蚀性毒物中毒。灌肠的注意事项:脂溶性毒物中毒,忌用油类导泻药。

(四)促进已进入血液的毒物排出

促使进入血液内的毒物排出的有效方法,一是首选利尿排毒方法,由于吸收进入人体后的大多数毒物,通过血液循环经肾排出,因此采用快速静脉输液、强化利尿等是加速已吸收毒物排泄的重要措施;常用呋塞米(速尿)或用甘露醇,静脉注射或滴入,保持每千克体重每小时尿量 3～5ml;许多急性中毒,合理应用利尿剂是快速抢救成功的关键。二是采用高压氧疗法,可以通过提高血液循环的氧浓度,进行氧化毒物,降低其毒性。三是采用血液净化疗法,通过弥散、超滤和对流原理,清除患者血液中某些毒物或致病物质等。

(五)血液净化疗法

采用血液净化疗法通过弥散、超滤和对流原理清除血液内已吸收的毒物,是现代医学解毒、清除毒物的重要治疗手段之一;其作用机制是将患者血液引出体外通过净化装置,清除患者血液中某些毒物或致病物质。血液净化疗法用于急性中毒,不仅能够有效清除血液内毒物,同时还有维持及替代重要脏器功能(主要是肝、肾功能)、维持内环境稳定的作用,最终达到:①促进毒物从血液内排出;②缩短病程、减轻病情、脱离生命危险的目的。血液净化疗法包括:血液透析、血液灌流、血浆置换、血液滤过和连续性血液净化等,这些一系列技术有利于挽救急性危重症中毒患者的生命。

1. 血液净化治疗中毒的适应证　临床上并非每个中毒患者均需采用血液净化方法治疗,需要根据中毒剂量、患者病情,以及医疗机构技术条件等因素决定。

(1)血液净化治疗中毒的适应证

1)服毒(药)物剂量过大,血毒(药)物浓度达到或超过致死量。

2)两种以上毒(药)物,所用毒(药)物不清楚剂量者,病情危及生命。

3)病情进行性恶化或出现意识障碍、呼吸抑制等器官功能衰竭。

4)合并严重肝、肾功能不全导致机体清除毒(药)物障碍者。

5)毒(药)物对机体内环境影响严重或有明显延迟效应(百草枯等)。

(2)禁忌证:无绝对禁忌证,但下列情况应慎用。

1)颅内出血。

2)血管活性药难以纠正的严重休克。

3)严重心肌病变并有难治性心力衰竭。

4)活动性出血。

5)精神障碍不能配合血液净化治疗。

(3)最佳治疗时机:如果条件允许,最好在中毒后尽早采取措施,否则毒(药)物被组织吸收,与特异性靶部位结合,导致脏器损伤,从而影响治疗效果。

2. 血液净化清除毒物的模式及选择　血液净化根据治疗方法的不同,分为间歇性和连续性两种。主要用于清除毒物的血液净化治疗模式包括:血液透析(HD)、血液灌流(HP)、血浆置换(PE)、血液滤过(HF)、连续性血液净化(CBP)等。但临床最常用的模式是 HD、HP。

血液净化技术模式:包括血液透析、血液灌流、血浆置换、血液滤过、连续性血液净化等。

1)血液透析(hemodialysis,HD)

原理:血液透析是利用半透膜原理,让患者的血液与透析液同时流过透析膜两侧,借助透析液两侧浓度差和水压差,通过弥散、对流及吸附的原理清除毒素,通过超滤清除多余水分。主要用于清除血液中分子量较小(分子量在 500Da 以下)、水溶性、蛋白结合率低、在体内分布比较均匀的毒物,如阿司匹林、醇类(甲醇、乙二醇)及尿酸、尿素氮、肌酐等,在现代急性中毒救治领域中发挥重要作用。

临床应用:目前,经临床证明能够通过透析膜的毒物有:阿司匹林,醇类(甲醇、乙二醇),2,4-双氯苯氧酸,普鲁卡因,硼酸和硼酸盐,溴化物等。

2)血液灌流(hemoperfusion,HP)

原理:血液灌流是借助体外循环,将患者的血液引入装有广谱高效吸附效果的活性炭或树脂等吸附材料制成的灌流器中,通过吸附剂的吸附作用,清除体内毒物,达到净化血液的目的。HP 的吸附解毒作用优于 HD,中性大孔类的树脂吸附剂,对于疏水、带有亲脂基团或环状结构的大中分子物质、脂溶性高的物质具有很强的吸附性能,同时它还具有相对特异的吸附性能,吸附容量大、体表面积大、吸附速率快、生物相容性好及无热原质等特点,所以临床应用较广。HP 具有广谱清除效应,不仅对脂溶性及与蛋白质结合率高的毒物有较好的清除作用,而且对血液中游离的毒物也具有清除作用。

临床应用:能清除的药物或毒物常见的有:a. 镇静安眠药类,如地西泮、水合氯醛等;b. 解热镇痛药,如对乙酰氨基酚、水杨酸类等;c. 抗精神失常药,如阿米替林、多虑平等;d. 抗菌药物;e. 心血管药,如洋地黄类、奎尼丁等;f. 抗肿瘤药,如甲氨蝶呤、氟尿嘧啶等;g. 其他毒物:如除草剂、杀虫剂、有机磷类、灭鼠药、毒草、鱼胆、蛇毒、蜂毒、百草枯等。血液灌流也有其局限性,它只能清除毒物本身,不能纠正毒物引起的水、电解质和酸碱失衡。因此对合并急性肾衰、心力衰竭、肺水肿的危重患者可联合应用血液透析、血液滤过来弥补血液灌流之不足,即能迅速清除毒物、减轻毒物对各系统的损害、减少并发症的发生、迅速改善身体内环境、纠正水电解质紊乱、纠正急性左心衰竭、肾衰竭、肺水肿等严重并发症。存在这些情况者应立即进行灌流治疗:毒物中毒剂量过大或已达致死剂量(浓度)者、病情严重常伴脑功能障碍或昏迷者、伴有肝肾功能障碍者、老年患者或药物有延迟毒性者。

3)血浆置换(plasma exchange,PE)

原理:将血液分离为血浆和细胞成分,弃去血浆,把细胞成分和所需补充的白蛋白、新鲜血浆及平衡液等输回体内,达到清除毒物的目的。在治疗急性中毒方面,血浆置换不仅可以迅速清除血浆中的毒物或药物,还可以非特异性地清除炎性介质、补充正常的血浆成分、增强机体的免疫功能等。血浆置换可以把中毒患者体内含有毒物的血浆分离出来并弃去,补充正常的血浆。一般在 4 小时内,更换 3～4L 血浆。由于血浆置换法可以清除蛋白质等大分子物质,因此对有害物质的清除远比透析广泛,特别适用于与蛋白质紧密结合,又不易被透析法清除的毒物或药物,也适用于严重的药物中毒,如铬酸和铬酸盐、乙醇、镇静催眠药、阿司匹林以及敌敌畏等中毒。血浆置换的缺点是需要大量血浆,来源受限、价格昂贵、容易感染经血液传播的病毒,不能纠正水、电解质、酸碱平衡紊乱等。虽然血浆置换在严重中毒的抢救中具有重要作用,但不可忽视常规救治工作,如洗胃、吸氧、抗休克、抗感染、止惊等。

临床应用:对血药浓度高、毒性大、临床症状严重的中毒,应尽早行 PE 治疗。

4)血液滤过(blood filtration,HF)

原理:血液滤过是模拟正常人肾小球的滤过及肾小管重吸收原理,以对流方式清除血液中的水分和毒素,一般截留分子量为 400～5000Da 的分子物质,对小分子的清除能力逊于透析,对中、大分子的清除能力优于血液透析。

临床应用:单纯血液滤过很少用于急性中毒的治疗,常和其他血液净化方法合用,且费用甚高。

5)连续性血液净化(continuous blood purification,CBP)

原理:连续性血液净化 CBP 是危重症抢救当中最常用的血液净化技术之一,其利用对流、弥散及吸附原理,连续、缓慢地清除毒物,同时能持续维持内环境稳定。对于病情较重、血流动力学不稳定的重症中毒患者,因其对血流动力学影响小、能够持续清除毒物,此时不失为一有效选择。

临床应用:连续性血液净化在治疗急性中毒患者时,也可清除患者血液中的炎性介质,从而有效地降低重度中毒患者 SIRS 及 MODS 的发生率。CBP 还可以和其他血液净化方式联用,增强毒物清除的效果。但 CRRT 对于与蛋白质相结合的毒素,清除能力有限。

3. 常见毒物血液净化方式选择　包括药物中毒、甲醇中毒、有机磷农药中毒、毒鼠强中毒、百草枯中毒、其他中毒等。

(1)药物中毒:相当部分引起临床药物中毒的药物为脂溶性,且多易与血清蛋白结合,血液灌流对多数药物中毒具良好的治疗效果,尤其是镇静催眠类和巴比妥类药物中毒,首选 HP 治疗,清除效率高达 90% 以上。此外,HP 对抗精神失常药、解热镇痛药、洋地黄类、茶碱类和抗癌药等中毒的治疗,均有较好的疗效,临床上对此进行了大量的报道。同时,血液灌流和血液透析联合治疗(组合型人工肾)可显著提高疗效。

(2)甲醇中毒:甲醇的分子量为 32.04,分布体积 0.7L/kg,并不与血浆蛋白结合。甲醇的血液透析清除率为 95~280ml/min,而肾清除率只有 1~3.1ml/min。血液透析可使其排出增加 16~22 倍。另外,血液透析还能纠正中毒引起的代谢性酸中毒并有效地清除其有毒代谢产物甲酸,甲酸的透析清除率为 150m/min。故急性甲醇中毒,是绝对血液透析指征。

(3)有机磷农药中毒:有机磷农药中毒为我国主要农药中毒类别之一,病死率高。由于 HP 对脂溶性较高且易与蛋白结合的毒物具有较好的清除作用,因而可用于急性有机磷农药中毒的抢救,并在临床实践中表现出了独特的治疗效果。研究表明:HP 不但能迅速清除体内有机磷农药,使胆碱酯酶活性显著升高,减轻脏器的损害,降低病死率,而且设备简单,安全性良好,因而具有广泛的应用前景。另外,临床研究和实践显示 HP 还可降低中间综合征(IMS)发生率、缩短病程、改善患者临床预后。循证医学 Meta 分析结果也表明,血液灌流可提高重度有机磷中毒患者的治愈率。

(4)毒鼠强中毒:毒鼠强为神经毒性杀鼠剂,为白色晶状粉末,无味,微溶于水,属剧毒,对人的致死剂量为 0.1mg/kg。人口服后数分钟至半小时内发病,若抢救不及时,多在 2 小时内死亡。尚无特效的解毒剂,病死率高。从目前试验研究及临床应用 HP 治疗毒鼠强中毒的文献来看,树脂灌流器对毒鼠强有较好的清除作用,可有利于控制抽搐及防止多脏器功能障碍综合征的发生。

(5)百草枯中毒:除草剂百草枯中毒已经是急性中毒主要致死原因之一。由于除草效果好,近年来被广泛用于农业生产,因而常有中毒病例出现。据报道,百草枯总中毒致死率为 25%~75%,口服中毒致死率为 60.8%~87.8%。百草枯中毒患者预后与中毒剂量及就诊时间密切相关:服毒量越大、中毒症状越重、病死率越高;就诊越早、毒物清除越早越彻底、吸收越少、预后越好。研究证实,血液灌流对百草枯的清除率是血液透析的 5~7 倍,在血中百草枯浓度低于 0.2mg/l 时,仍有清除作用。运用循证医学方法 Meta 分析结果也提示,血液灌流治疗百草枯中毒有效,能降低死亡率。

(6)其他中毒血液净化方式选择:其他常见临床毒(药)物中毒推荐应用血液净化模式

（表 6-2）。

表 6-2 常见中毒血液净化方式选择

常见毒物及药物	血液净化方式		
	血液透析（HD）	血液灌流（HP）	血浆置换（PE）
有机磷农药	+	+++	++
百草枯	+	+++	++
毒鼠强		+++	++
阿司匹林	+	+++	
地高辛	+	+++	
洋地黄毒苷	+	+++	
奎尼丁	+	+++	
苯二氮䓬类（氯氮草、地西泮等）	+	+++	
巴比妥类（苯巴比妥、巴比妥、司可巴比妥、硫喷妥钠）	+	+++	
苯丙胺		+	
丙咪嗪	++	+++	
吩噻嗪类抗精神病药（氯丙嗪、奋乃静、氯氮平、多塞平）	+	++	
苯妥英钠	++	+++	
卡马西平		++	
普鲁卡因	++	+++	
氨茶碱	++	+++	
抗生素类	++	+++	
奎宁		+++	
海洛因	+++		
甲醇	+++	−	
乙二醇	+++		
异丙醇	+++		

续表

常见毒物及药物	血液净化方式		
	血液透析（HD）	血液灌流（HP）	血浆置换（PE）
2,4- 双氯苯氧酸	++		
苯酚	+++		
苯胺	+++		+++
砷化氢		++	+++
硼酸和硼酸盐	++		
溴化物	++		
重铬酸盐	++		
氯酸盐	++		
重金属（砷、钡、铜、镁、汞、锶）	++	+++	++
蛇毒	+	+++	+++
毒蕈	+	+++	+++
鱼胆	+	+++	

注：“+”有一定效果；“++”有效；“+++”显效；“-”无效；空白表示不详。

（六）病因治疗的解毒药使用

中毒的病因治疗，即使用解毒剂治疗，减少毒物吸收、减少和降低毒物的毒性作用。为此，应及早采用特效解毒剂中和、氧化、还原、吸附、排除已吸收进入血管的毒物；或用血液净化清除血管内的毒物。解毒剂多种多样，有通效的（一般解毒剂），也有药理拮抗的，还有特效的，应视具体情况选用。

1. 药理拮抗剂　包括毛果芸香碱、新斯的明，可拮抗阿托品、莨菪类毒物中毒；阿托品、碘解磷定（解磷定）或氯解磷定（氯磷定）可拮抗有机磷农药中毒；氯化钙可拮抗氟化物中毒；乙酰胺（解氟灵）对氟乙酰胺有特效解毒作用。

2. 通用解毒剂　按照毒物的理化特点，选用降低毒物的毒性或防止毒物继续吸收的解毒剂（包括吸附、中和、沉淀、氧化、还原、保护、激素等）。

（1）口服医用吸附剂：口服医用吸附剂常用于经口中毒的胃肠道残留毒物的吸附，对于阻断毒物的继续吸收，进一步进行胃肠道净化具有重要意义。吸附毒物最常用活性炭（详见前述）。

（2）中和剂：有些毒物中毒可以用中和毒物的方式消除毒性，如吞服强酸时，可采用弱碱如镁乳、硫糖铝混悬液、氢氧化铝凝胶等中和；强碱可用弱酸如稀醋、果汁等中和。

（3）氧化剂：高锰酸钾（potassium permanganate）由于其较强的氧化性，在洗胃时通常在洗胃液中加入高锰酸钾，以氧化有机毒物而达到解毒的效果。高锰酸钾对巴比妥类、水合氯醛、生物碱类等中毒有效。通常用 1∶5000 的高锰酸钾溶液洗胃，浓度不宜过高，以防强烈刺激。注意事项：高锰酸钾可将硫磷类氧化为毒性更大的氧磷类，故农药1605、1059等中毒禁用高锰酸钾洗胃。

（4）沉淀剂：有些化学物质可与毒物作用，生成溶解度低、毒性小的物质。

1）钙剂：乳酸钙或葡萄糖酸钙与氟化物或草酸盐作用，生产氟化钙或草酸钙沉淀。用法与用量：急性氟中毒需及时补充钙剂，可用 10% 葡萄糖酸钙注射液 10～20ml 静脉注射，2～3 次 /d。

2）硫酸钠：可用 2%～5% 硫酸钠与可溶性钡盐作用，生成不溶性硫酸钡。生理盐水与硝酸银作用生成氯化银沉淀。

3）氯化钠：误服硝酸银后应迅速给予 2% 的氯化钠溶液缓慢洗胃；皮肤、眼睛被硝酸银灼伤立即用 0.9%～2% 氯化钠溶液冲洗。

4）普鲁士蓝：可用于铊中毒治疗，利用胃肠道中的铊离子会置换出普鲁士蓝中的铁离子形成络合物，并形成沉淀，从粪便中排出。普鲁士蓝用量 250mg/(kg·d)溶于 20% 甘露醇250ml 中分四次口服。

（5）还原型谷胱甘肽（reduced glutathione tablets）：谷胱甘肽是属于含有巯基的、小分子肽类物质，具有两种重要的抗氧化作用和整合解毒作用。谷胱甘肽是由谷氨酸、半胱氨酸和甘氨酸结合而成的三肽，半胱氨酸上的巯基为其活性基团，易与碘乙酸、芥子气、铅、汞、砷等重金属盐结合，而具有整合解毒作用。谷胱甘肽能与某些药物（如对乙酰氨基酚）、毒素（如自由基）、丙烯腈、氟化物、一氧化碳、有机溶剂等结合，参与生物转化作用，从而把机体内有害的毒物转化为无害的物质，排泄出体外。并有保肝作用。适用于中毒和中毒性肝炎的治疗。

用法和用量：肌内注射或静脉注射：每次用还原型谷胱甘肽 600～1200mg，每日 1～2次。不良反应：少见恶心、呕吐和头痛、罕见皮疹。注意事项：对本品还原型谷胱甘肽用的过敏者禁用，不得与维生素 B_{12}、甲萘醌、泛酸钙、乳清酸、抗组胺制剂、磺胺类药及四环素等合用。

（6）糖皮质激素：糖皮质激素本身为应激激素，临床用途较广，中毒性疾病常用。其主要药理作用包括以下 3 方面：

1）抗毒素作用：可提高机体对有害刺激的应激能力，提高机体对毒物、细菌内毒素的耐受能力，而保护机体度过危险期而赢得抢救时间。

2）抗炎作用：药理剂量时能抑制感染性和非感染性炎症，减轻充血，降低毛细血管通透性。

3）抗休克作用：解除小动脉痉挛，增强心缩力，改善微循环，对中毒性休克等多种休克都有对抗作用。应用原则：早期、足量、短疗程。

3. 常见中毒的特效解毒药使用

（1）有机磷中毒解毒药

1）抗胆碱药：抗胆碱药能阻滞胆碱受体，使递质乙酰胆碱不能与受体结合而呈现与拟胆碱药物相反的作用。临床上用于拟胆碱药物或抗胆碱酯酶毒物中毒,常用阻滞 M 胆碱受体的药物。这些药物有:阿托品、盐酸戊乙奎醚(长托宁)、氢溴酸山莨菪碱(654-2)、氢溴酸东莨菪碱等。其中以阿托品最为常用,长托宁应用较多。

阿托品(atropine):为阻滞 M 受体的抗胆碱药,能解除平滑肌的痉挛(包括解除血管痉挛,改善微血管循环),抑制腺体分泌;解除迷走神经对心脏的抑制,使心率加快;散大瞳孔及升高眼压;兴奋呼吸中枢。阿托品的不良反应:常有口干、眩晕(严重时)、瞳孔散大、皮肤潮红、心率加快、兴奋、烦躁不安。过量中毒时,可有谵语、惊厥、意识丧失、呼吸衰竭、血压下降等。阿托品的禁忌证:青光眼及前列腺肥大患者禁用。

在临床解毒方面主要用于:a.毒覃中毒:阿托品主要用于精神神经型中毒患者。可根据毒覃中毒病情,采用 0.5～1mg 皮下注射,每半小时至 6 小时一次。必要时可加大剂量或改用静脉注射。阿托品尚可用于缓解腹痛、吐泻等胃肠道症状,阿托品还可对因中毒性心肌炎而致房室传导阻滞亦有作用。b.有机磷酸酯类农药中毒:阿托品主要用来对抗有机磷酸酯类农药中毒引起的毒蕈碱样症状和中枢神经症状,与肟类复能剂合用时有协同作用。阿托品轻度中毒每次皮下注射 0.5～1mg,隔 30～120 分钟 1 次;中度中毒立即皮下或静脉注射 2～4mg,继之 30 分钟 1～2mg,阿托品化后,每 2～4 小时 0.5～1mg;重度中毒即刻静脉注射 4～6mg,继之每 10～30 分钟静脉注射 2～3mg,阿托品化后每 2～4 小时 1～2mg。并根据病情逐渐减量和延长间隔时间。由于个体差异和病情不同,阿托品的用量有较大差别,但"阿托品化"是一致的,阿托品化的标准主要控制在胆碱能危象消失,机体恢复到生理状态。c.氨基甲酸酯类农药中毒:轻度氨基甲酸酯类农药中毒,可用阿托品 0.5～1mg,肌内注射,必要时重复 1～2 次。重度中毒者开始应静脉注射阿托品,并尽快达"阿托品化",但总剂量要比治疗有机磷农药中毒用量要小,用药间隔时间也适当延长,维持时间较短。

盐酸戊乙奎醚(长托宁):本品系新型选择性抗胆碱药,主要用于有机磷酸酯类农药中毒。它能透过血-脑屏障进入脑内,阻断乙酰胆碱对脑内毒蕈碱受体(M 受体)和烟碱受体(N 受体)的激动作用。因此,能较好地拮抗有机磷酸酯类农药中毒引起的中枢中毒症状,如惊厥、中枢性呼吸、循环衰竭和烦躁不安等。同时,在外周也有较强的阻断乙酰胆碱对 M 受体的激动作用。因而,亦能较好地拮抗有机磷酸酯类农药中毒引起的毒蕈碱样中毒症状,如支气管平滑肌痉挛和分泌物增多、出汗、流涎、缩瞳和胃肠道平滑肌痉挛等。它还能增加呼吸频率和呼吸流量,有利于预防呼吸衰竭。由于本品对 M_2 受体无明显作用,故对心率无明显影响。对外周 N 受体无明显拮抗作用。

本品不良反应:本品毒性较小,用量适当时常常伴有口干、面红和皮肤干燥等。如用量过大,可出现头晕、尿潴留、谵妄和体温升高等。一般不需特殊处理,停药后可自行缓解。

本品禁忌证:青光眼者禁用。

本品用法用量:肌内注射,可根据中毒程度选用首次用量。轻度中毒 1～2mg;中度中毒 2～4mg;重度中毒 4～6mg;同时配伍用胆碱酯酶复能剂效果更好。首次用药 45 分钟后,如仅有恶心、呕吐、出汗、流涎等毒草碱样症状时只应用盐酸戊乙奎醚 1～2mg;仅有肌颤、肌无力等烟碱样症状或胆碱酯酶(ChE)活力低于 50% 时只应用氯解磷定 1.0g,无氯磷定时可用解磷定代替。如上述症状均有时重复应用盐酸戊乙奎醚和氯解磷定的首次半量 1～2 次。

中毒后期或 ChE 老化后可用盐酸戊乙喹醚 1～2mg 维持阿托品化,每次间隔 8～12 小时。

2)胆碱酯酶复能剂:胆碱酯酶复能剂包括碘解磷定、氯解磷定、双复磷、双解磷等。临床上应用较多的是氯解磷定和碘解磷定,双复磷和双解磷由于副作用较大现已少用。氯解磷定是目前胆碱酯酶复活药中的首选药物,作用较碘解磷定强。本品作用发挥快,肌内注射 1～2 分钟即可见效,水溶性好,可肌内注射和静脉注射。①胆碱酯酶复能剂,系肟类化合物,其季铵基团能趋向与有机磷杀虫剂结合的已失去活力的磷酰化胆碱酯酶的阳离子部位,它的亲核性基团可直接与胆碱酯酶的磷酸化基团结合而后共同脱离胆碱酯酶,使胆碱酯酶恢复原态,重新呈现活力。被有机磷杀虫剂抑制超过 36 小时已"老化"的胆碱酯酶的复能作用效果甚差。本品对有机磷杀虫剂引起的烟碱样症状作用明显,而对毒蕈碱样症状作用较弱,对中枢神经系统症状作用不明显。本品尚能与血中有机磷酸酯类直接结合,成为无毒物质由尿排除。②适应证,本品对急性有机磷杀虫剂抑制的胆碱酯酶活力有不同程度的复活作用,用于解救多种有机磷酸酯类杀虫剂的中毒。但对马拉硫磷、敌百虫、敌敌畏、乐果、甲氟磷、丙胺氟磷和八甲磷等的中毒效果较差;对氨基甲酸酯杀虫剂所抑制的胆碱酯酶无复活作用。③用法用量,以氯解磷定(pralidoxime chloride)为例,成人常用量:a. 轻度中毒,肌内注射 0.5～0.75g,必要时 2～4 小时重复一次;b. 中度中毒,肌内注射或缓慢静脉注射 0.7～1g,根据病情 2～4 小时重复注射 0.5g,或首次注射后,0.25g/h 静脉滴注,至病情好转后酌情减量或停用;c. 重度中毒,首次 1.0～1.5g 静脉注射,30～60 分钟病情未见好转可再注射 0.75～1.0g,以后间隔 2 小时给 0.5g,或按 6～8g/24h,分次静脉滴注,也可分次肌内注射,连用 2～3 天,或视病情好转后酌情减量或停用。④不良反应,不良反应较少,偶见嗜睡、恶心、呕吐、眩晕、视物障碍、头痛等,用量过大、过快可致呼吸抑制,故解救时避免应用麻醉性镇痛药,大剂量可抑制胆碱酯酶,引起暂时性神经—肌肉传导阻断。此外,因吩噻嗪类有抗胆碱酯酶活性,禁与本品合用。肾功能不良者慎用。

3)复合解毒剂:复合解毒剂包括解磷注射液和 HI-6 复方,其中以解磷注射液较常用。解磷注射液是由阿托品 3mg、苯那辛 3mg、氯解磷定 400mg 制成的 2ml 一支的复方制剂,肌内注射。此复方制剂的特点是给药简便而迅速,适用于院外急救用。

(2)金属中毒解毒药:金属中毒解毒药多为螯合剂,常用的有氨羧螯合剂和巯基螯合剂,在其结构中有两个或多个供电子基团(如氮、氧、硫等),能与多种金属离子以配位键结合成环状络合物,使被螯合的金属离子改变其原有的性质,成为无毒或低毒的可溶性物质,其结合较为牢固,一般不再解离,随尿排出体外,达到解毒的目的。金属中毒解毒药有:依地酸二钠钙、二巯丙醇、二巯丁二钠、二巯丙磺钠、青霉胺、琥巯酸、喷替酸钙钠、去铁胺、巯乙胺、半胱氨酸、硫酸钠、二乙基二硫代氨基甲酸钠、谷胱甘肽等。常用的有:依地酸二钠钙、二巯丙醇、二巯丁二钠、二巯丙磺钠、巯乙胺、硫酸钠。

1)依地酸二钠钙:本品能与多种金属结合成为稳定而可溶的络合物,由尿中排泄,故用于一些金属的中毒,尤其对无机铅中毒效果好(但对四乙基铅中毒无效),对钴、铜、铬、镉、锰及放射性元素(如镭、铀、钍等)均有解毒作用,但对锶无效。本品与汞的络合力不强,很少用于汞中毒的解毒。主要用于治疗铅中毒,亦可治疗镉、锰、铬、镍、钴和铜中毒,以及作诊断用的铅移动试验。

依地酸二钠钙的用法与用量：①肌内注射，每次 0.25～0.5g，每日 2 次，每次加 2% 普鲁卡因 2ml 稀释后作深部肌内注射。②静脉滴注，每次 0.5～1g；1 日 2 次，用等渗盐水或 5%～10% 葡萄糖液稀释成 0.25%～0.5% 浓度。③小儿常用量每日按体重 25mg/kg。④口服，成人每次 1～2g，每日 2～4 次。因吸收差，效果不好。一般以连用 3 日休息 4 日为 1 个疗程，注射一般可连续 3～5 个疗程，总剂量不宜超过 30g。必要时，可间隔 2～3 个月再重复。⑤局部用药，0.5% 溶液于每晨作电离子透入 1 次，然后每 0.5～1 小时滴眼 1 次，每晚结膜下注射 1 次，治疗眼部金属异物损害。⑥铅移动试验成人每次 1g 加入 5% 葡萄糖注射液 500ml，4 小时静脉滴注完毕。自用药开始起留 24 小时尿。24 小时尿铅排泄量超过 2.42μmol（0.5mg）认为体内有过量铅负荷。

依地酸二钠钙的不良反应：①头昏、前额痛、食欲缺乏、恶心、畏寒、发热，组胺样反应有鼻黏膜充血、喷嚏、流涕和流泪。②少数有尿频、尿急、蛋白尿、低血压和心电图 T 波倒置。③过大剂量可引起肾小管上皮细胞损害，导致急性肾衰竭。肾脏病变主要在近曲小管，亦可累及远曲小管和肾小球。④有患者应用本品出现高血钙症，应予以注意。

注意事项：①本品与乙二胺有交叉过敏反应。②每一疗程治疗前后应检查尿常规，多疗程治疗过程中要检查血尿素氮、肌酐、钙和磷。③本品可络合体内锌、铁、铜等微量金属，治疗中注意补充。④剂量过大和疗程过长不一定成比例地增加尿中金属的排泄量，相反可以引起急性肾小管坏死。严重中毒患者不宜应用较大剂量，否则使血浆中金属—本品复合物增加量来不及从尿排除，反而增加铅对人体的毒性。

2）二巯丙醇（dimercaprol，BAL）：本品主要用于含砷或含汞及金的毒物的解毒，但治疗慢性汞中毒效果差。也可用于某些重金属（如铋、锑、镉等）的中毒。与二巯丙醇解毒作用相似的药物是二巯丁二钠（$C_4H_4Na_2O_4S_2$）。这是我国创制的新解毒药，解毒效力比二巯丙醇强，且毒性较小。

二巯丙醇的用法及用量：一般用肌内注射方法给药，其剂量为每千克体重 2.5～4mg。最初 2 日每 4～6 小时注射 1 次，第 3 日每 6～12 小时注射 1 次，以后每日注射 1 次，1 个疗程为 7～14 日。

二巯丙醇的不良反应：①有收缩小动脉作用，可使血压上升，心跳加快。大剂量时能损伤毛细血管，而使血压下降。②有恶心、头痛、流涎、腹痛、口咽部烧灼感、视力模糊、手麻等反应。

注意事项：肌内注射后 30 分钟，其血药浓度达最高峰，吸收与解毒于 4 小时内完成，经肾排出。对肝、肾有损害，肝肾功能不良者应慎用。碱化尿液可以减少络合物的离解而减轻肾损害。

3）二巯丙磺钠（sodium dimercaptosulphonate，Na-DMPS）：对汞中毒效力较二巯丙醇好，毒性则较低。对砷、铬、铋、铜、锑等中毒亦有效。亦可用于治疗肝豆状核变性。

二巯丙磺钠的用法与用量：①治疗急性中毒，静脉注射 1 次 5mg/kg，每 4～5 小时 1 次。第 2 日起每日 2～3 次，以后每日 1～2 次。7 日为 1 个疗程。②治疗慢性中毒，每次 2.5～5mg/kg，每日 1 次，用药 3 日停 4 日为 1 个疗程，一般 3～5 个疗程。

注意事项：可有恶心、心动过速、头晕等，不久可消失。个别有过敏反应如皮疹、寒战、发热,甚至有过敏性休克、剥脱性皮炎。用药后应密切观察,发现皮炎应立即停药。

4）巯乙胺（mercaptamine）：能解除金属对细胞中酶系统活动的抑制,用于急性四乙基铅中毒,效果较好,能解除其症状（尤其是神经系统症状）,但尿铅排泄则未见增加。还可用于预防和治疗因 X 线或其他放射能引起的放射病综合征。当机体应用本品后受到照射时,即产生大量的游离羟基（—OH）从而出现抗氧化作用。此外本品亦能与机体内某些酶相互作用,因而使之对放射能稳定。另也用于治疗铊中毒。

巯乙胺的用法用量：①治疗金属急性中毒（如四乙基铅中毒）,静脉注射其盐酸盐 0.2g,每日 1～2 次,症状改善后可逐渐减量；亦可加入 5%～10% 葡萄糖液中静脉滴注。治疗慢性中毒：每次肌内注射盐酸盐 0.2g,每日 1 次,10～20 日为 1 个疗程。②防治放射病,预防时,首次照射 10～30 分钟后,静脉注射 10% 盐酸盐溶液 1～2ml,必要时每隔 5～7 日进行重复注射,在 1 个放射疗程中共注射 4～7 次。或口服其水杨酸盐,于照射前 30～60 分钟服0.2～0.3g。治疗时,每次服水杨酸盐 0.2～0.3g,每日 3 次,5～7 日为 1 个疗程,必要时重复,但应用 2～3 日无效者停用。巯乙胺的不良反应：无严重不良反应,但用药过程中应注意呼吸,如出现呼吸抑制,可给氧及呼吸兴奋剂等进行对症治疗。肝肾功能障碍者禁用。

注意事项：①注射中可能出现呼吸抑制,故注射速度宜缓慢,患者宜取卧位。②由于巯乙胺与金属接触后变成暗色,并可发生沉淀,故应避免与金属接触,必须用玻璃注射器和不锈钢针头注射。

5）硫酸钠（sodium sulfate）：用于急性钡中毒,与钡作用后产生不溶解的硫酸钡。硫酸钠的用法用量：如口服中毒,可于洗胃后将 10% 的硫酸钠 150～300ml 内服或注入胃内,一小时后可重复一次。严重中毒者可用 10% 的硫酸钠注射液 10ml 缓慢静脉注射,或 1%～2% 硫酸钠溶液 500～1000ml 缓慢静脉滴注,连用 2～3 天。

（3）氰化物中毒解毒药：目前公认的氰化物中毒特效解毒药是高铁血红蛋白形成剂和供硫剂。常用的高铁血红蛋白形成剂是亚硝酸异戊酯、亚硝酸钠（sodium nitrite）。亚甲蓝（methylene blue）为氧化还原剂,但也有高铁血红蛋白形成的作用,高浓度（5～10mg/kg）时直接使血红蛋白氧化为高铁血红蛋白,从而起到与氰离子结合的作用。二甲氨基苯酚（4-DMAP）为新的高铁血红蛋白形成剂,抗氰效力强。供硫剂是硫代硫酸钠（sodium thiosulphate）。

1）氰化物中毒的机制：是氰离子与氧化型细胞色素氧化酶中的 Fe^{3+} 结合后,阻碍了 Fe^{3+} 的还原,失去递氢功能,引起组织缺氧,导致内窒息。氰化物中毒解毒药治疗氰化物中毒的机制是：高铁血红蛋白中的 Fe^{3+} 能与细胞色素氧化酶中的 Fe^{3+} 竞争结合氰离子,氰离子再与硫基结合成无毒的硫氰酸盐,从尿中排除,从而达到解毒的作用。

2）使用方法：立即将亚硝酸异戊酯 1～2 支（0.2～0.4ml）包在清洁的布内压碎,给予吸入 15～30 秒,5 分钟后可重复一次,总量不超过 3 支。小儿每次剂量为 1 支。本药用后在体内只形成少量变性血红蛋白,故仅作为应急措施。

正规治疗：3% 亚硝酸钠 10～15ml 静脉注射,每分钟注入 2～3ml。小儿给予 6～10mg/kg。用同针头以同速度注入 25%～50% 硫代硫酸钠 20～50ml。小儿给予 0.25～0.5g/kg。必要时一小时后重复半量或全量,以后酌情重复使用。

3)注意事项:以上两药均能降低血压,有循环障碍者慎用。在缺乏亚硝酸钠时可以应用亚甲蓝,供硫剂的用法同上。另外,亚甲蓝还用于治疗亚硝酸盐及苯胺类引起的中毒及尿路结石、闭塞性脉管炎、神经性皮炎及口腔溃疡。

用法及用量:治疗氰化物中毒:用1%溶液50～100ml静脉注射,再注入硫代硫酸钠。二者交替使用。

4)不良反应:静脉注射剂量过大(500mg)时,可引起恶心、腹痛、心前区痛、眩晕、头痛、出汗和神志不清等不良反应。

5)二甲氨基苯酚的用法及用量:立即肌内注射,10%注射液2ml,1小时左右再给予静脉注射25%硫代硫酸钠25ml。这种两者结合的方法,可使解救作用提高20倍以上。

(4)有机氟中毒解毒药:乙酰胺(acetamide)又称解氟灵,为氟乙酰胺等有机氟杀虫农药中毒的解毒剂,具有延长中毒潜伏期,减轻发病症状或制止发病的作用。其解毒机制可能是由于本品的化学结构和氟乙酰胺相似,其乙酰基与有机氟类产生的氟乙酸竞争,而夺取酰胺酶,致使有机氟类不能脱氨变成氟乙酸,从而消除氟乙酸对机体三羧酸循环的毒性作用,达到解毒的效果。

1)用法及用量:肌内注射,每次2.5～5g,每日2～4次;或每日0.1～0.3g/kg,分2～4次肌内注射。首次剂量为全日剂量的一半,疗效更好。危重患者首次剂量可达5～10g,持续用药5～7日。对有机氟中毒的患者,包括可疑中毒者,不管发病与否,都应及时应用,尤其早期应给予足量。

2)注意事项:本品毒性低较安全,因pH低刺激性较大,注射可引起局部疼痛,一次注射量(2.5～5g)需加用普鲁卡因20～40mg混合注射以减轻疼痛。

(5)苯二氮䓬类中毒解毒药:氟马西尼(flumazenil)又称安易醒,是一种苯二氮䓬类受体拮抗剂。本品作用于中枢的苯二氮䓬(BZD)受体,通过竞争性抑制苯二氮䓬类与其受体反应,从而特异性阻断其中枢神经作用。它还能部分地拮抗丙戊酸钠的抗惊厥作用。

1)用法及用量:对苯二氮䓬类中毒患者,开始用量是静脉注射0.5mg,如数分钟内尚未清醒,则再静脉注射0.3mg,如仍不清醒必要时还可重复静脉注射0.3mg,直至清醒或总量达2mg为止。如清醒后又困睡,则可静脉滴注0.1～0.4mg/h,滴速个体化,直至完全清醒为止。对原因不明的意识丧失的患者,可用本品来鉴别是否为苯二氮䓬类中毒所致,如反复用药也不能使意识或呼吸功能改善,则可判定为非苯二氮䓬类中毒。

2)注意事项:禁用于对苯二氮䓬类中毒解毒药过敏者和妊娠头三个月的孕妇;哺乳期妇女慎用本品。

(6)吗啡类中毒解毒药:包括盐酸烯丙吗啡、纳洛酮、盐酸纳美芬。

1)盐酸烯丙吗啡(纳洛芬,nalorphine hydrochloride,miromorfalil)为阿片类药物拮抗剂,主要用于吗啡、芬太尼、哌替啶、二氢埃托啡等过量时的对抗药。①用法用量:静脉注射或肌内注射,成人5～10mg/次,必要时10～15分钟后重复使用1次,总量不宜超过40mg。②不良反应:眩晕、烦躁、焦虑、血压降低、出汗等,大剂量可引起呼吸抑制和幻视,偶见恶心。

2)纳洛酮(苏诺,烯丙羟吗啡酮,N-烯丙去甲羟吗啡酮,Naloxone):纳洛酮化学结构与吗啡很相似,与阿片受体专一性结合,是纯粹的吗啡拮抗药,可全部阻断吗啡与阿片受体结合。

临床上主要用于麻醉性镇痛药急性中毒解救,1～2分钟即可解除呼吸抑制及其他中毒症状,可使患者从昏迷状态迅速恢复。此外,还可用于乙醇中毒及心搏骤停患者的复苏,并具有抗休克作用。可显著增强心肌收缩力,升高血压,改善组织的血液灌注。①用量用法:皮下注射、肌内注射、静脉注射,用于麻醉性镇痛药急性中毒解救,每次0.4～0.8mg,效果不好可重复应用,总量以不超过4mg为宜。用于心搏骤停急救,以2mg/(kg·h)静脉滴注。②注意事项:对阿片类药物已耐受者,使用本品后会立即出现戒断症状;孕妇、新生儿不宜用;高血压及心功能障碍患者慎用;极少人数出现心动过速及肺水肿。

3)盐酸纳美芬(nalmefene hydrochloride):是继纳洛酮之后合成的又一纯阿片受体拮抗剂,具有长效、强效、安全和副作用更少的特点。同时具有快速阻断内源性和外源性阿片类物质的作用。临床适用于麻醉后复苏或治疗吗啡等鸦片类药物滥用导致的中毒后引起的呼吸抑制,同时也用于心力衰竭、休克、酒精中毒、成瘾等的治疗,是纳洛酮的升级替代产品。①用法与用量:用于已知或怀疑使用阿片样物质过量,静脉注射,初始剂量0.5mg/70kg,如有必要,2～5分钟后给予第2个剂量。如总剂量达到1.5mg/70kg仍无临床作用,则增加剂量也不会起作用。当呼吸频率达到正常情况后,就应停止给药,以尽可能减少发生心血管事件的危险与促使戒断综合征发生的概率。②注意事项:与阿片样物质无关的镇静及低血压的病例,本品不产生作用。因此,只有根据患者使用阿片样物质过量的历史或呼吸抑制并伴随瞳孔收缩的临床特征,判断阿片样物质过量的可能性较大的情况下,才给患者使用本品进行治疗。

(7)甲醇中毒解毒药:包括乙醇、叶酸、甲基吡唑。

1)乙醇:从1940年乙醇就用于治疗甲醇中毒,是传统解毒剂。乙醇可抑制甲醇氧化,其分布容积为0.6～0.7L/kg,90%～98%在肝脏代谢,其代谢速度是甲醇的7倍,与乙醇脱氢酶的亲和力约是甲醇的10倍,通过与甲醇竞争乙醇脱氢酶的位点而抑制甲醇代谢为甲酸。通常用5%～10%葡萄糖液加入灭菌的无水乙醇,配成10%的乙醇溶液,按每小时100～200ml速度滴入。也可口服乙醇和白酒。使血液中乙醇浓度维持在21.7～32.6mmol/L(100～150mg/dl),可连用几天。当血中甲醇浓度低于6.24mmol/L以下时,可停止给药。如无检测条件,可首次用乙醇0.75g/kg溶于10%的葡萄糖液中滴注,随后再按0.5/kg每4～6小时1次,或10%乙醇溶液每次100～200ml静脉滴注,每日1～2次,连用数天。

2)叶酸:动物实验和人肝细胞体外研究发现甲酰四氢叶酸能促进甲酸代谢为二氧化碳和水,推荐用法为每4小时静脉注射50mg,共5次,之后每天注射50mg,直到甲醇和甲酸已被清除。

3)甲基吡唑(4MP):从1981年就开始应用于甲醇和乙二醇中毒的治疗。甲吡唑是乙醇脱氢酶抑制剂,抑制甲醇代谢为甲酸,它与乙醇脱氢酶的亲和力是乙醇的500～1000倍。动物实验和人类研究均表明血清甲基吡唑浓度大于0.8mg/L可持续抑制乙醇脱氢酶活性。美国最近两个多中心前瞻性研究证实了甲吡唑治疗甲醇中毒是有效的。甲基吡唑(4MP)的用法与用量:一般摄入20mg/kg后,24小时体内无甲酸形成。

(8)氨基硝基化合物中毒解毒药:氨基硝基化合物中毒常由亚硝酸盐和苯引起。

1)亚硝酸盐的氨基硝基化合物可使血液中的部分血红蛋白变为高铁血红蛋白,导致组织缺氧和周围血管扩张。

2）苯的氨基硝基化合物在体内能形成氧化物,可使血红蛋白的二价铁氧化成三价铁而形成高铁血红蛋白症,造成系列缺氧症状。

治疗应尽早使用高铁血红蛋白还原剂亚甲蓝。亚甲蓝为一氧化还原剂,在体内借酶的参与,起着递氢体的作用。随着剂量的不同对血红蛋白有相反的双重效应,即小剂量（1～2mg/kg）具有还原作用,能将高铁血红蛋白还原为血红蛋白;大剂量的亚甲蓝（10mg/kg）具有氧化作用,能使血红蛋白氧化为高铁血红蛋白。用法与用量:急救用 1% 亚甲蓝溶液 5～10ml（每次 1～2mg/kg）,加入 25%～50% 葡萄糖液 40ml 中,缓慢静脉注射 10～15 分钟,如注射后 1 小时内发绀不见消退,则用同量或半量重复一次。同时给予维生素 C 3～5g 加入 50% 葡萄糖液 40ml 中静脉注射,或维生素 C 5.0g 加入 5% 葡萄糖液 500ml 静脉滴注,效果更好。

（9）常见灭鼠药中毒解毒药:包括毒鼠强灭鼠药中毒、有机磷灭鼠药中毒、有机氟灭鼠药中毒、其他常用灭鼠药中毒、抗凝血类灭鼠药中毒解毒药等。

1）毒鼠强灭鼠药中毒:目前虽然尚无特效解毒药,但可尝试使用巴比妥钠、地西泮、二巯基丙磺酸钠,可以收到一定的拮抗毒鼠强的抗惊厥疗效。本书主编葛宪民自主创新研究的"毒鼠强解毒鸡尾酒疗法",于 2006 年 10 月获得国家卫生部批准,作为十年百项面向全国推广适宜技术,足以证明该疗法的先进性,"毒鼠强解毒鸡尾酒疗法"的特点是使用大剂量的维生素 B_6、肾上腺糖皮质激素、还原型谷胱甘肽（阿拓莫兰）、纳洛酮、乌司他丁和脑活素等药物,作为解毒鸡尾酒疗法的重要联合用药（详见已发表多篇"毒鼠强解毒鸡尾酒疗法"论文）。

2）有机磷灭鼠药中毒:常见的有机磷灭鼠药有毒鼠磷等灭鼠药中毒,可用阿托品、盐酸戊乙喹醚（长托宁）、氢溴酸山莨菪碱（654-2）、氢溴酸东莨菪碱等联合用药进行特效解毒治疗。其中以阿托品最为常用,长托宁应用较多。

3）有机氟灭鼠药中毒:常见的有机氟灭鼠药有氟乙酰胺、氟乙酸钠、甘氟等灭鼠药中毒,可使用乙酰胺（解氟灵）进行特效解毒治疗。

4）其他常用灭鼠药中毒:常见的有安妥、磷化锌等灭鼠药中毒,尚无特殊解毒剂,可试用硫代硫酸钠、糖皮质激素和利尿药进行积极的解毒治疗。

5）抗凝血类灭鼠药中毒解毒药:常见的抗凝血类灭鼠药有敌鼠钠盐（双苯灭鼠酮钠）、灭鼠灵、灭鼠酮、敌害鼠等,抗凝血类灭鼠药的化学结构与维生素 K 相似,进入人体后通过与维生素 K 的竞争性作用,在体内取代生物酶维生素 K 的地位,因而引起维生素 K 的缺乏。由于维生素 K 是肝脏合成凝血酶原及部分凝血因子必需的生物酶组成部分,因此当维生素 K 缺乏时凝血功能发生障碍,从而使凝血时间及凝血酶原时间延长,导致出血,因此,维生素 K 是抗凝血类灭鼠剂的拮抗剂。轻度中毒者,用维生素 K_1 10～20mg,肌内注射每日 3～4 次;重度中毒,用维生素 K_1 10～20mg 加入 50% 葡萄糖液 40ml 中缓慢静脉注射,可于 4～6 小时后重复 1 次。也可用维生素 K_1 40～60mg 加入 5% 葡萄糖液 500ml 静脉滴注,日总量 120mg。用维生素 K_1 后 1～3 日可止血。此后每日肌内注射 30～40mg,连用 10 日,以免复发。

（10）肉毒中毒解毒药:精制肉毒抗毒素（purified botulin antitoxin）用于治疗和预防肉毒中毒。本品系用 A 型、B 型或 E 型肉毒类毒素分别免疫马,所得马血浆或血清,经胃蛋白酶消化后,用硫酸铵盐析法制成的抗毒素球蛋白制剂。A 型、B 型或 E 型肉毒抗毒素每 1ml 不得少于 3000U)。

1)用法与用量:中毒类型未确定前可同时用三型。用量:预防,皮下或肌内注射每次 1000～2000U(一个型),情况紧急可酌情静脉注射;治疗,肌内注射或静脉滴注,第一次注射 1 万～2 万 U(一个型),以后视病情可每 12 小时注射 1 次,病情好转后减量或延长间隔时间。凡已出现肉毒中毒症状者,应尽快使用本品治疗。对可疑中毒者亦应尽快用本品预防。

2)注意事项:注射前先做过敏试验,阳性者可作脱敏注射。

(11)毒蛇咬伤解毒药:精制抗蛇毒血清系用蛇毒免疫马的血浆所制成的球蛋白制剂,供治疗毒蛇咬伤之用,其中蝮蛇抗血清对竹叶青和烙铁头咬伤有效。

1)用法与用量:常用静脉注射,也可肌内或皮下注射。每次抗蝮蛇血清用 6000U,抗五步蛇血清用 8000U,银环蛇用 10000U,眼镜蛇用 2000U。上述用量可中和一条蛇毒,视病情可酌情增减。儿童与成人相同,不得减少。

2)注意事项:①注射前先做过敏试验,阴性者方可注全量。过敏试验法:取 0.1ml,加 1.9ml 生理盐水(稀释 20 倍),前臂掌侧皮内注射 0.1ml,经 20～30 分钟判定。可疑阳性者,可预先注射氯苯那敏(扑尔敏)10mg(儿童酌减),15 分钟再注本品;阳性者则采用脱敏注射法。②脱敏注射法,用生理盐水将抗血清稀释 20 倍,分次皮下注射,每次观察 20～30 分钟,第 1 次注射 0.4ml,如无反应,酌情增量,3 次以上无反应,即可静脉注射、肌内注射或皮下注射。注射前使制品接近体温,注射应慢,开始每分钟不超过 1ml,以后不超过 4ml。注射时如反应异常,应立即停止。③遇有血清反应,立即肌内注射氯苯那敏(扑尔敏)10mg。必要时,应用地塞米松 10mg 或氢化可的松 100mg 加入 25%～50% 葡萄糖液 20～40ml 中静脉注射。④不管是否被毒蛇咬伤,伤口有污染者,应同时注射破伤风抗毒素 1500～3000U。

(12)蓖麻抗毒血清:用于蓖麻籽中毒(castor bean poisoning)。蓖麻毒素(ricin)是大戟科蓖麻属植物蓖麻籽中含有的一种糖蛋白,能抑制蛋白合成,引起脂质过氧化导致细胞损伤。蓖麻籽中毒是由于误食过量蓖麻籽或榨油副产品蓖麻籽饼后,引起的剧烈腹痛、严重腹泻、运动失调、肌肉痉挛、呼吸困难及心动过速等的综合征。根据接触和采食蓖麻籽或压榨蓖麻油后的残渣及蓖麻籽饼的病史,结合临床症状不难作出诊断。确诊需要进行毒物分析,或进行免疫学检验。本病的特效解毒剂是蓖麻籽免疫血清或蓖麻籽抗毒素,其次可应用强心、输液、镇静和保护胃肠黏膜与其功能的对症治疗。蓖麻籽免疫血清或蓖麻籽抗毒素进行肌内注射或静脉注射。

(七)中毒患者的对症治疗

对症治疗和支持疗法是急性中毒救治的重要手段。针对中毒患者的全身状况,尽快按照内科危重症抢救的常规,给予正确的对症治疗和支持治疗,可以挽救生命,恢复功能。目前大多数急性中毒尚无特效解毒药,即使有,也不可忽视对症治疗。

1. 早期对症治疗的急诊处理　不论什么类型的毒物中毒,对于病情危重者均应给予呼吸和循环系统支持疗法。有条件的应在重症监护室(ICU)进行抢救,持续监测关键的生理、生化变化参数,判断治疗效果。仔细监护并维持呼吸和循环功能,可明显减少中枢神经系统抑制剂中毒的死亡率。致死量的三环类抗抑郁药中毒时,严重症状一般发生在最初几小时,并可迅速发生死亡。因而在早期处理中,积极的支持疗法和对症治疗是十分重要的。尽管有许多急性中毒患者,经过准确无误的应急救治,得以脱险,但是对于下列情况者,必须入院观察治疗:①合并有其他重要疾病,可因中毒而使并发症恶化,如糖尿病酮症酸中毒;②有并发症需要诊治者,如吸入性肺炎或间质性肺水肿。

2. 对症治疗及支持疗法的原则。

(1)密切观察各项生命体征。

(2)治疗体温过高或过低。

(3)静脉输液,维持水、电解质及酸碱平衡。

(4)呼吸困难者,给予吸氧,保持呼吸道通畅。

(5)纠正低血压,治疗休克。

(6)烦躁不安或谵妄者,给予地西泮或苯巴比妥,并查明原因,给予处理。

(7)惊厥者给予吸氧,用地西泮 10～20mg 或异戊巴比妥 0.2～0.5g 缓慢静脉注射。

(8)腹痛、腹泻严重且持久时,可用阿托品等解痉药皮下注射;若呕吐剧烈且持续不止,可酌情给予甲氧氯普胺(灭吐灵)10mg 肌内注射,或阿托品 0.5mg 皮下注射。

(9)有神志改变者的最初治疗,应包括吸氧(2～3L/min)和纠正低血糖配合治疗;还可以应用纳洛酮 0.4～2mg 作诊断性治疗。

3. **急性中毒各系统损害的对症治疗** 不少患者在就诊时已中毒一段时间,毒物对机体各系统已造成损害,因而构成急性中毒救治的另一重要环节。对于昏迷、中枢抑制、抽搐、脑水肿、呼吸衰竭、肺水肿、心搏骤停、休克、心律失常、急性肾衰竭、中毒性肝损害、消化道出血等,应作紧急处理。必须指出,尼可刹米、山梗菜碱、二甲弗林(回苏灵)等中枢兴奋药,安全范围小,对于深度中枢抑制的患者,在不产生惊厥的剂量范围内无效。而且它们的作用时间都很短,需反复给药,很难避免惊厥的发生,故许多国家已不用。临床上主要采用人工呼吸机维持呼吸,它远比呼吸兴奋药有效、安全和可靠。所以,若使用这类中枢兴奋药,除了严格掌握剂量外,宜限于短时内就能纠正的呼吸衰竭患者。此外,对于重要器官的受损,并出现下列几种生命体征者,密切观察,积极救治:

(1)呼吸困难:按氧流量 2～6L/min 给予吸氧;迅速查明原因加以纠正。

(2)烦躁不安与惊厥:常用 10% 水合氯醛 10～15ml 保留灌肠或副醛 5～10ml 保留灌肠(或 3～5ml,肌内注射);也可用安定 5～10mg,静脉注射;或苯巴比妥钠 0.1～0.2mg,肌内注射或稀释后静脉注射;或用强的抗惊厥药(如硫喷妥钠)肌内注射。

(3)疼痛剧烈:可用罗通定(颅痛定)60mg,静脉注射;或哌替啶(杜冷丁)50～100mg,静脉注射;肠绞痛用阿托品 1mg 或 654-2 10～20mg,肌内注射。

(八)并发症的防治

急性灭鼠药中毒时,其并发症的预防和对症治疗效果,对于患者的预后密切相关。往往抢救失败中毒患者,都是由于其并发症未能得到及时预防和对症治疗所致。急性灭鼠药中毒常见的早期并发症有休克、急性肺水肿、呼吸衰竭、心搏骤停等。晚期并发症有脑水肿、感染、心力衰竭、急性肾衰竭、DIC、多器官功能失衡综合征等。这些并发症的对症治疗应按内科常规进行治疗。

总之,有效的对症治疗,积极的支持疗法和并发症的防治,对于挽救鼠药中毒者生命和促进康复至关重要。

(九)预防对策

在当下医疗资源相对短缺、健康需求日益增长的时代,医务工作人员应重点关注采取各种预防措施减少可预防疾病的发生,绝大多数的急性中毒都属于可预防性疾病。应重点关注青春期学生和老人的身心健康,对其挫折及时进行心理疏导;定期开展中毒的相关健康知识及院前急救常识宣教,提高患者自我保护和识别毒物的能力,不要随便采食野生植物。一旦发生中毒需保持呼吸、循环等稳定,立即终止毒物接触(如吸入性中毒应立即移离现场),清除尚未吸收毒物,如口服中毒无催吐禁忌的,可使用手指、筷子等刺激咽喉部催吐,脱去接触中毒衣物及大量清水冲洗毒物接触部位,及时就医并注意保存有效中毒物质资料,在某个季节某种毒物高发时,需积极学习相关疾病知识并储备有关抢救物质;医务工作者有责任和义务努力配合有关部门,积极联络并借助各种媒介科普安全用药知识、宣传中毒预防等相关措施,如夏季需行野生植物知识宣传,避免误食毒蕈等有毒植物,冬季注意防止 CO 中毒,尤其烧煤炭取暖、洗澡时应注意保持通风等。

三、样本采集与分析

(一)采样原则

1. **化学恐怖事件的采样原则** 化学恐怖事件发生后,可供采集的样品有现场样品(环境、食品、化学品及其他用品等)及患者的生物材料(血、尿、胃内容物、组织)。采样时机可以选在事发现场救助时、医院抢救和治疗时,甚至在患者恢复时,某些中毒甚至可在中毒事件发生后数十天仍有可能采集到有价值的样品。现场遗留的食物、化学品、盛装的容器等,应当是首先采集的样品,此外还应考虑采集空气、水和土壤样品。

2. **生物材料的采样原则** 患者的生物材料测定结果可直接指示中毒原因和中毒程度,是中毒事件应尽量采集的样品。胃内容物是确定摄入中毒的最好样品,尿是分析非挥发性毒物的较好样品;血液是的各种毒物检测的最重要样品,尤其是在中毒发生后的 72 小时内的血液样品检测,对诊断意义比较大。它可用于分析挥发及非挥发性毒物,且是分析一氧化碳中毒的唯一检体。肝、肾是分析急性金属中毒的较好检材,头发则反映了金属类毒物的较长期接触。采样时要结合毒物性质,中毒发生的时间,毒物在体内的代谢、分布情况等来确定采样方案。如氟乙酰胺中毒数天后,最有可能检出的是尿中氟乙酸,而毒鼠强中毒后几个月的血样仍有检测价值,在无法确定最佳采样方案的情形下,总的原则是留取中毒患者的血、尿、呕吐物、洗胃液、透析液,死者的血、尿、胃内容物、肝肾脑组织。

3. **与中毒可能有关的所有样品采样原则** 一般中毒检测多是未知物,所以对毒物的种类难以肯定,故应采集与中毒可能有关的所有样品,还应注意采样要有代表性,采样容器和采样工具的材质不能干扰测定;采样操作要防止污染;采集足够的样品量;样品运输和保存中要确保不发生降解和变质。对那些可能有环境和生物本底的毒物,要采集对照样品。样品要尽快送检。采样容器以清洁的玻璃器皿为佳,还可用无颜色的聚乙烯和聚四氟乙烯容器,切勿使用金属或陶土器皿,一般情况下,尽量不加防腐剂或抗凝剂。

(二)各类样品的采集方法

1. **环境样品的采集**　采集 1000ml 水,如有沉淀物,应分别采集水和沉淀物。在毒物浓度高时可用采气袋或玻璃注射器采集 100～200ml 气体,浓度低时应使用吸附剂或吸收液采集 10～50L 气体。可疑土壤 500g。

2. **食品和化学品的采集**　固体样品要在不同的部位分别取样,液体样品应摇匀后取样,或分别取上清液和沉淀物。食品或化学品采样 500g(ml)。

3. **生物样品的采集**　患者的血、尿、胃内容物为必采样品,此外还可以考虑采集头发和指甲。死者的胃及胃内容物、血液、尿、肝、肾为必采样品,还可以考虑采集肠及肠内容物、肺、脑、脂肪、胆汁、骨骼、头发和指甲。血样可分离出血浆或血清,对于元素毒物的分析,也可采集全血。有环境和生物本底的毒物,血液、尿液、头发作为对照样品。血液 10ml;尿液 100ml;组织 500g;头发和指甲 1～2g。如样品中加了防腐剂或抗凝剂,应提供这些试剂作为对照。

4. **样品的保存和运输**　采得的样品应低温保存,以减缓样品的降解和变质,并应尽快分析测定。样品一般在 2℃下可保存 2 周,在 -20℃下可保存 2 个月,玻璃器皿在冷冻或化冻时可能会冻裂,应放在塑料袋或烧杯内。样品运输前应在低温下冷冻数小时,然后移入保温瓶或保温箱,并放入冰块或干冰。

5. **采样者的自身防护**　采样人员应注意自身防护。除必备的乳胶手套,口罩和适用的采样工具外,在有气体毒物或不明原因危害的情形下,应考虑配置防化学和生物危害的服装和器具。

(三)现场毒物快速鉴别分析方法

1. **毒物快速分析方法**　有一系列的现场快速的检测方法、商品化的检测盒及检测仪可供使用。如有毒气体的检气管测定套件,用于有机磷类毒物中毒的便携式胆碱酯酶测定仪,应用传感器探头进行监测的毒物检测仪,便携式气相色谱仪和分光光度计,化学分析和免疫化学分析试剂盒,这些产品具有快速,简便,适于现场使用的特点。但大多数为国外产品,价格较高,有条件的部门可考虑配置。传统的化学分析法(颜色改变、沉淀、结晶)和经典色谱法(柱色谱、薄层色谱和纸色谱)具有快速、简便、廉价的特点。在普通的医院化验室和化学实验室即可进行,可用于对就近的现场样品进行快速分析,确定可疑化学物或某一类化学物的存在与否,为中毒的应急处理和病患救治提供依据。这些快速,简便的检测方法或仪器大多存在灵敏度低或特异性差的缺点,常常会出现假阳性或假阴性的结果,因此,要获得更加可靠、准确的结果,必须使用现代的仪器分析手段。

2. 仪器分析方法　现代仪器分析方法的应用使毒物分析进入了一个高分离度、高特异性和高灵敏度时代,已成为毒物分析中最有效、最常用的手段。应用最多的是光谱分析法和利用物理化学分离原理的色谱法。

(1)光谱法:主要有紫外分光光度法、荧光分光光度法、原子吸收分光光度法原子发射分光光度法及原子荧光分光光度法。前两者可用于有机及无机毒物的检测,有一定的特异性和适中的准确度,灵敏度较高,使用简便、快速。后面的三种仪器是金属及类金属毒物分析的最可靠手段。其灵敏度、特异性和准确性俱佳。

(2)色谱法:是利用试样中各组分在色谱柱中移动速率的不同进行分离,并应用各种检测器对分离后的组分进行检测。特异性较好,灵敏度和准确度较高。常用的有气相色谱法、高效液相色谱法、薄层色谱扫描法。气相色谱法适用于气体、挥发及半挥发性毒物的分析,尤其是高效毛细管气相色谱柱的应用,使得毒物鉴定的可靠性大大提高。后两者则可用于以药物为代表的难挥发及热不稳定毒物的检测。

(3)色谱/质谱联用法:可实现高灵敏度、高可靠性的毒物检定。并可对未知毒物进行快速筛选检测。常见的有气相色谱/质谱联用法、高效液相色谱/质谱联用法,前者用于气体、挥发及半挥发性毒物的分析,后者用于难挥发及热不稳定毒物的检测。

(4)纳米材料在毒物检测样品前处理:在毒品检测领域,由于毒品种类的不断涌现,不同毒品化学特性差异显著,同类毒品难以有效区分,因此对毒品检测提出了更高的要求。纳米材料因其纳米级尺寸效应而具有优良的物理、光学、电磁和机械性能;同时采用功能化修饰的纳米材料可以显著改善和增强纳米材料的性能。通过改进合成方法和功能化手段,纳米材料的研究成果正推动毒品快检的快速发展;结合现代仪器分析,联合使用多种样品前处理方法,各类新型纳米材料将在毒品检测中有着光明的应用前景。

3. 分析方法的选用及分析结果的运用　分析方法的选用要考虑待测物(原形、代谢物)、分析要求(定性、定量)、样品类型、实验室条件,分析目的。还要考虑时效性、准确性、经济性要求。一些毒物有定性结果即可说明问题,而对于那些有环境或内源性本底的毒物,或需评价处理和治疗效果,以及进行临床治疗监测,则必须进行定量分析。

第八节　突发食品安全事故医学应急救治

一、分级响应

突发食品安全事故的分级响应:按照《中华人民共和国食品安全法》(2015 年修订版)和《国家食品安全事故应急预案》(2011 年修订版)的规定,食品安全事故发生后,有关部门依法组织对事故进行分析评估,国务院和省、市、县级人民政府依据核定评估的事故级别,启动同级别事故(Ⅰ级、Ⅱ级、Ⅲ级和Ⅳ级)的应急响应。

食物中毒医疗救援的基本原则:停止食用可疑中毒食品;用药前采集患者血液、尿液、吐泻物标本,以备送检;积极救治患者。

二、医学应急

(一)医学应急救治

由食品安全事故事发地卫生行政部门分管负责人任组长,当地各级医院负责人任副组长,相关医疗护理人员为成员。其主要职责是:迅速组建现场医疗救治队伍,安排医疗器械和救护车辆,实施现场抢救,首先根据事件发生的初步情况,对中毒事件可能对健康带来的危害进行快速评估,这些评估应该包括现场毒物种类、毒物的量以及其可能的毒性作用和可能带来的物理伤害;掌握可调动的各类救援力量,包括中毒急救专家、中毒应急救援队伍、物资和技术等,联系、安排救治医院进行紧急救治和转院救治,快速评估得出初步信息,对现场处理提出方案,迅速落实具体控制措施,严格按职责分工进行中毒事件的处置;酌情建立现场应急救援救治专业组:危险源控制组、伤员抢救组、食物中毒原因检测组;及时向指挥中心报告患者救治情况。提出保护社会公众身体健康的措施建议,做好患者心理援助。

(二)流行病学调查

现场流行病学调查步骤一般包括核实诊断、制定病例定义、病例搜索、个案调查、描述性流行病学分析、分析性流行病学研究等内容,具体调查步骤和顺序由调查组结合实际情况确定。

(三)应急检验检测

专业技术机构应当对引发食品安全事故的相关样品及时进行应急检验检测,提交科学的检验检测结果,为制定事故调查和应急处置方案等提供技术支撑。

三、现场紧急处理措施

(一)脱离中毒环境

迅速将中毒患者搬离中毒环境,免除毒物接触,注意保暖。如中毒患者发生呼吸、心脏停搏,立即进行心肺脑复苏抢救,详见上述。

(二)保持呼吸道通畅

检查中毒患者的口、鼻腔内有无分泌物、有无呼吸道阻塞、呼吸急促、急性肺水肿,如有及时清除呼吸道堵塞物,保持呼吸道通畅。必要时给予吸氧和人工呼吸,有条件者可采用呼吸器及急救用吸痰器,详见上述。

（三）催吐

对口服中毒者应尽快清除尚未消化吸收的毒物,通常采取刺激口咽部催吐法。如无其他辅助抢救条件,可先取牛奶或蛋清加水混合液 200ml 让患者服入,以达到短期限制胃内毒物的吸收,详见上述。

（四）快速体检和紧急处理

认真检查患者有无急性心力衰竭和呼吸衰竭等危及生命的症状,如有应立即给予心肺功能支持治疗;并检查患者头颅、胸腹部和四肢有无外伤、骨折等,如有应按照初级创伤救治原则进行处理,采取正确体位(仰卧、头侧位),并及时转运。

（五）转运中毒患者

当出现大批食物中毒患者经现场应急抢救后,应当立即将中毒患者及时转运至定点医院或附近医院进一步系统规范救治。详见大批食物中毒患者的医学应急抢救流程图(图 6-1)。

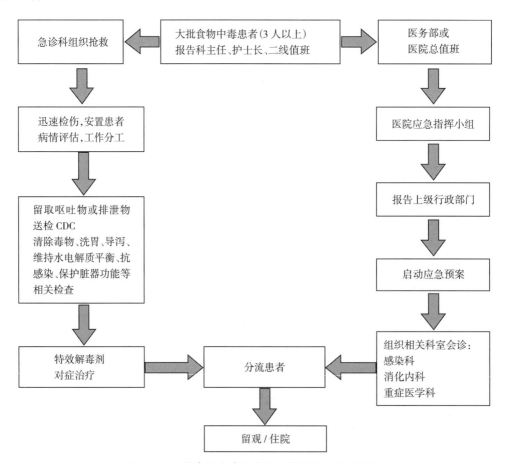

图 6-1　大批食物中毒患者的医学应急抢救流程图

四、食物中毒的分类医学应急救治

(一)细菌性食物中毒

常见的细菌性食物中毒有沙门氏菌食物中毒、葡萄球菌食物中毒、副溶血性弧菌食物中毒、蜡样芽孢杆菌食物中毒、志贺氏菌食物中毒、大肠埃希菌食物中毒、产气荚膜梭菌食物中毒、肉毒梭菌食物中毒等。

1. 细菌性食物中毒的医学应急救治原则。

(1)停止食用:立即停止食用可疑中毒食品。

(2)食品采样:及时采集可疑中毒食品以备检验。

(3)急救患者:必要时进行催吐、洗胃和导泻。

(4)对症支持治疗:脱水者,予口服或静脉补液。

(5)抗菌药物应用:根据细菌培养结果合理选用敏感抗菌药物。

2. 化学性食物中毒　常见的化学性食物中毒包括有机磷中毒、有机氯中毒、甲醇中毒、亚硝酸盐中毒、毒鼠强中毒、氨基甲酸酯类中毒、磷的无机化合物中毒等。针对化学性食物中毒应当采取的医学应急救治原则:

(1)迅速清除毒物:催吐、洗胃、导泻以减少毒物继续进入人体。

(2)使用特效解毒药:有机磷中毒可用胆碱酯酶复能剂如氯解磷定、碘解磷定以及抗胆碱能药阿托品;氨基甲酸酯类中毒的解毒治疗主要是用阿托品,但用量比有机磷中毒小,且忌用胆碱酯酶复能剂;亚硝酸盐中毒的解毒治疗可用亚甲蓝(美蓝);磷的无机化合物中毒时,禁用氯解磷定等胆碱酯酶复能剂进行解毒治疗。

(3)对症支持治疗:呼吸困难者应予吸氧,保持呼吸道通畅,必要时使用呼吸机辅助呼吸。注意纠正水、电解质失衡。有条件时,可进行血液透析治疗。

3. 真菌性食物中毒　常见中毒包括黄曲霉毒素中毒、黄变米中毒、灰变米中毒、赤霉毒素中毒、霉变苕渣粉中毒、霉变甘蔗中毒等。可将真菌毒素分为肝脏毒、肾脏毒、神经毒等,具有致畸、致突变、致癌性、生殖毒性、遗传毒性及免疫毒性等。真菌性食物中毒的医学应急救治原则:

(1)迅速清除毒物:催吐、洗胃、导泻促使中毒食物尽快排出体外,减少毒物继续被人体吸收。

(2)针对性解毒措施:根据中毒物性质针对性予以解毒,如果是吃了变质的鱼、虾、蟹等引起的食物中毒,可取食醋100ml,加水200ml,稀释后一次服下。若是误食了变质的饮料或防腐剂,最好的急救方法是用鲜牛奶或其他含蛋白质的饮料灌服。

(3)对症支持治疗:应尽快洗胃、导泻;维持心、肾功能稳定前提下积极补液、补充电解质,维持酸碱平衡;对于狂躁、惊厥、抽搐等重症,应给甘露醇等脱水剂及镇静剂,对于霉变甘蔗中毒,更应及早应用脱水剂治疗脑水肿,加强脑血液循环,对促进病症恢复和预防后遗症均有良好功效。用高压氧以提高霉变甘蔗中毒患儿的血氧含量,治疗重症脑水肿,效果甚好;

对食入未经杀死真菌的食物应给予抗真菌药物;可以应用抗生素预防感染。

4.动物性食物中毒　常见的动物性食物中毒包括河豚毒素中毒、雪卡毒素中毒、贝类中毒、鱼类引起的组胺中毒、盐酸克伦特罗(俗称瘦肉精)中毒和鱼胆中毒等。动物性食物中毒的医学应急救治原则:无特效解毒剂。立即停止食用中毒食品,主要以催吐、洗胃和导泻,及早排出体内毒物,同时对症支持治疗。抢救河豚毒素中毒患者,应及时建立人工气道,维持有效呼吸。对组胺中毒可给予抗组胺药物。盐酸克伦特罗中毒给予口服或静脉滴注β受体阻滞剂。详见河豚毒素中毒的医学应急救治流程图(图6-2)。

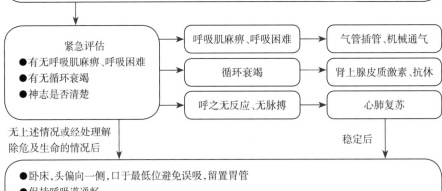

有进食河豚史,怀疑河豚毒素(tetrodotoxin,TTX)中毒。
●胃肠道症状:食后不久即有颜面潮红、头昏、头痛,恶心、呕吐、腹痛或腹泻等。
●神经麻痹症状:开始有口唇、舌尖、指端麻木;继而全身麻木、眼睑下垂、四肢无力行走不稳、共济失调,肌肉软瘫和腱反射消失。
●呼吸、循环衰竭症状:呼吸困难、急促表浅而不规则,紫绀,血压下降,瞳孔先缩小后散大或两侧不对称,言语障碍,昏迷,最后死于呼吸、循环衰竭。

紧急评估
●有无呼吸肌麻痹、呼吸困难
●有无循环衰竭
●神志是否清楚

呼吸肌麻痹、呼吸困难 → 气管插管、机械通气
循环衰竭 → 肾上腺皮质激素、抗休
呼之无反应、无脉搏 → 心肺复苏

无上述情况或经处理解除危及生命的情况后　　　　稳定后

●卧床,头偏向一侧,口于最低位避免误吸,留置胃管
●保持呼吸道通畅
●建立静脉通道
●监护心电、血压、脉搏和呼吸
●吸氧、保持血氧饱和度95%以上
●检查血常规、心电图
●如有条件进行血样或尿液TTX检测

●减少河豚毒素吸收:催吐(早期机械性催吐)、洗胃(先用2%碳酸氢钠溶液,继以清水,也可用1:5000高锰酸钾溶液或0.25%～0.5%药用碳混悬液)、导泻(20%甘露醇或大黄,活性炭)。
●促进毒素排泄:大量补液(4000～5000ml/24h)。
●减轻毒素反应:早期短程(1～3d)使用肾上腺皮质激素(10～20mg/d)。
●碱化血液:碳酸氢钠溶液(150～200ml)。
●特重中毒:配合采用紧急血液透析和血液灌流治疗;
轻度中毒:小剂量纳洛酮;
重度中毒:尤其是呼吸困难,甚至心跳呼吸骤停者持续大剂量使用纳洛酮
●半胱氨酸治疗。
●保护重要脏器功能,维持水电解质酸碱平衡,防治感染等。
●加强生命体征的监护。

图6-2　河豚毒素中毒的医学应急救治流程图

5. 植物性食物中毒 常见的植物性食物中毒包括毒蘑菇中毒、发芽马铃薯中毒、四季豆中毒、桐油中毒、豆浆中毒、含氰苷类植物中毒、白果中毒等。植物性食物中毒的医学应急救治原则:立即停止食用引起中毒的食品,并以催吐、洗胃和导泻,及早排出体内毒物,同时配合对症支持治疗。蘑菇中毒患者应常规予以留院治疗,并快速完成 HOPE6 初次评估和 TALK 再评估,期间根据需要咨询蘑菇分类专家,尽早识别致死性蘑菇中毒。详见蘑菇中毒的医学应急救治流程图(图 6-3)。

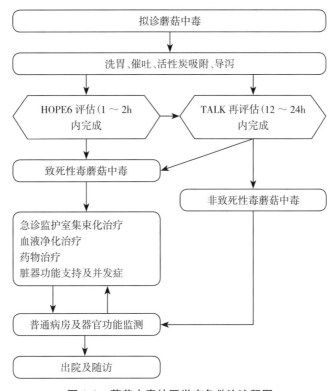

图 6-3 蘑菇中毒的医学应急救治流程图

(编者:葛宪民、农康、李丹亚、黄雪雁、庞丽、周建国、
覃玉珍、王凯华、朱晓玲、唐华民
审校:林勇军、梁佳佳、周吉、岑平、罗娜、李剑军、邓月琴、
王红宇、李忠学、罗柳红、李珊珊)

参考文献

[1] 耿文奎,葛宪民. 突发公共卫生事件监测预警及应急救援[M].北京:人民卫生出版社,
2008.

［2］菅向东,杨晓光,周启栋.中毒急危重症诊断治疗学［M］.北京:人民卫生出版社,2007.

［3］BUCARETCHI F,BORRASCA-FERNANDES CF,PRADO CC,et al. Near-fatal poisoning after ricin injection［J］. Clin Toxicol(Phila),2021,59(2):158-168.

［4］SCHICCHI A,SCARAVAGGI G,PETROLINI VM,et al. Poisoning related to therapeutic error in prolonged low-dose methotrexate treatment［J］. Br J Clin Pharmacol,2021,87(5):2385-2391.

［5］HENRETIG FM,CALELLO DP,BURNS MM,et al. Predictable,Preventable,and Deadly: Epidemic Carbon Monoxide Poisoning After Storms［J］. Am J Public Health,2018,108(10): 1320-1321.

［6］ZHANG S,ZHAO Y,LI H,et al. A Simple and High-Throughput Analysis of Amatoxins and Phallotoxins in Human Plasma,Serum and Urine Using UPLC-MS/MS Combined with PRiME HLB μElution Platform［J］. Toxins(Basel),2016,8(5):128

［7］LI H,XIE J,SUN C,et al.Amanitasubpal lidorosea anewlethal fungus from China［J］. Mycological Progress,2015,14(6).

［8］HOLLAND MG,CAWTHON D.Personal protective equipment and decontamination of adults and children［J］.Emerg Med Clin North Am,2015,33(1):51-68.

［9］KING AM,AARON CK. Organophosphate and carbamate poisoning［J］.Emerg Med Clin North Am,2015,33(1):133-151.

［10］MOWRY JB,SPYKER DA,CANTILENA LR JR,et al. 2013 Annual Report of the American Association of Poison Control Centers' National Poison Data System(NPDS):31st Annual Report［J］. Clin Toxicol(Phila),2014,52(10):1032-1283.

［11］COOPER WJ. Responding to crisis:the West Virginia chemical spill［J］. Environ Sci Technol,2014,48(6):3095.

［12］ABARA W,WILSON S,VENA J,et al. Engaging a chemical disaster community:lessons from Graniteville［J］. Int J Environ Res Public Health,2014,11(6):5684-5697.

［13］THOMPSON TM,THEOBALD J,LU J,et al. The general approach to the poisoned patient［J］. Dis Mon,2014,60(11):509-524.

［14］SHI S,CAO J,FENG L,et al. Construction of a technique plan repository and evaluation system based on AHP group decision-making for emergency treatment and disposal in chemical pollution accidents［J］. J Hazard Mater,2014,276:200-206.

［15］SCHEEPERS PT,VAN BREDERODE NE,BOS PM,et al. Human biological monitoring for exposure assessment in response to an incident involving hazardous materials［J］.Toxicol Lett,2014,231(3):295-305.

［16］PE A-FERNÁNDEZ A,WYKE S,BROOKE N,et al. Factors influencing recovery and restoration following a chemical incident［J］. Environ Int,2014,72:98-108.

［17］陈香美,丁小强,刘伏友,等.血液净化标准操作规程(2010版)［J］.北京:人民军医出版社,2010.

[18] 刘景艳.急性百草枯中毒预后相关因素[J].中国工业医学杂,2021,34(1):48-50.

[19] 刘梦阳,朱映璇,刘悦,等.2010至2017年北京市急救中毒事件的流行病学分析[J].首都医科大学学报,2021,42(2):257-261.

[20] 潘子杰,邢通,赵祎,等.智能眼镜在大规模伤亡事件检伤分类中的应用进展[J].中华危重症急救医学,2021,33(2):244-248.

[21] 岳琳娜,向平,宋粉云,等.生物检材中常见除草剂的分析方法及研究进展[J].法医学杂志,2021,37(2):248-255.

[22] 何庆,黄煜.2020AHA心肺复苏指南解读(二)—成人基础和高级生命支持(上)[J].心血管病学进展,2020,41(12):1333-1337.

[23] 何庆,黄煜.2020AHA心肺复苏指南解读(三)—成人基础和高级生命支持(中)[J].心血管病学进展,2020,41(12):1338-1344.

[24] 佘剑雄,陆国玉,陶言言.乌司他丁联合血液灌流治疗急性百草枯中毒所致肾损伤的效果和预后[J].华中科技大学学报(医学版),2019,48(6):714-718.

[25] 菅向东.我国中毒救治专业的回顾、发展与展望[J].医学综述,2019,25(17):3329-3332.

[26] 于光彩,菅向东.口服有机磷混配农药中毒的临床诊断与救治策略[J].中华卫生应急电子杂志,2019(4):202-206.

[27] 孙承业.毒物危害及应对体系建设[C].2018全国中毒救治首都论坛—暨第十届全国中毒及危重症救治学术研讨会论文集,2018:12-18.

[28] 李奇林.急性重度中毒救治专家共识关注点[C].2018全国中毒救治首都论坛—暨第十届全国中毒及危重症救治学术研讨会论文集,2018:122-126.

[29] 邓跃林.中毒救治的新思路——全血置换[C].2018全国中毒救治首都论坛—暨第十届全国中毒及危重症救治学术研讨会论文集,2018.

[30] 高贤,杨垠红.环境潜伏性毒物侵权的因果关系研究[D].福建师范大学,2016.

[31] 郎楠,周静,孙承业,等.2006至2016年全国急性职业中毒事件分析[J].中华劳动卫生职业病杂志,2017,(11),829-831.

[32] 袁媛,周静,孙承业,等.2004—2014年突发中毒事件毒物谱分析[J].中国工业医学杂志,2016(3):182-186.

[33] 孟庆义,邱泽武,王立祥.突发中毒事件应急医学救援中国专家共识2015[J].中华卫生应急电子杂志,2016,2(2):77-83.

[34] 蒋绍锋,张宏顺,孙承业,等.2008—2014年急性农药中毒咨询病例分析[J].中国工业医学杂志,2015(02):102-104.

[35] 周静,袁媛,孙承业,等.2004—2013年全国有毒动植物中毒事件分析[J].疾病监测,2015(05):63-67.

[36] 孟庆义,邱泽武.2014年我国中毒临床救治热点回顾[J].临床误诊误治,2014,27(10):7-9.

[37] 张重阳,孟庆义,邱泽武.2014年中国海蜇蜇伤救治专家共识[J].临床误诊误治,

2014,27(10):1-5.

[38] 陈春玲,孙晓莉,王淑艳,等.强酸中毒和强碱中毒的急救护理[J].世界最新医学信息文摘,2014,14(4):267,274.

[39] 国家卫生健康委员会.国家卫生行业标准(WS/T 680—2020)突发中毒事件卫生应急处置人员防护导则[S],2020-06-10.

[40] 蒋小平,王友水.食品安全事故应急处置[M].北京:人民卫生出版社,2020.

[41] 中国法制出版.中华人民共和国食品安全法[S].北京:中国法制出版社,2020.

[42] 赵川,王生平.食品安全事故流行病调查[M].石家庄:河北人民出版社,2014.

[43] 梁万年,王声湧,田军章.应急医学[M].北京:人民卫生出版社,2012.

[44] 李兰娟,任红.传染病学[M].8版.北京:人民卫生出版社,2013.

[45] 中国农业出版社编.国家重大食品安全事故应急预案[S].北京:中国农业出版社,2007.

[46] 文德苏.食品安全风险监测系统的设计与实现[S].吉林大学,2016.

[47] 李明云.食品安全事件的应急管理机制研究[S].南京航空航天大学,2014.

[48] 卢中秋,洪广亮,孙承业,等.中国蘑菇中毒诊治临床专家共识[J].中华急诊医学杂志,2019(8):935-943.

[49] 李娟,廖申权,赵爽等.重要食源性寄生虫流行新特点及防控策略[J].广东农业科学,2021,48(3):123-132.

[50] 何伟.我国食品安全现状及对策[J].食品安全导刊,2017,(9):29-36.

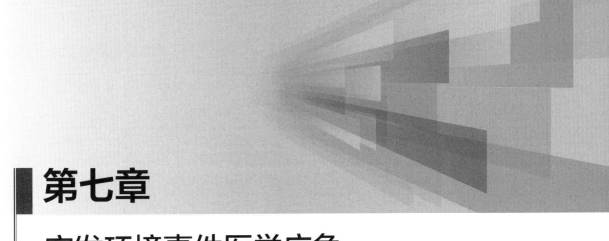

第七章

突发环境事件医学应急

突发环境污染事件是指在社会生产和人民生活中所使用的化学品、易燃易爆危险品、放射性物品,在生产、运输、储存、使用和处置等环节中,由于操作不当、交通肇事或人为破坏而造成的爆炸、泄漏,从而造成环境污染和人民群众健康危害的恶性事故。突发环境污染事件包括重点流域、敏感水域水环境污染事件,重点城市光化学烟雾污染事件,危险化学品、废弃化学品污染事件,海上石油勘探开发溢油事件,突发船舶污染事件等。

第一节　概述

突发环境事件属于突发公共事件的事故灾难类,其本质是人类活动引发的环境风险向现实转化。

一、基本概念

(一)环境

环境(environment)是指以人为主体的外部世界,是地球表面的物质和现象与人类发生相互作用的各种自然及社会要素构成的统一体,是人类生存发展的物质基础,也是与人类健康密切相关的重要条件。

(二)突发环境事件

突发环境事件是指由于污染物排放或自然灾害、生产安全事故等因素,导致污染物或放射性物质等有毒有害物质进入大气、水体、土壤等环境介质,突然造成或可能造成环境质量下降,危及公众身体健康和财产安全,或造成生态环境破坏,或造成重大社会影响,需要采取紧急措施予以应对的事件,主要包括大气污染、水体污染、土壤污染等突发性环境污染事件、生物物种安全环境事件和辐射环境事件。

(三)突发环境事件医学应急

突发环境事件医学应急是指在突发环境事件发生前或出现后,采取相应的监测、预测、预警、储备等应急准备,以及现场处置等措施,及时对产生突发环境事件的可能因素进行预防和对已出现的突发环境事件进行控制。

二、突发环境事件分类

(一)突发环境污染事件

突发环境污染事件不同于一般的环境污染,它主要有以下几个基本特征:

1. 发生时间的突然性　与一般环境污染的常量、固定、规律性的排放方式和途径相比,突发环境污染事件没有固定的排放方式和途径,其事件的发生非常突然、多在瞬间发生,常常出乎人们的预料。由于突然而至、来势迅猛,人们对此始料未及,缺乏防御,往往造成现场人员及周围群众重大伤亡。

2. 污染范围的不确定性　通常造成突发环境污染事件的原因、规模及污染物种类等具有很大的未知性,因此其对大气、水、土壤等造成的污染范围有很大的不确定性。

3. 负面影响的多重性　突发环境污染事件一旦发生,将对社会安定、经济发展、生态环境、人群健康产生诸多影响,且事件级别越高,危害越严重,恢复重建越困难。

4. 健康危害的复杂性　由于自然、人为、社会等因素的交叉作用,突发环境污染事性的性质、规模、发展趋势不同,因此其造成的健康危害具有复杂性。

(二)生物物种安全事件

生物物种安全环境事件主要是指生物物种受到不当采集、猎杀、走私、非法携带出入境或合作交换、工程建设危害以及外来入侵物种对生物多样性造成损失和对生态环境造成威胁和危害事件。

(三)辐射污染事件

生产、使用、储存、运输放射性物质(包括放射性核素、放射源、辐射装置、放射性废物)过程中,操作不当而造成核辐射危害的污染事故。

三、突发环境事件分级

(一)特别重大突发环境事件

凡符合下列情形之一的,为特别重大突发环境事件:

1. 因环境污染直接导致30人以上死亡或100人以上中毒或重伤的。
2. 因环境污染疏散、转移人员5万人以上的。
3. 因环境污染造成直接经济损失1亿元以上的。
4. 因环境污染造成区域生态功能丧失或该区域国家重点保护物种灭绝的。
5. 因环境污染造成设区的市级以上城市集中式饮用水水源地取水中断的。
6. Ⅰ、Ⅱ类放射源丢失、被盗、失控并造成大范围严重辐射污染后果的;放射性核素和射线装置失控导致3人以上急性死亡的;放射性物质泄漏,造成大范围辐射污染后果的。
7. 造成重大跨国境影响的境内突发环境事件。

(二)重大突发环境事件

凡符合下列情形之一的,为重大突发环境事件:

1. 因环境污染直接导致10人以上30人以下死亡或50人以上100人以下中毒或重伤的。
2. 因环境污染疏散、转移人员1万人以上5万人以下的。
3. 因环境污染造成直接经济损失2000万元以上1亿元以下的。
4. 因环境污染造成区域生态功能部分丧失或该区域国家重点保护野生动植物种群大批死亡的。
5. 因环境污染造成县级城市集中式饮用水水源地取水中断的。
6. Ⅰ、Ⅱ类放射源丢失、被盗的;放射性核素和射线装置失控导致3人以下急性死亡或者10人以上急性重度放射病、局部器官残疾的;放射性物质泄漏,造成较大范围辐射污染后果的。
7. 造成跨省级行政区域影响的突发环境事件。

(三)较大突发环境事件

凡符合下列情形之一的,为较大突发环境事件:

1. 因环境污染直接导致3人以上10人以下死亡或10人以上50人以下中毒或重伤的。
2. 因环境污染疏散、转移人员5000人以上1万人以下的。
3. 因环境污染造成直接经济损失500万元以上2000万元以下的。
4. 因环境污染造成国家重点保护的动植物物种受到破坏的。
5. 因环境污染造成乡镇集中式饮用水水源地取水中断的。
6. Ⅲ类放射源丢失、被盗的;放射性核素和射线装置失控导致10人以下急性重度放射病、局部器官残疾的;放射性物质泄漏,造成小范围辐射污染后果的。

7.造成跨设区的市级行政区域影响的突发环境事件。

(四)一般突发环境事件

凡符合下列情形之一的,为一般突发环境事件:

1.因环境污染直接导致3人以下死亡或10人以下中毒或重伤的。

2.因环境污染疏散、转移人员5000人以下的。

3.因环境污染造成直接经济损失500万元以下的。

4.因环境污染造成跨县级行政区域纠纷,引起一般性群体影响的。

5.Ⅳ、Ⅴ类放射源丢失、被盗的;放射性核素和射线装置失控导致人员受到超过年剂量限值的照射的;放射性物质泄漏,造成厂区内或设施内局部辐射污染后果的;铀矿冶、伴生矿超标排放,造成环境辐射污染后果的。

6.对环境造成一定影响,尚未达到较大突发环境事件级别的。

注:上述分级标准有关数量的表述中,"以上"含本数,"以下"不含本数。

四、突发环境事件对社会安定和经济发展的影响

(一)突发环境事件对社会安定的影响

任何一个国家和地区,在突发环境污染事件发生后,可不同程度地影响社会和谐与稳定。亲人伤亡、房屋及生活用品等财产损失,将对一个家庭结构和功能产生巨大的影响,并且进一步加大了医疗救助、人身保险、社会保障等行业部门的工作量。由于大量人群的紧急疏散,导致交通拥堵,很容易造成交通肇事频发。此外,由于人们在对突发环境事件发生的原因、严重性、波及范围不了解的情况下,可能会听信某些不实传言,从而加重人群恐慌,甚至酿成过激行为。商店、医院、学校、银行、旅店、餐饮等公共服务设施功能的丧失,可加重居民生活困难。混乱之际,少数不法之徒乘机作案,例如偷盗、抢劫、纵火、故意伤害等,可使治安刑事案件增多。

总之,突发环境事件可引发整个社会环境在一段时间内,处于混乱、无秩序和动荡的状态。此种状态持续时间的长短,取决于突发环境污染事件的破坏程度、波及范围、紧急应对能力以及灾后重建、恢复的速度。

(二)突发环境事件对经济发展的影响

突发环境事件不论规模大小,势必对家庭、单位和地区经济发展造成不同程度的影响,较大的环境突发事件可影响整个国家甚至周边地区的经济可持续发展。

大量建筑物及公共设施的损毁,其灾后重建需要投入巨额资金。人员群死群伤的救治,可消耗大量的医疗卫生资源。伤亡人数的增加、劳动力的减少,将直接影响着生产力的发展和经济的复苏。森林、绿地、农田、水域的严重污染,可使农业、林业、渔业、畜牧业减产。

事故发生后的相当长一段时间内,其贸易、旅游、餐饮、旅店、娱乐、运输等行业将受到不

同程度的影响,严重者可引发经济危机。

当地生态环境的恶化,将会在相当长的一段时间后才会恢复,间接加大了经济损失。发生在20世纪80年代的苏联切尔诺贝利核电站爆炸事件,其直接、间接经济损失高达120亿美元。2015年8月12日,发生在天津滨海新区集装箱码头危险品仓库特别重大火灾爆炸案,粗略计算直接经济损失高达68.66亿元。

随着我国突发事件应急体系的日益完善,突发环境污染事件呈下降趋势,但重大突发环境污染事件仍时有发生。2010—2017年国内12起重大突发环境污染事件(表7-1)。

表7-1　2010—2017年国内突发重大环境污染事件

地点	时间	事件危害情况
福建省上杭县	2010年7月	紫金山金铜矿污水突然泄漏,造成汀江养殖鱼类大量死亡,直接损失近2亿元,当地生态环境遭到严重破坏
辽宁省大连海域	2010年7月	新港码头某公司储油罐输油管发生起火爆炸,1500吨原油泄漏,溢油范围183km²,重污染面积50km²
广东省信宜市	2010年9月	锡矿高旗岭尾矿库溃坝,22人死亡,房屋全倒523户,受损户815户。下游流域范围内交通、水利等公共基础设施以及农田、农作物等严重损毁
云南省曲靖市	2011年4月	陆良和平科技有限公司140余车工业铬渣被非法倾倒,致使当地水库铬超标2000倍;对当地养殖业、渔业造成极大经济损失
山东省蓬莱海域	2011年6月	中海油康菲石油公司蓬莱19-3油田C平台C20井,在钻井作业中发生井涌事故,使海域劣四类海水面积达840km²,海水石油平均浓度超过历史背景值40.5倍
广西河池市	2012年1月	河池市金城江区鸿泉立德粉材料厂违法排放含镉工业污水,龙江河水中镉含量约20吨,污染段长达约300km,300多万市民饮用水污染,133万尾鱼苗、4万kg成鱼死亡
山东省青岛海域	2013年11月	中海化输油储运公司输油管线破裂,1000m²路面被原油污染,海面过油面积约3000m²,起火爆炸造成63人遇难,136人因伤病住院
湖北省建始县	2014年8月	磺厂坪矿业有限公司选矿废水未经处理,直接排放至自然洼地,地下水水系进入巫山县千丈岩水库,造成5万人饮用水受到污染
天津市滨海新区	2015年8月	瑞海公司危险品仓库特别重大火灾爆炸事故,两次爆炸强度分别相当于3吨、21吨TNT,共造成165人死亡、8人失联、798人住院,直接经济损失68.66亿
甘肃省西和县	2015年11月	陇星锑业有限责任公司选矿厂尾矿库溢流井破裂,大量尾矿浆泄漏,太石河23km、西汉水125km、嘉陵江约196km河段锑浓度严重超标

续表

地点	时间	事件危害情况
江西省新余市	2016 年 4 月	仙女湖泉塘附近水域发现有死鱼现象。从仙女湖取水的新余市第三水厂水源地的镉浓度超标 2.6 倍,涉事企业为宜春市东安实业有限公司
四川省广元市	2017 年 5 月	嘉陵江广元段铊污染事件,陕西省宁强县汉中锌业铜矿排污至嘉陵江四川广元段铊污染,西湾水厂饮用水水源地水质铊浓度超标 4.6 倍

第二节　突发环境事件的污染物种类及健康危害

突发环境事件的污染物种类繁多、性质各异,产生的有害作用机制十分复杂,可对机体造成多种危害。

一、污染物种类

按环境要素可分为大气污染物、水体污染物和土壤污染物。

按污染物的形态可分为气态污染物、液态污染物和固体污染物。

按污染物的性质可分为化学污染物、物理污染物和生物污染物。不同突发环境污染事件,按污染物性质分类(表 7-2)。

表 7-2　突发环境事件污染物的分类

类别	事件时间	事件名称	污染物
放射性污染	1986 年	苏联切尔诺贝利事件	"铯""碘"等放射性物质
	2011 年	日本福岛事件	"铯""锶"
化学性污染	1984 年	印度博帕尔事件	异氰酸甲酯
	2003 年	重庆开县井喷事件	硫化氢
	2012 年	镇江水污染	苯酚
	2017 年	嘉陵江水污染	铊
生物性污染	1988 年	上海毛蚶事件	甲肝病毒
	2007 年	无锡蓝藻事件	氮、磷

注:同一突发事件中可能存在不同性质的污染物。

二、突发环境事件的健康危害

(一)急性危害

突发环境污染事件可引起急性中毒、刺激作用,导致健康损害或死亡,甚至造成群死群伤。主要由刺激性气体、窒息性气体、其他有毒化学品及放射源等引起。

1. 急性刺激作用　刺激性气体对事故现场人员和周围群众产生较强的急性刺激作用,例如氯气、氟化氢、氨气、氮氧化物、二氧化硫等。轻者可引起接触皮肤、眼和上呼吸道刺激症状,主要表现为流泪、咽痛、声音嘶哑、咳嗽、咳痰等,眼结膜、鼻黏膜、咽部充血水肿,严重者可出现皮肤灼伤、角膜腐蚀脱落、呼吸衰竭和肺水肿等。呼吸道受刺激后出现的呼吸抑制,是造成窒息死亡的重要原因。氯、氨、二氧化硫、三氧化硫等水溶性大,遇到湿润部位易引起损害作用。如吸入这些气体后,在上呼吸道黏膜溶解,直接刺激黏膜,引起上呼吸道黏膜充血、水肿和分泌增加,产生化学性炎症反应,出现流涕、喉痒、呛咳等症状。氮氧化物、光气等水溶性小,它们通过上呼吸道黏膜时,很少引起水解作用,故黏膜刺激作用轻微;但可继续深入支气管和肺泡,逐渐与黏膜上的水分起作用,对肺组织产生较强的刺激和腐蚀作用,严重时出现肺水肿。

2. 中毒或死亡　环境污染物造成事故现场人员和周围群众集体性中毒或死亡,例如氰化氢、硫化氢、二氧化硫、甲基异氰酸酯、氨气、光气、甲烷、乙烷、苯类化合物、一氧化碳(CO)、酚类、醛类等。其中氰化氢是窒息性有毒气体中毒性最强的、作用速度最快的,常可导致"电击样"死亡。CO毒性大,它与人体血红蛋白的亲和力大于氧与人体血红蛋白的亲和力的250~300倍。人体吸入含CO的空气后,CO很快与血红蛋白结合而大大降低血红蛋白吸收氧的能力,使人体各部分组织和细胞产生缺氧,引起窒息和血液中毒,严重时造成死亡。当空气中CO浓度达0.4%时,人在很短时间内就会失去知觉,若抢救不及时就会中毒死亡。

1984年的印度博帕尔毒气泄漏案使30吨的剧毒物质异氰酸甲酯释放到空气中,很快就笼罩了25km²的地区,造成了2.5万人直接致死,55万人间接致死,另外有20多万人永久残疾的人间惨剧。

3. 急性放射病　是指机体在短时间内(几秒至几日)一次或多次受到大剂量的照射而引起的急性全身性损伤。主要发生于核事故和放射事故等情况下。外照射引起的急性放射病根据其临床特点和基本病理改变,分为骨髓型、肠型和脑型三种类型。根据受照剂量的大小和病情轻重,可分成四度:轻度、中度、重度和极重度。各型急性放射病的初期反应和受照剂量(表7-3)。

(二)慢性危害

突发环境污染事件经妥善的应急处理后,大多数有害的化学品的毒性可以在短期内被减弱甚至消除,达到对人体及环境无害的程度。对于那些具有慢性毒作用、环境中降解很慢的持久性污染物,则可对人群产生慢性危害和远期效应,如引发恶性肿瘤、致畸、致突变等慢性毒作用。

表 7-3 急性放射病的初期反应和受照剂量

分型(度)		初期反应	受照剂量 /Gy
骨髓型(以骨髓造血组织损伤为基本病变)	轻度	乏力、不适、食欲减退	1～2
	中度	头昏、乏力、食欲减退、呕心、呕吐、白细胞计数短暂上升后下降	2～4
	重度	多次呕吐、可有腹泻、白细胞计数明显下降	4～6
	极重度	多次呕吐和腹泻、休克、白细胞计数急剧下降	6～10
肠型(以胃肠道损伤为基本病变)		频繁呕吐和腹泻、腹痛、休克、血红蛋白升高	10～50
脑型(以脑组织损伤为基本病变)		频繁呕吐和腹泻、休克、共济失调、肌张力增强、震颤、抽搐、昏睡、定向和判断力减弱	>50

某些有害的化学品及放射性物质,由于污染程度大,缺少相应的净化手段,对人体及环境的危害可持续存在相当长一段时间,此类物质大多属于有较强蓄积作用的持久性环境污染物,例如重金属汞、镉、铊、铅、砷等,及某些放射性核素,如镭、钴、镍、铯等。这些环境污染物在自然环境中需要几年、几十年甚至更长时间才会被完全降解,而且能进入生物链中,可表现出较强的生物富集作用。因此,暴露这些物质的人群的健康效应多以慢性、潜在危害为主要表现。

1986 年 4 月 26 日,苏联切尔诺贝利核电站 4 号反应堆发生爆炸,事故导致 31 人当场死亡,上万人由于放射性物质远期影响而致命或重病,至今仍有被放射线影响而导致畸形胎儿的出生。核泄漏事故后产生的放射污染相当于日本广岛原子弹爆炸产生的放射污染的 100 倍。

(三)心理危害

突发环境事件不仅会对居民的身体造成如中毒、死亡或残疾等伤害,而且也会对受污染的地区及其周边的居民的心理造成不同程度的影响。

对于受灾群众,面对突如其来的灾难,自然会产生麻木、无助、愤怒、身体不适等应激反应。在应激反应之外,安全感的丧失不可忽视,个别严重者由于长时间暴露于室外寒冷的广场,或等候在拥挤嘈杂、不够安全的临时避难场所,消耗了大量的体力,造成精神的崩溃,严重者甚至产生急性心理反应,常被诊断为创伤后应激障碍(PTSD)。

在突发环境事件应急处理过程中,参与抢救的技术人员也会出现心理问题的干扰:一是灾害场景,特别是大量伤亡的刺激;二是参与救援人员自身安全的威胁;三是过度疲劳,由于要进行连续作战,生理、心理的消耗和透支严重,这将加重救援人员的心理压力,削弱耐受力,加重心理损伤的程度,严重者也会出现 PTSD 的症状。此外,可由于心理刺激导致某些原发性心身疾病加重或恶化,如精神病、原发性高血压、冠状动脉硬化性心脏病,甲状腺功能亢进、糖尿病、消化性溃疡病、免疫系统疾病、恶性肿瘤等。

第三节　突发环境事件的监测与信息管理

突发环境污染事件具有很强的不确定性,会在瞬间或短时间内排出大量污染物。为了及时、妥善地处置发生的突发环境污染事件,必须加强突发环境污染事件应急监测和报告,并就突发性环境事件的风险程度进行快速、准确地评估,确定风险等级,为风险应对和事件应急处置提供支持。

一、监测

(一)日常监测

1.**监测主体及职责分工**　各级环境保护主管部门及其他有关部门负责对可能导致突发环境事件的风险信息加强收集、分析和研判。应急管理部、交通运输部、公安部、住房和城乡建设、水利部、农业农村部、卫生健康委、气象局等部门按照职责分工,应当及时将可能导致突发环境事件的信息通报同级环境保护主管部门。

企业事业单位和其他生产经营者应当落实环境安全主体责任,定期排查环境安全隐患,开展环境风险评估,健全风险防控措施。

2.**监测内容**

(1)对空气、地表水、地下水、土壤及固体废弃物的监测和调查工作,客观地评价其质量状况,科学分析污染原因。

(2)对噪声等污染因素的监测和调查工作,掌握其自然本底水平,调查污染原因,研究防治对策。

(3)收集、汇总、分析本地区排污单位的污染物排放浓度和总量,并对各申报单位的排放源进行监督性监测。

(4)完成环境污染事故的应急监测,环境污染纠纷仲裁监测。

3.**突发环境事件相关的健康监测**　卫生健康行政部门运用环境卫生学以及其他相关学科的理论和技术,开展生活环境因素对人群健康影响的调查研究,掌握辖区内环境因素的卫生特征和人群的健康状况。开展的监测工作主要包括:

(1)对辖区内市政供水、自建设施供水、二次供水及农村集中式供水水厂开展饮用水卫生监测工作。

(2)收集整理辖区内生命统计资料和其他环境、社会资料。结合本地区特点,开展生活环境对人群健康效应的监测和调研工作。

(3)对农村供水、粪便无害化处理工作进行技术指导和卫生学评价。

(4)开展环境污染事件人群健康影响调查和评估工作。

(二)应急监测

突发环境事件应急监测是指在环境应急情况下,为发现和查明环境污染情况和污染范围而进行的环境监测,包括定点监测和动态监测。

1.应急监测的基本原则

(1)监测要快:当发生突发环境事件时,要及时进行监测,迅速查明污染物的种类、污染程度和范围以及污染发展趋势。首先可采取便携式的仪器设备进行定性、半定量的监测,然后进行定量或标准方法的监测。

(2)监测数据要准:监测数据准确与否直接关系到处置方案的制定。在突发环境应急监测过程中,既要快速地进行监测,又必须保证监测数据的准确性,以便为决策部门控制污染提供可靠依据。

(3)监测项目要全:在开展应急监测的过程中,对环境质量指标的监测项目要全,对于可能与事故发生有关的单位所排放污染物更要全面监测。

(4)监测要求要严:要严格按照应急监测采样点的布设原则和方法,按照现场监测分析要求开展监测工作,同时做好个人防护工作,保证监测工作规范、有序进行。

2.应急监测主体及职责

(1)应急监测主体:生态环境部牵头,住房和城乡建设部、水利部、农业农村部、气象局、自然资源部、总参作战部、总后基建营房部等参加。

(2)主要职责:根据突发环境事件的污染物种类、性质以及当地气象、自然、社会环境状况等,明确相应的应急监测方案及监测方法;确定污染物扩散范围,明确监测的布点和频次,做好大气、水体、土壤等应急监测,为突发环境事件应急决策提供依据;协调军队力量参与应急监测。

3.卫生应急监测的主要内容和任务　运用环境流行病学的原理和方法,制订调查计划和方案,对突发事件累及人群的发病情况、分布特点进行调查分析,评估环境污染物对人体健康的影响。根据流行病学调查方案规范采集样本,进行实验室检测,查找事件发生原因。

二、信息报告与通报

(一)部门职责

1.环境污染事件、生物物种安全事件、辐射事件信息接收、报告、处理、统计分析由生态环境部门负责。

2.海上石油勘探开发溢油事件信息接收、报告、处理、统计分析由海洋部门负责。

3.海上船舶、港口污染事件信息接收、报告、处理、统计分析由交通部门负责。

(二)突发环境事件的信息报告与通报

突发环境事件发生后,涉事企业事业单位或其他生产经营者必须采取应对措施,并立即向当地环境保护主管部门和相关部门报告,同时通报可能受到污染危害的单位和居民。因生产安全事故导致突发环境事件的,安全监管等有关部门应当及时通报同级环境保护主管部门。

环境保护主管部门通过互联网信息监测、环境污染举报热线等多种渠道,加强对突发环境事件的信息收集,及时掌握突发环境事件发生情况。

突发环境事件已经或者可能涉及相邻行政区域的,事发地人民政府或环境保护主管部门应当及时通报相邻行政区域同级人民政府或环境保护主管部门。地方各级人民政府及其环境保护主管部门应当按照有关规定逐级上报,必要时可越级上报。

接到已经发生或者可能发生跨省级行政区域突发环境事件信息时,生态环境部要及时通报相关省级环境保护主管部门。

对以下突发环境事件信息,省级人民政府和生态环境部应当立即向国务院报告:

1. 初判为特别重大或重大突发环境事件。

2. 可能或已引发大规模群体性事件的突发环境事件。

3. 可能造成国际影响的境内突发环境事件。

4. 境外因素导致或可能导致我境内突发环境事件。

5. 省级人民政府和生态环境部认为有必要报告的其他突发环境事件。

(三)报告时限和程序

1. 突发环境污染事件的责任单位、责任人以及负有监管责任的上级主管单位,在突发环境事件发生后 1 小时内,应向所在地县级以上人民政府报告,同时向上一级相关专业主管部门报告,并立即组织进行现场调查。紧急情况下,可以越级上报。

2. 负责确认环境事件的单位,在确认重大(Ⅱ级)环境事件后,应在 1 小时内向"省级相关专业主管部门"报告,特别重大(Ⅰ级)环境事件立即向"国务院相关专业主管部门"报告,并通报其他相关部门。

3. 地方各级人民政府应当在接到报告后 1 小时内,向上一级人民政府报告;省级人民政府在接到报告后 1 小时内,向国务院及国务院有关部门报告。

4. 国务院有关部门在接到重大(Ⅱ级)、特别重大(Ⅰ级)突发环境污染事件报告后,应立即向国务院办公厅或主要领导报告。

突发环境事件处置过程中事件级别发生变化的,应当按照变化后的级别报告信息。

发生下列一时无法判明等级的突发环境事件,事件发生地设区的市级或者县级人民政府环境保护主管部门应当按照重大(Ⅱ级)或者特别重大(Ⅰ级)突发环境事件的报告程序上报:

(1)对饮用水水源保护区造成或者可能造成影响的。

(2)涉及居民聚居区、学校、医院等敏感区域和敏感人群的。

（3）涉及重金属或者类金属污染的。

（4）有可能产生跨省或者跨国影响的。

（5）因环境污染引发群体性事件，或者社会影响较大的。

（6）地方人民政府环境保护主管部门认为有必要报告的其他突发环境事件。

（四）报告方式和内容

突发环境事件的报告分为初报、续报和处理结果报告三类。

1. 初报　在发现突发环境事件后起 1 小时内上报。用电话进行初报，主要内容包括突发环境事件的发生时间、地点、信息来源、事件起因和性质、基本过程、主要污染物和数量、监测数据、人员受害情况、饮用水水源地等环境敏感点受影响情况、事件发展趋势、处置情况、拟采取的措施以及下一步工作建议等初步情况，并提供可能受到突发环境事件影响的环境敏感点的分布示意图。

2. 续报　在查清有关基本情况、事件发展情况后随时上报。续报应当在初报的基础上，报告有关处置进展情况。续报可通过网络或书面报告，主要内容包括：有关确切数据、事件发生的原因、过程、进展情况以及采取的应急措施等基本情况。

3. 处理结果报告　在突发环境事件处理完毕后立即上报。处理结果报告采用书面形式，报告处理事件的措施、过程和结果、事件潜在或者间接危害、社会影响、遗留问题、参加处理工作的有关部门和工作内容，出具有关危害与损失的证明文件等详细情况。

三、医疗卫生救援相关信息的报告与通报

突发环境事件所导致的人员伤亡、健康危害的医疗卫生救援工作，按照《国家突发公共事件医疗卫生救援应急预案》执行。

医疗急救中心（站）和其他医疗机构接到突发环境事件的报告或通报后，在迅速开展应急医疗卫生救援工作的同时，立即将人员伤亡、抢救等情况报告现场医疗卫生救援指挥部或当地卫生行政部门。

现场医疗卫生救援指挥部、承担医疗卫生救援任务的医疗机构要每日向上级卫生行政部门报告伤病员情况、医疗救治进展等，重要情况要随时报告。有关卫生健康行政部门要及时向本级人民政府和突发环境事件应急指挥机构报告有关情况。各级卫生健康行政部门要认真做好突发公共事件医疗卫生救援信息发布工作。

第四节　突发环境事件的现场调查与预警和风险评估

突发环境污染事件具有很强的不确定性，会在瞬间或短时间内排出大量污染物。为了及时、妥善地处置发生的突发环境污染事件，必须加强突发环境污染事件的预警和现场调查，并就突发性环境事件的风险程度进行快速、准确地评估，确定风险等级，为风险应对和事

件应急处置提供支持。

一、现场调查

(一)事件核实

在无法确定的环境污染物情况下,需查明污染源、污染物、查明病因并核实诊断。

1. 查阅门诊或住院病历的各种记录并对接诊医生进行询问　根据报告、举报或投诉来源,调查人员要到患者就诊医院,查阅急诊或住院的日志或病历的各种记录,并对接诊医生进行询问,以了解患者的临床表现;到医院临床检验室了解患者的各种临床样本的检验结果。

2. 对已发现或已掌握的患者进行初步调查　初步了解患者的既往史、病史和发病前的暴露史,估计发病的潜伏期。根据不同的潜伏期,作出相关污染物中毒的病因假设,在进行调查时可选择已被确认可引起所调查疾病的污染物进行询问调查,同时也应注意了解饮水史、旅游或户外活动史,以及其他暴露史,如动物接触史等,以排除或确定其他可能的传播途径或传播方式。

(二)现场调查

1. 统一调查思路　在正式调查之前,调查负责人要召集全体调查人员对事件进行初步讨论,形成调查思路。对调查人员进行工作分工、规定工作职责,对个案调查登记表进行设计并就其中的重要询问内容以及其他注意事项进行强调,对样品采集种类和检验项目进行确定。

2. 调查内容　调查内容主要包括:
(1)事件的基本信息,包括突发事件的时间、地点、起因及经过等。
(2)污染物的种类和性质。
(3)事件的规模及可能的发展趋势。
(4)受影响的人群特征,共同的暴露经历等。
(5)暴露人数、发病人数、发病严重程度、死亡人数及紧急疏散人数等。
(6)人员伤亡情况,受伤人员是否已接受医疗救护,受救护比例及救护医疗记录。
(7)病例集中出现的潜伏期及其临床特征。
(8)现有可利用的环境卫生设施及设施的破坏情况等。
(9)环境样本及生物样本的采集情况,实验室结果报告时间等。
(10)受影响人群的安置地点及其环境卫生问题。
(11)现场干预措施及效果。
(12)报告人、单位及其联系方式。

(三)现场检测

1. 应急检测点位布设的原则

(1)水环境污染的检测点位:检测点位以事故发生地为主,并根据水流扩散趋势和现场具体情况布点。在确定采样点时应优先考虑重点水功能区域。

对江河的检测应在事故发生地、事故发生地的下游混合处布点采样,同时也要在事故发生地的上游采集一个对照样品。

对湖、库的检测应在事故发生地,以事故发生地为中心,水流方向的出水口处,按一定间隔的扇形或圆形布点采样。同时采集一个对照样品。

在沿海和海上选择检测点,应考虑海域位置的特点、地形、水文条件和盛行风向及其他自然条件。

封闭管道中的最佳采样点,一般选择在型管、弯头、阀门的后部混合均匀处。

对地下水的检测,应以事故发生地为中心,周围 30m 内的地下水井,或判断污染物流经下游最近的地下水井布点采样,同时也要在事故发生地的上游采集一个对照样品。

(2)环境空气污染的检测点位:以事故发生地污染物浓度的最大处采样;距事故发生地最近的居民居住区或其他敏感区域布点采样时应考虑事故发生地的地理特点,盛行风向及其他自然条件,在事故发生地下风向影响区域布点采样,同时也要在事故发生地的上风向采集对照样品。

(3)土壤与底泥的检测点位:在事故发生地受污染的区域,或受事故污染水质灌溉的区域布点采集土壤与底泥样品,同时也要采集未受到污染的对照样品。

2. 检测频次与追踪检测　污染物进入环境中,随着稀释、扩散和沉降作用,其浓度会逐渐降低;连续的追踪检测,直至环境质量恢复正常。

3. 样品的采集与保存原则

(1)水质采样原则:采集到有代表性的样品与选择检测方法同等重要。根据突发污染事故的性质和现场具体情况确定检测项目、采样器和采样量。现场要采平行双样,一份供现场快速测定,一份在现场立刻加入保护剂,尽快送到实验室进行分析。

(2)气体的采样原则:利用检气管快速监测污染物的种类和浓度范围,现场确定采样流量和采样时间、采样器的流量计。现场使用的温度计、气压表必须经过计量检定并在使用期内,现场无法测定的项目应立即将样品送回实验室进行分析。

(3)土壤与底泥的采样原则:在相对开阔的污染区域,采取垂直深 10cm 的表层土,一般在 10m×10m 范围内,采用梅花形布点或根据地形采用蛇形布点(采点不少于 5 个)进行采样。将多点的土壤去石块、草根等杂物,现场混合后取 1～2kg 样品装在塑料袋内密封。

(4)生物样本的采样原则:患者的血、尿、胃内容物为必采样品,此外根据情况还可以采集头发和指甲。有环境和生物本底的毒物,应采集正常人的血、尿、头发作为对照样品。

(5)样品的保存原则:采集的样品要分类保存,防止交叉感染。采集的生物样品低温保存,样品必须保存到应急监测全部结束以后才能废弃。

4. 检测项目的确定原则　根据事故的性质、现场调查情况、人员中毒反应等,初步确定

特征污染物和检测项目;利用试纸、快速检测管、便携式检测仪器等分析手段确定特征污染物和检测项目。快速采集样品,经实验室定性后,确定特征污染物和检测项目。

5. **检测方法**　检测方法应首选试纸、气体检测管、水质速测管及便携式测定仪。现场不能检测的项目,进行实验室的分析。

当我国颁布的标准分析方法不能满足应急检测要求时,可选用正式发表过的分析方法或经多个实验室验证的较为成熟的方法,也可直接使用国外的分析方法。

应急检测结束后需用精密度、准确度等指标检验其方法的适用性。

(四)现场应急处置

遇到大气污染突发环境事件,组织人员有序疏散和尽快切断污染源是工作重点;遇到水污染突发环境事件,拦截污水、减少对水体的影响是重点;环境事件中产生的危险废物要交给有资质的专业机构处理,先固化储存,再分类处理。

1. **现场污染处置**　涉事企事业单位或其他生产经营者要立即采取关闭、停产、封堵、围挡、喷淋、转移等措施,切断和控制污染源,防止污染蔓延扩散。做好有毒有害物质和消防废水、废液等的收集、清理和安全处置工作。当涉事企业事业单位或其他生产经营者不明时,由当地环境保护主管部门组织对污染来源开展调查,查明涉事单位,确定污染物种类和污染范围,切断污染源。

事发地人民政府应组织制定综合治污方案,采用监测和模拟等手段追踪污染气体扩散途径和范围。采取拦截、导流、疏浚等形式防止水体污染扩大,采取隔离、吸附、打捞、氧化还原、中和、沉淀、消毒、去污洗消、临时收储、微生物消解、调水稀释、转移异地处置、临时改造污染处置工艺或临时建设污染处置工程等方法处置污染物,必要时要求其他排污单位停产、限产、限排,减轻环境污染负荷。

2. **转移安置人员**　根据突发环境事件影响及事发当地的气象、地理环境、人员密集度等,建立现场警戒区、交通管制区域和重点防护区域,确定受威胁人员疏散的方式和途径,有组织、有秩序地及时疏散转移受威胁人员和可能受影响地区居民,确保生命安全。妥善做好转移人员安置工作,确保有饭吃、有水喝、有衣穿、有住处和必要医疗条件。

3. **医学救援**　突发环境事件发生前后,医疗卫生救援工作要迅速、高效、有序地进行,最大限度地减少人员伤亡和健康危害。

迅速组织当地医疗资源和力量,对伤病员进行诊断治疗。根据需要,及时、安全地将重症伤病员转运到有条件的医疗机构加强救治。指导和协助开展受污染人员的去污洗消工作,提出保护公众健康的措施建议。视情增派医疗卫生专家和卫生应急队伍、调配急需医药物资,支持事发地医学救援工作。做好受影响人员的心理援助。

4. **应急监测与快速风险评估**　加强大气、水体、土壤等应急监测工作,根据突发环境事件的污染物种类、性质以及当地自然、社会环境状况等,明确相应的应急监测方案及监测方法,确定监测的布点和频次,调配应急监测设备、车辆,及时准确监测,为突发环境事件应急决策提供依据。

对可能导致突发环境事件的风险信息加强收集,识别最主要的公共卫生威胁和隐患,开展快速风险分析和公众健康危害研判、评价。

5. 信息发布和舆论引导　通过政府授权发布、发新闻稿、接受记者采访、举行新闻发布会、组织专家解读等方式,借助电视、广播、报纸、互联网等多种途径,主动、及时、准确、客观地向社会发布突发环境事件和应对工作信息,回应社会关切,澄清不实信息,正确引导社会舆论。

信息发布内容包括事件原因、污染程度、影响范围、应对措施、需要公众配合采取的措施、公众防范常识和事件调查处理进展情况等。

6. 健康教育　通过有计划、有组织、有系统的社会和教育活动,积极教育人们树立正确应对突发环境污染事件的健康意识,养成良好的心理、行为和生活方式,以降低或消除突发环境污染事件对健康、社会等的不利影响。

7. 市场监管和调控　密切关注受事件影响地区市场供应情况及公众反应,加强对重要生活必需品等商品的市场监管和调控。禁止或限制受污染食品和饮用水的生产、加工,流通和食用,防范因突发环境事件造成的集体中毒等。

8. 维护社会稳定　加强受影响地区社会治安管理,严厉打击借机传播谣言制造社会恐慌、哄抢救灾物资等违法犯罪行为。加强转移人员安置点、救灾物资存放点等重点地区治安管控。做好受影响人员与涉事单位、地方人民政府及有关部门矛盾纠纷化解和法律服务工作,防止出现群体性事件,维护社会稳定。

9. 后期工作　突发环境事件应急处置完毕后,要及时组织开展污染损害评估,并将评估结果向社会公布。评估结论作为事件调查处理、损害赔偿、环境修复和生态恢复重建的依据(图 7-1 和表 7-4)。

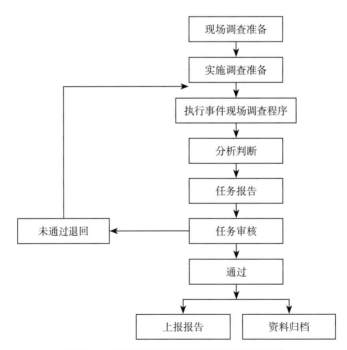

图 7-1　突发环境事件现场调查程序流程图

表 7-4　突发环境事件现场调查程序模板

程序		操作内容
任务办理	现场调查准备	1. 成立专项检查组:指定 2 名以上持有生态环境部环境监察执法证或地方政府的行政执法证人员组成检查组,并明确其中一位作为检查组负责人。对强酸强碱、有毒有害、易燃易爆等危险化学品造成的事件,现场调查时应聘请至少 1 名相关领域专家加入调查组
		2. 明确任务分工:将资料收集、现场调查(勘查)、笔录、采样、拍照、摄像等工作任务明确到人,分工合作,共同完成现场调查任务
		3. 了解现场基本情况 (1)通过收集和查阅相关信息、向专家咨询等形式,充分了解事件发生单位概况、事件起因、经过、事件发生过程中可能涉及的有毒有害和易燃易爆物质(名称、种类、数量、理化特性、应急处置方法) (2)通过查阅卫星地图及区域水系图、向当地政府部门咨询等形式,充分了解事故发生地周边生态环境、居民区、河流等敏感点以及交通道路分布情况、基本情况等信息
		4. 准备现场调查装备:主要包括记录本,检查文件及执法文书,交通工具,通信器材,手持 GPS 定位系统,录音、照相、摄像器材,防护器具,现场采样设备,快速分析设备,手提电脑,打印设备等。要检查装备是否完好
		5. 由部门负责人组织任务办理:任务组织人要明确任务属于一个部门办理还是属于多部门联合办理。以多部门联合办理的复杂任务为例,任务组织人要清楚任务的协办部门是谁(其他科室还是下级机构),明确任务的执行人(主办部门人员和协办部门人员),提出任务的完成时限,并制订任务组织方案,形成任务组织阶段方案、通知或计划等
	实施现场调查	1. 制作现场调查(勘察)记录:包括调查(勘察)时间、勘察重点部位的形象描述、样品采集的位置、样品数量、污染物排放去向、勘察结论等。参与勘察人员签字
		2. 制作现场调查询问笔录:询问笔录应基本包括调查时间、被调查单位基本情况(包括名称、成立时间、地理位置、单位性质、生产状态、主要产品生产工艺流程及产能、环保手续完备情况、以往环境违法问题及整改情况等)、事情基本情况(包括事件起因、经过、样品采集确认等)。被调查签字确认
		3. 样品采集与确认:样品对象包括气样、水样、土壤样、疑受污染物品样等,工作程序包括采样、储样、送样
		4. 收集相关证据材料:包括文件类、记录类、自动监控数据、相关部门出具的环境监测数据或技术报告、现场照片和录像等
	事情情况分析判断	通过对现场调查结果和收集的相关证据材料进行条分缕析,并咨询相关专家,判断事件起因(是否存在环境违法行为)、污染范围、事件等级、现场处理结果及事件发展趋势等

程序		操作内容
任务办理	任务报告	1. 现场调查报告:编写突发环境事件现场调查报告,报告主要内容应包括以下几点: (1)事件概况:①事件等级、性质、信息来源、发生时间、上报时间、上报时限和程序是否符合《突发环境事件信息报告办法》要求;②事发地点基本情况:具体位置(用行政区划和坐标两种表示方式),区域环境规划情况、周围环境敏感点分布情况;③事件发生起因、基本过程、主要污染物名称和数量,污染范围;④事件现场参与处置部门、处置措施和处置结果;⑤事件人员伤亡情况、区域饮用水源受影响情况、直接危害和损失、间接危害和损失、其他影响等 (2)事件责任单位概况:单位名称、成立时间、地理位置、单位性质、生产状态、主要产品及产能,以往环境违法问题及整改情况等 (3)事件责任认定和处理建议:根据事件调查组对事件的调查取证,提出事件有关责任者的责任认定及处理建议 (4)事件遗留环境问题及整改建议:事件若存在遗留环境问题,逐一列举环境问题,并从技术和管理等方面对地方政府、有关部门和事件单位提出防范措施和整改建议
		2. 现场调查收集的佐证材料:包括事件现场平面示意图(图中应标出事发具体点位、事件现场周围敏感点分布、事件污染范围曲线)及现场照片;有关部门出具的鉴定结论、环境监测数据或技术报告;事件伤亡人员名单;事件造成的直接经济损失计算及统计表;其他需要说明的事项等
		3. 下发的监察通知、向政府致函等文书
任务审核		按该项工作审核模板实施
任务归档		按该项工作档案建立模板实施

二、预警和风险评估

(一)预警

环境污染事件和生物物种安全预警信息监控由环保总局负责。海上石油勘探开发溢油事件预警信息监控由自然资源部负责。海上船舶、港口污染事件信息监控由交通部负责。辐射环境污染事件预警信息监控由环保总局(核安全局)负责。特别重大环境事件预警信息经核实后,及时上报国务院。

1. 预警分级　对可以预警的突发环境事件,按照事件发生的可能性大小、紧急程度和可能造成的危害程度,将预警分为四级,由低到高依次用蓝色、黄色、橙色和红色表示。预警级别具体划分标准,由生态环境部制定。预警系统启动后,根据事态的发展情况和采取措施的效果,预警级别可以升级、降级或解除。

当收集到的有关信息证明突发环境污染事件已经发生,或者即将发生的可能性增大时,应迅速启动预警系统。

2. 预警信息发布　地方环境保护主管部门研判可能发生突发环境事件时,应当及时向本级人民政府发出预警信息发布建议,同时通报同级相关部门和单位。

地方人民政府或其授权的相关部门,及时通过电视、广播、报纸、互联网、手机短信、当面告知等渠道或方式向本行政区域公众发布预警信息,并通报可能影响到的相关地区。

上级环境保护主管部门要将监测到的可能导致突发环境事件的有关信息,及时通报可能受影响地区的下一级环境保护主管部门。

3. 预警行动　预警信息发布后,当地人民政府及其有关部门视情采取以下措施:

(1)分析研判:组织有关部门和机构、专业技术人员及专家,及时对预警信息进行分析研判,预估可能的影响范围和危害程度。

(2)防范处置:迅速采取有效处置措施,控制事件苗头。在涉险区域设置注意事项提示或事件危害警告标志,利用各种渠道增加宣传频次,告知公众避险和减轻危害的常识、需采取的必要的健康防护措施。

(3)应急准备:提前疏散、转移可能受到危害的人员,并进行妥善安置。责令应急救援队伍、负有特定职责的人员进入待命状态,动员后备人员做好参加应急救援和处置工作的准备,并调集应急所需物资和设备,做好应急保障工作。对可能导致突发环境事件发生的相关企业事业单位和其他生产经营者加强环境监管。

(4)舆论引导:及时准确发布事态最新情况,公布咨询电话,组织专家解读。加强相关舆情监测,做好舆论引导工作。

4. 预警级别调整和解除　发布突发环境事件预警信息的地方人民政府或有关部门,应当根据事态发展情况和采取措施的效果适时调整预警级别。当判断不可能发生突发环境事件或者危险已经消除时,宣布解除预警,适时终止相关措施。

(二)风险评估

为明确污染物的物理、化学和生物特性,需开展污染物对人群健康的风险评估。风险评估的内容包括危害识别、危害特征描述、暴露评估和风险特征描述四部分。

1. 危害识别　危害识别是根据现有数据辨识并确定污染因子的过程。通过该过程,确定污染物是否会产生健康危害,产生危害的依据及危害的程度等。

若污染物是化学物质,应从该污染物的理化特性、吸收、分布、代谢、排泄、毒理学特性等方面描述。若是微生物,则需要关注微生物对消毒剂的抵抗力、在水中生长、繁殖和死亡的动力学特征及其传播/扩散的能力,还需考虑环境变化对微生物感染率和致病力的影响、宿主的易感性、免疫力、既往暴露史等。

2. 危害特征描述　对与危害相关的不良健康作用进行定性或定量的描述,称为危害特征描述。通过危害特征描述,建立主要效应的剂量-反应关系,评估外暴露和内暴露剂量,以及了解污染物危害作用的机制等。

对于大多数污染物,可直接查询国内外权威数据库[美国环保署(EPA)综合风险信息系统(IRIS)、美国毒物与疾病登记署(ATSDR)等],确定化学物的安全剂量,如每日耐受剂量

（TD）、参考剂量（RfD）（有阈值化合物为每日耐受剂量 TDI，无阈值化合物为致癌斜率因子 SF）或微生物的剂量 - 反应关系。

对于缺乏权威资料的污染物，需查询相关文献资料获得该物质的未观察到不良作用的水平（NOAEL）、观察到不良作用的最低水平（LOAEL）或基准剂量底限值（BMDL）等毒理学剂量参数，根据风险评估关键点中所确定的不确定系数，推算出该物质的每日耐受剂量（TDI）或参考剂量（RfD）。

对于无法获得剂量 - 反应关系资料的微生物，可根据专家意见确定危害特征描述需要考虑的重要因素，也可利用风险排序获得微生物或其所致疾病严重程度的特征描述。

3. 暴露评估　　暴露评估是描述危害因子进入人体的途径，估算不同人群摄入危害的水平的过程。通过暴露评估可以测量或估计人群对污染物质暴露的强度、频率和持续时间，也可以预测污染物进入环境后可能造成的暴露水平。

暴露剂量分为外暴露剂量和内暴露剂量。

（1）外暴露剂量：可通过调查和检测确定。明确暴露特征（包括暴露人群的年龄、性别、职业、易感性等的特征），有毒物质的理化特性和排放情况，在环境介质中的转移及分布规律，暴露途径、暴露浓度、暴露持续时间等。

（2）内暴露剂量：可通过测定内暴露剂量的生物标志来确定或根据外暴露剂量推算（内暴露剂量 = 摄入量 × 吸收率）。内暴露剂量比外暴露更能反映人体暴露的真实性，提供更为科学的基础资料。

一种暴露途径的暴露剂量，可用相应途径的环境介质中的测定浓度估计。多种暴露途径的暴露剂量应根据对多种环境介质的测定值计算总暴露剂量。

以饮水摄入量与水中污染物含量等数据为例，估算目标人群的平均日暴露剂量。计算方法可参考如下：

对于非致癌效应可采用日均暴露剂量（ADD），对于致癌效应可采用终身日均接触剂量（LADD）

$$ADD=(C \times CR)/BW$$
$$LADD=(C \times CR \times ED \times EF)/(BW \times LT)$$

式中：

ADD——经口摄入日均暴露剂量 [mg/(kg·d)]；

LADD——经口摄入终身日均暴露剂量 [mg/(kg·d)]；

C（chemical oncentration）——污染物浓度（mg/L）；

CR（contact ate）——摄入率（L/d）；

ED（exposure duration）——暴露持续时间（y）；

EF（exposure frequency）——暴露频率（d/y）；

BW（body weight）——体重（kg）；

LT（life time）——终身时间（d）。

在化学污染物的急性（短期）暴露评估中，饮水摄入量和物质含量（浓度）通常选用最大值。参照国内外有关文献，日均饮水摄入率 CR 通常取值 2L/d，体重 BW 取值 60kg，终生时间 LT 以 25550d 计算。

4.**风险特征描述**　风险特征描述是在危害识别、危害特征描述和暴露评估的基础上,对已发生或潜在的健康危害风险的概率、严重程度及评估过程中伴随的不确定性进行(半)定量和/或定性估计。(半)定量描述以数值形式表示风险,定性描述通常将风险表示为高、中、低等不同程度。

对有阈值化合物,把参考剂量相对应的可接受危险度定位 $10^{-6} \sim 10^{-4}$。可计算出:人群终身超额危险度、人群年超额危险度、人群年超额病例数。

对无阈值化合物可算出:人群终身患癌超额危险度、人均患癌年超额危险度、人群超额患癌病例数。

第五节　突发环境事件分级响应与医学应急现场处置

突发环境事件应对工作坚持统一领导、分级负责,属地为主、协调联动,快速反应、科学处置,资源共享、保障有力的原则。突发环境事件发生后,遵循分级响应的原则,地方人民政府和有关部门按照职责分工和相关预案,应及时开展医学应急处置工作。

一、突发环境事件分级响应

(一)应急工作职责

突发环境污染事件的应急工作涉及多系统、多部门、多学科。

1.**污染处置**　由生态环境部牵头,公安部、交通运输部、水利部、农业农村部、应急管理部、林业和草原局、自然资源部、总参作战部、武警部队总部等参加。

主要职责:收集汇总相关数据,组织进行技术研判,开展事态分析;迅速组织切断污染源,分析污染途径,明确防止污染物扩散的程序;组织采取有效措施,消除或减轻已经造成的污染;明确不同情况下的现场处置人员须采取的个人防护措施;组织建立现场警戒区和交通管制区域,确定重点防护区域,确定受威胁人员疏散的方式和途径,疏散转移受威胁人员至安全紧急避险场所;协调军队、武警有关力量参与应急处置。

2.**应急监测**　由生态环境部牵头,住房和城乡建设部、水利部、农业农村部、气象局、自然资源部、总参作战部、总后基建营房部等参加。

主要职责:根据突发环境事件的污染物种类、性质以及当地气象、自然、社会环境状况等,明确相应的应急监测方案及监测方法;确定污染物扩散范围,明确监测的布点和频次,做好大气、水体、土壤等应急监测,为突发环境污染事件应急决策提供依据;协调军队力量参与应急监测。

3.**医学救援组**　由国家卫生健康委牵头,生态环境部、国家药品监督管理局等参加。

主要职责:组织开展伤病员医疗救治、应急心理援助;指导和协助开展受污染人员的去污洗消工作;开展人群健康影响的监测评价和暴露人群的观察,提出保护公众健康的措施建议;禁止或限制受污染食品和饮用水的生产、加工、流通和食用,防范因突发环境事件造成集体中毒等。

4.应急保障组　由国家发展改革委牵头,工业和信息化部、公安部、民政部、财政部、生态环境部、住房和城乡建设部、交通运输部、水利部、商务部、测绘地信局、铁路局、民航局、中国国家铁路集团有限公司等参加。

主要职责:指导做好事件影响区域有关人员的紧急转移和临时安置工作;组织做好环境应急救援物资及临时安置重要物资的紧急生产、储备调拨和紧急配送工作;及时组织调运重要生活必需品,保障群众基本生活和市场供应。

5.新闻宣传组　由中宣部(国务院新闻办)牵头,国家网信办、工业和信息化部、生态环境部等参加。

主要职责:组织开展事件进展、应急工作情况等权威信息发布,加强新闻宣传报道;收集分析国内外舆情和社会公众动态,加强媒体、电信和互联网管理,正确引导舆论;通过多种方式,通俗、权威、全面前瞻地做好相关知识普及;及时澄清不实信息,回应社会关切。

6.社会稳定　由公安部牵头,国家网信办、工业和信息化部、生态环境部、商务部等参加。

主要职责:加强受影响地区社会治安管理,严厉打击借机传播谣言制造社会恐慌、哄抢物资等违法犯罪行为;加强转移人员安置点、救灾物资存放点等重点地区治安管控;做好受影响人员与涉事单位、地方人民政府及其有关部门矛盾纠纷化解和法律服务工作,防止出现群体性事件,维护社会稳定;加强对重要生活必需品等商品的市场监管和调控,打击囤积居奇行为。

7.涉外事务　由外交部牵头,生态环境部、商务部、自然资源部等参加。

主要职责:根据需要向有关国家和地区、国际组织通报突发环境事件信息,协调处理对外交涉、污染监测、危害防控、索赔等事宜,必要时申请、接受国际援助。

工作组设置、组成和职责可根据工作需要作适当调整。

(二)应急响应

1.现场指挥机构　负责突发环境事件应急处置的人民政府根据需要成立现场指挥部,负责现场组织指挥工作。参与现场处置的有关单位和人员要服从现场指挥部的统一指挥。

2.响应分级　根据突发环境事件的严重程度和发展态势,将应急响应设定为特别重大(Ⅰ级响应)、重大(Ⅱ级响应)、较大(Ⅲ级响应)、一般(Ⅳ级响应)四个等级。初判发生特别重大突发环境事件,启动Ⅰ级应急响应,由国家生态环境部和国务院有关部门组织实施;初判发生重大突发环境事件,启动Ⅱ级应急响应,由事发地省级人民政府负责应对工作;初判发生较大突发环境事件,启动Ⅲ级应急响应,由事发地设区的市级人民政府负责应对工作;初判发生一般突发环境事件,启动Ⅳ级应急响应,由事发地县级人民政府负责应对工作。

突发环境事件发生在易造成重大影响的地区或重要时段时,可适当提高响应级别。应急响应启动后,可视事件损失情况及其发展趋势调整响应级别,避免响应不足或响应过度。

3. 应急响应的程序[以特别重大(Ⅰ级响应)为例]　生态环境部负责重特大突发环境污染事件应对的指导协调和环境应急的日常监督管理工作。初判发生特别重大突发环境事件或事件情况特殊时,生态环境部立即派出工作组赴现场指导督促当地开展应急处置、应急监测、原因调查等工作,并根据需要协调有关方面提供队伍、物资、技术等支持。

根据突发环境污染事件的发展态势及影响,生态环境部或省级人民政府可报请国务院批准,或根据国务院领导指示,成立国务院工作组,负责指导、协调、督促有关地区和部门开展突发环境事件应对工作。必要时,成立国家环境应急指挥部,由国务院领导同志担任总指挥,统一领导、组织和指挥应急处置工作。

(1)国务院工作组:当需要国务院协调处置时,成立国务院工作组。主要开展以下工作:

1)了解事件情况、影响、应急处置进展及当地需求等。

2)指导地方制订应急处置方案。

3)根据地方请求,组织协调相关应急队伍、物资、装备等,为应急处置提供支援和支持。

4)对跨省级行政区域突发环境事件应对工作进行协调。

5)指导开展事件原因调查及损害评估工作。

(2)国家环境应急指挥部:根据事件应对工作需要和国务院决策部署,成立国家环境应急指挥部。主要开展以下工作:组织指挥部成员单位、专家组进行会商,研究分析事态,部署应急处置工作。

1)根据需要赴事发现场或派出前方工作组赴事发现场协调开展应对工作。

2)研究决定地方人民政府和有关部门提出的请求事项。

3)统一组织信息发布和舆论引导。

4)视情向国际通报,必要时与相关国家和地区、国际组织领导人通电话。

5)组织开展事件调查。

省级地方人民政府突发环境污染事件的应急响应,可以参照上述Ⅰ级响应程序,结合本地区实际,自行确定应急响应行动。需要有关应急力量支援时,及时向生态环境部及国务院有关部门提出请求。各地(市)级人民政府应在接到"省级应急指挥协调机构"指令后立即响应,启动本地区应急预案,并组织人力、物资在最短时间内赶赴事故现场,开展应急监测、应急处置、疏散群众及抢救中毒、受伤人员。

突发环境事件发生在易造成重大影响的地区或重要时段时,可适当提高响应级别。应急响应启动后,可视事件损失情况及其发展趋势调整响应级别,避免响应不足或响应过度。

当事件条件已经排除、污染物质已降至规定限值以内、所造成的危害基本消除时,由启动响应的人民政府终止应急响应。

二、突发环境事件医学应急现场处置

突发环境事件所导致的人员伤亡、健康危害的医疗卫生救援工作,按照《国家突发公共事件医疗卫生救援应急预案》执行。

(一)现场处置基本程序

我国已经步入突发环境事件高发期。突发环境事件的发生具有突然性,污染物质通过水、大气和土壤等介质,迁移、转化和累积,进入环境,并在短时间内造成重大影响和损失。掌握突发环境事件的现场处置措施、科学应对各类突发环境事件,已刻不容缓。

1.到达现场后首先组织人员救治患者　本着以人为本,减少危害的原则,必须及时做好周围人员及居民的紧急疏散和救治工作。

2.进一步了解事件的情况　包括污染发生的时间、地点、经过和可能原因、污染来源及可能污染物、污染途径及波及范围、污染暴露人群数量及分布、当地饮用水源类型及人口分布、疾病的分布以及发生后当地处理情况。

3.形成初步印象,确定污染种类　化学性污染,其健康危害多为急性化学性中毒;生物性污染,其健康危害多为急性肠道传染病;化学性与生物性混合污染,其健康危害同时包括急性中毒和急性传染病等。

4.开展现场调查工作　掌握健康危害特点及相关因素;污染源调查,了解事故发生地周围环境;环境监测;生物材料检测;照相、摄像、录音,做好监督文书等有关记录。

5.提出调查分析结论和处置方案　根据现场调查和查阅有关资料并参考专家意见,向现场事故处理领导小组提出科学的污染处置方案,对事故影响范围内的污染物进行处理处置,以减少污染。

(二)开展紧急医疗救助

在突发环境污染事件发生后的最短时间内,对事故现场中毒、伤亡人员实施紧急医疗救助,以紧急疏散、妥善安置周围群众是应急处理的核心内容之一。

1.现场紧急医疗救助　在突发环境污染事件发生后的最初几小时内,最紧迫的任务是实施现场紧急医疗救助。面对大量的伤亡人员、医务人员和营救人员应首先根据伤亡人员伤势轻重、受伤类型及可能的预后进行初步分类,并分别在死亡、重伤、中度伤、轻伤人员的手臂上包裹黑色、红色、黄色和绿色纱布,以便醒目地辨认和进行分类处理。

在事故发生后的最短时间内,营救队员和医务人员要完成搜寻、营救及急救治疗三个阶段的紧急救助工作,如果这些工作任务量太大,可请求跨地区增援,甚至请求国际红十字会等机构共同协助。

首先应在现场周围或附近医疗机构建立现场急救站,进行就地治疗;对于伤亡人员的基本处理原则是:抢救危重,防止继发损伤,简单处置和尽快转移。根据伤亡人员具体状况,可分别进行以下处理、处置。

(1)抢救生命垂危患者:对于由中毒、外伤所致的心跳、呼吸骤停或即将停止的患者,应紧急实施现场心肺复苏术。

(2)处理多发性复合伤患者:对于多发性复合损伤患者,医务人员应对其进行仔细检查,避免错过不易发现的损伤。

(3)紧急抢救中毒患者:不论何种毒物中毒,均应将患者迅速抬离事故现场,并立即脱去受污染的衣服;对于毛发、指甲等处残留毒物应予以彻底清洗。根据毒物化学性质,有选择性地使用清洗液,例如强酸烧灼伤,可用 5% 饱和碳酸氢钠冲洗;强碱烧灼伤,可用 2% 醋酸溶液(或 2% 硼酸溶液)冲洗。另外,对已知毒物可尽快运用特效解毒剂。

(4)紧急处理眼睛损伤:对眼睛损伤烧灼伤患者,应首先采用细水流轻轻冲洗眼睛,然后急转有条件的医院进一步处理。应有选择性地使用洗眼液,碱类物质烧灼伤,可用 2% 硼酸溶液冲洗;酸类物质烧灼伤,可用 3% 碳酸氢钠溶液冲洗。冲洗时水流不要直对眼球,也不要用纱布擦拭眼睛,避免眼损伤加重。

(5)迅速处理开放性损伤:对于开放性损伤患者,应急行清创术;如有骨折、出血,可在现场进行简单固定和止血,然后转至附近有手术条件的医院治疗。

2. 安全疏散周围群众 在突发环境污染事件中,由于有毒有害化学品的迅速扩散,可使周围村镇、居民区群众受到污染威胁。在应急处理过程中,应快速有效地组织安全疏散,减少人员伤亡。在突发环境污染事件发生后,应由现场救援指挥部具体负责做好以下工作。

(1)根据突发环境污染事件的性质、特点、危害,明确告知群众,并协助采取必要的安全防护措施。

(2)根据事故发生时的气象、地理地形、人员居住状况等因素,确定安全疏散、转移的方向、地点以及距离。

(3)快速召集群众向安全地点疏散、转移、动用一切可利用的交通工具,争分夺秒地快速疏散和转移。

(4)在事故发生地安全边界以外,要妥善安置疏散、转移的群众,必要时可利用救灾帐篷、临时简易房等建立紧急避难所。

(5)为疏散、转移人员提供必要的基本生活保障,如食品、饮用水、衣服、被褥、药品、应急照明等物品。

(三)医疗机构应急反应措施

1. 开展患者接诊、收治和转运工作 实行重症和普通患者分开管理,对疑似患者及时排除或确诊。

2. 协助疾病预防控制机构人员 开展标本的采集、流行病学调查工作。

3. 做好院内防控 做好医院内现场控制、消毒隔离、个人防护、医疗垃圾和污水处理工作,防止院内交叉感染和污染。

4. 做好传染病和中毒患者的报告 对因突发公共卫生事件而引起身体伤害的患者,任何医疗机构不得拒绝接诊。

5. 病例应急处置 对群体性不明原因疾病和新发传染病做好病例分析与总结,积累诊断治疗的经验。重大中毒事件,按照现场救援、患者转运、后续治疗相结合的原则进行处置。

6. 开展科研与国际交流 开展与突发事件相关的诊断试剂、药品、防护用品等方面的研究。开展国际合作,加快病源查寻和病因诊断。

(四)医疗卫生救援相关信息的报告与通报

医疗急救中心(站)和其他医疗机构接到突发环境事件的报告或通报后,在迅速开展应急医疗卫生救援工作的同时,立即将人员伤亡、抢救等情况报告现场医疗卫生救援指挥部或当地卫生行政部门。

现场医疗卫生救援指挥部、承担医疗卫生救援任务的医疗机构要每日向上级卫生行政部门报告伤病员情况、医疗救治进展等,重要情况要随时报告。有关卫生行政部门要及时向本级人民政府和突发环境事件应急指挥机构报告有关情况。

各级卫生行政部门要认真做好突发公共事件医疗卫生救援信息发布工作。

(五)应急终止及后期处置

应急终止是突发环境污染事件应急处理的最后一个环节,在此环节后尚有后期处置和总结评价工作才能圆满结束应急处理过程。

1. **应急终止的条件**　凡符合下列条件之一时,便可确认达到应急终止的条件。

(1)事件现场得到控制,事故条件已经消除。

(2)污染源的泄漏或释放已降至规定限量值以内。

(3)事件造成的危害被彻底清除,无继发可能。

(4)事件现场的各种专业应急处置行动已无继续的必要。

(5)采取了必要的防护措施以保护公众免受再次危害。

(6)事件可能引起的中长期影响趋于合理,且处于最低水平。

2. **应急终止的程序**

(1)现场救援指挥部确认终止时机,或事件责任单位提出,经现场救援指挥部批准。

(2)现场救援指挥部向所属各专业应急救援队伍下达应急终止命令。

(3)应急状态终止后,相关类别专业应急指挥部,应根据国务院有关指示和实际情况,继续进行环境监测和评价工作,直至其他补救措施无须继续进行为止。

3. **应急终止后的处置**

(1)省级人民政府和应急指挥中心,责令有关部门及突发环境污染事件的肇事单位,认真查找事件原因,防止类似问题再次出现。

(2)有关类别的专业主管部门负责编制特别重大、重大环境污染事件的总结报告,并于应急终止后上报。

(3)生态环境部组织有关专家,会同事件发生地省级人民政府实施应急过程评价。

(4)根据本次突发环境污染事件的应急实践经验,有关专业主管部门牵头对先前制定的应急预案进行评估、修订。

(5)对应急处理中使用的仪器、设备进行维护、检修,使之保持完好的技术状态,以备不时之需。

(6)地方各级人民政府做好受灾人员的安置工作。

(7)对受灾范围进行科学评估,提出对基础设施和生态环境重建、恢复的建议。

（8）督促行业部门及个人参加保险，并对以前加入保险的单位和个人支付保险费。

（9）对应急处理过程中的有功人员进行表彰和奖励。

（10）对突发环境污染事件的肇事单位和个人，以及应急处理过程中行动不力、蓄意破坏或散布谣言者实施责任追究和处罚。

（编者：李友、张慧霞、庞伟毅

审校：邓月琴、李珊珊、王红宇、葛宪民）

参考文献

[1] 肖筱瑜. 2012—2017 年国内重大突发环境事件统计分析[J]. 广州化工,2018,46(15): 134-136,145.

[2] 杨克敌. 环境卫生学[M]. 8 版. 北京:人民卫生出版社,2017.

[3] 朱凤才,沈孝兵. 公共卫生应急—理论与实践[M]. 南京:东南大学出版社,2017.

[4] 何作顺,张清碧. 灾害卫生学[M]. 2 版. 北京:世界图书出版公司,2019.

[5] 耿文奎,葛宪民. 突发公共卫生事件监测预警及应急救援[M]. 北京:人民卫生出版社, 2008.

第八章

突发职业病事件医学应急

突发职业病危害事件具有发病急骤、紧迫性、危险性、复杂性和灾害性等特点,造成群发性人员伤亡,严重影响生产、经济发展和社会稳定。合理应对突发职业病事件,做好医学应急处理,应明确突发职业病事件的分类及特征、突发职业病事件的监测和信息管理、突发职业病事件的现场调查与预警、突发职业病事件的现场个人防护、突发职业病事件的分级响应和应急现场处置、现场和院前应急医疗救。

第一节　概述

突发职业病危害事件,是指在生产或工作中职业人群一次或短时间内大量接触化学物质,引起身体发生功能性或器质性损伤,甚至危及生命的急性健康损害,即导致群发性突发职业病危害事件。为科学、规范、有序、有效地预防和控制突发职业病危害事件,做好对受害人的救治工作,保护劳动者健康,最大限度地减轻突发职业病危害事件的危害及其造成的损失,应依据《中华人民共和国职业病防治法》《使用有毒物品作业场所劳动保护条例》《突发公共卫生事件应急条例》和《职业病危害事故调查处理办法》等法律法规制定突发职业病事件医学应急处理预案。

突发职业病危害事件的应急处理工作,应当遵循"依法管理、预防为主,统一指挥、分级负责,属地管理、快速反应,科学分析、措施果断,单位自救、现场急救与社会救援相结合"的工作原则。做到依法管理、预防为主。严格执行国家有关法律法规,对突发职业病危害事件的预防、报告、控制和救治工作实行依法管理。加强预防职业病知识的宣传和教育,提高劳动者自我防护意识和自救互救能力。统一指挥、分级负责。各级政府部门统一指挥突发职业病危害事件的处理工作,下级部门对本辖区的突发职业病危害事件的预防和应急处理工作负责,并做好应急处理保障工作。发生突发职业病危害事件时必须坚持现场控制、快速反应和属地管理,充分整合调配现有资源,组织紧急医学救援和社会救援机构做好抢救工作。

对造成突发职业病危害事件的毒物来源、种类、危险度进行科学分析,全面评估。一旦发生突发职业病危害事件时,即刻采取果断的应急措施。单位自救、现场自救与社会救援相结合。采取单位自救、现场急救与社会救援相结合的形式,密切配合、协同作战,尽可能避免和减少损失。对于突发职业病事件,根据突发职业病危害事件的等级,成立不同级别的指挥部,研究决定突发职业病危害事件应急处理工作的重要事项和重大决策。建立突发职业病危害事件应急程序和预警及预防机制,事件监测与报告时限,事件监测网络及监测点,事件调查分工和程序,信息分析、预警和发布,信息报送责任制度,应急响应,三级响应网络建设与共享信息发布与新闻报道,后期处置,保障措施,通信和信息保障,应急救援与装备保障物资保障,人力资源与技术储备,宣传培训与演习。组织突发职业病危害事件应急处理演练。

第二节　突发职业病事件的分类及特征

一、突发职业病事件的分类

(一)主要类型

按照 2011 年 12 月 31 日施行的《中华人民共和国职业病防治法》的规定,职业病是指企业、事业单位和个体经济组织等用人单位的劳动者在职业活动中,因接触粉尘、放射性物质和其他有毒、有害因素而引起的疾病。根据 2013 年 12 月 30 日修订的《职业病分类和目录》它包括 10 大类,132 种职业病,分别是:

1. **尘肺**　有硅肺、煤工尘肺等。
2. **职业性放射病**　有外照射急性放射病、照射亚急性放射病、外照射慢性放射病、内照射放射病等。
3. **职业中毒**　有铅及其化合物中毒、汞及其化合物中毒等。
4. **物理因素职业病**　有中暑、减压病等。
5. **生物因素所致职业病**　有炭疽、森林脑炎等。
6. **职业性皮肤病**　有接触性皮炎、光敏性皮炎等。
7. **职业性眼病**　有化学性眼部烧伤、电光性眼炎等。
8. **职业性耳鼻喉疾病**　有噪声聋、铬鼻病。
9. **职业性肿瘤**　有石棉所致肺癌、间皮癌,联苯胺所致膀胱癌等。
10. **其他职业病**　有职业性哮喘、金属烟热等。

(二)法定类型

职业病是一种人为的疾病。它的发生率与患病率的高低,直接反映疾病预防控制工作的水平。世界卫生组织对职业病的定义,除医学的含义外,还赋予立法意义,即由国家所规定的"法定职业病"。我国政府规定,确诊的法定职业病必须向主管部门和同级卫生行政部门报告。凡属法定职业病的患者,在治疗和休息期间及在确定为伤残或治疗无效死亡时,均应按工伤保险有关规定给予相应待遇。有的国家对职业病患者,实行经济补偿,故也称为赔偿性疾病。

由于职业病危害因素种类很多,导致职业病范围很广,不可能把所有职业病都纳入到法定职业病范围。根据我国的经济发展水平,并参考国际上通行的做法,2013 年 12 月 23 日,国家卫生计生委、人力资源社会保障部、安全监管总局、全国总工会 4 部门联合印发《职业病分类和目录》,分 10 类共 132 种。其中:尘肺 13 种和其他呼吸系统疾病 6 种;职业性放射性疾病 11 种;职业性化学中毒 60 种;物理因素所致职业病 7 种;职业性传染病 5 种;职业性皮肤病 9 种;职业性眼病 3 种;职业性耳鼻喉口腔疾病 4 种;职业性肿瘤 11 种;其他职业病 3 种。

(三)新增类型

2013 年 12 月 30 日,国家卫生计生委、人力资源社会保障部、安全监管总局、中国总工会共同印发《职业病分类和目录》。修订后的《职业病分类和目录》将职业病调整为 132 种(含 4 项开放性条款),新增 18 种。

二、突发职业病的预警分级

按一次突发职业病危害事件所造成的危害严重程度,将突发职业病危害事件分为特大、重大、一般三个预警等级。

一级预警(特大事件):发生急性职业病 50 人以上或者死亡 5 人以上,或者发生职业性炭疽 5 人以上。

二级预警(重大事件):发生急性职业病 10 人以上 50 人以下或者死亡 5 人以下的,或者发生职业性炭疽 5 人以下。

三级预警(一般事件):发生急性职业病 10 人以下。

三、突发职业病事件的特征

在生产劳动中,接触生产中使用或产生的有毒化学物质、粉尘气雾、异常的气象条件、高低气压、噪声、振动、微波、X 射线、γ 射线、细菌、霉菌,长期强迫体位操作,局部组织器官持续受压等,均可引起职业病。职业病的特点:病因有特异性,在控制接触后可以控制或消除发病;病因大多数可以检测,一般有剂量 - 反应关系;在不同的接触人群中常有不同的发病集从;如能早期诊断,合理处理,预后较好,但仅指治疗患者,无助于保护仍在接触人群的健康。大多数职业病,目前尚缺乏特效药物治疗,为此应着重于保护人群的预防措施。

突发职业病事件有以下特征:

1. **多为突然发生**　发病很急,甚至事先没有预兆,难以预测,没有防备,以致难以作出完全避免此类事件发生的应对措施。

2. **突发事件往往病情严重**　主要表现为发患者数多或病死率高。有些疾病甚至难以诊断或是没有特效药,给治疗带来很多困难。

3. 突发职业病事件并非仅仅影响少数几个人的健康,而一般会影响到相当人数的群体。

4. 有的突发职业病事件的传播速度很快,有害因素可以通过各种传播途径迅速扩大影响范围,造成更多人受害。

5. 突发职业病事件的发生和应急处理往往会涉及社会上诸多方面。

因此,在采取应急措施方面不仅应由卫生和安全生产监督管理部门来负责,而且需要各有关部门通力协作,如生产部门、交通部门、公安部门、城建部门、生态环境部门等。所以,重大的突发职业病事件的应急处理必须由上级政府统一指挥、统一调配,方能合理妥善处置。

第三节　突发职业病事件的检测和信息管理

一、突发职业病事件的检测

各级卫生行政部门指定医疗卫生机构开展突发中毒职业病事件的监测工作,建立并不断完善实时监测分析系统,组织辖区医疗卫生机构开展突发职业病事件涉及的患者相关信息的收集、整理、分析和报告等工作;组织开展针对特定患者或人群的强化监测工作;组织同级职业病救治基地(或指定救治机构)和疾病预防控制机构开展毒物、突发职业病事件及其病例的实时监测和数据分析工作。

职业病危害因素监测根据目的可分为日常监测、评价检测、监督检测、事故检测。日常监测适应于对工作场所的危害因素如噪声、空气中有害物质的日常定期监测,用于保持和分析变化规律。评价检测适用于建设项目职业危害因素的控制效果评价和现状评价。事故检测适用于对工作场所发生职业危害事故时,进行的紧急采样检测。

二、突发职业病事件的信息管理

突发职业病事件应对体系的主要功能是快速识别、确认,并快速反应。在体系中,信息技术与流行病学监测、实验室检测能力和物资储备供应系统都是应对体系中重要的一环,除组织结构、人力资源和工作流程外,加强各类信息的综合管理,分类分级管理信息,使信息快速而有序传递,对应对体系持续有效运行至关重要。突发职业病事件的信息管理内容包括职业病信息、现场处理信息、实验室信息、后勤保障信息、对外服务信息等。

(一)信息管理系统的功能

在建立应对体系的指导原则下,信息管理系统的功能是建立标准化的、全面的涉及各子体系的信息系统,以处理关键信息,全面指导体系有效、确切的运作。同时,信息系统还应与决策指挥系统、侦察系统、一线处理系统及应急系统、物资储备系统保持联系。所有信息生成及储存统一由信息管理部门管理,包括指挥中心的决策及各部门在各环节生成的信息均由信息管理部门统一传输和储存、备份。具体来讲,信息管理系统应具备的功能包括:在公共卫生部门及其相关工作部门中自动交换有关数据、在发现公共卫生事件时能使用电子化的临床数据、发现和处理事件时能进入数据库、对样本和实验室结果信息进行管理和交换、能处理可能病例接触者及其他对公共卫生具有威胁性的数据、分析数据并使数据直观化、自动建立接触者目录及其有关信息、发布公共卫生信息和预警信息、支持信息安全的防护功能。

(二)从事信息管理工作的人员

1. 负责信息管理的工作人员应掌握的技术 包括数据库管理、网络管理、地理信息系统、服务器应用管理、信息危机管理、信息安全及对内部客户的支持。

2. 其他专业人员的技术支持 包括公共卫生事务专家、健康教育专家、危机沟通专家、培训专家、视听专家、地理信息人员。

(三)信息管理系统的内容

信息管理系统应包含应对体系的各体系,包括若干数据库。

1. 全面的职业病信息、流行病学信息、临床信息、实验室信息、科研信息的数据库。

2. 记录、追踪政府、公共卫生机构、医院等决策文件的信息库。

3. 关于快速反应队伍技能、实践过程和能力的综合性数据库。

4. 关于负责公共卫生的政府机构、技术部门及其他有关机构的信息库。

5. 涉及一线、科研和后勤的有关专业设备、材料和设施等后备支持的信息库。

各系统运行中,信息的甄别、保密和反馈是确保信息库相对稳定和适度灵活的关键。

(四)信息管理原则

分类分级信息管理是建立信息管理的首要原则。所谓分类,是指根据不同对象,建立不同范围的信息库,包括面对专业人员的专题论坛(如职业病信息、疾病的有关介绍、对公共卫生的威胁、有关处理的方法),面对公众的常见问答,对协作部门有关信息的常见问答,与公共卫生机构有关的事实(如角色、职责、法律法规依据等),为媒体、公众和协作部门提供额外信息的信息渠道,专题信息的有关网络链接,对特殊直接受影响人群的建议,提供专题的基本信息视像材料,多文字的电话咨询信息,定期发布新闻简报和文章,培训信息及有关应用软件。分级管理则是指公共卫生机构应建立相关指引以供使用者根据预设的信息优先级别(如预警级、建议级、常规级)决定哪些信息优先,以确保预警信息优先处理,建议的信息可引起决策者的重视,常规信息可及时在相关人员中传送。除此以外,由相关授权人员决定不同级别信息的发送方式,发送内容,发送对象。除此以外,信息的前反馈和后反馈机制,对信息管理的各环节进行及时调整也是信息管理系统运行可持续性的保障。

(五)信息管理系统的运作

1. 职业病信息管理 职业病信息应能及时反映本地区及国内外的职业病。此系统应包括两部分:对本地区外的职业病信息管理和对本地区职业病报告信息的管理。

(1)收集、筛查、整理、输入:本地区外的职业病信息,由于信息技术的飞速发展,职业病信息常常最先反映在网络上。为搜集最新的职业病信息,信息管理系统最好能建立自动化搜索以获取早期的流行病学信息和非寻常的疾病报告,然后对官方和非官方的信息进行甄别、汇总。搜索范围应包括国内外重要网站、疾病预警网络、在线媒体、国内外政府网站、国内外公共卫生机构、非政府组织网站和公共卫生专业的专题论坛。本地区职业病报告信息可以按照不同疾病设立不同的报告子系统,或者根据主要传染病或生物恐怖因子建立不同症状的报告子系统,该信息系统还应注意对新发传染病的报告途径。内容包括收集确诊病例或可疑病例的基本信息(个人信息、发病信息、流调信息、接触者信息、发病前经历、诊治信息等),本地区职业病形势及输入输出本地区的可疑病例信息,并负责筛查举报的职业病信息。在此过程中,最重要的是信息能及时反馈,数据能及时更新,确保数据的准确性,避免不同信息来源的数据互相矛盾重复使用。

(2)分析、报告、储存:根据职业病形势,每天汇总收集到的信息,并及时形成文字形式的报告,分为3种形式:①汇总国内外职业病。无论职业病报告是否来源于官方,把涉及的可能危害公共卫生的疾病列表,提交指挥层以供决策。列表的目的是提醒指挥层对有关疾病做好应急储备,减少应急时的不恰当反应。将公共卫生事件列表的标准是:是否为未知疾病,是否有越过国界传播的可能,是否严重影响健康或有不可预知的发病率或死亡率,是否干扰国际旅行、国际贸易,国家是否有足够的控制能力,是否为可疑的意外或蓄意施放。②汇总官方职业病信息形成职业病简报及职业病趋势分析。③每周发布职业病简报。同时,建立专用数据库储存以上信息和指挥层处理职业病信息的有关决定。

(3)反馈和信息发送:应每天反馈信息收集、整理及传送情况,及时更新已确认的信息,调整疾病列表,并纠正职业病信息管理各环节的不足。以上信息经上一级授权人员审核批准后,分别向上级报告,向媒体及内部不同对象发布。

2. 现场处理信息管理 该信息系统的功能是及时反馈现场处理信息,为现场处理人员提供技术支持和交流平台,协助受影响地区的快速、有效、适当的反应,并建立符合要求的反应水平(流行病学能力和政府的控制能力),并可根据需要提供技术平台使不同现场人员进行交流。该系统应包含现场流调、处理信息、临床诊断信息、疫点及留验点处置信息,同时还应迅速综合WHO及国内外权威专业机构如美国疾控中心、中国疾控中心等的最新现场处置信息发布于内部网络,以供现场处置人员始终以最专业最科学的状态处理纷乱的现场。管理要求是:医疗机构按照疾病报告时限要求及时将临床信息输入信息系统中,在报告信息中应涵盖临床诊断资料和流行病学调查资料。应急状态时,每天根据疫点及留验点处置信息、现场指导信息的反馈,并参照最新技术资料提交报告到指挥小组以供决策。

3. 实验室信息管理 通过收集、筛查、整理、输入实验样本信息、检测结果,将有关样本和检测过程中暴露的问题及时反馈到现场处理组和物资储备管理组,并将反馈结果通过信息系统传输到实验室。而实验室也有权由经授权的技术人员或管理人员查询其他实验室的检测信息及有关职业病信息,或在信息系统提供的由实验室、流行病学及临床诊断系统构成的技术平台进行讨论,以提供对检测质量各环节的控制。同时,信息系统应对实验室提供有关研究情况进展。

4.后勤保障信息管理　应建立独立的数据库以便快速运输、供给物资给快速反应队伍,增加应对体系运作的安全性和稳定性。该后勤保障信息不仅仅包括一线应急物资,还包括人才库储备、信息设备和科研设备。该系统应建立有关物资购买日常渠道和应急机制的信息库,并随时根据市场反馈更新信息,并预设物资评估机制。同时,建立有关专业人才信息库,定期更新。在紧急状态时,根据评估机制启动调拨、储备、档案数据库和专家人才调配机制,随时更新储备情况,每天反馈到数据库中,以便物资部门及时调整,汇总报告到指挥中心。并确保指挥中心及时了解专家人才的流向。

5.对外服务信息的管理　包括对其他机构、公众的信息发布,咨询服务和健康教育知识宣传。对公众发布信息是信息管理中最重要的环节之一。信息发布的透明公开是稳定社会,成功控制突发公共卫生事件的重要环节。在信息发布过程中,由应对体系预先授权的人员实现评估不同对象的信息需求,有针对性地形成不同信息,在审核后发布。并建立机制定期与有关部门沟通,通过对形势和趋势分析调控与有关机构的协作,了解他们所关注的对象和利益所在,以取舍有关信息;在危机中及时纠正错误信息。在信息流出后,还应汇总给信息管理者和指挥中心,以便总结和决策参考。信息管理的组织结构、流向和处理是公共卫生应对体系的重要内容,建立信息的日常管理机制和应对机制,完善突发公共卫生事件信息化管理,加强信息管理建设,是提高公共卫生应对体系效率的重要基础。

第四节　突发职业病事件的现场调查与预警

一、突发职业病事件的现场调查

职业病危害因素检测与评价是建立在现场卫生学调查的基础上的。根据职业病危害因素检测与评价的标准、规范要求,从职业病危害因素辨识、采样方案和检测方法确定、减少正式检测的工作量等方面,现场调查在职业病危害因素检测与评价中的重要性,主要有定性地鉴别工作场所存在的职业病危害因素,确定正式检测适用的方法,确保检测与评价工作的安全进行等作用。职业病危害因素检测与评价,是采用一系列分析检测手段,对劳动者进行职业活动的工作场所进行有计划、系统的检测,以定性定量地分析评估作业场所存在的职业病危害因素类别、性质、浓度(强度)、其对作业场所与劳动者危害程度等。职业病危害因素检测与评价是建立在现场卫生学调查的基础上的,而初步检测分析则是全面现场卫生学调查中一个不可或缺的重要部分。

在实际工作过程中,承担职业病危害因素检测与评价的单位,一般主要把精力放在正式检测阶段,通过严格依据现场采样、现场检测、实验室分析、数据处理等各个环节的规范、标准,执行合理可行的质量控制方法,确保检测的精密度与准确度,得到可靠的检测结果。而作为检测与评价基础的现场卫生学调查往往停留在查阅资料、问询等方式,忽视、甚至完全忽略了初步检测在现场卫生学调查中重要作用。但在职业病危害因素检测与评价中,初步检测在现场卫生学调查中越来越显现其重要性,全面的现场卫生学调查其重要作用表现在以下几个方面。

(一)识别职业病危害因素,确定职业病危害因素的类别

在实际检测中我们发现,由于种种原因,委托检测单位或评价单位对现场职业病危害因素的识别可能是很不全面的。评价单位对初次委托进行评价的项目类型,可能了解不透彻,现场调查时遇到障碍,都会造成职业病危害因素识别不全、职业病危害因素识别不准确等情况。检测单位在委托检测和评价检测中,进行现场卫生学调查时,可通过现场直读仪器、现场预采样+质谱分析等方式进行初步检测,定性地鉴别工作场所存在的职业病危害因素,可有效地避免职业病危害因素识别的错、漏、差、缺。

(二)了解现场环境与工作条件,确定最佳采样方案

工作场所的现场情况是千变万化的,很难掌握,而职业病危害因素的浓度(强度)受现场环境条件,如温度、风速等的影响极大。因此,基于作业场所现场条件、工况对职业病危害因素检测与评价的影响。在我国职业病危害因素现场采样、检测规范、标准提出具体要求,为正确选择采样点、采样对象、采样方法和对采样时的环境条件等都有一定的要求,同时针对不采样时机等,必须在采样前对工作场所进行现场调查,提出了不同的采样方法、采样设备要查。必要时可进行预采样。现场环境情况与工作条件对采样设备、采样介质、工作人员防护的选择都起着至关重要的作用。根据初步检测所得出的工作场所职业病危害因素的浓度(强度)的范围,可以确定工作人员及采样与检测设备的防护类别与等级。由此可见,通过包含初步检测的全面现场卫生学调查,可以针对作业场所的环境条件,按标准要求正确地掌握适宜的采样时机,确定采样对象与采样点,选择适宜的采样设备,配备充足的采样介质,采取可靠的安全卫生保护措施,保证检测结果更加准确可信。

(三)确定正式检测适用的检测方法

因为作业场所现场条件非常复杂,所以在检测规范、标准中往往针对不同的现场条件提出不同的采样、检测、样品处理及结果处理方法。首先,可通过现场卫生学调查中的初步检测了解作业场所存在的职业病危害因素的大致浓度范围,以确定正式检测应采用的检测方法。其次,对同一类有害化合物的不同有害物质,采用的检测方法是不同的。通过预检测不仅可以准确识别作业场所职业病危害因素,还可以据此确定正确的采样、检测方法。最后,对于不同的现场条件,检测标准、规范所规定的样品处理及结果计算方法是不同的。可见,进行全面的现场卫生学调查,实施必要的初步检测,对于确定适宜的采样和检测方法、样品与结果处理方式起着至关重要的作用。

(四)确保检测与评价工作的安全进行

作业场所职业病危害因素不仅对作业工作产生危害,对现场检测与评价人员也会产生危害,尤其是职业病危害因素浓度(强度)高的作业场所,甚至会对现场检测与评价人员造

成职业病与安全两方面的双重危害。实际检测中,某些作业场所有毒有害物质超标倍数达到十几倍也不鲜见,若不实施全面的现场卫生学调查,不进行初步检测,对现场有毒有害物质存在的情况不明了,贸然进入现场,就有可能引发安全事故。

二、突发职业病事件的预警

(一)职业病风险评估

风险是一个二维的概念,包括事故及其后果和与之相关的未知可能性。风险是事故的概率和后果,还需要考虑确定风险的各种参数。风险评估是危害因素识别和控制的最重要战略之一,化学品风险评估的目的是检测和量化与使用有害化学物质有关的风险。此外,风险评估是一个将风险暴露和剂量-反应数据相结合的过程,以确定风险人群,并为相关卫生人员提供风险管理所需的健康信息。职业危害风险评估目的是确定可接受的风险度,为卫生行政部门作出相应的预警、预防方案和修订相关标准奠定数据基础。当前我国职业病防治仍面临着诸多问题和挑战,特别是对危害信息掌握不全,对重点职业病及工作相关危害因素监测能力不足。2011年修订了《中华人民共和国职业病防治法》并规定职业健康风险评估是卫生部门主要职能之一。而我国尚无比较完善的职业危害风险评估标准,亟待确定与国情相适应的职业危害风险评估方法,构建与经济发展相适应的职业危害监测预警与防控体系。

(二)职业病预警与预警系统

预警是界定原来处于平衡情况的事件超出界限的远近而形成警报信号的动态,最开始是应用于军事预警,如今还应用于金融、粮食、自然灾害、经济、环境、安全等领域。在职业卫生方面也在不断探索,研究者为建立更加合适的预警系统,在分子流行病学中不断探究,发现生物标记法可用来制定更加快速的方法降低患病危险度,如暴露监测、健康保险和个人风险的描述。遗传筛选既可以作为职业危害敏感性的指标,也可以作为未来健康的预测因子。生物标志物是"预警"标志的关键要素,能够识别出可能有助于确定后续临床公开疾病的个体风险和潜在干预策略的长期风险。职业病预警体系流程为监测—确定—分析—评估—警报;职业病监测预警体系的运行和结构为:职业病报告历史数据—遴选重点监测预警的职业病病种—分析和判断—监测预警系统的运行—判断应重点控制的职业病种—重点控制。工作场所的检测和相应的职业病预警系统的建立在职业病的预防和控制过程中起着关键的作用。目前,需要我们去探讨更符合我国国情的职业病预警系统。

(三)职业风险评估与预警系统的应用

职业病防治的主要职责之一就是职业健康的风险评估。职业健康风险评估的主要产出包括职业评估报告和预警报告,与职业危害的监测密切相关,所以说职业病的监测与预测体系的建立对职业健康的风险评估起着非常重要的作用。形成一个比较完善的预警系统是非常迫切的任务,是降低职业卫生危害和其他相关疾病的重要举措。

第五节　突发职业病事件的分级响应和应急现场处置

突发职业病事件在各种不同物性的危险化学品泄漏后可出现火灾爆炸、中毒、腐蚀等不同的危害。突发职业病危害事故难以预防,由于很难准确掌握泄漏后有毒有害物质在实际环境中的浓度和分布情况。一旦发生,易发生连锁反应,影响范围大,损失严重,同时往往伴随着公共卫生事件的发生。针对急性中毒职业病危害事故发生突然、难以防护、影响范围大等特点,建立良好有序的应急组织、制定有效的应急救援预案、采取果断有力的应急行动是急性中毒事故应急救援成功的关键。

一、分级响应

(一)突发职业中毒危害事故分级

于 2006 年出台《国家突发公共事件总体应急预案》,将突发事件分为 4 级:Ⅰ级(特别重大)、Ⅱ级(重大)、Ⅲ级(较大)和Ⅳ级(一般)。

(二)依据事故严重程度、可控性、救灾难度和影响范围,将事故分为四级。

1. Ⅰ级危害事故　3 人以上出现突发职业病患者。
2. Ⅱ级危害事故　一次发生突发职业中毒 50 人以上,或死亡 5 人以上。
3. Ⅲ级危害事故　一次发生突发职业中毒 10～49 人,或死亡 4 人以下。
4. Ⅳ级危害事故　一次发生突发职业中毒 9 人以下,未出现死亡病例。

(三)突发职业中毒程度分级

1. 无级　不存在与中毒有关的症状或体征。
2. 轻度　轻微、短暂和可自愈的症状或体征。
3. 中度　明显的或较长时间的症状或体征。
4. 重度　严重或威胁生命的症状或体征。
5. 致命　死亡。

二、应急响应

对各类突发事件进行快速准确的识别,将其划分为不同级别,是突发事件报送和分级处置的依据,只有针对不同级别作出相应的应急响应,才能更有效地利用应急处置资源。采取"分级响应"标准,由现场责任人依据突发事件造成危害程度、波及范围、影响力大小、人员及财产损失等情况,判定突发事件等级,汇报对应领导,启动对应等级应急预案。

（一）应急响应

应急响应（emergency response）指组织为了应对突发/重大信息安全事件的发生所做的准备及在事件发生后所采取的措施。在响应过程中事故单位立即启动应急预案，组织成立现场指挥部，制定科学、合理的救援方案并统一指挥实施。事故单位在开展自救的同时，按照有关规定向当地政府部门报告。政府有关部门在接到事故报告后，应立即启动相关预案，赶赴事故现场（或应急指挥中心），成立总指挥部，明确总指挥、副总指挥和相关成员单位或人员职责分工。

（二）应急救援管理

事件过程中，各组织部门通过对风险评估和评估特定信息安全事件对各种业务功能的影响，制定应急响应策略，根据事故发展、应急处置和动态监测情况，实时适当调整警戒隔离区。一旦发生事故，领导小组要迅速到达现场指挥点，协调各部门应急小组，组织控制现场，汇报上级，保持通信畅通，防止对其他区域的影响。

1. 日常管理（领导小组） 组织制定预案，年度评审预案，组织制定活动计划，组织应急演练、培训设立现场应急指挥点，组建应急组织机构（图 8-1）。

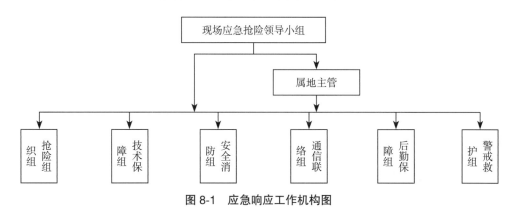

图 8-1 应急响应工作机构图

2. 属地主管 现场应急抢险领导小组组长到达之前，尽可能地改善紧急情况，指导、协调各应急组的工作，现场应急抢险领导小组组长到达后，汇报现场情况并协助开展应急实施工作。

3. 抢险组织组 日常知识和技能培训，发生紧急情况时，负责现场应急操作、抢险和救援工作。

4. 技术保障组 提供咨询和技术指导，协助制定应急抢险方案，参与评审现场应急管理的质量。

5. 安全消防组 负责生产区域消防设施的日常管理，员工的消防知识和技能培训。发生紧急情况时，负责现场消防工作，并且负责事故现场内的环境监测。

6. 通信联络组 保持通信畅通，一旦发生通信中断，应当指派通信联络员携带书面信息（而不要口讯）传达。

7. 后勤保障组　负责落实和管理应急所需的物资。紧急情况下,负责组织应急所需的车辆、机具和物资;负责应急所需的生活和办公用品保障。

8. 警戒救护组　制定紧急撤离线路;对相关人员进行紧急救护知识培训;负责照顾受伤的或可能中毒的员工,引导人员疏散;设置安全警戒区,实行交通管制;统计核查人员,确保所有人员没有遗漏;统计可能失踪、受困或伤亡的人数;紧急情况下,通知周边居民撤离。

(三)警戒隔离

现场指挥部根据情况,划定本单位警戒隔离区域,抢救、撤离遇险人员,制定现场处置措施(工艺控制、工程抢险、防止次生及衍生事故),及时将现场情况和应急救援进展报告总指挥部,向总指挥部提出外部救援力量、技术、物资支持、疏散公众等请求和建议。

1. 现场警示标识　在突发事件现场常用的现场警示标识分别为警示线和警示标识。

(1)警示线:是界定和分隔危险区域的标识线,分黄色、红色和绿色警示线三种。红色警示线设在紧邻事件危害源的周边,将危害源与其以外的区域分隔开来,只限佩戴相应防护用具的专业人员可以进入该区域。黄色警示线设在危害区域的周边,其内和外分别是危害区和洁净区,该区域内的人员应佩戴适当的防护用具,出入该区域的人员必须进行洗消处理。绿色警示线设在救援区域的周边,将救援人员与公众分隔开来,患者的抢救治疗、指挥机构均设在该区内。

(2)警示标识:分为图形标识和警示语句,既可分开使用,也可合并使用。其主要包括禁止标识、警告标识、指令标识及提示标识四类。禁止标识为禁止不安全行为的图形,如"禁止入内"标识。警告标识为提醒人们对周围环境引起注意、以避免可能发生危险的图形,如"当心中毒"标识。指令标识为强制作出某种动作或采用防范措施的图形,如"戴防毒面具"标识。提示标识为提供相关安全信息的图形,如"救援电话"标识。

(3)警示标识固定方式:分为附着式、悬挂式和柱式三种。悬挂式和附着式固定应牢固、勿倾斜。柱式警示标识应与支架牢固地连接在一起。警示标识应设置在现场醒目、有良好照明的位置,并使观察者有足够时间来注视其显示的内容。警示标识不应设置在可移动物体上,警示标识前不得放置妨碍认读的障碍物。警示标识平面与视线夹角以接近90°为最佳,观察者位于最远点观察时,警示标识平面与视线的夹角不应小于75°。警示标识设置高度,应尽量与人眼的视平面一致。悬挂式和柱式警示标识的下缘距地面高度不宜小于2m,局部信息警示标识设置高度应视具体情况确定。警示标识应采用坚固耐用的材料制作,一般不宜使用易变形、变质或易燃的材料。

2. 现场应急处置分区　根据引起突发事件的危害源性质、现场周边环境、气象条件及人口分布等因素,事件现场危险区域一般可分为热区、温区和冷区三类。

(1)热区(红区):是紧邻事件现场危害源的地域,一般用红色警示线将其与外界区域分隔开来,在该区域内从事救援工作的人员必须配备防护装置以免受污染或物理伤害。

(2)温区(黄区):是紧挨热区外的地域。在该区域工作的人员应穿戴适宜的个体防护装置避免二次污染。一般以黄色警示线将其与外面的地域分隔开来,该警示线也称洗消线,所有离开此区域的人必须在该线处进行洗消处理。

（3）冷区（绿区）：是洗消线以外的地域。患者的抢救治疗、应急支持、指挥机构设在此区。

总而言之，处理突发事件时，应注意控制公众、新闻记者、观光者及其他试图进入现场的无关人员。首先应设立冷区边缘线（绿线），控制无关人员进入。位于热区的事件中伤亡人员一般应先由消防人员通过特定通道转移出热区边缘线（红线），再交给位于温区的救护人员，救护人员应避免自身被污染。被污染的伤亡人员应在洗消后才能转移出温区。最好能在温区边缘线（黄线处）设立洗消区，洗消区分两种，一种是处理伤亡人员的，另一种是处理穿戴防护服的救援人员的。在转运至医疗机构前，伤员应进行分类，以使不同情况的伤员能及时得到最有效的救治。

3. 现状应急处置　根据现场危险化学品自身特性及燃烧产物的毒害性、扩散趋势、火焰辐射热和爆炸、泄漏所涉及的范围等相关内容对危险区域进行评估，确定警戒隔离区。在警戒隔离区设立警示标志，并设专人负责警戒。对通往事故现场的道路实行交通管制，严禁无关车辆进入。清理主要交通干道，保证交通畅通。合理设置出入口，除应急救援人员外，严禁无关人员进入。根据事故发展、应急处置和动态监测情况，适当调整警戒隔离区。总指挥部根据现场指挥部疏散人员的请求，决定发布疏散指令。避免横穿危险区。根据危险化学品的危害特性，指导疏散人员就地取材，采取简易有效的方法保护自己。

现场指挥人员发现危及生命安全的情况时，应迅速发出疏散撤离信号。若因火灾爆炸引发泄漏中毒，或泄漏引发火灾爆炸，应优先考虑人员安全、防止事故扩大的救援措施。维持现场救援秩序，防止发生车辆碰撞、物体打击、高空坠落等事故。

4. 现状监测　对可燃、有毒、有害危险化学品的浓度、扩散等情况进行动态监测。测定风向、风力、气温等气象数据，确认设施、设备、建筑已经受到的破坏或潜在的威胁。监测现场和周边的污染情况，现场指挥部根据现场动态监测信息及时调整救援行动方案。

5. 洗消　在危险区和安全区交界处设立洗消站，使用相应的洗消药剂对染毒人员、工具、装备和车辆进行洗消。同时进行现场清理，彻底清除事故现场残留的有毒有害气体，对泄漏液体、固体统一收集处理。对污染地面进行彻底洗消，确保不留残液。对事故现场空气、土壤、水源等污染情况进行动态监测，并及时报告现场指挥部和总指挥部。洗消污水集中处理，禁止直接排放。如空气、土壤、水源受到污染，应及时采取相应处置措施。

清洁净化是现场应急医疗及救援行动的一个环节，而不是紧急情况结束后的恢复和善后。可以这样定义清洁净化：防止危险物质的扩散，去除暴露于化学危险品所受的污染，对事故现场受暴露者及其个人防护装备进行清洁净化的过程。简而言之，清洁净化是对人所受污染的清除和减少。清洁净化可分为两种情况：①紧急情况下的"粗"清洁净化。"粗"清洁净化用于暴露于毒性物质污染的初期或开始阶段的清洁净化，粗净化已足够；紧急情况下，用于毒物威胁生命时的抢救，采取粗净化以便快速治疗，防止受害者进一步的伤害。②治疗前彻底清洁净化。彻底的清洁净化用于没有生命危险的伤害，在可以延迟到更彻底的清洁净化之后，再进行第二次治疗。无论在什么情况下，采取抢救生命的措施应该优先于净化，除非净化对于保护伤员是必需的。清洁净化主要采取多重冲洗，清洁净化时要采取严格的隔离和区域警戒。

6. 信息发布　事故信息由总指挥部统一对外发布，救援结束事故现场处置完毕，总指挥部发布救援行动结束指令。

第六节　现场和院前应急医疗救援救治

现场救援救治是指在突发职业病危害过程中和工作场所发生的各种意外伤害事故、急性中毒、外伤和突发危重病员等现场,为了防止病情恶化,减少患者痛苦和预防休克等所应采取的一种初步紧急救护措施。院前急救是指在院外对急危重症患者的急救,广义的院前急救等同于现场救援救治,而狭义的院前急救是指具有通信器材、运输工具和医疗基本要素所构成的专业急救机构,在患者到达医院前所实施的现场抢救和途中监护的医疗活动。

突发职业病事故应急处置与救援职业病危害事故的应急处理工作,应当遵循"依法管理、预防为主、统一指挥、分级负责、快速反应、科学分析、措施果断、单位自救、现场急救与社会救援相结合"的工作原则。用人单位在发生或者可能发生职业病危害事故时应依法采取临时控制和应急救援措施,及时组织抢救患者。

突发职业重度的救治可分为:一级救治(现场救治),是指在突发事件现场围绕营救幸存者展开的现场救治;二级救治(前方医院),是指在距离现场较近,公路 1 小时可以到达的当地医疗机构或流动医院展开救治;三级救治(后方医院),是指距离现场相对较远,设置在安全地带的地方和军队医院,承担前方医疗机构转送来的伤病员,进行确定性专科治疗。

一、现场应急医疗救援救治基本规则

(一)应急医疗救援人员首先要注意的基本规则

1. 进入事故现场救援人员必须依据发生中毒毒物,选择佩戴个体防护用具。进入一氧化碳、硫化氢、二氧化碳、氮气、氨气等中毒事故现场,必须佩戴防毒面具、正压式呼吸器、穿消防防护服;进入液氨中毒事故现场,必须佩戴正压式呼吸器、穿气密性防护服。

2. 应急医疗救援人员抵达现场后,应心即问询中毒人员、被困人员情况;毒物名称、泄漏量等,并安排侦查人员进行侦查,内容包含确定中毒、被困人员位置,泄漏扩散区域及周围有没有火源、泄漏物质浓度等,并制订处理具体方案。

3. 确定警戒区域,设置警戒标志,疏散警戒区域内和救援无关人员至安全区域,切断火源,严格限制出入。救援人员在上风、侧风方向选择救援进攻路线。

4. 设定隔离区,封闭事故现场,紧急疏散转移隔离区内全部无关人员,实施交通管制。

5. 实时监测空气中有毒有害物质浓度,立即调整隔离区范围,控制泄漏源,实施堵漏、回收或稀释等方法处理泄漏介质,预防次生灾难发生。

6. 事故处理应根据"先人后物、先易后难、先近后远"标准实施救援。相关人员至安全区域,切断火源,严格限制出入。救援人员在上风、侧风方向选择救援进攻路线。

（二）应急医疗救援人员其次要注意的基本规则

1. 现场应急医疗救援人员的防护器材不足时,事故相邻单位有义务主动提供防护器材等救援所需工具,事后由事故相邻各单位自行补充处理。

2. 现场应急医疗救援人员发现有毒有害物质泄漏时,要严格控制非防爆电气设备、工具等易产生火花器具使用,立即驱散和稀释泄漏物,预防形成爆炸性混合物,引发次生灾难。

3. 现场应急救援结束后,应当对应急医疗救援人员、抢险器材等进行彻底洗消干净,以利事后备用;同时还应当严格控制洗消污水的排放,避免次生污染环境。

二、现场急救一般措施

采取果断有力的现场应急医疗与救援行动在涉及危险物质的事故中,由于外伤、化学品污染、燃烧和其他原因引起的伤害,会出现医疗紧急情况,例如由于暴露造成的靶器官受损、热辐射、外伤等,甚至可能引起死亡。因此,抢救伤员是应急救援的重要任务,在应急救援行动中,及时、有序、有效地实施现场急救与安全转送伤员是降低伤亡率、减少事故损失的关键。应急救援计划中制订医疗前的净化、分类及处理方案很重要,可以指导现场应急医疗与救援行动。

（一）脱离险区

首先要使伤病员脱离险区,移至安全地带,如对因滑坡、塌方砸伤的伤员搬运至安全地带;对急性中毒的患者应尽快使其离开中毒现场,搬至空气流通区;对触电的患者,要立即解脱电源等。

（二）检查病情

现场救护人员要沉着冷静,切忌惊慌失措。应尽快对受伤或中毒的伤病员进行认真仔细的检查,确定病情。检查时不要给伤病员增加无谓的痛苦,如检查伤员的伤口,切勿一见患者就脱其衣服,若伤口部位在四肢或躯干上,可沿着衣裤线剪开或撕开,暴露其伤口部位即可。一般现场早期检伤方法使用五步验伤法和简明验伤法。

1. **检伤分类** 根据检伤分类将伤者分为四类:红、黄、绿、黑,并将伤情识别卡置于患者的右手腕或右足踝处。

（1）第一优先（红色）:有危及生命的严重创伤,但经及时治疗能够获救,应立即标示红标,优先给予护理及转运。现场先简单处理致命伤、控制大出血、支持呼吸等,并尽快送院。

（2）第二优先（黄色）:有严重损伤,但经急救处理后生命体征或伤情暂时稳定,可在现场短暂等候而不危及生命或导致肢体残缺,标记为黄色,给予次优先转运。

（3）第三优先（绿色）:可自行行走无严重损伤,其损伤可适当延迟转运和治疗,应标记为绿标,将伤者先引导到轻伤接收站。

（4）第四优先（黑色）:已死亡或无法挽救的致命性创伤造成的濒死状态。应标记为黑标,停放在特定区域（表8-1）。

表 8-1　不同颜色的含义

分类	病种举例
第一优先(红色)	气道阻塞、休克、昏迷、颈椎受伤、导致远端脉搏消失的骨折、外露性胸腔创伤、股骨骨折、外露性腹腔创伤、腹部或骨盆压伤、超过 50% 的Ⅱ度～Ⅲ度皮肤烧伤
第二优先(黄色)	严重烧伤、严重头部创伤但清醒、多发骨折、除颈椎以外的椎骨受伤、须用止血带止血的血管损伤、开放性骨折
第三优先(绿色)	不造成休克的软组织创伤、小于 20% 的Ⅱ度以下烧伤并不涉及机体或外生殖器者、不造成远端脉搏消失的肌肉和骨骼损伤、轻微流血
第四优先(黑色)	呼吸、心跳已停止,且超过 12 分钟未给予心肺复苏救治,或因头、胸、腹严重外伤而无法实施心肺复苏救治者

2. 五步检伤法

(1)气道检查:首先判断呼吸道是否通畅、有无舌后坠、口咽气管异物梗阻或面部及下颌骨折,并采取相应措施进行急救。

(2)呼吸情况:观察是否有自主呼吸、呼吸频率、呼吸深浅或胸廓起伏程度、双侧呼吸运动对称性、双侧呼吸音比较以及患者口唇颜色。如疑有呼吸停止、张力性气胸或连枷胸存在,须给予人工呼吸、穿刺减压或胸廓固定。

(3)循环情况:检查桡动脉、股动脉、颈动脉搏动,如可触及则收缩压分别估计为80mmHg、70mmHg、60mmHg 左右,检查甲床毛细血管再灌注时间(正常为 2 秒)以及有无活动性大出血。

(4)神经系统功能:检查意识状态、瞳孔大小及对光反射、有无肢体运动功能障碍或异常、昏迷程度评分。

(5)充分暴露检查:根据现场具体情况,短暂解开或脱去伤病员衣服充分暴露身体各部,进行望、触、叩、听等检查,以便发现危及生命或正在发展为危及生命的严重损伤。

3. 简明检伤分类法

(1)行动检查:指引能行动自如的伤者到一指定区域(绿区),此类伤者均属于第三优先,到不能行动自如的伤者处继续检查。

(2)呼吸检查:为所有不能行走的伤者进行呼吸检查。如有需要先保持气道通畅(须同时小心保护颈椎),可以用提颏法等,如无呼吸标识为黑。

(3)血液循环检查:检查桡动脉或微血管血液循环回流时间,任何循环不足标识为红,循环良好进行第四步。

(4)清醒程度:检查脑部是否受伤,询问伤者简单问题或给予简单指令,能回答或按照指令行事标识为绿或黄,不能回答或按照指令行事标识为红。

4. 对症治疗

阻止毒物继续进入体内,同时给予急救处理。

1)吸入中毒:迅速将患者搬离中毒场所,移至空气新鲜处。

2)经皮肤中毒:立即将患者移离中毒场所,脱去污染衣服,迅速用清水洗净皮肤。

3）经口中毒:如毒物为非腐蚀性的,患者神志清楚又无虚脱现象,应立即洗胃、催吐、导泻或活性炭吸附等方法将毒物消除。腐蚀性毒物中毒时为保护胃黏膜,需要给患者喝牛奶及胃黏膜保护药。

4）局部灼伤:应立即用大量清水冲洗,至少5分钟。

5）急性职业中毒患者,如有呼吸困难及发绀等,应给予氧气吸入;如果呼吸、心搏骤停,应立即进行人工呼吸与心脏复苏等。

5. 已进入体内的毒物,应尽快促进其排出

(1)螯合剂:如毒物为金属或类金属,一般应及早使用相应有效的螯合剂,但是对于有些毒物中毒,如急性有机汞中毒,在严重阶段使用螯合剂(二巯丙醇类药物),反可导致病情恶化,因此在应用螯合剂时,需视病情而定。

(2)腹膜透析和血液透析。

6. 消除或减低毒物的毒性作用

(1)防止再吸收:用药使之成为不溶解物质,而阻止再吸收。

(2)中和毒物或其分解产物。

(3)采用特效的解毒剂。

(4)其他对症、支持疗法:按病情可适量给予维生素类药物,预防继发感染,注意电解质和酸碱平衡等。

7. 针对毒物的作用,采取相应措施

(1)急性中毒性脑病:急性期应针对脑缺氧、脑水肿这一主要矛盾,积极进行抢救。

1)给氧:立即吸氧。如有高压氧舱的治疗条件,则高压氧疗法效果更佳。

2)降温:可使脑组织基础代谢降低,提高脑细胞对缺氧的耐受力,故应及早采用。方法有冰帽、冰袋置体表大血管处等。

3)控制抽搐:及时应用有效的镇静剂。

4)防治脑水肿:限制液体入量;脱水剂的应用;利尿剂;肾上腺皮质激素;手术治疗,临床上出现脑疝现象,经上述治疗不能缓解者,必要时行开颅减压术;改善脑组织功能;呼吸兴奋剂;中医中药辨证论治;其他对症疗。

(2)急性中毒性肺水肿:防止"迟发性"肺水肿的发生,具体措施有以下几种。

1)纠正缺氧:应及早给氧。

2)激素的应用:肾上腺皮质激素能降低肺毛细血管的通透性,宜及早使用。

3)预防和控制感染。

4)控制躁动。

5)解除支气管痉挛。

6)脱水剂、利尿剂的应用:减少肺循环容量,改善肺水肿。

7)其他:严密观察全身情况,防止其他并发症的发生。

(3)急性中毒性肝炎:治疗原则基本上和急性传染性肝炎相同,及早使用特效解毒剂。

急性期需卧床休息;供给足够热量的饮食、蛋白质和维生素;使用保护肝脏的药物;严重者可考虑应用肾上腺皮质激素及输小剂量新鲜血液;口服抗生素,以抑制肠道内产氨的细

菌,减少血氨来源,防止肝昏迷的发生。中医中药,可根据实际情况辨证论治。

（4）急性中毒性肾病：早期积极预防肾衰治疗,并采取尿液碱化及合理应用解毒剂。

1）早期治疗：急性溶血患者,保护红细胞,减少凝集;采用碳酸氢钠,使尿液碱化,减少血红蛋白在肾小管内沉积;解除肾血管痉挛;合理应用解毒剂。

2）少尿期治疗：控制液体入量,尤其是含钠液体;防止血钾过高,严格限制钾摄入;纠正酸中毒及控制感染等。

3）多尿期治疗：处理原则仍为调整水及电解质平衡。

4）中医中药辨证论治：一般用培补脾肾气血的方法。

（5）急性中毒性心肌炎：有少数严重心肌炎发生,甚至引起突然死亡,临床上应积极治疗,重视心源性休克的预防。

1）一般治疗：在急性期应绝对卧床休息;氧气吸入;注意水和电解质平衡;液体输入量不宜过多。

2）保护心肌：可用足量的 B 族维生素、维生素 C 及高渗葡萄糖注射;重视心源性休克的预防。

3）危重症的预防：病情较严重的,可加用肾上腺皮质激素,亦可应用能量合剂、肌苷等积极治疗。

4）特效解毒治疗：如有特效解毒剂,可根据病情及时使用。

三、不同类型突发职业中毒的救治

（一）强碱类抢救方法

急速离开污染区,平静休息保暖,如呼吸停止,立即人工呼吸、吸氧,眼部刺激用水或 2% 碳酸氢钠冲洗,结膜炎可用醋酸可的松软膏点眼,静脉注射亚甲蓝加入葡萄糖溶液,或注射硫代硫酸钠,促进蛋白复原,控制中毒性肺炎和肺水肿发生。皮肤灼伤时,应立即用流水充足冲洗,洗涤至皂样物质消失后,再按烧伤处理。眼灼伤时先用流水冲洗,再选择合适中和药品如弱酸水大量冲洗。

（二）强酸类抢救方法

皮肤用大量清水或碳酸氢钠冲洗,烟雾吸入者用 2% 碳酸氢钠雾化吸入。经口误服,立即洗胃,可用牛奶、豆浆及蛋白水、氧化镁悬浮液,忌用碳酸氢钠及其他碱性药洗胃。大量清水冲洗皮肤,尤其对眼要用流动水立即彻底冲洗,并用硼酸或稀醋酸液中和碱类。经口误服,引发消化道灼伤,用牛奶、豆浆及蛋白水或木炭粉保护黏膜。中毒者应立即脱离现场,给镇静止痛药品。呼吸道刺激症状严重时,可用 6% 碳酸氢钠溶液雾化吸入和吸氧。注意防治肺水肿,并给祛痰、解痉、消炎等对症处理。局部灼伤应立即用清水冲洗,并脱下污染衣服,使用 2%～5% 碳酸氢钠溶液中和冲洗后再以清水冲洗,并依据热灼伤处理。眼部灼伤,可用清水或生理盐水反复冲洗,最少 15 分钟以上,再以 2% 碳酸氢钠溶液冲洗,并进行止痛、抗感染和其他眼科处理。

（三）一氧化碳中毒抢救方法

首先快速脱离中毒环境，将患者转移到空气新鲜处，立即为密闭居室开窗通风，松开患者衣领、裤带，保持呼吸道通畅，注意保暖。呼吸、心搏骤停应立即进行心肺复苏。其次纠正缺氧，吸氧能够加速碳氧血红蛋白解离，促进一氧化碳排出。有条件应立即进行高压氧诊疗，高压氧舱诊疗能增加血液中溶解氧，提升动脉血氧分压，可快速纠正组织缺氧。高压氧诊疗应在早期，最好在 4 小时内进行，如昏迷或高氧血红蛋白＞25%，即使患者未发生昏迷，均属于高压氧诊疗适应证。如无高压氧设备，应采取高浓度口罩或导管给氧。然后改善脑组织代谢。昏迷时间较长，高热或频繁抽搐者，可采取以头部降温为主的冬眠疗法，以降低脑代谢率，增加脑对缺氧耐受性。早期给 ATP、辅酶、细胞色素 C 等静脉滴注，以促进脑细胞功效恢复。应用脱水剂、利尿剂以预防脑水肿，可用 20% 甘露醇 250ml 静脉滴注，必要时可和呋塞米联合或交替使用。最终，对症诊疗。低血压休克者给扩容抗休克，抽搐者给地西泮、苯巴比妥，肺部感染者给予广谱抗生素。

（四）氨水中毒抢救方法

一旦氨水沾染皮肤，先用清水或 2% 乙酸溶液（可用食醋）冲洗。若皮肤局部出现红肿、水泡，可用 2% 食醋液冲洗和 2% 硼酸液湿敷。鼻黏膜受到强烈刺激，可吸入 1% 麻黄碱溶液。氨水溅入眼内，应立即用生理盐水反复冲洗，再滴入氯霉素眼药水，仍感不适时须请医生急诊和诊疗。发觉氨水吸入中毒者（出现呼吸道、眼、鼻、皮肤黏膜严重刺激感，并伴随咳嗽、流涕、发痒、气促、发绀、烦躁等症状），应让患者快速离开现场，并脱去被氨水污染衣、裤。口服食醋 50～100ml，同时服用维生素 C 50mg，每日 3 次；若出现咽喉梗阻，肺气肿等症状，应请医生急诊治疗，以免发生意外。

（五）高温燃烧环境抢救

救助全身燃烧伤员，迅速扑灭衣服上的火焰、向全身喷冷水、用消毒过的绷带包扎烧伤伤口以灭火。燃烧过后人体皮肤已经受损，不能采用沙土覆盖火焰灭火、灭火器进行灭火、脱掉燃烧的衣服等方法灭火。使用沙土覆盖会造成伤口感染，甚至危及生命；灭火器喷出的物质可能会造成身体上的伤害；脱去受伤人员燃烧的衣服一方面会对救助者自身安全造成威胁，另一方面可能会对伤者的皮肤造成二次伤害。烧伤伤员口渴时，可喝少量的淡盐水。向全身燃烧的伤员身上喷冷水以灭火不仅可以给创面降温，同时可以清洁伤口，将救治时限放宽到 12 小时。

四、院前急救

（一）院前急救（first aid）

院前急救是指各种遭受危及生命的急症、创伤、中毒、灾难事故等患者进入医院以前的医疗急救,包括现场紧急处理和转运途中监护。院前急救包括在所有出事地点,如工厂、矿山、农村、家庭和交通事故以及其他意外事故等现场,对伤病员的初步救治。院前急救是急诊医疗体系的重要组成部分,我国急诊医学中极为薄弱的一个环节。急危重症患者,生命危在旦夕,如果现场急救做得及时、正确,不仅阻止病情发展,将其从死亡边缘上挽救回来,而且能够减少各种后遗症,使其能重新生活和劳动。

(二)院前急救的特点

1. 随机性强。
2. 紧急。
3. 流动性大。
4. 急救环境条件差。
5. 病种多样且病情复杂。
6. 对症治疗为主。
7. 体力劳动强度大。
8. 高经济投入,低经济回报。

(三)院前急救原则

1. 立即脱离险区现场,并快速评估。
2. 生命第一。保留肢体、防止感染,避免和减少伤残依次放在第二、三、四位。
3. 争分夺秒,就地取材。
4. 分类检送,迅速安全转运。
5. 加强途中监护和记录。

(四)院前急救的基本设备

1. 心肺脑复苏必备器材和药品。
2. 生命体征监测装置。
3. 创伤急救装置及物品。
4. 良好状态的通信设备。

(五)院前急救的基本技能

1. 传统的四项技能。
2. 心肺复苏技能。
3. 急危重症的评估。
4. 对常见急危重疾病的认识。
5. 对常见急危重征象的认识。

(六)院前急救工作流程

1. 到达接车地点后,医生要再次询问接车人有关患者病情等情况,以确定携带相关抢救物品。

2. 到达伤病员现场后,应根据伤病员的病史、病情等,立即检查患者情况,及时作出初步判断,按照急救操作规程,实施现场救治。

3. 向患者及家属交代病情,按照"就近、就急、就能力、尊重患者及家属意愿"的原则,确定患者转送医院进行救治。

4. 初步应急救治后,根据伤病员病情采取正确的搬运方式和体位,安全搬运伤病员。病情危重需提前告知医院进行抢救准备的,要及时告知 120 指挥中心通知医院做好抢救准备。如遇伤病员已经死亡,及时进行心肺复苏抢救、心电图记录,并告知患者家属和/或现场警察等人,签字确认,开具死亡通知书。

5. 转送患者途中,密切观察患者的病情变化,发现病情变化及时抢救、处理。

6. 送达医院后,负责将患者送入急诊科(室)后,应主动向接诊医生介绍病情及处理情况,移交相关医疗文书,并由接诊医生签收,妥善安排患者后,立即返回急救站及时书写院前急救病历和填写相关记录。

7. 返回后,及时检查补充急救物品、药品、器械,为下一次出诊做好准备(图 8-2)。

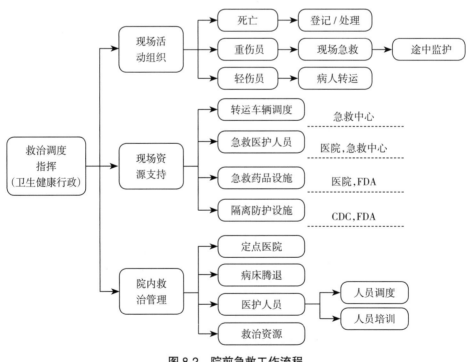

图 8-2　院前急救工作流程

(编者:孙艳、孙易、庞伟毅

审校:邓月琴、李珊珊、王红宇、葛宪民)

参考文献

[1] 时念玲,江丽丽,胡滨.加强公共卫生信息管理 提高突发事件应急能力[M].预防医学情报杂志,2004(2):140-141.

[2] 朱彩菊,瞿菁,刘美霞,等.上海市职业病预防控制信息管理系统的建立[J].工业卫生与职业病,2004(5):258-261.

[3] 毛群安,李杰,陈小申.加、美突发公共卫生事件的信息管理与发布[J].国际新闻界,2005(5):24-26.

[4] 雷达,王凝岚,闫剑勇.突发公共卫生事件应对体系中的信息管理[M].现代预防医学,2005(8):997-998.

[5] 任静,刘树峰,齐玉兰.职业病防治机构在突发职业危害中毒事件中的作用和对策[J].疾病监测与控制,2011,5(4):230-231.

[6] 张立生.浅论突发公共卫生事件应急工作中的信息管理[J].疾病监测与控制,2013,7(6):390-392.

[7] 刘建春,郝晓宁,徐敏,等.卫生应急人员对突发公共卫生事件监测预警体系现状认知和对策调查[J].中国公共卫生管理,2014,30(2):220-223.

[8] 朱秋鸿,余晨.《职业病分类和目录》调整后对职业病诊断标准体系的影响[M].中国工业医学杂志,2015,28(2):143-145.

[9] 赵彧.重点职业病监测中发现的问题及对策探究[J].中国城乡企业卫生,2021,36(4):78-79.

[10] 史娜,江嘉欣,陈嘉斌.突发中毒事件卫生应急救援体系研究[J].职业卫生与应急救援,2021,39(2):210-214.

[11] 李培,王欣,李梅莉,等.天津市职业病防治能力现况分析与对策[J].工业卫生与职业病,2021,47(2):93-96.

第九章

突发核与辐射事故医学应急

核应急是核安全纵深防御体系的最后一道屏障,是抵御核设施及其和活动事故风险、缓解事故、减轻后果,保护公众和环境,保障核能事业可持续健康发展,维护社会和谐稳定的重要手段。为提升核与辐射事故应急能力,我国成立国家核事故应急协调委员会,建立国家、省和核设施营运单位三级核应急组织管理体系,组织协调核事故和辐射事故应对。医学应急是核与辐射应急的重要组成部分,是保障相关行业工作人员和公众生命健康的主要手段。

第一节 概述

我国核能核技术利用事业快速发展,核工业从 20 世纪 50 年代起步,迄今已经发展成为一个名副其实的核大国。截至 2020 年 12 月底,全国已有 50 台核电机组并网发电,总装机容量 4751.8 万 kW,分布在 9 个省份,发电量占全国总发电量的 4.88%(2019 年);在建核电机组 11 台,是全球在建核电机组最多的国家。根据《中国核能发展报告(2020)》,到 2025 年,运行核电装机将达到 7000 万 kW,在建 3000 万 kW。我国核电站长期保持良好的安全记录,核电站安全运营指标居世界前列。同时,辐射技术在我国工业、农业、军事、医疗和科学研究等领域的应用日趋广泛。截至 2019 年底,中国现有使用放射性的源单位 78802 家,放射源总数 355891 枚(其中在用放射源 146291 枚),各类射线装置 198321 台,广泛分布于医疗、工业、农业和科研单位。近年来,核技术利用安全水平不断提升,核材料、放射性物质管控有力,公众健康和环境安全得到充分的保障。

核辐射是一把"双刃剑",在造福于人类的同时,可能发生严重事故及大量放射性物质泄漏事件,造成人员伤亡。1986 年 4 月苏联切尔诺贝利核事故造成人员伤亡和广大地区严重放射性污染,事故后疏散了 30km 范围内 13.4 万居民,周围居民身心健康受到严重危害。2011 年 3 月日本福岛核事故导致 20km 范围内疏散 21 万居民,远至 600km 外的地区食品和饮用水受到显著污染。在核技术利用方面,据不完全统计,1988—2018年,我国共发生辐射事故684起,平均每年发生各类辐射事故约20起。部分事故造成人员受到放射损伤,甚至死亡。同时,我国周边国家和地区有超过100台核电机组在运行,一旦上述国家的核装置、核电机组发生严重事故,也可能对我国境内造成严重影响,主要表现为境内食品和饮用水受到放射性污染、归国人员体表污染和社会心理效应。此外,国际形势日趋严峻,朝鲜、伊朗核问题不断反复,核辐射恐怖袭击风险不能完全排除,都对我国公众健康造成威胁。

核事故应急工作,根据《核电厂核事故应急管理条例》《国家核应急预案》《卫生部核事故与放射事故卫生应急预案》等法规预案的要求,国家核应急协调委负责协调全国核事故应急准备和应急处置工作,由工业和信息化部(国防科工局)牵头,国家卫生健康委为成员单位,在牵头部门的组织协调下,承担核事故卫生应急的组织协调工作。国家核应急协调委建立了1个国家核应急医学救援技术支持中心及4个分中心,成立了13支国家核应急医学救援分队,设立了2个国家核应急医学救援培训基地。辐射事故应急工作,根据《放射性同位素与射线装置安全和防护条例》《国家突发环境事件应急预案》《卫生部核事故与放射事故卫生应急预案》等法规预案的要求,生态环境部门牵头负责辐射事故的应急响应,卫生健康部门负责辐射事故的医学应急。

我国卫生健康系统建立了四级核应急医学救治体系:国家层面建立了国家卫生健康委核事故医学应急中心(下设3个临床部,1个监测评价部,1个技术后援部);建成或拟建6个国家级核辐射损伤救治基地(北京、天津、辽宁、吉林、江苏、广东);建成3支国家级核辐射卫生应急救援队伍(北京、江苏、广东)。国家级基地和队伍具备应急现场辐射监测与防护、核辐射损伤伤员现场急救、伤员去污洗消、重度以上辐射伤员及严重内污染患者院内救治、稳定碘指导服用和医学随访、辐射损伤人员内外剂量和公众辐射剂量估算、食品饮用水放射性监测评估、大人群健康效应评价等能力,基本满足职责要求。省级层面已建或拟建19个省级核辐射损伤救治基地,其他省份指定了核辐射损伤医疗救治机构。省级基地或机构负责核事故场外卫生应急救援、中重度辐射伤员及内污染患者院内救治等工作。核电站或核设施所在市、县指定了市、县级级核辐射医疗救治机构。核辐射应急医学救援技术机构,是我国放射卫生防护和核辐射事件医学应急领域的集科研、研究生培养、管理、技术支撑为一体的技术机构,承担着技术支撑、指导的任务。在国家卫生健康委的领导下,为核技术应急体系发挥着重要作用,为核辐射应急医学准备与响应等方面做了大量工作。

本章主要介绍我国突发核与辐射事故的分类分级、风险评估与监测预警、医学应急响应、辐射发防护与剂量估算等内容。

第二节　突发核与辐射事故的分类及特征

基于射线的来源,可以将突发核与辐射事故/事件分为核事故、辐射事故和核辐射恐怖袭击事件三类。偏离了正常工况的电离辐射,将会对其辐射范围内的人员和环境造危害,甚至导致人员伤亡。

一、核事故的特征和危害后果

核事故是指核电厂或其他核设施中发生的严重偏离运行工况的状态。在这种状态下，放射性物质的释放可能或已经失去应有的控制，达到不可接受的水平。核事故属于工业灾难，是核设施内的核燃料、放射性产物、废料或运入运出核设施的核材料所发生的放射性、毒害性、爆炸性或其他危害性事故。

（一）核事故的特征

核事故一旦发生，会对核设施场内工作人员和周边公众的身心健康造成严重危害，对经济发展和社会稳定造成严重影响。核事故一般具有以下一些特点：

1. **事发时间和后果难以预料**　核事故是否发生、何时发生、事故程度和影响范围如何，都是难以预料和准确把握的。有些核事故是由于客观因素导致的，如由地震、海啸等不可抗拒的自然灾害引发的核事故；另一些则是由人为因素导致的，如人员误操作、故意破坏等引发。无论哪种核事故，都难以事先预测其发生时间、事故后果及严重程度。

2. **具有明显的阶段性，有多种照射途径**　核事故进程一般分为早期、中期和晚期。早期是从核事故发生到放射性物质释放开始后的几小时，此时主要辐射照射途径有放射性烟羽外照射、吸入烟羽引起的内照射、皮肤和衣物上沉积核素的外照射等。中期是从放射性物质释放后的几小时到几周，此时事故释放的放射性物质主要部分已沉积于地面，这一时期主要照射途径有地面沉积核素外照射、吸入再悬浮核素的内照射及食入被放射性污染的食品和饮用水引起的内照射等。晚期是由事故后的几周到几年甚至更长时间，此时主要照射途径是食入被污染食品和饮用水引起的内照射。

3. **事故后果严重，影响范围大**　严重的核事故，特别是有大量放射性物质释放的情况，由于放射性烟羽的漂移，辐射影响的范围比较广泛，通常达到几十甚至几百千米，受照人数通常也较多，危害后果严重。事故后，可在短时间内造成大量人员出现急性放射损伤或放射复合伤，还可造成严重的放射性污染。放射性物质可能长时间滞留于人体或环境中，引起致癌、致畸、致突作用和生态环境破坏。放射性物质可随空气、水体和人员流动而扩散，造成跨地域大范围的放射性污染。由于长寿命放射性核素的存在，放射性污染的影响时间可达几十年甚至更长。

4. **可造成较大的社会和心理影响**　核事故除可造成人员躯体损伤外，还可造成严重的社会心理影响，引起公众焦虑、恐慌和长期慢性心理应激反应。从历史上看，核能首先被用于军事领域，核武器爆炸造成的恐怖灾难使人们谈"核"色变。公众多不熟悉核事故，对这类事故的危险和防护措施缺乏认识，这加重了其心理恐慌程度。核事故干扰、破坏正常的生产生活秩序，可造成重大经济损失和国际影响，影响社会稳定和国家安全。

5. **应急的难度和投入巨大**　重大核事故的后果严重而复杂，波及范围广，涉及人员多，应急处理的专业技术性强，投入力量大，持续时间长。同时，核事故造成的放射性污染会阻碍应急行动，增加现场救援和伤员救治的难度。为应对严重核事故，政府往往要动员各行业、各方面的人力物力,甚至需要全国范围及国际间的协调合作。

(二)核事故致伤范围及危害后果

核事故主要对核设施场内工作人员和场区附近的公众造成危害。核事故释放的放射性物质可能引起人员全身受辐射外照射损伤;人员吸入放射性烟羽或食入受放射性污染的食品和饮用水可导致甲状腺、肺、胃肠道、骨等组织和器官发生内照射损伤;沉积于衣物、体表的放射性核素会对人员的皮肤造成外照射损伤;场内工作人员还可能受事故爆炸、起火等因素影响,出现放冲复合伤或放烧复合伤。此外,核事故会引起工作人员和公众不同程度的心理应激反应,影响其心理健康。

二、辐射事故的特征和危害后果

辐射事故是因放射源丢失、被盗、失控,或因放射性核素和射线装置的设备故障或操作失误导致人员受到异常照射的意外事件。在工业辐照和医用辐射等放射线技术应用中,一些单位重生产、轻防护,因违规操作、使用不当导致造成人员伤亡的辐射事故时有发生。一些事故造成人员出现严重的放射损伤,甚至死亡。

(一)辐射事故的特征

辐射事故一旦发生,可造成事故地点附近人员受到过量照射,甚至伤亡。更严重的是,如果事故导致放射性物质扩散,可造成事故周边地区放射性污染,引起严重的社会恐慌。辐射事故主要有以下一些特点:

1. **事件突发,时间地点难以预判**　除辐照装置事故等情况外的辐射事故,诸如放射源丢失事故、放射性物品运输事故等,发生的地点难以预先判断。此类事故发生前往往没有先兆,属于突发事件。事故严重程度,尤其是是否造成放射性污染及其污染范围,都难以事先准确判断。

2. **源项种类多,照射途径多样**　辐射事故所涉及的放射源是多种多样的。源项可以是α、β、γ放射源、也可以是各类射线装置;可以是液体、固体和粉末状源;可以是短寿命或长寿命放射性核素,其生物学作用和毒性也可有很大区别。由于源项不同,照射途径也多种多样。可以是全身外照射,也可以是皮肤的局部照射或内照射。内照射情况中,放射性物质可通过呼吸道、消化道、伤口、皮肤等途径侵入体内造成放射损伤。

3. **危害程度差异较大**　不同类型的辐射事故所造成的危害、影响的范围及导致的后果差别很大。例如密封放射源丢失或被盗事故,放射源活度较低时,仅造成拾取者或盗窃者本人及周围人受照,危害不大,影响范围很小。如果放射源被破坏,且放射性活度较大时,可造成人员外照射和内污染,引发急性放射损伤,严重的甚至危及生命,并可能引起环境放射性污染。

4. **造成较大的社会和心理冲击**　从以往的辐射事故经验看,往往事故本身造成的人员伤害有限,但事故会造成严重的公众心理恐慌,影响社会稳定。电离辐射看不见、摸不着,使人捉摸不定。事发当地公众因害怕受到辐射伤害,谈"辐"色变。人们的普遍恐惧可能会导致社会秩序紊乱,扰乱正常社会生活。放射损伤的受害者可能因社会歧视、担忧辐射致癌等远后效应,而长期生活在辐射阴影之下。

(二)辐射事故致伤范围及危害后果

放射源丢失或被盗事故可导致接触或接近该放射源的人员全身或局部受到高剂量照射,同时还可能伴有体内或体表放射性污染,此类事故可导致人员严重放射损伤,甚至死亡。放射源或射线装置故障及误操作事故可造成该装置附近的人员全身或局部受到高剂量照射,导致人员伤亡。放射性物品运输或存储事故可造成大量放射性物质外泄,对环境造成严重放射性污染,对附近公众危害较大。

三、核辐射恐怖袭击事件的特征和危害后果

核与辐射恐怖袭击事件是一类特殊的辐射事件,它是指通过使用释放放射性物质的装置,或通过袭击核设施引起放射性物质释放,导致人员伤亡及显著的社会心理影响,破坏社会稳定和经济发展的恐怖事件。核辐射恐怖与生物、化学恐怖一样,成为恐怖分子经常采用的一种恐怖手段。核和辐射恐怖袭击主要有以下几种形式:攻击核电站或核设施、攻击核电站或核设施的乏燃料储存库、利用"脏弹"以及其他放射性物质散布装置袭击、利用自制核武器袭击等。自从"9·11"恐怖袭击事件以来,我国及世界反恐形势严峻,如何防范核和辐射恐怖袭击事件,已成为各国政府和公众关注的焦点。

(一)核辐射恐怖袭击事件的类型与特征

核辐射恐怖袭击,按照袭击手段和袭击目标的不同,主要可分为如下几类:

1. **单一核武器袭击**　从当前世界局势看,发生全球层面大规模核战争的可能性较小。但是中小型拥核/潜在拥核国家由于地缘政治或宗教矛盾等原因,对周边国家或全球主要大国发动单点核武器攻击的可能性不能排除。此外,恐怖分子可能利用非法取得的核材料(如高浓缩铀)制造简陋核爆装置,对主要大国发动单点核攻击。根据国际裂变材料专家组的估计,2009年全球高浓缩铀和分离钚的储量分别为1600吨和500吨,共计可制造约10万件核武器。据国际原子能机构数据库统计,1993—2014年共发生700多起涉及核材料或放射性材料的失窃或丢失事件,核材料安保问题不容忽视。这些核材料一旦落入恐怖分子手中,有可能用于制造简陋核爆装置。当前,国际上一些地区由于地缘政治、教派矛盾不断恶化,以往的非核冲突有可能转化为核武器攻击。

2. **攻击核电站或核设施的乏燃料储存库**　即利用炸药等攻击手段对核电站、铀浓缩厂、核燃料循环设施在内的核设施实施破坏,或袭击核设施的乏燃料储存库,以产生大量的放射性物质泄漏为目的,对显著数量人群的生命健康造成威胁,并产生严重的社会心理效应。主要手段为,直接攻击或通过核电站的内部人员进行破坏,使核设施、核电站停机停堆状况发生,对核电站确保核安全的关键设施进行袭击,或者窃取核电站的乏燃料制造恐怖活动。

3.**脏弹袭击**　"脏弹"又称放射性物质散布装置,是恐怖分子实施恐怖活动的一种放射性散布装置,可能是将固体放射源与常规炸药混合制成,也可以是非密封源与常规炸药混合制成,即恐怖分子将普通烈性炸药与固体或液体放射性物质混合,制成的爆炸装置。它通过传统炸药巨大的爆炸力,将内含的放射性物质,抛掷散布到环境中。脏弹爆炸后放射性物质可能会广泛弥散,微小的粒子黏附于大气飘尘上形成气溶胶,部分颗粒降落到爆炸中心附近区域。影响的范围与放射性物质用量、炸药用量及气象条件有关。如果发生在城市,最可能的情景是附近几个街道部分区域的建筑物和地面受到放射性污染。爆炸可能造成建筑物倒塌,爆炸产生的金属碎片和其他物体及建筑物倒塌是造成人员伤亡的主要原因。此外,脏弹爆炸还会造成放射性尘埃污染和水体污染,形成灾难性生态破坏。脏弹中的放射性物质虽不产生核爆炸,但其引起的放射性颗粒传播,仍会对人体造成伤害。用脏弹袭击人口稠密的城市区域,接触者会在短时间内死亡、慢性损伤或导致癌症。遭袭击的城市、街区和建筑物都会受到放射性物质的污染,甚至在以后数十年或更长的时间内,退化为不适合人类居住的放射性污染地区。生活在其中的公众不仅癌症患病率大幅增加,而且区域内经污染的任何东西都不能再使用。脏弹爆炸更大的社会影响是引起人们的心理恐惧和社会恐慌,导致混乱局面出现,使地区经济遭到重创。与小型核武器相比,脏弹所具有的现实威胁更大。脏弹与其他普通爆炸装置一样结构简单,容易制造,并且不少脏弹体积小、方便随身携带,因此近来频频成为恐怖分子发动袭击所使用的手段。

(二)核辐射恐怖袭击事件危害后果

1.**单一核武器袭击**　随着我国周边地区地缘政治不断变化,核恐怖袭击风险不能完全排除。通常,恐怖分子发动单一核武器攻击使用的核武器当量较小,破坏范围仅限于单个城市及其郊区。但相对于传统恐怖袭击手段,单一核武器袭击的破坏力还是要大得多。核武器的杀伤效应主要包括光辐射、冲击波、早期核辐射和放射性沾染。

(1)光辐射:光辐射由原子弹爆炸时产生的高温火球所形成。自闪光出现时光辐射开始,存在几秒钟至十几秒钟,随着火球熄灭而消失。其对人体可产生直接损伤和间接损伤,前者如直接损伤眼睛,引起暂时性失明、结膜炎、角膜炎和视网膜烧伤等;也能使呼吸道及人体朝向爆炸方向的一侧外露部分或紧贴衣服的皮肤(如肩和肘部)直接引起烧伤。这种烧伤和普通的火焰烧伤相似。后者是由于引起大面积火灾如建筑物、衣服等着火而间接引起人体烧伤。一切遮光的物体都能阻挡光辐射,如各种防火的建筑物、土丘、防空洞以及穿着浅色的衣服或使用浅色的布单都有不同程度的防护作用。当核爆产生的火球位于云层下方或地面有积雪时,由于反射效应,光辐射杀伤效应可能增加1～5倍。

(2)冲击波:冲击波是原子弹爆炸时产生的压力强大而迅速扩散的气浪。作用范围较大,但时间较短(只有几秒到几十秒钟),对人员可产生直接损伤或因破坏建筑物而间接地引起损伤,如骨折、挤压伤、摔伤等。冲击波可受地形地物的影响而大大减少其伤害作用,如防空洞、地下室、沟渠、土丘等均能有效地防护。

(3)早期核辐射:早期核辐射是原子弹爆炸时释放出的一种看不见的射线(γ射线和中子流)。这种射线穿透力较强,可以像X线那样穿透人体杀死细胞,但作用时间较短。一般自闪光出现时产生损伤作用,约十秒钟后就明显减弱。未能及时掩蔽的人员,如受到大量射线的照射,可引起各种程度的急性放射病和皮肤放射损伤,出现一系列症状。利用一定厚度的物体可以减弱或阻挡核辐射的穿透力,如有覆盖的防空洞、山洞、地下室、坚固建筑物的底层等都能防护射线对人体的伤害。

（4）放射性沾染:原子弹爆炸时形成的蘑菇状烟云,带有大量的放射性物质,可随风飘落,所以在爆炸的中心区及其下风方向的一定地区内的地面、空气、水和人、畜都能造成放射性沾染。但只是在爆炸后1小时内放射性较强,以后就大大减弱。人员在沾染区如停留过久,吸入了大量放射性沾染的空气,或饮用了沾染的水或其他食物,可引起放射性损伤,或产生放射病。只要及时去除沾染及使用防护用具,可以避免或减少放射性沾染对人体的伤害。

2. 袭击核设施或脏弹攻击　袭击核设施或脏弹攻击都会造成放射性物质释放到环境中,造成周边公众或工作人员外照射或内污染,对人员健康造成危害。脏弹的危害主要来自爆炸产生的冲击波,在不知道放射源类型时,很难评估它对人体健康影响有多大,然而脏弹的放射性往往不足以导致严重的放射性损伤。袭击核设施或脏弹攻击还会导致严重的社会心理效应,造成公众出现心理应激反应,有可能影响社会稳定,因此在这方面需要高度关注。

第三节　突发核与辐射事故的风险评估和监测预警

一、突发核与辐射事故的风险评估

(一)风险评估方法

由于突发核与辐射事故,尤其是核事故具有发生突然、进展和后果不确定等特点,因此在事件可能发生前、发生过程中和发生后都需要进行公共卫生风险评估。根据核与辐射事故的不同类型和不同进程的特点,事前的风险评估主要是针对核与辐射事故的可能的发生情况、一旦发生可能影响的人群及其健康效应等进行评估;事件发生后初中期的风险评估主要是根据已有的事件发生状况和可能趋势、人群暴露情况、食品或水的放射性污染状况、当地的应对能力等对突发事件的公共卫生风险及应采取的风险控制措施进行评估;事件的后期则需要评估长期的公共卫生影响及应采取的风险控制措施。

与传染病及中毒事件不同,影响到公众健康的核与辐射事故比较少。因此,核与辐射事故的风险评估方法尚未有统一的标准和方法。根据既往的经验和风险评估方法,核与辐射事故的风险评估一般采用专家会商法,根据对人群受照剂量、受照人群、食品饮用水的污染状况和范围等的科学估算,综合考虑人群的脆弱性、当地的核与辐射事故卫生应急能力来评估其风险及应采取的应急措施。

根据核与辐射事故的不同类型、健康和公共卫生影响、公共卫生风险评估的目的,来选择不同的专家参与专家会商。核与辐射事故的公共卫生风险评估专家一般包括核辐射突发事件卫生应急管理、辐射损伤临床救治、辐射检测与剂量估算、辐射流行病、放射毒理、风险沟通等领域。此外,因核与辐射事故的处理涉及生态环境、公安、市场监督等各个部门,在开展公共卫生评估时,需要与各部门保持密切的联系,根据需要邀请相关部门专家参加以及时获取相关的信息。

(二)风险识别

在突发核与辐射事故的公共卫生风险评估中,风险识别的内容需要考虑导致个体健康危害的风险要点、公众健康影响的风险要点和可使用卫生应急资源。综合以上考虑,核和辐射突发事件的公共卫生风险识别要点主要包括:放射源及核素的类别、照射的剂量及剂量率、照射的方式及条件、事件影响的地理范围、受照人群范围及其脆弱性、事件造成的病例数及死亡数、是否可能产生重大公共卫生影响和社会心理影响、当地的卫生应急资源状况等。对个体健康的影响主要考虑放射性核素类别、受照剂量及剂量率、照射的方式及条件;而对大规模人群的公共卫生影响则主要考虑影响的地理范围、受照的人群范围及其脆弱性、受照的剂量、可能导致的病例及死亡数、是否会产生重大的公共卫生影响、当地的卫生应急资源状况以及社会心理影响等。

1. **事故源项**　事故源项是在事故情况下广泛使用的、用于表示从特定源中放射性物质实际的或潜在的释放信息,包括放射性物质的数量、同位素的组成、释放率和释放方式等。不同类型的突发核与辐射事故涉及的放射性核素类别不同。

(1)核事故源项:核事故发生后,放射性物质向大气异常释放情况下,会释放出许多对人体造成严重危害的放射性核素,在核事故早期主要是惰性气体和碘,晚期主要是铯、锶等长寿命裂变核素。核事故情况下,反应堆放射性物质的释放量与分布受堆芯损坏进程、堆芯积存量、燃料释放份额、冷却剂滞留、安全壳行为、核素性质、事故发生情景等因素影响。核反应堆内产生的放射性核素,有核裂变产生的核素、在核燃料内产生的超铀核素及受中子活化后产生的放射性核素。核裂变产生的核素有不同的理化性质,其挥发性也不同,而超铀核素和中子活化放射性核素,基本上以非挥发性固体形态存在。放射性核素向大气的释放与其物理特性密切相关,而容易向大气释放的一般顺序是气态物质、挥发性固体、不挥发性固体。核事故时释放的放射性核素组分,与被损坏的反应堆中含有的核素成分相符。但一般情况下,惰性气体几乎全部释放,其次具有挥发性的碘、铯的释放量也比较高。美国三里岛核电厂事故,据估算主要释放的核素为 ^{88}Kr、^{133}Xe、^{131}I、^{137}Cs、^{90}Sr 及 ^{140}Ba。

(2)辐射事故源项:辐射事故所涉及的放射源一般是各种类型的工业探伤源、测井源或各类射线装置。可涉及 α、β 或 γ 源,可以是短寿命或长寿命放射性核素,其生物学作用和毒性也可有很大区别。电离辐射的物理性质中,电离密度和穿透能力是影响其生物效应的重要因素。通常电离密度大的射线穿透能力弱,如 α 射线,其外照射对人体损伤很小,但内照射损伤较大。反之,电离密度小的射线穿透能力强,如 X 射线和 γ 射线,它们能到达人体的深层组织,外照射可造成严重损伤。β 射线电离能力和穿透能力都居中,外照射可引起皮肤损伤。我国既往发生的辐射事故,通常涉及 ^{192}Ir、^{60}Co 等放射源,或电子线射线装置。

(3)核辐射恐怖袭击事件源项:不同核辐射恐怖袭击事件类型涉及的源项不同。单一核武器袭击和攻击核电厂等事件中,涉及的放射性核素主要是裂变产物,如放射性惰性气体、碘、铯、锶等，与核事故源项类似。在对核燃料加工（如纯化、浓缩等）设施的袭击事件中，涉及的核素主要是 ^{235}U 和 ^{238}U。在"脏弹"袭击事件中，恐怖分子通常使用异于获得的放射性核素，核素种类多种多样。所以，要根据事件的不同类型，具体分析其源项信息。

2. 受照剂量　受照剂量的估算是个体和公众的健康风险评估至关重要的一项内容。辐射对人体产生的危害分为确定性效应和随机效应两类。确定性效应是在较大的照射剂量下，器官或组织的细胞死亡达到一定数量而又不能增值补偿时，组织或器官产生临床上可觉察的功能损伤。确定性效应通常存在阈剂量水平，超过该阈剂量水平，效应的严重程度随辐射剂量的增加而增加。阈剂量因个体敏感性不同而有一定变动幅度，对每一种器官来说，都有各自的阈剂量，低于此剂量时，不足以引起临床可觉察的功能障碍。随机性效应是指辐射诱发的各种恶性肿瘤和遗传效应等。其发生概率随辐射剂量的增加而增加，而效应的严重程度与辐射剂量大小无关，一般不存在阈剂量水平。辐射的随机性效应，既包括受照者本人身上诱发的躯体效应，又包括受照者后代身上诱发的遗传效应。所有这些效应一般都是在受照后若干年才能显现，因而属于远后效应。

外照射健康效应与受照剂量的关系（表9-1）。一般情况下，个体受照剂量〈250mSv 时不会引起临床的症状和迟发的遗传效应和致癌效应；当受照剂量〉1Sv 时，受照者可以产生明显的临床症状，随着受照剂量的增加，恶心、呕吐等症状出现的时间越早、程度越严重。目前全世界全身受照剂量超过 8Sv 的受照者无一生还。

表 9-1　外照射健康效应对受照剂量的关系

受照剂量 /mSv	临床症状
<250	无检出临床症状，可能无迟发效应
250～1000	血象有轻度暂时性变化，无其他可检出临床症状，但有可能有迟发效应，对个体总体上没有严重效应
1000～2000	可产生恶心、疲劳，1.25Sv 以上，有 20%～25% 的受照人员发生呕吐，血象有明显变化，可导致轻度急性放射病
2000～4000	受照 24 小时内出现恶心和呕吐，潜伏期一周后出现毛发脱落、厌食、全身虚弱及喉炎、腹泻等临床症状，如既往身体健康或无并发症者，短期内有望恢复
4000～6000 半致死剂量	受照射后几小时内发生呕吐、恶心，潜伏期约有一周。二周后可见毛发脱落、厌食、全身虚弱、体温增高。第三周出现紫斑、口腔及咽部感染。第四周出现苍白，鼻血、腹泻，并迅速消瘦。未经治疗 50% 个体死亡
≥6000 致死剂量	受照射后 1～2 小时内发生呕吐、恶心、腹泻。潜伏期短，一周后出现厌食、全身虚弱、体温增高、紫斑、口腔及咽部发炎感染，并迅速消瘦。未经治疗 100% 个体可能死亡

3. 照射方式及条件　电离辐射照射方式可分为外照射、内照射等。外照射是指体外的放射源对人体的照射，它会对其照射范围内的组织和器官造成普遍损害；内照射是指进入体内的放射性核素对人体造成的照射，它主要引起放射性核素沉积部位特定器官的损伤。外

照射时,通常受照面积越大,造成的损伤效应越显著。剂量率变化达到一定程度时,对效应也有影响。当照射的其他条件相同时,受照射的面积愈大,生物效应愈显著。局部受照和非均匀全身受照的全身效应(如急性白血病)要比相对均匀照射所致全身效应低。

4. 受照个体对电离辐射的反应　不同个体、不同组织和器官、不同细胞对电离辐射的反应有很大区别,这就是辐射敏感性问题。组织和器官的辐射敏感性主要取决于其主质细胞的敏感性。例如:淋巴组织、骨髓、胃肠上皮和性腺等属于高度敏感的组织;而肌肉组织、骨组织等属于不敏感组织。影响个体辐射敏感性的因素十分复杂,包括年龄因素、性别因素和环境因素等。胚胎对辐射最为敏感,其次是儿童,而成年人和老年人对辐射的敏感度相对较低。辐射诱发的乳腺癌和甲状腺癌,女性明显多于男性。饮酒、吸烟也会增加辐射致癌的危险性。

5. 受影响地理范围、人群范围　核与辐射事故,尤其是其可能导致的食品饮用水放射性污染的地理范围、人群范围大小是核与辐射事故风险评估的重要元素。一般情况下,辐射事故影响的人数有限,可以通过放射源接触史及疑似接触者的生物剂量估算来确定受照人员并对其进行健康评估。但在核事故发生场外泄漏时,可能波及的地理范围、人群范围比较大。在核事故场外泄漏时,需要通过对大气、农作物、饮用水的放射性核素监测,根据当地人口情况、气象条件,来评估可能受影响的人群范围。

食品污染事件中,需要通过追踪食品污染来源、食品的生产、销售范围、食用的人群和量,来确定疑似接触的生产、销售和食用人群范围,并通过进一步地追踪其个体的接触史以及开展健康筛查和生物剂量估算来确定是否受照;饮用水污染事件,需要追踪饮用水污染的来源、饮用水污染的范围,初步确定受影响的人群,然后通过个体的饮用水接触史、健康筛查和生物剂量估算来确定是否受照。

6. 事故／事件造成的病例数、死亡数　在核事故导致放射性物质发生泄漏、放射性污染事件特别是食品和饮用水受到放射性污染时,很可能会导致大规模人群吸入或食入放射性核素,从而受到过量照射。突发核与辐射事故导致的病例数和死亡数是突发核与辐射事故公共卫生风险评估的一项重要内容。在吸入、食入放射性核素时,可对公众产生远后健康效应,这也是公共卫生风险评估需要重点考虑的内容。一般情况下,辐射事故导致人员病例数和死亡数较小。

7. 公共卫生影响和社会心理影响　突发核与辐射事故导致的病例及死亡数是其产生重大公共卫生影响的重要因素,还有一些因素也会影响其公共卫生后果:核与辐射事故有无有效防控措施;是否涉及特殊人群(如:儿童、孕妇等);是否发生于特殊时期(如:重大活动、重大自然灾害、事故灾难等);是否发生在人口稠密地区等。如果突发核与辐射事故没有及时采取有效的防控措施(如:服用稳定性碘),或者儿童和孕妇受到了超剂量的照射,则即使没有造成重大的人员伤亡,也会引起社会的广泛关注,可能会导致巨大的社会心理恐慌。另外,在核和辐射突发事件公共卫生风险评估中,还需注意核与辐射事故发生地是否在敏感地区、事件是否引起国内外的广泛关注、事件是否引起媒体的关注,事件是否在公众中产生广泛的影响。

8. 应急响应资源和能力　核辐射卫生应急资源和能力状况是核辐射卫生应急响应成

功与否的重要因素。评估核辐射卫生应急资源和能力状况主要包括以下方面：救治能力、检测能力、卫生应急物资储备、应急队伍建设、应急人员培训演练以及实际救援的经验的评估。

在实际的风险评估工作中，应根据不同类型的突发核与辐射事故对卫生应急救援的需求，进行相应的风险评估。如食品、饮用水的污染事件，需要评估相关机构对食品和饮用水放射性核素的检测能力；对辐射事故导致人员受照的情况，则需要评估相关机构的剂量估算和辐射损伤救治能力；而在核事故情况下，则需要全面的卫生应急资源的评估。

(三)风险评估要点

核与辐射事故的特点是突然发生、难以预料。对于核与辐射事故，尤其是核事故，何时发生、发生在哪里、规模多大、后果严重程度、影响的人群范围、造成的健康后果等都是难以预测的。因此，在突发事件发生前，各级卫生健康部门要加强核与辐射事故卫生应急准备和响应能力，开展公众对核与辐射事故卫生应急相关知识的宣传教育，提高公众对核与辐射健康危害的正确认知和自我避险的能力，避免突发事件发生时不必要的恐慌。突发核与辐射事故风险分析主要是评估事故发生的可能性和后果的严重程度，进行风险级别确定，对各种风险进行综合排序，确定管理优先级，为风险处置、风险沟通等提供科学依据。

1. 事故发生及导致健康风险的可能性   核事故受影响地区主要是核设施所在地及其周边地区。我国核电站主要分布在辽宁、山东、江苏、浙江、福建、广东、广西、海南等沿海省份，其他核设施主要分布在四川、甘肃、内蒙古等省份。这些省份及邻近省份应关注核事故发生的可能性。由于放射源或射线装置分布广泛，辐射事故发生的时间、地点难以预料。我国边境地区省份还应关注邻近国家发生核事故对我国境内的影响，以及边境冲突导致核辐射恐怖袭击事件发生的可能性。

核与辐射事故导致健康风险的可能性主要根据核与辐射事故导致个人或公众健康影响发生的可能性和个体或公众的受照史来确定。在辐射事故中，如果没有人员受照，则不会产生健康危害。在核事故中，如果没有发生放射性物质释放到场外，也不会导致公众的健康影响。因此公众导致健康风险的可能性主要由公众的受照史确定。在食品和饮用水污染事件中，还需考虑食品和饮用水受到污染的可能性、人群接触这些污染食品和饮用水的可能性等。在其他放射性污染事件中，则主要考虑人群接触这些放射性物质的可能性即个体和公众的接触史。

2. 事故导致公共卫生风险的严重性   核与辐射事故导致健康影响严重程度的风险分析主要考虑以下几个问题：

(1)人员受照情况：放射源及核素种类、照射方式、受照时间等。

(2)受照人群范围及其脆弱性：受照人群的大小，是否涉及儿童、孕妇或育龄妇女；受照人群对核与辐射的认知程度和其风险的接受程度，人群的避险能力及互救能力等

(3)是否可能产生大的社会影响：在有些情况下，虽然核与辐射事故没有造成人员受照，但因为可能因为其污染食品或饮用水，而造成比较大的社会、心理影响。在特殊的时期、敏感地区发生的突发事件，或者仅仅是一起简单的突发事件，都有可能由于处置不当造成公众心理恐慌。

3.事故风险控制能力　核与辐射事故卫生应急的风险控制能力是指事发地应对核与辐射事故卫生应急资源和能力状况,风险控制能力的评估主要包括以下内容。

（1）救治能力评估:根据核和辐射损伤救治任务的需要,核和辐射卫生应急救治的能力的评估包括伤员分类、现场急救、人员体表去污、放射性皮肤损伤救治、急性外照射放射病诊治、内污染治疗等方面。

（2）检测能力评估:核和辐射卫生应急机构需要具备相关现场检测能力、实验室检测能力和剂量估算能力。对这些能力的评估主要包括:现场辐射水平检测、表面污染检测、γ能谱分析、X、γ和中子个人剂量监测、染色体分析、微核分析、热释光剂量估算、H-3分析、内照射剂量估算和血液学分析等能力。

（3）核与辐射事故卫生应急物资装备评估:物资装备是核与辐射事故卫生应急资源的主要组成部分,包括救治设备、检测设备、防护设备、车辆及通信设备、层流病房及去污洗消用房、核与辐射应急救治药品等。救治设备主要包括人员去污设备、除颤仪、现场急救器械、生物样品采集装备、洗消帐篷等;检测设备包括:γ能谱仪、α、β测量仪、全身测量仪、液体闪烁测量仪、放射性去污装置、染色体分析仪、辐射巡测仪、表面污染仪、野外γ谱仪、中子周围剂量当量仪、血细胞分析仪、生化分析仪等;防护设备包括个人防护服、数字式个人剂量计、个人剂量报警仪、个人剂量测量系统等;车辆及通信装备包括现场指挥车、现场采样车、现场监测车、辐射救援车、现场人员分类车、卫星电话系统、单兵通信系统等;药品储备主要包括碘化钾、普鲁士蓝、DTPA-Ca、DTPA-Zn、雌三醇、尼尔雌醇和去污用品等核和辐射应急药品。

（4）救援经验和培训演练:主要评估相关应急机构是否有核辐射事故的救援经验,是否开展过核与辐射事故卫生应急救援培训和演练。

在发生严重核事故时,由于受影响的人群比较大,可能需要采取人员体表放射性污染检测、服用稳定性碘等干预措施,这时往往需要大量的人力物力,还需要调动其他地区的卫生应急资源来补充当地的能力。因此,这时还需要评估可调用的卫生应急资源状况和应急处置能力。

（四）风险评估流程

开展突发核与辐射事故评估时,首先应进行风险识别,然后评估事故发生及导致健康风险的可能性以及事故导致公共卫生风险的严重性,最后确定风险水平。在评估过程中还应加入不确定性分析。核与辐射事故的公共卫生风险评估一般采用专家会商法来评估风险和提出风险控制措施;如果需要量化风险,可以采用风险矩阵法得出相应的风险等级,将最终的评价结果按照严重程度从低到高分为五个层级,极低、低、中、高、极高（表9-2）。

对于辐射突发事件,在初始一般可以收集到比较准确的资料,根据专家的专业知识及经验,通过分析事件概况、人员受照情况等风险特征,结合对该事件的卫生应急响应情况、风险承受能力、风险控制能力,以及舆情监测、公众心理等的分析,根据各类风险因素提出关键控制点和相应的应对策略、措施,为风险处置、风险沟通提供科学依据。对于核突发事件和一些特殊类型的事件（如:放射性污染、涉核航天器坠毁等）,在事件初期由于事件的发展存在很大的不确定性,所获取的相关资料也比较有限,其公共卫生风险评估存在很大的不确定性,需要持续不断的根据事件的进展、收集资料的不断完整而开展风险评估。

表 9-2　风险评估矩阵分类表

事故(事件)发生可能性	事故(事件)发生影响程度				
	灾难性(5)	严重的(4)	中等的(3)	低的(2)	极低的(1)
必然发生(5)	10	9	8	7	6
非常可能(4)	9	8	7	6	5
有可能(3)	8	7	6	5	4
不太可能(2)	7	6	5	4	3
基本不可能(1)	6	5	4	3	2

注:风险分值 2~10 分,其中 L——低危险度风险(2~4 分),M——中危险度风险(5~6 分),H——高危险度风险(7~8 分),E——极严重危险度风险(9~10 分)。

在风险评估过程中,应同时检查对核与辐射事故的卫生应急响应能力,对其薄弱环节及时提出改进方案;风险评估完成后,要及时地开展风险沟通与沟通,将风险评估结果提交给利益相关方,并与相关部门一起根据事态的发展,开展持续的风险评估和风险沟通。

二、突发核与辐射事故的监测预警

为有效开展突发核与辐射事故卫生应急处置,评估事件影响,开展核辐射卫生健康监测并建立核设施周围居民健康基线数据十分必要。美国、英国、德国、法国、日本、韩国等国家有均有完善的癌症登记系统,有覆盖全国的监测数据。积累的这些基线数据在事故发生后可用于评估和判断事故引起的健康效应,起到"一锤定音"的作用。不仅如此,正常运行的核电站也会释放微量的放射性物质,在英国、德国和日本等国曾经发生核电站周围居民白血病增加等引起的舆论风波。但这些国家均有覆盖全国的癌症等卫生监测数据,在平息风波的关键时刻发挥了重要作用。WHO-IAEA 2009 年举行会议建议成员国在核电站周围开展持续的癌症等卫生监测工作。同时,如果卫生监测数据发生明显波动,也可以作为发生或可能发生核与辐射事故的预警手段。例如,如果在食品饮用水放射性监测数据中,发现个别核素浓度出现上升,则需要开展进一步调查和风险评估。

(一)食品饮用水放射性监测预警

1. 监测目的　掌握核设施、铀(钍)矿山、伴生放射性矿山周边地区放射性核素在食品饮用水中的水平、分布和变动趋势,获得食品饮用水放射性水平基线数据,对核与辐射事故后卫生学评价和公众健康风险评估具有重要意义。开展食品中饮用水放射性污染风险监测,力争做到风险早发现,早预警。同时,监测数据可作为当地突发核与辐射事故卫生健康监测预警系统的一个部分,及时发现食品饮用水安全风险隐患,为食品饮用水安全监管提供线索,为食品饮用水安全风险评估提供科学依据。

2. 监测采样地点

（1）预期的核电站、铀（钍）矿山或放射性伴生矿周围等设施流出物暴露或沉积、沉降的最大地点。气态流出物由烟囱排放，选择主导下风向预期沉降的最大地点。滨海核电站液态排放，选择离排放口最近的水域采样。

（2）适用时，首先考虑在主导下风向 45° 扇形区域 5km 内采样。

（3）核电站半径 30km 内主要居民点的饮用水水源。

（4）核电站首座核岛半径 30km 内主要牧场。

（5）可选择核电站常年主导风向的上风向地区、滨海核电站洋流上游远离排放口水域、内陆核设施排放口上游 3～5km 以外水体作为对照采样点。

（6）采样地点要远离有核医学科的医院、其他核设施和主要公路等交通设施。

3. 监测样品种类

（1）采集当地种植的主要粮食作物，如小麦、稻谷、玉米、黍子、高粱、豆类等。

（2）采集当地种植的蔬菜，以叶菜为主，优先考虑露天生长的叶菜，如菠菜、莴苣、小白菜、卷心菜、白菜等，并可适当考虑茎、根、果类等蔬菜，如薯类。

（3）采集当地生产的茶叶。

（4）当地海域、江湖河湾等淡水水域主要水产品，主要考虑饮食习惯及主要经济产品品种，适当考虑在不同深度活动的水产品，包括鱼、虾、蟹、贝和食用藻类等。

（5）采集当地牧场放牧的奶牛（羊）的生鲜牛（羊）乳。

（6）当地饲养的牛、猪、羊、鸡、鸭、鹅等家畜家禽。

（7）城镇自来水供水管线末梢水、自来水水厂取水口和出厂水水样。农村居民饮水用浅水井、深水井、池塘水、湖水、江河沟水等水样。

4. 监测分析及预警　放射性核素检测应结合核电站、铀（钍）矿等核设施或放射性伴生矿的类型、运行期间液态和气态流出物放射性核素种类、物理半衰期、预期产额、排放限值及排放量、摄入途径、生物半减期以及对人类健康影响的大小、GB 18871—2002《电离辐射防护与辐射源安全基本标准》给出的剂量转换因数等因素，确定应分析的核素种类。进行核素分析要考虑天然放射性核素如 ^{238}U、^{232}Th、^{226}Ra、^{40}K、^{210}Po 和核电站等核设施流出物排放的人工放射性核素如 ^{90}Sr、^{137}Cs、^{134}Cs、^{58}Co、^{60}Co、^{131}I、^{110m}Ag 等。

食品放射性监测结果可依据国家标准 GB/T 14882《食品中放射性物质限制浓度标准》判定是否超出限值浓度。饮用水放射性监测结果可依据国家标准 GB 5749《生活饮用水卫生标准》判定总 α 和总 β 是否超出限值浓度，当总 α 和总 β 放射性超过指导值时，要进行核素分析和评价。

一旦发现监测数据异常，应组织专家对异常结果进行研判，论证其产生异常结果的原因，分析其是否与核设施运行或人工放射源使用有关；开展健康效应评价，分析其对周围居民健康的影响程度等。最后，应及时将异常监测结果和预警研判情况按照程序上报。

（二）公共卫生基本情况调查监测

1. 调查监测范围　以核电站首座核岛为圆心，半径为 30km 或 50km 以内（食入应急计划区）的区域为调查监测范围。

2. 调查监测内容

（1）核电站、其他核设施、核动力装置及非密封放射性物质使用，包括医学应用情况。使用放射性物质的种类、活度、用途，放射性废物的排放方式、排放的放射性核素种类、排放量，工作场所监测结果等。

（2）水文气象资料，包括风向玫瑰图，主要河流与丰水期、枯水期及径流量，地下水主要流向。

（3）居民区与核电站首座核岛的直线距离，每个居民区的总人口及其年龄、性别分布。

（4）居民饮用水的水源情况。

（5）居民健康与疾病谱资料，包括癌症、地方病、传染病及其他主要流行性疾病的发病率和死亡率。

（6）出生缺陷监测情况、儿童甲状腺肿大率和尿碘监测情况。

（7）农业、渔业、畜牧业、工业、矿业等一般情况，包括企业名称、地址、主要产品、生产工艺、规模、职业危害因素和用工数量等情况，以及蔬菜、淡水水产品及海产品的主要种类、产量、销售地区等情况。

（8）必要时，可调查流动人口的相关信息，包括从事的主要行业、务工者数量、输出地、年龄、性别等信息。

3. 调查监测方法　公共卫生基本情况调查监测主要依据现有资料进行，可从当地卫生健康、统计、气象和公安等部门掌握的资料获得。如果未能获取所需卫生资料，应当通过开展相关补充调查获得。

4. 调查监测频次　核电站或其他核设施运行前应完成一次调查监测，运行后每 8～10 年调查监测一次。

（三）人群健康监测

1. 监测范围

（1）优先考虑核设施常年主导风向下风向地区和 / 或核设施排放口下游流经地区。

（2）选择以核电首座核岛为圆心，半径 50km 范围内最近的县或区。

（3）覆盖人口不少于 10 万居民。监测范围内应当全人口全区域覆盖。

（4）监测的肿瘤部位应按照 GB/T 14396 中的恶性肿瘤类目进行登记和报告，重点关注甲状腺癌和白血病等与电离辐射照射关系密切的癌症。

2. 监测调查内容

（1）肿瘤发病登记：监测信息主要来自具有肿瘤诊断能力的医疗机构病案及相关辅助检查科室登记的癌症病例、乡村医生记录与报告、调查地区肿瘤登记处提供的肿瘤登记数据、调查地区运行的中国慢性病及其危险因素监测系统登记数据。

（2）死因监测：监测信息主要来自承担全国疾病监测系统死因监测的各级疾病预防控制机构；各级医疗机构开具的居民死亡医学证明书；基层社区医务人员或部门填写的死亡报告卡、死亡者名单等死因信息；公安、司法部门提供的死亡证明、户籍注销信息；殡仪馆提供的火化遗体信息;妇幼保健等机构提供的孕产妇和婴幼儿死亡信息等。对非医疗机构提供的死因信息,应当到死者生前就诊的医疗机构,利用住院病案、门诊登记和相关科室检查薄等资料对癌症及可疑癌症死因予以确认,并按照死因分类相关标准判断死者的根本死亡原因,予以编码。

（3）核设施周围居民问卷调查:调查内容包括个人一般情况、职业史、受教育程度、吸烟史、饮酒史、一般健康状况、癌症或先天畸形等疾病家族史;当地居民膳食供应基本消费情况,包括粮食、蔬菜、牛奶、肉类、水产品的种类、产地、食用频度、烹调方式、食用量等信息;房屋类型、结构等信息;对核能发展的意见、接受程度、核与辐射危险等认知情况;接受医疗照射的情况等。

3.监测调查频次　核设施运行前监测调查一次,运行期间每3~5年监测调查一次。

第四节　突发核与辐射事故的分级与医学应急响应

一、突发核与辐射事故的分级

(一)国家核和辐射事件分级

国际核和辐射事件分级(the International Nuclear and Radiological Event Scale,INES)是由 IAEA 于 2008 年制定的,其目的是为便于核工业界、媒体和公众相互之间对核事件的信息沟通。INES 是以规范统一的方式将核和辐射事件的安全意义传达给公众的一种适用于全球性的工具。像里氏震级或摄氏温度一样,INES 也是一种标度方式,对不同的实践活动(包括对辐射源工业核医学应用、核设施运行和放射性材料运输)解释事件的意义。这个分级表最初用于核电厂事件分类,其后扩展并修改以使其能够适用于与民用核工业相关的所有设施。目前全球 60 多个国家采纳此分类法。在国内,对此已开始作深入的介绍。

分级表将事件分类为 7 级:较高的级别(4~7 级)被定为"事故",较低的级别(1~3 级)为"事件"。不具有安全意义的事件被归类为分级表以下的 0 级,定为"偏差"。与安全无关的事件被定为"分级表以外"。分级表级别如(表 9-3)所示,此表从三个不同方面,即厂外影响、厂内影响和对纵深防御考虑事件的影响,经综合考虑后确定事件的最高级别。没有达到这三个方面中任何一个的下限的事件定为分级表以下的 0 级。

本分级表为事件发生后即刻使用而设计。不过,在有些情况下对事件后果要进行较长时间的了解后才能定级。此时,先进行临时定级,待日后确认或重新定级。例如,2011 年 3 月 12 日,日本经济产业省原子能安全保安院将福岛第一核电厂核泄漏事故等级初步定为 4 级。此后,该核电厂发生了反应堆燃料熔毁、向外界泄漏放射性物质的情况,该院根据国际标准将事故等级提升到 5 级。最后,该院决定将福岛第一核电厂核泄漏事故等级提高至 7 级,此等级与苏联切尔诺贝利核电厂核泄漏事故等级相同。

表 9-3　国际核和辐射事件分级表

级别	影响的方面		
	厂外影响	厂内影响	对纵深防御的影响
7 特大事故	大量释放: 大范围的健康和环境影响		
6 重大事故	明显释放: 可能要求全面执行计划的相应措施		
5 具有厂外风险的事故	有限释放: 可能要求部分执行计划的相应措施	反应堆堆芯/放射性屏障受到严重损坏	
4 无明显厂外风险的事故	少量释放: 公众受到相当于规定限值的照射	反应堆堆芯/放射性屏障受到明显损坏/有工作人员受到致死剂量的照射	
3 重大事件	极少量释放: 公众受到规定限值一小部分的照射	污染严重扩散/有工作人员发生急性健康效应	接近事故,安全保护层全部失效
2 事件		污染明显扩散/有工作人员受到过量照射	安全措施明显失效的事件
1 异常			超出规定运行范围的异常事件
0 偏差	无安全意义		
分级表以外的事件	和安全无关		

尽管此分级表适用于所有装置,但实际上不可能适用于某些类型的设施(包括研究堆、未辐照核燃料处理设施和废物储存场所)发生的可能有相当数量的放射性物质向环境释放的事件。此分级表不对工业事故或其他与核或辐射作业无关的事件进行分级,也不宜作为选择运行经验反馈事件的基础。

(二)核事故应急状态分级

根据核事故性质、严重程度及辐射后果影响范围,核设施核应急状态应分为应急待命、厂房应急、场区应急、场外应急(总体应急),各级核应急组织的响应级别分别对应为Ⅳ级响应、Ⅲ级响应、Ⅱ级响应、Ⅰ级响应。

1.Ⅳ级响应　当出现可能危及核设施安全运行的工况或事件。

2. Ⅲ级响应　当核设施出现或可能出现放射性物质释放,但事故后果的影响范围仅限于核设施场区局部区域。

3. Ⅱ级响应　当核设施出现或可能出现放射性物质释放,事故后果的影响范围扩大到整个核设施场址区域(场区范围内),但尚未对场址区域外的公众和环境造成严重影响。

4. Ⅰ级响应　当核设施出现或可能出现向环境释放大量放射性物质,事故后果的影响范围超越核设施场区边界,可能严重危及公众健康和环境安全。

(三)辐射事故卫生应急响应分级

根据辐射事故的性质、严重程度、可控性和影响范围等因素,将辐射事故的卫生应急响应分为特别重大辐射事故、重大辐射事故、较大辐射事故和一般辐射事故四个等级。

1. 特别重大辐射事故　是指Ⅰ类、Ⅱ类放射源丢失、被盗、失控造成大范围严重辐射污染后果,或者放射性核素和射线装置失控导致3人以上(含3人)受到全身照射剂量大于8 Gy。

2. 重大辐射事故　是指Ⅰ类、Ⅱ类放射源丢失、被盗、失控,或者放射性核素和射线装置失控导致2人以下(含2人)受到全身照射剂量大于8 Gy或者10人以上(含10人)急性重度放射病、局部器官残疾。

3. 较大辐射事故　是指Ⅲ类放射源丢失、被盗、失控,或者放射性核素和射线装置失控导致9人以下(含9人)急性重度放射病、局部器官残疾。

4. 一般辐射事故　是指Ⅳ类、Ⅴ类放射源丢失、被盗、失控,或者放射性核素和射线装置失控导致人员受到超过年剂量限值的照射。

二、突发核与辐射事故的医学应急响应

(一)核事故的医学应急响应

1. Ⅳ级响应

(1)启动条件:当出现可能危及核设施安全运行的工况或事件,核设施进入应急待命状态,启动Ⅳ级响应。

(2)响应措施

1)国家卫生健康委卫生应急办公室接到国家核应急办关于启动Ⅳ级响应通知后,立即通知国家卫生健康委核应急中心及涉事地区省级卫生健康行政部门。

2)国家卫生健康委核应急中心加强值班(电话24小时值班),密切关注事态发展,做好相应的卫生应急准备。

3)涉事地区省级、地市级、县级卫生健康系统密切关注事态发展,做好相应的卫生应急准备。

(3)响应终止:国家核应急办终止Ⅳ级响应,国家卫生健康委应急办宣布核事故卫生应急响应终止。

2. Ⅲ级响应

(1)启动条件:当核设施出现或可能出现放射性物质释放,事故后果影响范围仅限于核设施场区局部区域,核设施进入厂房应急状态,启动Ⅲ级响应。

(2)响应措施

1)国家卫生健康委卫生应急办公室接到国家核应急协调委关于启动Ⅲ级响应通知后,立即向国家卫生健康委主管卫生应急工作的领导报告,并通知国家卫生健康委核应急中心及涉事地区省级卫生健康行政部门。

2)国家卫生健康委核应急中心加强值班(电话24小时值班)。各专业技术部进入待命状态,做好卫生应急准备,根据指令实施卫生应急。

3)涉事地区省级、地市级、县级卫生健康系统密切关注事态发展,做好相应的卫生应急准备。

(3)响应终止:国家核应急协调委终止Ⅲ级响应,国家卫生健康委宣布核事故卫生应急响应终止。

3. Ⅱ级响应

(1)启动条件:当核设施出现或可能出现放射性物质释放,事故后果影响扩大到整个场址区域(场内),但尚未对场址区域外公众和环境造成严重影响,核设施进入场区应急状态,启动Ⅱ级响应。

(2)响应措施

1)国家卫生健康委卫生应急办公室接到国家核应急协调委关于启动Ⅱ级响应通知后,国家卫生健康委主管卫生应急工作领导、卫生应急办公室主任及相关司局负责人进入国家卫生健康委卫生应急指挥中心指导应急工作。国家卫生健康委及时向国家核应急协调委报告卫生应急准备和实施卫生应急的情况。

2)国家卫生健康委核应急中心各专业技术部进入场区应急状态,做好卫生应急准备,根据指令实施卫生应急。

3)涉事地区省级、地市级、县级卫生健康系统做好伤员救治、受污染伤员处理、辐射损伤人员受照剂量估算、人员健康风险评估、卫生应急人员防护、心理援助与风险沟通等卫生应急准备。同时各级卫生健康系统及时向上一级卫生健康系统报告卫生应急准备及实施情况。

(3)响应终止:国家核应急协调委终止Ⅱ级响应,国家卫生健康委宣布核事故卫生应急响应终止。

4. Ⅰ级响应

(1)启动条件:当核设施出现或可能出现向环境释放大量放射性物质,事故后果超越场区边界,可能严重危及公众健康和环境安全,进入场外应急状态,启动Ⅰ级响应。

(2)响应措施

1)启动Ⅰ级响应后,国家卫生健康委卫生应急办公室接到国家核应急协调委关于核事故卫生应急、成立国家核事故应急指挥部的指令后,国家卫生健康委组织相关司局和中央军委后勤保障部卫生局、生态环境部、工业和信息化部、国防科工局等部委成立医学救援工作组,组织开展医学救援工作。中央军委后勤保障部卫生局负责组织军队卫生力量支援核事故卫生应急救援;生态环境部负责提供环境监测、污染范围、事故发展趋势研判、事故后果中长期环境影响等数据;工业和信息化部负责提供有关卫生应急医药用品;国防科工局负责提供核事故及评估有关信息。同时,国家卫生健康委参加指挥部辐射监测组、放射性污染处置组、信息发布和宣传报道组、涉外事务组以及社会稳定组的工作。

2)国家卫生健康委核应急中心做好伤员救治、人员放射性污染处理、食品和饮用水放射性监测、健康风险评估等卫生应急技术支持工作,各专业技术部进入场外应急状态,按照国家卫生健康委的指令实施卫生应急任务。

3)涉事地区省级卫生健康系统根据地方核事故应急组织或国家卫生健康委的指令实施卫生应急,提出医疗救治和保护公众健康的措施和建议,做好伤员救治、受污染伤员处理、受照剂量估算、饮用水和食品的放射性监测、公众健康风险评估、公众防护、卫生应急人员防护、心理援助与风险沟通等工作。必要时请求国家核事故卫生应急组织的支援。

4)地市级、县级卫生健康系统按照本级人民政府统一部署,或上一级卫生健康系统的要求,开展伤员分类、转运和现场救治、受污染人员去污的技术指导、碘片发放和指导服用、心理援助与健康教育等工作;协助开展饮用水和食品放射性监测。对核事故伤员进行现场检伤分类和应急救治后,按照分级救治原则,根据伤员伤情轻重和辐射损伤严重程度,将伤员及时分送省级核辐射救治基地或指定医疗机构、地市级和县级指定医疗机构。中度及以上放射损伤人员送省级核与辐射损伤救治基地或指定医疗机构救治。在后续治疗过程中,根据救治需要,适时将伤员转送上级医疗机构救治。

(3)响应终止:国务院批准终止Ⅰ级响应,核事故卫生应急工作完成,伤病员在指定医疗机构得到救治,受污染食品和饮用水得到有效控制,国家卫生健康委宣布核事故卫生应急响应终止。

(二)辐射事故的医学应急响应

辐射事故的卫生应急响应坚持属地为主的原则,实行分级响应。特别重大级别的辐射事故卫生应急响应由国家卫生健康委组织实施,重大级别、较大级别和一般级别的辐射事故卫生应急响应由事故所在地省、市、县级卫生健康系统组织实施。

1.特别重大级别的辐射事故卫生应急响应 接到特别重大辐射事故的通报或报告,且人员放射损伤情况达到特别重大辐射事故卫生应急响应级别时,国家卫生健康委立即启动特别重大辐射事故卫生应急响应工作,并上报国务院应急办,同时通报生态环境部。国家卫生健康委组织专家组对损伤人员和救治情况进行综合评估,根据需要及时派专家或应急队伍赴事故现场开展卫生应急响应工作。

辐射事故发生地的省(自治区、直辖市)卫生健康系统在国家卫生健康委的指挥下,组织实施辐射事故卫生应急响应工作。

2.重大级别、较大级别和一般级别的辐射事故卫生应急响应 省(自治区、直辖市)卫生健康行政部门接到重大辐射事故、较大辐射事故和一般辐射事故的通报、报告或指令,并有人员受到过量照射时,负责组织协调和指导卫生应急响应工作,必要时可请求国家卫生健康委支援。

辐射事故发生地的市（地）、州和县级卫生健康系统在省（自治区、直辖市）卫生健康系统的指导下，开展辐射事故卫生应急工作，包括伤员救治、受污染人员处理、根据生态环境部门提供的信息开展受照剂量估算、饮用水和食品的放射性监测、公众健康风险评估、公众防护、卫生应急人员防护、心理援助与风险沟通以及信息沟通等工作。

国家卫生健康委在接到支援请求后，根据需要及时派遣专家或应急队伍赴事故现场开展卫生应急。

第五节　辐射监测与剂量估算

一、外照射辐射监测与剂量估算

目前突发核与辐射事故外照射剂量评估方法主要包括热释光方法、光致发光方法、电子自旋共振法和模拟估算法等。

（一）β/γ 外照射剂量监测

1. 热释光（TLD）剂量监测方法　热释光剂量测定是常用的个人剂量监测和事故剂量测定方法之一。所谓热释光，是指一些材料在受到电离辐射照射后经加热所发射的光。常见的热释光材料包括热释光剂量计、手表红宝石、棉织物、纽扣、玻璃、石英、陶瓷、砖瓦、含糖食品以及人体的牙齿、指甲、头发、骨骼等样品。受辐射照射的热释光材料中会形成电子陷阱，电子被捕获在电子陷阱上。当该材料被加热后，陷阱中的电子吸收能量被释放出来从而发光，发光强度与该材料受到的辐射剂量相关。因此，通过测量热释光的强度，就可以估算出材料所在位置的受照剂量。

热释光读出系统一般由光电倍增管、光学系统、加热装置、计数器、温控系统等组成。热释光材料经加热释放出的光子，需要通过光电倍增管转换为电信号以读出进行观测。光输出量与加热温度间的变化曲线称为发光曲线，光输出量的时间积分（即发光曲线下的面积）用以估算受照剂量。发光曲线的形状由受照剂量、受照历史、晶格中的杂质和缺陷、对热释光材料的处理等因素影响。例如，手表红宝石材料在 30 Gy 剂量以下，热释光峰数量为 1 个，在 40 Gy 剂量以上则出现 2～5 个峰，且随剂量增加，出现多个峰的概率增大。热释光材料经过读出过程释放了其储存的受照信息，读出结束后（部分材料）经过进一步退火可以继续使用以记录新的受照剂量。

常用的热释光剂量计材料通常选用氟化锂（镁铜磷），其他材料还包括氟化钙、氧化铍、硼酸锂、硫酸钙、硅酸镁等。由于事故情况下一些受照人员可能未佩戴热释光剂量计，也可以选择一些生物样品，如牙齿和骨骼开展热释光剂量测量。但这些生物样品在受照者生前往往不易取得，只能作为辐射事故调查和追溯剂量时使用。热释光材料在记录受照剂量后，环境中光线和热的激发可能导致热释光材料电子陷阱中的电子释放，这种现象称为衰退。为避免这种现象引起热释光测量读数的不准确，应在取得受照材料后尽快开展测读工作。

进行事故受照人员剂量估算时,可将热释光剂量计布放在仿真人体模型表面及内部,根据事故受照几何条件进行照射,得出人体受照剂量分布。再将利用手表红宝石测得的剂量作为人体佩戴位置的照射剂量以对其他部位的受照剂量进行归一化,进而估算人体各组织或器官的剂量及全身有效剂量。

2. 光致发光(OSL)剂量和辐射光致发光(RPL)方法　光致发光剂量测定技术是始于20世纪末的一种新型辐射剂量检测方法。它的原理是,某些晶体受电离辐射后产生的电子—空穴对被晶格缺陷捕获,用特定波长的光激发,晶体受激发光,且发光量与晶体所受剂量和激发光的强度成正比。记录该晶体受激释放的荧光信号,就可以估算其受照剂量。由于晶体受光激发每次只释放很少一部分离子(<1%),因此可以重复测读,这是光致发光技术相对于热释光技术的一个明显优势。

目前,用于光致发光技术的探测材料通常采用 $Al_2O_3:C$(又称刚玉或蓝宝石)。氧化铝是常见的工业材料,它坚固且对环境因素不敏感,经高温下掺杂处理,可制成探测材料。光致发光计测读装置通常包括激发光源、光导、测光装置、机械传动和信号处理装置等。一般采用波长为 532nm 的发光二极管作为激发光源,使用光电倍增管作为光电信号转换装置。光致发光测量技术具有可重复测读、衰退较慢、良好的环境稳定性、灵敏度与传统热释光器件相似、无须加热和重复退火等特点,是开展个人剂量监测与估算的重要方法。

辐射光致发光剂量计通常又称为玻璃剂量计,它的基质材料是锂铝偏离酸盐或钠铝偏磷酸盐玻璃。这种玻璃材料受到电离辐射后形成发光中心,再受紫外线照射,可发射可见光,且发光强度与所受电离辐射剂量成正比。利用专用的测读装置,记录释放的荧光量,即可估算受照剂量。玻璃剂量计具有灵敏度高、可重复测读、剂量线性好、衰退可忽略等特点,可较好开展外照射剂量监测和估算。

3. 电子顺磁共振(ESR)方法　电子顺磁共振方法是开展核辐射事故受照人员外照射剂量估算的重要方法。由于核辐射事故偶发性强,受照人员常常没有佩戴个人剂量计,而电子顺磁共振剂量测量方法可选用的材料包括牙釉质、指甲、头发、骨组织、香烟、纽扣、手表玻璃、含糖食品和药品等,这样可以解决未佩戴剂量计受照人员的物理剂量估算问题。

自由基是分子中含有自旋未配对电子的化合物。电离辐射可导致一些材料中产生大量自由基,通过测定自由基的浓度就可以估算材料的受照剂量。原子核核外电子同时进行轨道运动和自旋运动。在外加恒磁场作用下,电子的磁矩如同一根磁针。对未配对电子,其总磁矩主要由自旋磁矩贡献。电子的自旋为 $+\frac{1}{2}$ 或 $-\frac{1}{2}$,两种自旋电子的能级差为 $g\mu_B B$,其中 B 为外加恒磁场的磁感应强度;μ_B 为玻尔磁子,是电子磁矩的自然单位;g 为波谱分裂因子(g 因子)。当电子吸收能量,它就可以从低能态跃迁到高能态,这被称为电子顺磁共振。

通常,提供跃迁能量的方式是在垂直于恒磁场方向施加一频率为 ν 的电磁波。当满足 $h\nu = g\mu_B B$ 时,电子可以通过共振吸收能量而跃迁,跃迁产生的吸收信号经过处理可得电子顺磁共振吸收谱线。电子顺磁共振信号的积分吸收强度正比于辐射诱发自由基的浓度,而自由基浓度又与受照剂量呈线性关系,所以通过测量电子顺磁共振吸收谱线,就可以估算受照剂量。

电子顺磁共振谱仪一般由微波、扫描磁场、调制磁场、控制与数据处理等部分组成。在通常开展的牙釉质电子顺磁共振剂量测量中,样品最好选择舌两侧的臼齿和前臼齿,这样可以最大限度地避免样品受环境紫外线照射而增加本底;如果只能选择前牙,也要尽量使用前牙的舌内面。在测量中,微波频率通常选择 9.5～9.8 GHz,扫描磁场中心大约在 350mT,扫描宽度为 10mT。测得的吸收谱需要进行谱处理,去除本底信号,得到剂量信号,再利用剂量信号的峰峰幅度 R 来估算辐射诱发自由基浓度,即可得吸收剂量。

电子顺磁共振剂量测量方法具有剂量响应范围宽、样品制备简单、剂量估算时间短等优势,在核辐射事故受照人员剂量估算应用方面有巨大潜力。但电子顺磁共振谱仪设备价格通常较高,且其对不同种类的生物样品在剂量重建的准确性和灵敏度等方面还需要进一步研究。

(二)中子剂量监测

1. 利用中子剂量计测量　中子个人剂量计的原理主要是利用中子与物质相互作用产生的反冲质子、α 粒子或裂变碎片等带电粒子在一定介质材料中产生径迹,通过统计径迹的数量来估算中子剂量。

在矿物、玻璃等固体材料中,中子与物质作用产生的电离粒子可沿其反冲路径产生结构损伤(径迹)。固体核径迹探测器包括裂变径迹探测器、反冲径迹探测器和核反应径迹探测器。裂变径迹探测器利用中子致 ^{237}Np、^{232}Th 或 ^{238}U 发生裂变,其裂变碎片产生径迹;反冲径迹探测器利用中子与物质中 C、O 或 N 原子核发生弹性散射,反冲的 C、O 或 N 原子核产生径迹;核反应径迹探测器利用中子与 ^{6}Li 或 ^{10}B 发生 (n, α) 反应,发射的 α 粒子产生径迹。再利用适当的试剂对材料进行蚀刻,在显微镜下可观测径迹密度并进行计数,即可给出中子剂量。

除固体径迹探测器外,还有一些其他类型的中子个人剂量计。核径迹乳胶是利用中子与乳胶中的 H 原子核作用产生反冲质子,经适当处理后统计径迹数量来估算剂量,其适合快中子测量。气泡探测器是利用中子与固定弹性聚合物内的过热液滴作用产生气泡,通过对气泡的计数给出剂量。

2. 利用感生放射性核素测量　人体内的 Na、P 等核素吸收中子后可生成 ^{24}Na、^{32}P 等放射性核素,通过测量身体不同部位这些感生放射性核素的活度可以估算平均中子剂量和受照方位。通常用于测量中子剂量而收集的人体样品包括血液、头发和尿液。此外,一些人员佩戴物中的金属,如 Au、Cu、Al、Fe,也可以吸收中子并转化为放射性金属核素,通过测量佩戴物金属材料的放射性活度,可以得到中子能谱的信息。

(三)外照射剂量估算

1. 估算的注意事项和原则　开展外照射剂量估算,首先要调查和掌握辐射场的性质、事故过程、人员受照条件等基本信息。对于外照射,辐射场类型可以是 X 或 γ 射线,也可以是中子照射或混合照射,注意中子辐射场通常伴有 γ 射线。要掌握放射源的活度或中子辐射场的注量率,计算出关注点的比释动能率。要了解事故发生时人员受照的几何条件、受照持续时间和受照方式。受照条件往往只能通过当事人回忆口述,通常较不准确。这时可以通过找出参考点和限制条件,进行实际模拟来估算。比如假设受照者进入辐射场的位置为A点,离开辐射场的位置为B点,从A点到B点的行走时间(即在该辐射场的受照时间)可以通过现场模拟来估计。

辐射事故通常对人体造成非均匀照射。根据受照时的人体取向,人不同部位的组织和器官受到的照射剂量可能相差较大。可以通过仿真人体模型模拟照射或蒙特卡罗计算等方式,给出事故照射条件下人体不同组织和器官的剂量分布。为了给受照者后续医疗救治提供可靠的剂量依据,外照射剂量估算应尽可能准确,要避免出现低估和过大的高估。

2. 估算方法

(1)比释动能(率)和吸收剂量计算

对放射源可视为点源的,在已知放射性活度的情况下可计算空气比释动能率$\dot{K}_a$(单位为mGy/h):

$$\dot{K}_a = \frac{A\Gamma_K}{R^2}$$

式中:

A——放射源的活度,GBq;

R——放射源与关注点的距离,m;

Γ_K——空气比释动能率常数,mGy·m²/ GBq·h。常用核素的Γ_K值可查国家标准GB/T 16149—2012《外照射慢性放射病剂量估算规范》的附录A.1。

由空气比释动能率可计算介质m的吸收剂量D_m(单位为mGy):

$$D_m = \dot{K}_a \frac{\left(\frac{\mu_{en}}{\rho}\right)_m}{\left(\frac{\mu_{en}}{\rho}\right)_a}(1-g)t$$

式中:

$\dot{K}_a$——空气比释动能率,mGy/h;

$\left(\frac{\mu_{en}}{\rho}\right)_m / \left(\frac{\mu_{en}}{\rho}\right)_a$——介质m的质能吸收系数与空气的质能吸收系数之比;

g——电离辐射产生的次级电子消耗于轫致辐射的能量占其初始能量的份额;

t——累积照射时间,h。

对不带电粒子,如果已知粒子注量,则比释动能K(单位为Gy)计算可按下式:

$$K = \Phi\left(\frac{\mu_{tr}}{\rho}\right)E$$

式中:

E——入射粒子能量,J(注意通常入射粒子能量用单位MeV表示,此时需要换算:1 MeV=1.6×10⁻¹³ J);

Φ——粒子注量,m⁻²;

$\left(\dfrac{\mu_{tr}}{\rho}\right)$——不带电粒子的质能转移系数，$m^2/kg$。

（2）器官剂量计算

通过监测或利用公式估算出空气比释动能后，器官吸收剂量 D_T（单位为 Gy）按下式计算：

$$D_T = C_{KP} C_{TP} K_a$$

式中：

C_{KP}——空气比释动能与个人剂量当量的转换系数，Sv/Gy；

C_{TP}——个人剂量当量与器官 T 吸收剂量的转换系数，Gy/Sv；

K_a——空气比释动能，Gy。

C_{KP} 值可查 GB/T 16149—2012 的附录 C.2，C_{TP} 值可查 GB/T 16149—2012 的附录 C.1。

当有个人剂量监测数据时，器官吸收剂量 D_T（单位为 Gy）可按下式计算：

$$D_T = \sum_j C_{TPj} H_{Pj}(d)$$

式中：

C_{TPj}——在 j 类照射条件下，个人剂量当量与器官 T 吸收剂量的转换系数，Gy/Sv；

$H_{Pj}(d)$——在 j 类照射条件（照射类型、射线能量及射线入射角度）下的个人剂量当量，Sv。C_{TPj} 的值可查 GBT 16149—2012 的附录 C.1。

已知特定能量的中子注量时，器官吸收剂量 D_T（单位为 Gy）可按下式计算：

$$D_T = \sum_j C_{T\Phi j} \Phi_j$$

式中：

Φ_j——能量为 j 的中子注量，cm^{-2}；

$C_{T\Phi j}$——对能量为 j 的中子辐射场，中子注量与器官吸收剂量的转换系数，$Gy \cdot cm^2$。

对红骨髓的剂量当量转换系数 $C_{T\Phi j}$ 可查 GB/T 16149—2012 的附录 B.2。

二、内照射辐射监测与剂量估算

（一）放射性核素体外测量

人体内放射性核素体外直接测量方法通过从体外测量全身或器官内放射性核素发射的射线来定量分析体内核素活度，并进一步估算放射性核素的摄入量和待积剂量。它适用于能发射射程较长射线（可逃逸出人体）的核素，也就是能发射 X 射线、γ 射线、正电子或高能 β 粒子的核素，以及某些发射特征 X 射线的 α 衰变核素。例如 ^{59}Fe、^{60}Co、^{85}Sr、^{131}I、^{235}U、^{239}Pu、^{241}Am 等。

开展全身放射性核素测量使用的全身计数器通常包括屏蔽铅室、探测器、前置放大器、主放大器、模数转换器、高压电源、多道分析仪和数据处理等系统部件构成。常用的探测器主要包括 NaI 晶体、液体闪烁体、塑料闪烁体和高纯锗半导体探测器等。全身计数器在进行能量刻度和效率刻度后，方可开展全身计数测量。

进行全身计数测量前,首先要移除受检者的手表、眼镜等金属佩戴物。用表面污染检测仪判断受检者是否有体表污染,如果有体表污染应先通过洗消去除体表污染。全身计数测得的γ能谱数据经过谱分析,提取全吸收峰道值和净峰面积,结合能量刻度和探测效率得出体内放射性核素类别及活度。

得到体内放射性核素活度后,其摄入量 I(单位为 Bq)的估算按下式:

$$I = \frac{M}{m(t)}$$

式中:

M——测得的事故摄入 t 天后体内或器官内核素的含量,Bq;

$m(t)$——摄入单位活度核素 t 天后体内或器官内该核素的含量,Bq/Bq。

对不同核素,$m(t)$ 值可以查国家职业卫生标准 GBZ 129—2016《职业性内照射个人监测规范》的附录 C。

计算出核素摄入量后,其导致的待积有效剂量 $E(\tau)$ 按下式计算(单位为 Sv):

$$E(\tau) = I_{jp}e_{jp}(\tau)$$

式中:

I_{jp}——核素 j 通过途径 p 的摄入量,Bq;

$e_{jp}(\tau)$——核素 j 通过途径 p 进入人体内的剂量系数,Sv/Bq。

对不同核素和不同摄入方式,$e_{jp}(\tau)$ 值可查 GBZ 129—2016 的附录 E 或国家标准 GB/T 16148—2009《放射性核素摄入量及内照射剂量估算规范》的附录 C。注意不同摄入方式(吸入、食入或注射等)以及吸入途径中不同的吸收类型或形态,都会导致剂量系数不同。

如果摄入的放射性核素并非全身均匀分布的情况,则需要考虑对特定器官进行放射性测量。部分核素浓集于单一器官,例如钚、镅、锔、锔等同位素富集与肺部,碘同位素富集于甲状腺,此时需要开展肺部或甲状腺放射性测量。肺部计数器可使用 NaI 或 NaI-CsI 晶体探测器,由于人体胸壁对低能 X 射线或 γ 射线的吸收对活度测量结果影响较大,因此需要用超声波技术测定胸壁厚度以对活度测量结果进行校正。甲状腺测量可采用带铅准直的 NaI 晶体探测器,探测器应位于颈部表面上方 10cm 处。

(二)生物样品放射性测量

对不发射 γ 射线或只发射低能 X/γ 射线的核素(例如氚),无法在体外直接测量体内放射性活度,只能开展排泄物等生物样品的放射性测量来估算其摄入量。对发射高能 β/γ 射线的核素,也可以采用排泄物测量的方法作为体外直接测量的验证和补充。通常检测的排泄物是尿样,但对于主要通过粪便排泄的核素或自肺部廓清的 S 类物质,则需要开展粪样分析。

尿样在收集、储存和分析的过程中要避免受到外来核素污染。为估算人体每天经尿排出的总活度,需要收集 24 小时全尿,如果无法收集 24 小时尿样,则要利用尿中肌酐含量修正到 2 小时尿。氚则只需要测量活度浓度即可估算摄入量,所以只需采集少量尿样。为减少核素经尿排出的日涨落因素影响,可测量连续 3 天尿的混合样,取平均值作为中间一天的日排量。对粪样,由于核素通过粪便排出的日涨落较大,通常要收集连续几天的粪样进行测量。

排泄物中 γ 核素活度可用闪烁体探测器或半导体探测器测量,α/β 核素活度应采用放化方法分离后进行测量。得到单日排出的放射性核素活度后,摄入量 I(单位为 Bq)的估算按下式:

$$I = \frac{M}{m(t)}$$

式中:

M——测得的事故摄入 t 天后的日排泄量,Bq/d;

$m(t)$——摄入单位活度核素 t 天后日排泄量预期值,d^{-1}。

对不同核素,$m(t)$ 值可以查 GBZ 129—2016 的附录 C。计算出核素摄入量后,待积有效剂量的计算方法同前。

此外,还可以对生物样品开展总 α 总 β 放射性测量。这种方法虽然无法估算特定核素的摄入量和待积有效剂量,但可作为一种定性分析方法用于开展大人群内污染快速筛查。

(三)空气采样分析

用空气采样分析法来估算摄入量和待积有效剂量带来的不确定度很大,一般只在摄入的核素既不发射 X/γ 射线,又在排泄物中浓度很低时才采用。在使用个人空气采样器采集事故地点空气样品时,采样头应位于呼吸带内(地面上 1.5m),采样速率通常为职业人群典型吸气速率(约 1.2m³/s)。采样结束后,将滤膜合并、采用放化方法分离后进行活度测量。

测得采样地点空气中放射性核素 j 的活度浓度后,其摄入量 I_j(单位为 Bq)的估算按下式:

$$I_j = c_j B T$$

式中:

c_j——测得的空气中核素 j 的活度浓度,Bq/m³;

B——人的呼吸率,m³/h,缺省值对成人可取 0.83m³/h,对 1 岁以下、1 岁、5 岁、10 岁和 15 岁未成年人分别取 0.13m³/h、0.23m³/h、0.37m³/h、0.60m³/h 和 0.77m³/h;

T——内污染人员在事故地点的停留时间,h。

计算出核素摄入量后,待积有效剂量的计算方法同前。

第六节　辐射防护

一、辐射对健康的危害

电离辐射作用于人体后,由于能量传递而使机体的分子、细胞、组织、器官及整体产生形态、结构和功能的变化,称为辐射生物效应。电离辐射的能量被人体吸收后,可使细胞内物质的分子和原子发生电离或激发,产生大量活性粒子,这些活性粒子使体内高分子物质(如核酸、蛋白质等)分子键断裂而破坏。此外,辐射的能量还可使人体内水分子电离形成自由基,这些自由基进一步与细胞内其他物质相互作用而使细胞变性甚至死亡。大量细胞死亡会导致人体代谢障碍,使整个机体发生一系列复杂的变化。这些变化轻者对机体无明显影响或只产生某种功能性反应,重者可造成机体可逆或不可逆损伤,甚至死亡。

(一)确定性效应

确定性效应是在较大的照射剂量下,器官或组织的细胞死亡达到一定数量而又不能增值补偿时,组织或器官产生临床上可觉察的功能损伤。确定性效应通常存在阈剂量水平,超过该阈剂量水平,效应的严重程度随辐射剂量的增加而增加。阈剂量因个体敏感性不同而有一定变动幅度,对每一种器官来说,都有各自的阈剂量,低于此剂量时,不足以引起临床可觉察的功能障碍。

在发生核或辐射事故时,人员可能受到全身辐射照射,当达到一定剂量后可引起全身急性放射病,也可能由于局部受到外照射或放射性核素进入体内选择性地沉积在某些组织或器官而引起局部放射损伤。从已有的核辐射突发事件经验看,最可能发生放射损伤的组织或器官是骨髓、甲状腺、皮肤、肺、眼晶状体和性腺等。

全身或身体大部分在短时间内受到较大剂量照射,可以引起外照射急性放射病。外照射急性放射病依照射剂量从小到大,可分为骨髓型、肠型和脑型。骨髓型急性放射病以骨髓造血组织损伤为基本病变,以白细胞数减少、感染、出血等为主要临床表现,病程可分为初期、假愈期、极期和恢复期;按病情的严重程度,可分为轻、中、重和极重度。肠型急性放射病是以胃肠道损伤为基本病变,以频繁呕吐、严重腹泻以及水电解质代谢紊乱为主要临床表现,一般病程具有初期、假愈期和极期三阶段,最终死亡。脑型急性放射病是以脑组织损伤为基本病变,以意识障碍、定向力丧失、共济失调、肌张力增强、抽搐、震颤等中枢神经系统症状为特殊临床表现,一般病程具有初期和极期两阶段,会在短时间内死亡。

核或辐射事故发生时人体所受的辐射照射往往是不均匀的,因此受照人员通常会出现局部放射损伤。核事故时,当人员吸入或食入核裂变产物放射性碘核素时,放射性碘迅速沉积于甲状腺引起内照射,可导致甲状腺功能减退,儿童甲状腺受照后可引起功能抑制及生长迟缓。皮肤受到辐射照射后,早期可出现红斑,之后出现脱毛、干性脱屑、湿性脱屑和表皮坏死等症状;远期后果表现为表皮、汗腺、皮脂腺及毛囊萎缩,真皮纤维化,血管扩张,皮肤溃疡等。肺受辐射照射后,早期可出现急性放射性肺炎,晚期可出现肺纤维化、胸腔渗液及功能改变等。眼晶状体受照后可发生浑浊或白内障。性腺受照后可出现暂时性或永久性不孕不育。

(二)随机性效应

随机性效应是指辐射诱发的各种恶性肿瘤和遗传效应等。其发生概率随辐射剂量的增加而增加,而效应的严重程度与辐射剂量大小无关,一般不存在阈剂量水平。辐射的随机性效应,既包括受照者本人身上诱发的躯体效应,又包括受照者后代身上诱发的遗传效应。所有这些效应一般都是在受照后若干年才能显现,因而属于远后效应。

电离辐射并不能诱发特殊的癌症,而是使自然存在的某些癌症的发生率增大,增大的量值用标称危险系数来描述,它表示受到辐射照射的某人群相对于未受照人群癌症终生危险增加的百分数。国际放射防护委员会在 2007 年提出的辐射诱发人类癌症的标称危险系数,对全人口为 5.5×10^2 /Sv,对成年工作人员为 4.1×10^2 /Sv。

电离辐射的遗传效应是电离辐射通过损伤亲代生殖细胞的遗传物质(引起基因突变或染色体结构、数目的变化),而使遗传性状在子代中表现出来的效应。遗传效应在子代中可表现为性别比改变、流产、难产、畸胎、死胎、婴幼儿死亡率增高及某些特殊遗传病增加等。

二、突发核与辐射事故辐射防护措施

核辐射突发事件发生后,特别是有放射性物质向大气释放时,为减少事发地点周围公众、应急救援人员和善后处理人员的辐射照射,需进行应急干预。通过变更已存在的照射原因,限定照射途径,或改变人们的习惯、行动和生活环境等方式,防止或减少人员受到照射。

在核辐射突发事件中采取应急防护措施可减少人员的受照剂量,但不论采取何种防护措施,都可能带来一定的风险和代价。这种风险和代价既包括对人员健康的直接影响,也包括对社会和经济的某些干扰和破坏。因而判断是否采取某项防护措施应遵循正当性原则和最优化原则。

核事故情况下的应急防护措施可分为紧急防护措施和长期防护措施。紧急防护措施包括隐蔽、服用稳定性碘、撤离、控制进出口通道等;长期防护措施包括临时避迁、永久性再定居、对食品和饮用水的干预、消除放射性污染、心理援助等。

(一)隐蔽

在核事故的早期阶段,大量放射性物质释放到大气中。放射性烟羽会对事故周边区域人员造成外照射,人员也可因吸入放射性核素而发生内照射。这时隐蔽是一种切实可行的防护措施。人们躲避在建筑物内,关闭门窗和通风系统,可以减少放射性烟羽所造成的辐射剂量。隐蔽的效果与建筑物的类型和结构有关,建筑物越大,照射减弱的效果越明显。一般认为,在无法实施预防性撤离的情况下,隐蔽是事故早期可供选择的紧急防护行动。但长时间隐蔽会引起社会、医学和心理等方面的问题,隐蔽时间一般不宜超过 2 天。

(二)服用稳定性碘

服用稳定性碘是核事故时减少人体甲状腺吸收放射性碘的一种有效措施。碘进入人体后主要沉积在甲状腺,在放射性碘摄入前后服用一定量的稳定性碘,可使甲状腺达到碘饱和状态,阻止甲状腺对放射性碘的吸收,从而达到保护人体的目的。服碘时间对防护效果有明显影响。在放射性碘摄入前或摄入后立即服用,防护效果最好;在放射性碘摄入 6 小时后服用,防护效果降为 50%;放射性碘摄入 12 小时后服用几乎没有效果。服用稳定性碘通常与隐蔽、撤离等措施同时进行,对成年人的推荐用量是 100mg 碘,儿童和婴儿用量应减少,妊娠妇女慎用。需要说明的是,服用稳定性碘只对放射性碘核素起防护作用,对其他放射性核素几乎没有防护效果。

(三)撤离

核事故或辐射突发事件导致大量放射性物质释放时,撤离事故周边区域人员是最有效的防护措施,可以避免或减少人员受到烟羽和地面沉积放射性物质所产生的高剂量辐射照射。人员撤离后可在类似学校或其他公共建筑内暂住,若撤离时间超过一周,应避迁到条件更好的居住设施内。实施撤离应制订周密的计划,考虑多方面因素,如事故大小和特点、撤离人员的数量、运输工具、可利用的收容设施等。

(四)个人防护

针对核辐射事故中放射性物质释放的个人防护主要是对人员呼吸道和体表进行防护。当空气被放射性物质污染时,可用手帕、毛巾捂住口鼻等方式进行呼吸道防护,这样可使吸入放射性物质所致内照射剂量减少约 90%。但要注意呼吸道防护可能会对有呼吸系统疾病和心脏病的人员造成不利影响。对人员进行体表防护可使用各种日常服装,如佩戴帽子、头巾、雨衣、手套和靴子等。可能受到体表放射性污染的人员应该尽快去污。可采用淋浴的方法消除污染,并将受污染的衣物脱下妥善保存,直到交给专门人员监测或处理。不要因人员去污而耽误撤离或避迁,同时还要防止放射性污染扩散到未受污染的地区。

(五)控制进出口通道

在确定受放射性污染地区的人员隐蔽、撤离或避迁后,就应该采取控制进出口通道的措施。这样可以防止放射性物质由污染区向外扩散,同时避免进入受污染区的人员受到辐射照射。但实施这种措施也存在一定困难,如果控制进出口通道的时间较长,人们会急于返回家中整理物品或取用财物等。

(六)临时避迁

临时避迁是指人们从某一区域迁移,并将在一有限的时间段内返回原区域。它与撤离的区别在于采取行动的时间长短不同。如果辐射剂量率没有高到需要及时撤离,但地面沉积的放射性物质长时间照射累积剂量又较大,则可能需要有序地将人群从受污染地区避迁。临时避迁的紧迫性小于撤离。随时间的推移,放射性衰变和雨水冲刷等自然过程会逐步降低事故地区的污染水平,人员又能重新返回这一地区活动。可以在临时避迁的同时采取土地及建筑物去污等措施以缩短避迁的时间。实施临时避迁需要考虑经济代价和社会代价。主管部门要充分了解放射性污染程度及范围,及时告知公众是否要避迁,如需要避迁,要认真做好组织工作。

（七）永久性再定居

考虑经济与社会因素,临时避迁一般不应长于一年,但长寿命放射性核素产生的辐射剂量率下降比较缓慢,这时应当考虑实施永久性再定居,以避免或减少人们受到这些核素照射产生的长期累积剂量。在考虑实施永久性再定居时,应当评估所需资源、可避免的剂量、对个人和社会造成的影响以及心理、社会及政治等因素。永久性再定居所需资源包括人员及物品的运输、新的住房及基础设施、新设施建成前收入的损失等,这些资源主要是一次性投资。

（八）消除放射性污染

消除放射性污染,主要包括对建筑物和土地进行去污,对污染物进行固定、隔离和处置等,以尽可能恢复到事故前的状况。去污的目的是为减少来自地面沉积放射性物质的外照射,降低放射性物质再悬浮和扩散的可能性,减少放射性物质向人体、动物和食品的转移。由于去污后就可以恢复某些活动,所以消除放射性污染通常比长期封闭污染区的破坏性小。去污开始得越早,越可以避免随时间增加,污染物由于物理和化学作用而吸附于被污染表面的可能性。但推迟去污则可利用放射性衰变和气候风化作用使放射性水平降低,从而减少去污人员的受照剂量,同时也降低所需费用。

（九）对食品和饮用水的干预

为控制人员因食入受放射性污染的食品和饮用水而受到内照射,应采取措施,对消费受污染的食品和饮用水进行干预。这种干预措施虽然应该及时进行,但通常不是最紧急的,多在事故中后期根据食品和饮用水的放射性监测结果,确定采用何种方法降低其污染水平。干预措施可安排在食品生产和分配的不同阶段进行。对土地或植物进行直接处理,可减少放射性核素吸收到农作物和动物饲料中;改用未受污染的饲料以及避免家畜在野外放牧,可减少放射性核素转移到随后的产品中;在出售前进行适当处理,如清洗或去皮,可明显降低其污染水平;最后,还可完全禁止销售受污染的食品。对受污染的水,可采用混凝、沉淀、过滤及离子交换等方法消除污染。通常在能取得未受污染的食品和饮用水的情况下,采取禁止销售及食入受污染食品和饮用水的措施,风险较小。

（十）对人员的医学处理

在核事故或辐射事故中,人员可能受到超过剂量限值的照射,个别人员甚至会出现不同类型和程度的放射损伤或复合伤,这就需要在不同级别的指定医疗救治机构中进行处理。此外,对皮肤污染要及时去污,对体内污染的阻吸收和促排工作应在专门的医学监护下进行。对受小剂量照射的人员,医务人员应向他们做好解释工作,以消除其顾虑。对事故受照人员及其后代要进行长期医学随访,以便分析随机性效应(致癌和遗传效应)以及对事故的心理反应。

(十一)心理援助

核辐射突发事件会不可避免地对受事件影响人员及公众造成心理影响,所以开展人员心理援助工作有着十分重要的积极作用。开展心理援助的人员需做好事件风险沟通的前期准备工作,有针对性地编制相关宣传材料。事故中受伤人员或事故周边公众可能出现情绪激动等行为,心理援助人员要首先取得受影响人员的信任,建立良好的沟通关系。与他们进行一对一的谈话,提供其发泄愤怒、恐惧、挫折和悲伤的机会,使不良情绪得到及时疏导。心理援助人员还要及时、公开地将事件救援工作的进展情况与受影响人员进行沟通,向他们提供应对指导意见。通常让受影响人员了解真实、准确的情况,有利于化解或消除其恐慌情绪。同时,心理援助人员要向公众介绍核辐射危害和防护的基本知识,发放核辐射科普宣传材料,普及正确的心理危机干预知识和自我识别症状的方法,指导其积极应对,消除恐惧。

第七节 现场医学应急救援

一、救援的原则和基本任务

(一)救援原则

1. **现场急救,分类救治** 突发核与辐射事故现场不同于其他灾害事故,事故现场可能存在有严重的放射性核素污染,以及高剂量水平的外照射。因此应及时将伤员撤离事件现场,减少伤员暴露在放射性核素污染场所中的时间,避免接触放射性核素污染,防止大剂量照射。所有首先应该对是否需要现场紧急处置的伤员进行分类。需要紧急处置的伤员立即进行现场抢救,不需要紧急处置的伤员进行分类转送,以减少不必要的现场停留时间。

2. **抢救生命优先** 突发核与辐射事故导致的急性放射病或放射性污染一般不会导致伤员短时间内死亡,但严重外伤、大出血、休克等则可能造成伤员生命受到严重威胁。因此,对搜救出的危重伤员应立即进行急救,救援原则是首先抢救生命,再考虑放射性去污洗消。

3. **做好过量照射和体表污染人员现场处置** 突发核与辐射事故可能会造成伤员过量照射,放射性核素体表污染或内污染。应对这些伤员进行及时有效的预防性治疗,初步估算受照剂量,留取血液、尿液、鼻拭子等生物样品。减少放射性核素的摄入,加速放射性核素从体内的排出,减少患者的吸收剂量。现场去污,只需去除疏松沾染;对于难以去除的体表固定污染,不宜在现场处置,而应及时后送。去污时,要防止放射性核素经眼、口、鼻、耳进入体内。

4. **做好伤员分级转送工作** 根据伤员分类的结果,分类分级转送。8Gy 以上送国家级核辐射紧急医学救援基地治疗,4~8Gy 送省级核辐射紧急医学救援基地治疗,2~4Gy 送省级指定救治医院治疗,2Gy 以下送普通医院治疗。伤员转送要明确转送地点,转送人员应做好伤员转送记录,包括伤员的基本情况,伤类、伤情、转送人员名单、转往的医疗机构,已实行的救治措施等。有放射性核素体表或伤口污染的伤员,要做好伤员的防护,防止污染扩散。

伤员转送途中要有安全保障措施,做好转送人员个人防护,防止放射性污染。

(二)基本任务

突发核与辐射事故的现场救援任务与事故的特点密切相关,通常突发核与辐射事故现场救援的基本任务有以下几个方面:

1. 应急救援队伍的准备和集结。

2. 医学应急救援队伍的个人防护。

3. 建立现场临时救援设施。

4. 伤员检伤分类。

5. 危重伤员急救。

6. 体表污染人员的去污洗消。

7. 过量受照人员的剂量估算。

8. 事故受影响人员的心理援助。

9. 伤员及受影响人员健康效应评价。

10. 采集现场救治和后续诊治需要的相关样品。

11. 应急人员剂量监测。

12. 现场救援的总结和报告等。

二、伤员检伤分类

(一)检伤分类原则

突发核与辐射事件既有单一的放射性损伤的伤员,又有非放射性损伤的伤员,还有复合性损伤和放射性核素污染人员。对放射损伤的判断,专业性要求比较强,除了医务人员外,还需要保健物理专家一起监测、估算剂量,判断伤情。为了简化核和辐射事件的伤员分类过程,避免不同专业的影响,保证现场伤员分类快速有效地进行,在核和辐射事件的伤员分类时,应遵循下列原则:

1. 非放射性损伤的伤员,按照一般通用的临床分类方法执行。

2. 放射性损伤的伤员,按照放射性损伤的伤员分类标准和方法进行分类。

3. 合并放射性照射和放射性核素污染的伤员,分别进行一般分类和放射性损伤的分类,按照其中任一的分类最高一级进行现场处置。

4. 死亡人员要进行有无体表放射性核素污染分类,以免搬运和处理尸体时造成放射性污染扩散。

(二)检伤分类方法

1. **非放射性损伤检伤分类**　非放射性损伤的分类按照通用的方法进行。检伤分类法分为五步检伤分类法和简明检伤分类法。

（1）五步检伤分类法：包括气道检查、呼吸情况、循环情况、神经系统功能、充分暴露检查。

1）气道检查：首先判定呼吸道是否畅通，有无舌后坠、口咽气管异物梗阻或颜面部及下颌骨折，并采取相应的救护措施，保持气道畅通。

2）呼吸情况：观察是否有自主呼吸、呼吸频率、呼吸深浅或胸廓起伏程度、双肺呼吸运动对称性、双侧呼吸音比较，以及患者口唇颜色等。如怀疑有呼吸停止、张力性气胸或连枷胸存在，需立即给予人工呼吸，穿刺减压或胸廓固定。

3）循环情况：检查桡动脉、股动脉或颈动脉波动，如可触及，则收缩压估计为80mmHg、70mmHg、60mmHg左右；检查甲床毛细血管再灌注时间，正常为2秒，以及有无活动性大出血。

4）神经系统功能：检查意识状态，瞳孔大小及对光反射，有肢体运动功能障碍或异常、昏迷程度评分等。

5）充分暴露检查：根据现场具体情况，短暂解开或脱去伤员衣服，充分暴露身体各部位，进行望、触、叩、听等检查，以便发现危及生命或正在发展为危及生命的严重损伤。

（2）简明检伤分类法：包括行动能力检查、呼吸检查、循环检查、意识状态检查。

1）行动能力检查：对行动自如的患者先引导到轻伤接收站，暂不进行处理，或仅提供辅料、绷带等让其自行包扎皮肤挫伤及小裂伤，常不需要医护人员立即进行治疗。但其中仍然有个别患者可能有潜在的重伤或可能发展为重伤的伤情，故需复检判定。

2）呼吸检查：对不能行走的患者进行呼吸检查之前，应打开气道，注意保护颈椎，可采用提颌法或改良推颌法，尽量不让头部后仰。检查呼吸时应采用"一听二看三感觉"的标准方法。无呼吸的患者，标识黑标，暂不处理。存在自主呼吸，但呼吸次数每分钟超过30次或少于6次者标识红标，属于危重患者，需优先处理；每分钟呼吸6～30次，则可开始第3步检伤—血液循环状况检查。

3）循环检查：患者血液循环的迅速检查，可以简单通过触及桡动脉搏动和观察甲床毛细血管复充盈时间来完成。搏动存在并复充盈时间小于2秒者为循环良好，可以进行下一步检查；搏动不存在并复充盈时间大于2秒者，为循环衰竭的危重症患者，标红标并优先进行救治，必须立即检查是否有活动性大出血，并给予有效止血及补液处理。

4）意识状态检查：判断伤病者的意识状态前，应先检查是否有头部外伤，然后简单询问，并命令其做诸如张口、睁眼、抬手等动作。不能正确回答问题、进行指令动作者，多为危重患者，应标识红标并予以优先处理；能回答问题、进行指令动作者，可初步判断为轻症患者，标识绿标，暂不处理；但需警惕其虽轻伤，但隐藏内脏的严重损伤，或逐渐发展为重伤的可能性。

2. 放射性损伤检伤分类　放射性损伤的伤员现场检伤分类，应结合物理检测和临床分析综合判断。

（1）具备下列任意条件的几位第一优先处理的伤员：外照射剂量可能大于2Gy；放射性核素摄入量可能大于10倍年摄入量限值（annual intake limit，ALI）；伤口有活动性出血，并伴有放射性核素污染；体表放射性核素污染可能造成皮肤的吸收剂量大于5Gy；放烧复合伤，放冲复合伤。

（2）具备下列任意条件的即为第二优先处理的伤员：外照射剂量可能在 $1\sim2Gy$ 之间；放射性核素摄入量可能为 $5\sim10$ 倍的 ALI；伤口放射性核素污染；体表放射性核素污染可能造成皮肤的吸收剂量为 $3\sim5Gy$。

（3）具备下列任一条件的即为可延期处理的伤员：外照射剂量可能在 $0.2\sim1Gy$ 之间；放射性核素摄入量可能为 $1\sim5$ 倍的 ALI；体表放射性核素污染可能造成皮肤的吸收剂量小于 $3Gy$。

（4）最后处理：对死亡人员做最后处理；对于遗体要区分体表有无放射性核素污染，体表有放射性核素污染的尸体要防污染扩散，体表没有放射性核素污染的尸体按常规处理。

（三）检伤分类注意事项

1. 最先到达现场的医护人员应尽快进行检伤分类。对放射性损伤的伤员检伤时必须依据现场的监测情况，由辐射防护人员和临床医师共同作出判断。

2. 检伤人员须时刻关注全体伤病员，而不是仅检查、救治某个危重伤病员，应处理好个体与整体、局部与全局的关系。

3. 伤情检查时应认真迅速，方法应简单易行。

4. 现场检伤分类的主要目的是救命，重点不是受伤种类和机制，而是创伤危及生命的严重程度和致命性和并发症。

5. 对危重伤病患者需要在不同的时段由初检人员反复检查、记录并对比前后检查结果。通常在患者完成初检并接受了早期急救处置、脱离危险境地进入"伤员处理站"时，应进行复检。复检对于昏迷、聋哑或小儿伤病员更为需要。初检应注重发现危及生命的征象，病情相对稳定后的复检可按系统或解剖分区进行检查，复检后还应根据最新获得的病情资料重新分类并相应采取更为恰当的处理方法。对伤病员进行复检时，还应该将其性别、年龄、一般健康状况及既往疾病等因素考虑在内。

6. 检伤时应选择合适的检查方式，尽量减少翻动伤病者的次数，避免造成"二次损伤"（如脊柱损伤后不正确翻身造成医源性脊髓损伤）。还应注意，检伤不是目的，不必在现场强求彻底完成，如检伤与抢救发生冲突时，应以抢救为先。

7. 检伤中应重视检查那些"不声不响"、反应迟钝的伤病患者，因其多为真正的危重患者。

8. 双侧对比是检查伤病患者的简单有效方法之一，如在检查中发现双侧肢体出现感觉、运动、颜色或形态不一致，应高度怀疑有损伤存在的可能。

（四）伤员分类标识

根据突发核与辐射事故伤员的特点，伤员分类标识的内容包括超剂量照射，伤口放射性核素污染及体内放射性核素摄入的种类，和体表放射性核素污染的部位。

1. 红色分类标识的核与放射事故伤员分类标签，用于重度伤员，第一优先，立即处理。

2. 黄色分类标识的核与放射事故伤员分类标签，用于中度伤员，其次优先，可延迟处理。

3.绿色分类标识的核与放射事故伤员分类标签,用于轻度伤员,延期处理。

4.黑色分类标识的核与放射事故伤员分类标签,用于死亡人员,最后处理。

三、过量受照人员现场处置

(一)临床症状

核和辐射事故情况下,一次或短时间内受到超过年剂量限值且低于1Gy的照射称为过量照射。受照剂量小于0.1Gy,一般无明显的临床症状,外周血象基本上在正常范围内波动;受照剂量大于0.1Gy,小于0.25Gy,临床上一般也看不到明显的症状,白细胞数量的变化不明显,淋巴细胞数量可有暂时性的下降;受照剂量大于0.25Gy,小于0.50Gy,临床上约有2%的受照射人员可能有症状,表现为疲乏无力、恶心等,白细胞、淋巴细胞数量略有减少;受照剂量大于0.50Gy,小于1Gy,临床上约有5%的受照人员有症状,表现为疲乏无力、恶心等,白细胞、淋巴细胞和血小板数量轻度减少;受照剂量大于1Gy,可引起急性放射病。急性放射病的严重程度取决于吸收剂量,以及主要的受照部位、受照范围,个体对辐射的敏感性等。急性放射病的病程有明显的阶段性,可分为初期、假愈期、极期和恢复期。但是各期之间的界限往往不能划分得很清楚,患者接受的剂量小,急性放射病的病程短,初期症状轻微而无明显的客观体征,可由初期直接进入恢复期,整个病程分期不明显。当患者受照剂量比较大时,常无假愈期或者假愈期极短,特别是极重度以上的急性放射病损伤可直接从初期进入极期,在受照后数小时或数天死亡。通常急性放射病的阶段性病程分期在中度和重度急性放射病表现得比较典型。

(二)现场处置内容

对过量受照人员及时进行合理、有效地处置能大大地缓解伤员的辐射损伤效应,延缓病情发展,降低死亡率,有利于患者恢复。过量受照人员现场救援时要按照以下程序处置:

1.**初步估算受照剂量**　为判明病情发展,应及时估算突发核与辐射事故情况下过量受照人员的受照剂量。如果受照人员带有剂量计,可以直接读取剂量数据。如果受照射的人员没有佩戴个人剂量计,就要根据受照的时间、地点、受照射的人员所处的体位、姿势、与放射源的距离、停留时间、放射源或射线装置的种类和强度、受照方式、有无屏蔽和防护措施等因素进行初步估算。在初步估算剂量时,除进行物理剂量估算外,还要观察受照射人员的临床变化,观察受照射人员的精神状态,询问有无恶心、呕吐、腹泻,及其出现的时间、持续的时间和严重程度等。特别要注意受照射人员的皮肤变化,有无红斑和温度的改变,这些临床症状和体征都会为初步估算受照剂量提供依据。

2.**留取生物样品**　受照射人员的早期症状和血象变化是判断病情的重要依据。一般情况下,受照剂量小于0.1Gy,受照射的人员无症状,血象基本在正常范围内波动;受照剂量大于0.1Gy,受照射的人员一般也没有症状,白细胞数的变化不明显,淋巴细胞数可有暂时性的下降;受照剂量大于0.25Gy,受照射的人员约有2%的人员有临床症状,白细胞数、淋巴细胞数略有下降;受照剂量大于 0.50Gy,受照射的人员约有 5% 的人员有临床症状,白细胞数、淋巴细胞数和血小板轻度减少;受照剂量大于 1.0Gy,受照射的人员多数有临床症状,白细胞数、淋巴细胞数和血小板明显减少。血象变化和受照剂量的大小有着明显的关系,对早期临床诊断和处理有着积极意义,因此,对过量照射人员处置时要注意留取血液样品。此外,为后续开展受照人员剂量估算,还应注意留存粪样、尿样、鼻拭子等样品。

3. 尽早使用抗辐射药物　过量受照人员早期使用抗辐射药物能有效地减低辐射损伤效应,缓解患者的病情,有利于患者恢复和预后。因此在现场救援时,对于疑似受过量受照人员,特别是初步估算剂量可能大于 0.5Gy 的受照射人员要尽可能早的使用抗辐射药物,减轻辐射损伤,缓解病情,为临床进一步救治打好基础。

4. 做好伤员交接和转运　为进行进一步治疗,在现场初步处置后,应及时转运后送。转运时,应为伤员佩戴分类标签,这可以为后续治疗机构提供伤员的伤情状况和严重程度,以及现场采取的措施,这对临床诊断和后续治疗有很大的帮助。此外,还要做好伤员的转送记录,以便进一步跟踪和其他后续处理。

四、体表污染人员现场处置

(一)体表污染检测

1. 检测前准备
(1)检查放射性污染监测设备是否处于正常工作状态。

(2)打开污染监测仪音频信号开关,把探头用塑料薄膜包裹(不要遮挡探头窗口),探测器活性面积一般应大于 $20cm^2$,但对仅是手或指尖局部污染,宜用小探测面积的污染监测仪。

2. 对无伤和轻伤员的检测步骤
(1)表面污染检测:一般是将污染监测仪器的探头放在距离人体(皮肤)约 1cm 处(小心不要碰到探测器);进行 α 监测时探头放在距离人体约 0.5cm 处。注意当人体表面没有 α 污染时应使用 β/γ 表面污染仪。

(2)检测顺序:从头顶开始,沿身体一侧向下移动探头,依次监测颈部、衣领、肩部、手臂、手腕、手、手臂内侧、腋下、体侧、腿、裤口和鞋、腿内侧;再监测身体另一侧;监测体前、体后。特别注意脚、臀部、肘、手和脸部。探头移动速度为 5cm/s。用耳机监听污染声音信号。无伤和轻伤员放射性污染监测顺序(图 9-1)。

(3)对皮肤和衣服:按 $100cm^2$ 的面积求平均值;手部按 $30cm^2$ 面积求平均值;指尖按 $3cm^2$ 面积求平均值(宜用小探测器面积的探测器)。

3. 对重伤员的检测　对重伤员的监测应获得医学应急队员同意。通常重伤员要仰卧接受监测,这时仅对能监测到的部位进行监测,例如对头顶、面部、双手、双腿和前身进行检测;仅在身体状况允许的情况下进行背部检测;体表污染检测不能影响对生命垂危伤员的救治和转送。

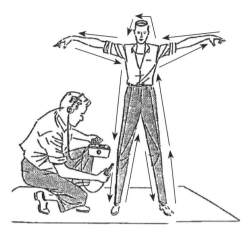

图 9-1　对无伤和轻伤员进行放射性污染检测

4. 伤口和身体孔口污染检测　对伤口的检测应在伤口无覆盖物的情况下进行,若有可能,宜用专门的伤口探测器进行检测。常用大面积探测器初步检测眼睛和鼻子周围区域的放射性污染,然后用小面积探测器找出污染点;用湿润干净棉签取口、鼻擦拭物进行放射性污染检测。注意需在事故发生后十分钟之内取得擦拭物,因为放射性核素会经口、鼻被快速吸入体内。

5. 体表污染检测的记录　对撤离人员进行体表污染检测时要记录放射性核素污染部位,污染面积,用于指导人员去污。同时也要记录放射性核素的污染水平和可能的污染时间,便于估算皮肤剂量时使用。

(二)体表污染去污

1. 皮肤污染去污

(1)头面部的去污要防止放射性核素进入眼、耳、鼻、口,防止沾染到身体其他部位。

(2)眼部污染要翻起眼睑,从内眼角到外眼角直接用水或盐溶液冲洗,应由受过训练的人员操作。

(3)耳部污染应冲洗外耳,用棉签清洗耳道口,用耳道冲洗器冲洗耳道,注意保护鼓膜。

(4)鼻腔污染要剪去鼻毛,湿棉签擦洗,去污时要注意防止鼻腔组织的损伤。

(5)口部污染应刷牙漱口,用 3% 过氧化氢溶液漱口;若咽下放射性物质,则要视情况洗胃。

(6)对未损伤局部皮肤去污,从污染周边到中心,用温水逐渐加力擦洗(不可喷溅),避免损伤皮肤。若无效,改用中性肥皂水或稀释 1~10 倍的次氯酸钠水擦洗 3~4 分钟,不可使皮肤发红或损伤;冲洗 2~3 遍后,擦干,探测器检查污染部位。如需要,重复上述步骤。当污染水平不再下降,或皮肤刺激明显时,停止操作。用棉敷料盖住污染皮肤(戴棉手套和塑料手套),待出汗后,再清洗和监测,必要时可重复。

(7)全身污染,首先要去除局部高污染的部位,再进行全身淋浴、冲洗。

(8)每次去污后要监测去污效果,并记录。经三次去污,不能去除的皮肤污染,视为固定污染,做好皮肤防护,给伤员佩挂分类标签并立刻后送,转运时做好伤员的转送记录。

2. **伤口污染去污**　伤口放射性核素污染现场进行合理、有效地处置,能大大地减少患者的伤口局部组织的受照剂量,减少放射性核素通过伤口的吸收,降低内照射剂量。伤口放射性核素污染人员现场救援时要按照以下程序处置:

(1)脱掉或剪下衣服,暴露创面。充分暴露创面,有利于伤口放射性核素的去污和创面的处理。

(2)失血不多时,不要急于止血;如果伤口出血严重,立刻止血。

(3)压迫伤口处回流的静脉,及时用敷料等蘸除伤口流出的血液,或渗出的液体,这些放射性污染的物品要统一收集。

(4)冲洗伤口,清除伤口可见的异物。现场伤口去污的有效方法之一就是伤口冲洗。放射性核素污染伤口冲洗时,用0.9%生理盐水缓慢冲洗,同时要注意污染扩散的问题,不要把冲洗液流到身体的其他部位。伤口的异物,要及时清除,特别是放射性核素污染的异物,清除后要对异物进行放射性核素测量,放射性核素污染异物的清除也是减少伤口放射性核素吸收的重要措施之一。

(5)如去污后伤口仍有污染,尽早清创,并保留切除组织,留作样品,以便剂量估算。

(6)用防水敷料覆盖去污后的伤口,防止污染扩散。

(7)在缝合伤口或进行其他处理前,对伤口周围的皮肤彻底去污;注意烧伤痂对敷料和床单的放射性污染。

(8)使用阻吸收药物:阻吸收药物的使用直接影响放射性核素在体内的沉积和治疗效果,用药愈早效果愈好,超过24小时,效果就明显降低。因此,在核事故和辐射事故现场,如果发现伤口放射性核素污染,要尽早使用阻吸收药物,减少放射性核素从伤口吸收后在体内的沉积,加速放射性核素的排出。

(三)体表污染处置注意事项

1. 存在于人体体表放射性核素的污染,原则上应尽快去除干净,但也不能过度实施去污程序,以免损伤体表,促进放射性核素吸收。

2. 尽可能地从事故情况判断出污染核素种类,选择适当的仪器进行体表污染检测。

3. 在对污染人员分类救治时,体表污染两倍于天然本底以上者,应视为放射性核素污染人员,应进一步测量和去污处理。体表污染测量10倍于天然本底,或体表 γ 剂量率大于0.5μSv/h 者,为严重放射性核素污染人员,要尽快进行去污处理。

4. 对放射性污染人员尽可能现场就近处理。

5. 在去污过程中,污染衣物的脱放、去污剂的选取、污染人员的管理等一系列措施都要注意避免放射性核素进入体内和扩散到其他地方。

6. 禁用可能促进污染放射性核素进入体内的有机制剂、浓度较大的酸碱溶剂和对皮肤有较强刺激性的溶剂。

7. 对 β/γ 放射性核素和可转移性放射性核素的严重污染,应尽早去污和检测评估,以避免发生急性 β 射线皮肤烧伤和放射性核素内污染。

8.对严重污染人员和深度创伤污染人员,要尽可能擦拭取样,或留存清创组织/血液,进行放射性核素分析,以便确定放射性核素种类,指导医学处理和损伤评估。

9.对疑似放射性内污染人员,应作进一步开展生物样品放射性核素分析,估算摄入量,以指导进一步的医学处理。

五、内污染人员现场处置

(一)处置原则

1.尽快撤离放射性核素污染现场,减少吸入和食入放射性核素。

2.尽快开展阻吸收和促排治疗,减少放射性核素在组织和器官中的沉积。

3.放射性核素促排治疗应权衡利弊,既要减小放射性核素的吸收和在体内沉积,以降低内照射危害,又要防止促排治疗可能带来的毒副作用。特别要注意因内污染核素促排治疗而导致肾功能损害的可能性。

4.一般而言,估计放射性核素摄入量小于5倍年摄入量限值时,不考虑促排;对放射性核素摄入量可能超过5倍年摄入量限值的人员,要认真估算摄入量和内照射剂量,采取阻吸收和促排治疗措施,并对其登记,以便追踪观察;超过20倍年摄入量限值的人员属于严重内污染人员,应进行积极治疗并开展长期医学随访,注意远后效应。

(二)阻吸收和促排治疗

1.阻吸收治疗及其药物

(1)放射性核素入体后的沉淀剂或缓冲剂应用:首先进行口腔含漱、机械或药品催吐,必要时用温水或生理盐水洗胃,放射性核素入体3~4小时后可服用沉淀剂或缓冲剂。

(2)对某些放射性核素可选用特异性阻吸收剂:放射性碘大部分浓集在甲状腺,用稳定性碘(碘化钾)阻断可阻止甲状腺对放射性碘的吸收。铯的污染可用亚铁氰化物(普鲁士蓝);褐藻酸钠对锶、镭、钴等具有较好的阻吸收效果;锕系和镧系核素可口服适量磷酸铝凝胶等。摄入放射性核素锶等二价元素,可酌情服用硫酸钡50~100g,用温水混合成稀糊状口服或磷酸铝凝胶50ml口服;也可服医用药用炭(10g与水混合口服,能吸附多种离子)。在服用以上药品后约半小时,口服泻剂如硫酸镁10g或硫酸钠15g等,以加速被吸附沉淀的放射性核素的排出。

(3)摄入的放射性核素后的泻剂应用:摄入的放射性核素已超过4小时,应首先使用泻剂。注意不要使用蓖麻油作泻剂,避免增加放射性核素吸收。

2.促排治疗及其药物

(1)对锕系元素(^{239}Pu、^{241}Am、^{252}Cf等),镧系元素(^{140}La、^{144}Ce、^{147}Pm等)和^{90}Y、^{60}Co、^{59}Fe等均可首选二乙烯三胺五醋酸(DTPA)。DTPA可全身或局部使用,也可用于皮肤或肺灌洗。早期促排治疗宜用钙钠盐,晚期连续间断促排宜用其锌盐,以减低DTPA毒副作用。也可选用喹胺酸盐,其对钍的促排作用优于DTPA。

（2）对 ^{210}Po 内污染则首选二巯丙磺钠，也可用二巯丁二钠。

（3）铀的内污染可给予碳酸氢钠进行促排治疗。

（4）在摄入氚的情况下，应大量给予大量液体（水、茶水）作为稀释剂，要持续一周，同时也可给利尿剂。

（5）激活（置换）剂是增加自然转换过程的化合物，可增加放射性核素从体内组织的排出。如果污染后很快服用这种制剂，其效果更好。

六、伤员转运后送

（一）转运后送原则

1. 采取前接与后送、逐级转运与越级转运相结合，减少转运后送层次，实现分类分级转运。出现大批伤员时，要确立医疗转运的优先权。

2. 建立由海上、空中、陆上相结合的立体医疗转运后送体系，有条件时，可一步转运至指定治疗机构。

3. 尽量选择合适的转运工具，保持合适的转运体位，妥善保护伤员；做好转运途中的防护，避免转运过程中对装备及其他人员造成二次污染。

4. 转运过程中，要配备随队医生、护士和担架员等，要进行连续性监护和不间断治疗，随时观察处置伤员伤情。

（二）转运的实施

1. **转运前准备**　现场应急救援人员在伤员转运前，应当对被转运的伤员进行医学评估，检查伤员携行药品器具、担架、被服，检查和补充医疗转运文书及相关证明，填写伤员转运交接单。为伤员佩挂分类标签，留取生物样品，保证伤员在生命体征稳定状态下实施后送。放射性污染伤员转运选用正压式救护车，应在车内及仪器设备表面贴防护膜以防放射性污染，医护人员要穿戴个人防护装具（包括C级防护服、防毒面具、防护靴、防护手套、防护眼镜等），佩戴报警式个人剂量计、热释光剂量计等。

2. **转运途中**　伤员转运途中，医护人员应当对伤员进行连续性医疗监护和巡视，实施继承性治疗措施，密切观察伤病情变化，随时检查具体损伤和治疗措施的改变情况，例如外伤包扎固定后有无继续出血、肢体肿胀改变及远端血供是否缺乏、脊柱固定有否松动。医护人员对发现的问题应及时处理和调整，必要时采取急救措施或申请送往就近救治机构抢救。注意与清醒伤员的语言交流，了解伤员的意识状态，及时给予心理治疗，帮助缓解紧张情绪，稳定伤员生命体征。医护人员应当主动了解行（航）程的环境变化等情况，根据伤员伤病情变化，提出维护伤员生命安全的转运措施建议。

3. **伤员交接**　将伤员转运到指定地点交接时，交接双方应办理交接手续，重点交接重伤员和特殊伤员，清点伤员数量，交接医疗文书、伤员携带物品，交换担架、卫生被服等必要物资。采集的生物样品（如血液、尿样、鼻拭子等）要随伤员一并交接。

4. 转运后去污　放射性污染伤员转运任务结束后,卫生应急人员应当对转运工具(如救护车、担架等)进行去污、消毒处理。小心揭除救护车内部及仪器设备表面的防护膜,装入放射性污染物收集袋;车辆进行整体清洗并进行放射性表面污染检测至合格。车辆检测合格后重新贴防护膜可继续从事转运工作。

(三)转运的注意事项

1. 转运途中应严密观察伤员生命体征的改变,包括神志、血压、呼吸、心率、口唇颜色等,必要时停车抢救。

2. 随时检查各种引流管是否通畅、输液管道是否安全可靠、氧气供应是否充足、仪器设备工作是否正常等,对发现的问题及时采取必要的处理和调整,维持伤员在途中生命体征平稳。

3. 转运中防止伤员坠落或碰伤,适当采取保暖或降温措施,酌情添加补液或药品。对有特殊需要的伤病员适当给予镇静或止痛治疗,采取防光、防噪声或防颠簸等措施。

(编者:孙全富、袁龙、付熙明、谢萍
审校:邓月琴、李珊珊、王红宇、葛宪民)

参考文献

[1] 耿文奎,葛宪民. 突发公共卫生事件监测预警与应急救援[M]. 北京:人民卫生出版社,2008.

[2] 许树强,王宇. 突发事件公共卫生风险评估理论与实践[M]. 北京:人民卫生出版社,2017.

[3] 程玉兰,田向阳. 突发公共卫生事件健康教育实用技术与方法[M]. 北京:人民卫生出版社,2018.

[4] 苏旭. 核和辐射突发事件处置[M]. 北京:人民卫生出版社,2013.

[5] 中华人民共和国国家卫生和计划生育委员会. WS/T 440—2014 核电站周围居民健康调查规范[S]. 北京:2014.

[6] 全国科学技术名词审定委员会. 放射医学与防护名词[M]. 北京:科学出版社,2014.

[7] 朱寿彭,李章. 放射毒理学[M]. 苏州:苏州大学出版社,2004.

[8] 叶常青,徐卸古. 核生化突发事件心理效应及其应对[M]. 北京:科学出版社,2012.

[9] 徐卸古. 反恐处突核化生医学救援方法[M]. 北京:军事医学科学出版社,2015.

第十章

突发自然灾害公共卫生事件医学应急

地球生态系统中各类自然因素相互维持平衡,形成稳态。在自然因素发生变化或人类活动打破生态平衡后,可能发生自然灾害,如地震、海啸、火山爆发、洪水、干旱和滑坡等。自然灾害与自然环境息息相关,人类对生态自然的认识亦是一个漫长的过程,自然灾害则将长期伴随人类社会的发展而存在。自然灾害在发生发展过程中可对人类生命健康、生活和环境造成巨大伤害。为减少自然灾害带来的损失、挽救更多生命,自然灾害等相关问题越来越受到医疗卫生界的关注和重视。本章从突发自然灾害公共卫生事件的分类及特征、监测和管理、现场调查与预警和风险评估、分期与卫生应急响应、降低卫生风险的关键措施及技术要求等方面对突发自然灾害公共卫生事件医学应急进行介绍。

第一节　概述

我国是世界上受到自然灾害影响最为严重的国家之一,具有灾害种类多、发生频率高、强度大、时空分布广的特征。《2020 中国统计年鉴》显示仅 2019 年发生旱灾、洪涝、地质灾害、台风、风雹等灾害造成的农作物受灾面积为 19256.9 千公顷,造成 2802.0 千公顷的农作物绝收;2019 年低温冷冻和雪灾造成的人口死亡数(含失踪)为 909 人。

一、自然灾害概念及分类

(一)自然灾害的基本概念

"灾"是指各种致灾因子,是自然属性,主要关注自然致灾因子及其产生的次级致灾因子的成因机制;"害"属于社会经济属性,指因"灾"造成的人员伤亡、财产损失及资源生态环境的破坏过程。灾害内涵体现了两个方面:一是致灾因子的动力条件;二是灾害事件产生的后续结果。

灾难学将自然灾害定义为由于自然异常变化造成的人员伤亡、财产损失、社会稳定性破坏、资源损失等一系列事件，是对多种类自然灾害的总称。世界卫生组织（WHO）关于灾害的定义是：任何能引起设施破坏、经济严重受损、人员伤亡、健康状况及卫生服务恶化的事件，如其规模超出事件发生社区承受能力而不得不向社区外部寻求专门援助时，称之为灾害事件。联合国"国际减灾十年"专家组将灾害定义为：一种超出受影响社区现有资源承受能力的人类生态环境的破坏。简而言之，凡是危害动植物的事件统称为灾害；把因为自然变异而形成的灾害称为自然灾害。自然灾害具有自然属性和社会属性双重特点。

自然灾害属于自然现象，与人类社会产生关系后成为自然事件，当对人类社会造成损失时才称为自然灾害。自然灾害产生的过程长短缓急程度不同，火山爆发、地震、洪水、海啸、台风、飓风、雪灾等灾害的形成和结束均快速，在几分钟、几小时或几天内就会表现破坏性，这一类灾害称为突发性自然灾害。而沙漠、气候变暖、水土流失等自然灾害，是在致灾因素长期发展的情况逐渐成灾的，通常需要几年甚至更长时间，这类灾害称为缓发性自然灾害。

在某些重大的自然灾害发生后，往往引发一系列的其他灾害，称为灾害链。灾害链的概念最早由中国学者马宗晋和史培军在 1989 年（国际减灾十年计划期间）提出，是指某一种致灾因子或生态环境变化引起的一系列次生灾害，并把灾害链分为并发性灾害链和串发性灾害链两类。灾害链中最早发生的灾害称为原生灾害，而由原生灾害诱导出来的灾害称为次生灾害。在自然灾害发生后，生态生活环境受到破坏，可能会引发其他类型的灾害，称为衍生灾害，如干旱时，饮水困难，迫使居民饮用深层高氟水而引发的地方性氟中毒。我国常见的灾害链包括台风—暴雨灾害链、干旱灾害链、地震灾害链和寒潮灾害链，灾害链可以为后继重大灾害的发生提供关键信息。

（二）自然灾害的分类与分级

1. **自然灾害分类**　按致灾因子和灾种分为以下几类。

（1）按致灾因子分类：

1）大气圈致灾因子：主要包括暴雨、冰雹、干旱、台风、飓风、雪灾等。

2）水圈致灾因子：主要包括洪水、海冰、风暴潮等。

3）生物圈致灾因子：主要包括农作物虫害、森林草原病虫害、鼠害等。

4）岩石圈致灾因子：包括地震、滑坡、泥石流等。

（2）按照灾种分类：地震灾害、洪涝灾害、气象灾害、海洋灾害、地质灾害、农作物灾害等。其中气象灾害还包括暴雨、旱灾、冰雹、台风、雪灾等；海洋灾害包括赤潮、海啸和风暴潮；地质灾害包括滑坡、泥石流、地面塌陷等。

2. **自然灾害分级**　目前国内外对自然灾害致灾程度还没有统一的划定标准，国家科委、计委、经贸委自然灾害综合研究组建议采用灾度划分灾情大小，将致灾程度分为巨、大、中、小、微五级。

（1）巨灾：死亡人数超过万人，或直接经济损失在亿元以上。

（2）大灾：死亡人数在千人至万人之间，或直接经济损失在千万至亿元之间。

（3）中灾：死亡人数在百人至千人之间，或直接经济损失在百万至千万元之间。

（4）小灾：死亡人数在十人至百人之间，或直接经济损失在十万至百万元之间。

（5）微灾：死亡人数在十人以下，或直接经济损失在十万元以下。

二、我国自然灾害特征

自然灾害没有时间和空间的束缚。自21世纪以来，我国平均每年因各类自然灾害造成约4亿人（次）受灾，倒塌房屋约220万间，紧急转移安置超过1000万人，直接经济损失达3400余亿元。2008年先后出现南方冰雪灾害和汶川地震，各类自然灾害造成的直接经济损失更是高达11753亿元。我国是世界上遭受自然灾害最为严重的国家之一，各种自然灾害频发，自2008年汶川地震以来，成功应对了玉树地震、舟曲特大泥石流、鲁甸地震、凉山州木里县森林火灾、1909号超强台风"利奇马"等自然灾害。

我国的自然灾害特征主要表现为：①种类多。我国发生的自然灾害有洪水、旱灾、地震、泥石流、滑坡、暴雨、低温冷冻、病虫害等30多种，几乎世界上所有自然灾害种类在我国均有发生。②具有灾害发生频率高、强度大及损失严重的特征。尤以地震、洪涝和干旱为主。《2020中国统计年鉴》数据显示，2000—2019年我国地震发生203起，其中7.0级以上7起，造成73165人死亡；且主要发生在四川、广西、甘肃等地区。③具有交替、集中和周期性并存的特征。如先旱灾、后水灾，旱灾和热浪并发，地震和火灾并发等，此现象体现了交替性；某些自然灾害相对集中地发生在我国某些省份地区，体现了集中性；有研究发现，我国每隔十年左右会发生一次大的自然灾害，体现了周期性。

我国自然灾害存在地域差异，总体上呈现南重北轻、中东部重西部轻的分布特点。旱灾和涝灾出现南涝北旱的特点，台风灾害主要发生在东部沿海地区。

三、自然灾害突发公共卫生事件

突发公共事件，也称突发事件，是指突然发生，造成或可能造成重大人员伤亡、财产损失、生态环境破坏和严重社会危害，危及公共安全的紧急事件。根据突发公共卫生事件的发生过程分为自然灾害、事故灾难、公共卫生事件和社会安全事件四类。其中由自然灾害导致的公共突发公共事件称为自然灾害突发公共事件。

突发公共事件中，与人类健康相关的事件称为突发公共卫生事件，是指已经发生，或者可能发生的，对公众健康造成或可能造成重大损失的传染病疫情、不明原因的群体性疾病、重大食物和职业中毒、自然灾害，以及其他严重影响公众健康的事件。其中由于自然灾害引发的突发公共卫生事件称为突发自然灾害公共卫生事件。

四、自然灾害引发的主要公共卫生问题

自然灾害具有长期性、种类多、分布广、发生频繁的特点，灾害的交替、集中与周期性并

存。自古以来便有"大灾之后必有大疫"的谚语,即每次灾害过后必然会有传染病的流行,并加剧传染病传播的因素。灾害造成的各类事故都具有以下 3 个特征:①不确定性,即事故事先难以预料,其发生的时间、形态和后果通常没有规律可言;②紧急性,即事故发生猝不及防,或者只有短暂的预兆;③威胁性,即对生命财产、社会秩序、公共安全和国家安全构成严重威胁和损害。发生自然灾害后引起的传染病与平常时期的该病相比,发病速度更快、扩散及蔓延程度更高、死亡率更高。如 2004 年印度发生的海啸导致当地居民腹泻病发病率显著上升,以及 2012 年发生严重旋风风暴后出现霍乱暴发现象等。自然灾害事故造成的公共卫生问题常见于生态环境遭受破坏、水源污染、食品缺乏与食品污染、媒介生物孳生等,容易引起传染病暴发流行、个体免疫力降低和人群心理压抑等。

(一)生态环境遭受破坏

1. 各项卫生设施普遍被破坏,污水、粪便、垃圾大量堆积,孳生大量苍蝇。

2. 人员伤亡惨重,尸体存放条件不足,产生恶臭污染空气和环境。

3. 人群大量迁移和聚集,群众居住拥挤,对传染病患者缺乏隔离条件,感染传染病机会增加,例如麻疹传播迅速。

4. 当地各项医疗卫生设施遭到严重破坏,不能及时医治救助灾后患者。

(二)水源污染

1. **供水条件变化**　发生地震或洪涝等灾害后,城乡集中式供水设施和排放条件遭受破坏严重,供电和供水中断。多处地方被淹,可造成自来水和井水的水源污染,以生物性污染为主,微生物指标的数量增加,更容易造成腹泻病、霍乱等肠道传染病的暴发和流行。

2. **供水水质恶化**　发生洪涝、泥石流等灾害后,地面的大量泥沙被冲入水中,工业废水、废渣、农药及其他化学品受淹后可导致局部水环境受到化学污染。还有受灾后厕所倒塌、粪便垃圾材料大量堆积、下水道堵塞、尸体腐败等,都能导致饮用水水质恶化,增加介水传播疾病风险。

(三)食品缺乏和食品污染

1. **食品缺乏是灾后的常见问题**　灾后初期,由于人员伤亡及食品源头供应暂时受限等问题,出现食品缺乏现象,灾民食用灾害致死的畜禽易出现食物中毒问题。此外,人们采食野菜、野菇食用时,可能会发生中毒。因生活环境被破坏,被抛撒、丢弃的食品较多,这些食品有被有毒有害物质污染的可能性,群众食用后也有可能发生食物中毒。

2. **食品污染的途径和来源非常广泛**

(1)食品原料污染,洪水期间易引起大量食品原料因长时间浸泡在水中发生霉烂、腐败和变质。

(2)食品生产经营过程污染。

(3)各种环境条件恶化,加之灾民缺乏卫生防护设施,均可造成食品污染。

(4)食品在运输和储存过程中污染。

（5）食品卫生管理体系受到影响,洪水泛滥时,机构松散,食品卫生监管失控,导致食品生产经营的卫生质量显著下降,也是产生食品污染的一个重要因素。

（四）媒介生物孳生

洪水、飓风、旋风等灾害增加了病媒孳生地,媒介生物孳生,导致灾后病媒传播疾病增加。此外,灾后还有一些促进病媒传播性疾病传播的有利条件,如灾害迫使停止或削弱了正在进行的公共卫生活动,灾区居民流离失所、睡在救济营地外等。媒介生物孳生主要分为蝇类孳生、蚊类孳生和鼠类增殖,其中蚊类孳生和鼠类增殖有可能分别导致蚊媒病和鼠源性疾病的暴发流行。

（五）个体免疫力降低和精神心理压抑

发生地震、山体滑坡和海啸等自然灾害后,人们易产生身体上的创伤应激反应,免疫力降低,使机体对疾病的抵抗力下降,易发生传染病。另外,人们心理健康也会出现一定问题,如心情焦虑、情绪不安、精神紧张和心理压抑等,影响机体的调节功能,导致一些非传染性疾病和慢性传染病增加发作机会,如肺结核、高血压、冠心病及贫血等都可因此复发或加重。如果未能及时对灾区人群的心理阴影或者心理疾病进行干预治疗,便会对灾区人群的身心产生不利的影响。

五、灾期和灾后传染病暴发流行

发生自然灾害后,传染性疾病的传播发生在任何自然灾害开始后的几天、几周甚至几个月内。在这里,自然灾害对受伤幸存者的影响分为三个科学阶段。①第 1 阶段:此阶段称为影响阶段,一般持续长达 4 天,在此期间,受害者获救,治疗的初步阶段开始。②第 2 阶段:此阶段称为撞击后阶段,持续 4 天至 4 周。在此期间,传染性疾病(空气传播、食源性感染和/或水传播感染)的初始强度,可能会发展。③第 3 阶段:此阶段称为任何自然灾害 4 周后发生的恢复阶段,在此期间,患有长期潜伏期或潜伏型疾病的传染病死亡者可转化为临床上明显的个体,且以前在该地区普遍存在的可传播疾病可能导致流行病。天气或与洪水有关的自然灾害可能与幸存者和响应者患软组织、呼吸道、腹泻和病媒传播传染病的风险增加有关。

在灾期和灾后主要有以下传染病暴发流行:

1. **呼吸道疾病**　大约分为三类:一是鼻病毒、副流感病毒、呼吸道合胞病毒、冠状病毒、腺病毒等引起的普通上呼吸道感染和急性呼吸系统感染(ARI);二是由甲、乙、丙型流感病毒及其他变异流感病毒所致的流行性感冒;三是其他呼吸道病原体所致疾病,如流行性腮腺炎、流行性脑脊髓膜炎、猩红热、百日咳、肺结核等。

2. **肠道疾病**　包括肝炎(甲型)、细菌性痢疾、霍乱、阿米巴性痢疾、伤寒、副伤寒、其他非特异性感染性腹泻等。

3. **虫媒疾病**　包括流行性乙型脑炎、疟疾、丝虫病、斑疹伤寒、鼠疫等。

4. **透皮疾病**　包括钩端螺旋体病、血吸虫病等。

5. **与拥挤有关疾病**　包括麻疹、脑膜炎等。

6. **因伤口引起的疾病**　包括破伤风、链球菌和葡萄球菌感染等。

7. **与尸体相关疾病**　虽然没有证据表明尸体有发生流行病的危险,但如果死于霍乱或出血热,尸体会带来健康风险。

第二节　突发自然灾害公共卫生事件的分类及特征

一、主要突发自然灾害公共卫生事件

(一)台风、飓风

1. **成因**　由于气象变化,在热带和副热带海洋上空发生高速旋移的空气漩涡称为热带气旋,包括台风和飓风。台风(typhoon)是产生于西北太平洋与我国南海的热带气旋;飓风(hurricane)则是产生于大西洋与东太平洋的热带气旋。台风与飓风都属于北半球的热带气旋,仅因产生的海域不同而在国际上进行区分。

2. **特点**　台风在沿海地区属于发生频率较高的一种自然灾害,我国也是世界上受台风影响比较严重的国家之一。伴随台风而来的强风、暴雨、雷电和风暴潮也严重威胁人民生命健康和财产安全。台风来势凶猛影响范围广破坏力极强,不仅对人员造成大量伤亡,也严重影响公共基础设施的使用,同时也导致水、电、通信等设施的中断,威胁日常生活和经济等领域,使广大沿海地区大面积受灾从而造成惨重损失。

3. **主要公共卫生问题**

(1)对人体健康的影响:损害主要以外伤为主,台风引起的房屋坍塌、高空坠物、跌倒造成的骨折等,少有发生因触电溺水造成的死亡。

(2)灾后传染病的影响:台风带来的强降雨易形成内涝导致污染物的增加,极易引起介水传染病的暴发。以肠道传染病为主,需注意霍乱、伤寒、细菌性痢疾等。也需格外关注虫媒传染病的威胁,如疟疾、登革热等可造成严重危害的传染性疾病。

(3)对饮用水与食品卫生安全问题的影响:生活饮用水的水源易被工业废水、废渣或农药、化肥等污染,自来水管网的破坏或蓄水池的污染也对居民用水带来严重的安全问题。食品污染、被水浸泡过的霉变粮食、误食化学性物质污染的食品、误食有毒野生植物等,可引起食物中毒或食源性疾病的暴发和流行。

(4)对环境的影响:引起海水倒灌、良田被毁、泥沙沉积,严重时会引发山体滑坡和泥石流等次生灾害。

4. **注意事项**　在台风季节到来之际,易受台风或飓风影响区域的相关部门应提前准备做好应急演练,对台风所带来的突发公共卫生事件作出完善的应急指挥计划,应包括前期的宣教、基础设施的准备。台风期间突发事件的应对措施,一定要结合当地历年实际情况作出有针对性地调整。以及灾后重建所面对的如何解决医疗资源的短缺、流行病的暴发、食物饮用水供应不足、社会情绪等问题。

（二）洪水

1. 成因　洪水（flood）是由于暴雨、冰雪急速消融等自然因素引起江河湖海水量增加或水位上涨的水流现象，常导致河堤被淹、水库决堤导致沿河下游泛滥成灾。洪涝灾害的发生离不开特殊的地理因素，长江、黄河、淮河等流域是我国高发区域。

人为因素也是近年来洪水高发的原因，山林遭受的乱砍滥伐使得地表岩石裸露水土严重流失，在暴雨冲刷下极易暴发山洪，对下游造成严重的威胁；盲目开采矿产资源使得地表植被破坏严重，以及不合理的水利工程建设和下游河岸围湖造田、泥沙淤积等，从而导致湖泊萎缩，调蓄洪峰能力下降使得洪涝灾害频发。

2. 特点　每年的 4～9 月是我国洪水灾害高发时期，其降水量一般占全年的 50%～80%，并且以暴雨为主要形式，长江中下游地区的洪水几乎发生在夏季。时至今日，洪水依旧是造成经济严重损失的自然灾害，据 EMDAT-CRED 在 2008—2018 年的统计显示，年均暴雨洪涝灾害发生的次数占总灾害发生次数的 43.41%，世界经济论坛发布的《2019 年全球风险报告》也将暴雨洪涝灾害列为高影响力的风险之一。

3. 主要公共卫生问题

（1）对人体健康的影响：主要以溺水为主，也包括因触电或体温过低导致死亡。被洪水冲撞坍塌的建筑物，以及水中漂浮物均可对人体造成不同程度的外伤；长时间浸泡在水中易罹患皮肤病、介水传染病等。

（2）对卫生服务机构的影响：洪水泛滥对医疗卫生设施破坏严重，使卫生服务如免疫规划、肺结核和艾滋病治疗等项目的实施受到限制。

（3）灾后传染病的影响：洪涝灾害期间，人畜尸体的腐烂、粪便外溢、水资源的严重污染、生活环境的恶劣以及机体免疫力普遍降低，极易造成各种传染病的暴发和流行。

（4）对饮用水和食品卫生安全问题的影响：洪水的冲击对供水系统造成破坏，引起饮用水水源污染，化学品被淹后外泄也会对水源造成污染。由于洪水泛滥导致食品原料被污染、腐败变质、仓储霉变或受到不洁水污染，均影响食品卫生安全。

（5）对环境的影响：水的净化系统和污水处理系统受到破坏；洪水泛滥也影响当地的生物群落结构的改变和栖息地迁移，从而破坏了原有的生态平衡。灾后积水增多导致蚊虫孳生，大量动植物腐败的尸体导致苍蝇孳生；洪水淹没厕所下水道使垃圾四处蔓延。

（6）对人口迁移的影响：洪水淹没农田和房屋使原居民被迫移居。

4. 注意事项　在暴雨季节到来之际，受影响区域内的相关部门应提前准备做好应急演练，对暴雨所带来的突发公共卫生事件作出完善的应急指挥计划，应包括事前的宣传教育、基础设施的准备工作。暴雨期间突发事件的应对措施，应结合当地历年的实际情况作出有针对性地调整。灾后重建面对如何解决医疗资源的短缺、流行病的暴发、食物饮用水供应不足、社会情绪等问题。由于洪水能维持数日甚至更长时间，因此应持续性关注带来的负面影响，除了溺水之外，需注意伤口被感染也增加受伤的风险。做好当地洪水危害地图，并相应的规划好撤离路线,及时做好洪水预警,尽早撤离。

(三)地震

1. **成因**　地震(earthquake)是由于地壳长期且缓慢的运动所积累地应力超出岩石承受的极限强度时,岩石发生断裂,其逐渐积累的地应力得到突然释放从而引发地震。形成天然地震的成因有构造地震、火山地震、塌陷地震和人工诱发地震这四类,其中构造地震影响范围广、破坏力极强,是导致全球90%以上地震的主要原因。

2. **特点**　地震的发生以其特有的突发性、难预测性、严重破坏性等特点,导致房屋倒塌和地表严重破坏造成的直接损失高达95%以上,尤其在发展中国家占较高比重。伴随地震发生得比较严重的次生灾害是火灾,其损失有时超出直接灾害,并随着社会经济高速发展在我国呈上升的趋势。其次,地震发生在山区易造成山体滑坡、泥石流、洪水泛滥等灾害。由于地震好发于地震带上的区域,也需注意余震带来的二次伤害,特别要关注的是,近年来信息的迅猛发展,地震对人们心理影响越来越大,谣言和盲目避震也成为当下需注意的事项。

3. **主要公共卫生问题**

(1)对人体健康的影响:地震常见的伤亡是挤压伤和挤压伤综合征、完全性饥饿、休克、严重感染和心理伤害以及猝死;应激反应和行为障碍者需进行疏导缓解。

(2)对卫生服务能力的影响:机构受到冲击受损甚至中断;短期内需要大量医务人员进行紧急救治。

(3)灾后传染病的影响:呼吸系统疾病、皮肤类疾病和虫媒传染病等有升高的趋势。

(4)对饮用水和食品卫生安全问题的影响:水井沉积淤沙,垃圾污染物大量堆积严重影响饮用水和食品卫生。

(5)对环境的影响:污染物的沉积使生活环境严重恶化,同时有利于蝇蚊孳生;废墟下的尸体因不能及时处理,易迅速腐败,产生的物质严重污染空气和环境。

(6)暂时性或永久性人口迁移。

4. **注意事项**　余震在地震产生之初比较常见,且可使得残存的建筑物塌陷,对于现场救援无异于难上加难;在搜救的同时需注意建筑物碎片、脱落的电线、泄漏的煤气等带来的损伤。医疗救援团队应积极应对震中最常见的挤压综合征和骨折,必要时处理好呼吸系统疾病以防恶化。特别要注意当下处于信息时代,做好不传谣、不造谣的监督管理,及时辟谣,避免对民众造成心理恐慌。

(四)海啸

1. **成因**　海啸(tsunami)是由海底地震、火山爆发、海底塌陷或气象变化产生的一种破坏性极强的灾难性海浪。通常由震源在海底下50km以内、里氏6.5级以上的海底地震引起。

2. **特点**　海啸传播速度与水深有关,海水越深,速度越快。一旦海啸波进入大陆架,由于深度变化急剧,使得波高突增,可达20～30m,正是这种巨浪带来毁灭性灾难。海水中也会夹杂着船只碎片、残缺木板等杂物,增加了巨浪的破坏性。

3. 主要公共卫生问题

（1）对人体健康的影响：极易造成淹溺死亡、低体温、肌肉骨骼等损伤。

（2）对卫生服务机构的影响：基础设施严重损毁，不利于紧急救治工作的开展。

（3）灾后传染病的影响：灾后可能出现呼吸系统疾病、介水传染病和虫媒疾病高发。

（4）对饮用水和食品卫生安全问题的影响：及时对饮用水进行消毒和杀菌处理，不食用浸泡过的食物。

（5）对环境的影响：水退后海岸狼藉，严重影响生态环境和当地的生态系统。

（6）暂时性或永久性人口迁移。

4. 注意事项　及时发布预警信息、紧急启动应急指挥机制，尽快迁移至高海拔地区是应对海啸的最佳措施。加强预防公共卫生疾病和污水处理，保证个人卫生。

（五）滑坡、泥石流

1. 成因　滑坡由于斜面上不稳定的岩石体在重力作用下沿一定软弱面（或滑动带）整体下滑的物理地质现象；泥石流是由于山体突发，包含大量泥沙、石块的特殊洪流。滑坡和泥石流的形成离不开地形地貌条件、地质松散条件、水流条件和人类过度生产经营等原因。此外，全球气候变暖导致冰川泥石流的事件频发以及厄尔尼诺现象加剧降水量也不容忽视。

2. 特点　滑坡与泥石流相互联系，发生滑坡与泥石流地段具有一定的重叠性；滑坡是水和土的混合，也可是土的单独运动，但泥石流必须有水的参与。因此泥石流也被称为湿性滑坡。换而言之，泥石流是快速移动的滑坡，发生在范围较广的环境中。

3. 主要公共卫生问题

（1）对人体健康的影响：灾害对人体造成的伤害主要以掩埋所致的挤压综合征、骨折、呼吸道阻塞、窒息以及各种不同程度的创伤和感染等造成的死亡。

（2）对卫生服务机构的影响：建筑设施严重受损，公共服务能力受限。

（3）灾后传染病的影响：存在肠道传染病暴发或流行的风险。

（4）对饮用水和食品卫生安全问题的影响：供水设施受到破坏，饮用水卫生得不到保证；食品供应不足以及存在被污染的情况。

（5）对环境的影响：集中在环境污染，病媒大量孳生等问题。

（6）暂时性或永久性人口迁移。

4. 注意事项　做好灾前预防能有效减少滑坡和泥石流导致的伤亡率。由于存在突然爆发、破坏性大的情况，也造成房屋损毁和交通堵塞，给援救带来巨大困难，同时泥石流也存在阻塞河道引发其他次生灾害的可能性。

（六）火山爆发

1. 成因　火山爆发是在压力作用下使地球内部熔融物质通过地表通气孔喷出气体和固体物质，释放出的气体提供了火山爆发的原动力。由于地球内部密度和温度分布不均匀，以及压力变化导致高浓度的溶解气体在岩浆上释放，产生典型火山的爆炸性喷发和火山灰的释放。除了地球内部压力的作用外,板块间的相互作用也是引发火山爆发的重要因素之一。

2.特点　火山碎屑流、火山灰是火山爆发的重要致死原因。爆发期间释放的水蒸气、二氧化碳、高毒性气体硫化氢也对人体健康造成巨大的威胁。此外,强降水和地震也影响沉寂的火山产生火山泥石流,水下火山爆发也能引发海啸等自然灾害。

3.主要公共卫生问题

(1)对人体健康的影响:高浓度二氧化碳可因窒息而致人意识丧失或死亡;喷发的火山灰对呼吸道和肺部造成不同程度的损害。

(2)灾后传染病的影响:注意肠道传染病的暴发和流行。

(3)对环境的影响:火山灰加剧空气中总悬浮颗粒物的污染,释放出的气体严重影响气候;有毒气体可形成酸雨威胁生态系统和建筑设备。

(4)暂时性或永久性人口迁移。

4.注意事项　火山爆发带来次生灾害造成的死亡,由于火山活动而造成或加重呼吸系统疾病的发生。关注无明显火山活动湖泊翻转和气体释放,休眠火山的活动是否会重新激活。

(七)热浪

1.成因　导致热浪的直接原因是出现反气旋或高压脊等现象。由于地表吸收了巨大的太阳辐射能,经过辐射、传导、对流等方式使空气骤然加热,失去缓冲而形成流动缓慢、炙热烤人的气浪。伴随社会经济发展、工业化的推进,全球气候变暖和城市化带来的热岛效应也是形成热浪的原因之一。

2.特点　热浪与高温存在因果关系,热浪是高温的结果,高温是热浪形成的原因。但并非所有的高温都是因热浪产生。

3.主要公共卫生问题

(1)对人体健康的影响:热浪对呼吸系统疾病有较高的致死率,婴幼儿和老年人易受热浪影响,引发相关疾病。

(2)对食品卫生安全问题的影响:高温导致食物腐败变质等安全问题。

4.注意事项　热浪对人体健康的影响往往可以通过采取提前预警来减少或避免发生,重点保护脆弱人群的健康宣教,提前做好热浪带来自然灾害的应对和干预措施,做到因地制宜,保证实施效果。

二、自然灾害突发公共卫生事件的特征

自然灾害指的是对人类产生破坏性影响的台风、洪水、地震、海啸、滑坡泥石流、火山爆发、热浪等。突发公共卫生事件是指突然发生,造成或可能造成社会公众健康严重损害的重大传染病疫情、群体性不明原因疾病,重大食物中毒、重大职业中毒,重大交通事故以及重大放射性物质。危险化学品丢失、泄漏事故和自然灾害引发疾病等严重影响公众健康的事件。

因此自然灾害对公众健康所带来的影响也是在此基础上进行延伸与加强的,故突发自然灾害公共卫生事件的特征应具备以下 5 点:

1. **突发及意外性** 自然灾害的发生虽然存在可预测性,但往往很难对其发生的时间、地点作出及时和精确的识别。自然灾害所产生的突发公共卫生事件往往比较突然,很难找到合适的方法进行干预和调整。并且,当下由于技术设施存在一定的局限性无法保证得到有效处置,正因如此许多意外状况频出,极易引起不必要的恐慌。

2. **群体及公共性** 由于事件发生的对象存在不确定性,故在此影响范围内的人群都极有可能被威胁或受到伤害。在多数情况下,容易引起群体和跨区域的影响,在采取公共卫生措施的同时,也极易引起社会的广泛关注。

3. **严重及紧迫性** 事件突然发生、情形紧急往往引发社会舆论,民众易产生恐慌。轻者影响基础医疗设施、物资短缺等;严重者可影响社会经济发展以及对国家安全造成威胁。因此,需要在事件发生初期尽快采取应对措施,以求危害控制在最低程度。同时,防止事态进一步扩大。

4. **复杂及综合性** 自然灾害带来的突发公共卫生事件种类繁多,且原因不明、复杂多样,对后续救援、诊治极为不利。故需要多部门联合进行协调处理,必须在政府相关职能部门统一领导下进行决策。

5. **影响的深远性** 由于事件突然发生,一般持续时间不长,但存在较深远的影响,因此其处理存在较大的难度,若不及时或处理不当易造成应激反应,可能会使民众产生无故恐慌、焦虑,甚至对人们的生产生活习惯产生重大影响。

第三节 突发自然灾害公共卫生事件的监测和信息管理

一、突发自然灾害公共卫生事件的监测

疾病监测(disease surveillance)是流行病学的重要手段和方法,指长期、连续、系统地收集人群中有关疾病、健康、伤害(残)或者死亡的变化趋势及其影响因素的资料,分析后及时将信息反馈,以便采取干预措施并评价其结果。自然灾害突发公共卫生事件是最严重的全球挑战之一,给人类及其生存环境带来不可计数的巨大损害。自然灾害突发公共卫生事件一旦发生,如果不及时发现和控制,往往会产生严重后果。每次自然灾害后必有传染病流行。此外,自然灾害还会造成生态环境破坏、水源污染、食品缺乏及污染、媒介生物孳生等一系列公共卫生问题。因此,进行自然灾害突发公共卫生事件的监测,连续收集人群相关信息,并据此采取干预措施,可以降低灾难风险,减少给人类及其生存环境带来的损害,将自然灾害突发公共卫生事件的疫情、伤情和病情控制在尽可能低的水平,对人类的社会生存发展具有重大意义。

2003 年 SARS 期间,为了阻断疾病传播,广西人民政府实施了公共卫生突发事件"三网"建设。公共卫生突发事件"三网"是指突发性公共卫生事件处理责任网、信息报告网和紧急

医疗救助网,以责任制为核心,以信息报告为基础,以紧急救助为技术支撑,提高突发公共事件指挥协调能力、信息报告敏感性、现场控制和医疗救治及时性和有效性,形成综合控制处理突发公共卫生事件的立体网络,是一种新型的突发公共卫生事件应急处理机制。尽管"三网"建设最早应用于阻断传染病传播,但仍可用于应对自然灾害突发公共卫生事件的监测及应急处置。

(一)突发自然灾害公共卫生事件监测的工作程序

1.建立监测组织和监测系统　包括监测组织、监测系统、监测病种和/或临床症候群。

(1)监测组织:国家卫生健康委员会(疾控局)是全国疾病监测系统最高行政领导机构,决定着疾病监测的方针、政策和审核监测方案。省(自治区、直辖市)卫生健康委疾控处负责督促地(市、县)疾控部门落实全国疾病监测下达的任务,负责部门之间的配合协调工作。省、地市、县疾控中心都相应建有疾病监测科或疾病监测组,列为疾控部门的正式组织建制,共同完成疾病监测工作。卫生行政部门、各级疾病预防控制机构、各级卫生监督机构、医疗机构和其他责任报告单位共同负责处理自然灾害突发公共卫生事件,自然灾害过后的疫情和卫生监测主要由以上相关部门负责开展。

(2)监测系统:突发公共卫生事件的监测系统主要由三大监测系统组成,分别是:社会人群监测系统、实验室监测系统和医院监测系统。自然灾害发生后,及时启动公共卫生突发事件监测系统,根据灾害发生时间、受灾状态和受灾人群特点调整监测方法。根据不同监测目的,迅速改变搜集信息的指标和获取信息的方式。

(3)监测病种和/或临床症候群:发生自然灾害突发公共卫生事件后,需要根据灾害发生时的区域特点、时间特点、灾害程度、灾民人群特征、灾民安置方式以及当地既往传染性疾病谱和流行水平,确定应急监测病种和/或临床症候群,可根据当地实际救灾工作的发展进程和需要,适时调整。

2.监测工作的基本环节　自然灾害突发公共卫生事件监测工作的基本环节主要分为以下四个环节:资料收集、资料分析、资料反馈和资料利用。

(1)资料收集:受灾后人群资料的来源是多渠道、多系统的,可通过法定传染病网络直报系统、肠道发热门诊、设置监测点等收集资料,在受灾地区、难民营、保健设施(医院和诊所)以及治疗受害者的其他地点进行监测至关重要。通过多渠道、多系统收集资料可以提高监测的质量。监测资料主要包括:①法定报告传染病个案资料和国务院卫生行政部门规定疾病的监测资料。②卫生监测资料:职业卫生、放射卫生、食品卫生、环境卫生、社会因素及行为因素等。③一些重大传染病、不明原因疾病和可能引起暴发流行的疾病及其相关症状监测资料。④实验室监测资料:重大传染病病原体、传播疾病的媒介生物、环境中有毒有害物质等。⑤境外传染病、传播疾病的媒介生物和染疫动物、污染食品等环境卫生检疫资料。

(2)资料分析:对收集的信息进行审核后再分析,可提炼出有价值的信息。资料分析的内容一般包括:①灾后疫情动态:当日疫情和累计疫情分析,主要包括报告的病例数、发病率、死亡率和病死率等。②灾后主要出现的流行病的三间分布特征。③受灾后出现传染病疫情波及的范围大小。④灾后发病病例的接触史和感染史分析。⑤灾后死亡病例分析。相关指标可分病种和症候群来分析。

（3）资料反馈：及时、准确地把资料分析结果反馈给受灾当地各级卫生行政部门、公共卫生专家和各级监测工作人员以及社会公众团体，以便迅速对灾后疫情作出反应，及时了解当地人群的主要卫生问题，有助于明确救灾防病的工作重点和研究方向，可及时制定自然灾害应急管理策略和调整卫生政策。针对不同的群体，反馈信息的方式要作出相应改变，如对于专家和监测工作人员，应介绍反馈总体人群的疾病谱、分类统计表格和图形，以及资料处理方法和存在问题。对于大众则需反馈灾后卫生问题和自我防范意识等。

（4）资料利用：疾病监测组每日对监测信息进行分析会商后提出防控建议，向指挥中心报告。合理、有效、充分地利用资料是监测的最终目的，系统地分析和利用灾后疾病和卫生监测等资料，可以了解受灾后人群中疾病的分布特征和长期趋势，及时了解自然灾害中流行病发病和死亡的变化规律，对流行或暴发作出识别和预测，发挥早期预警预报功能。

（二）灾害期间的卫生监测

在发生自然灾害后，相关的卫生部门负责开展卫生监测，及时对灾区可能出现的重大传染病疫情进行预警，同时实施卫生防疫和相关的应急处理措施，以预防和控制重大传染病的发生、发展和扩散蔓延。保证饮水和食品的卫生，洪水灾害地区尤其需要加强环境卫生措施。自然灾害过后要及时组织心理专家赴灾区开展心理援助工作。在受灾情况下，卫生和洗手教育、提供足够数量的安全饮用水、卫生设施和适当的住所对于预防传染病非常重要。

1. 加强饮用水的卫生监测　加强水源的选择与保护，退水后正确选择水源，在无自来水的地区，尽可能利用井水为饮用水水源，有自来水的地区可延伸现有的自来水供水管线。采用正确的方法对饮用水进行净化消毒，在洪涝灾害期间，主要采用消毒剂消毒饮用水。加强供水设施消毒，被洪水淹的井必须进行清淤、冲洗与消毒。

2. 食品卫生监测　水灾地区需要重点预防以下食物中毒：霉变粮食引起的真菌毒素食物中毒、细菌性食物中毒、化学性食物中毒和有毒动植物性食物中毒。真菌毒素食物中毒常由食用了霉变的大米或小麦引起；细菌性食物中毒常由动物性食品、已死亡的畜禽肉和没有冷藏（如肉、蛋类食品）和存放时间长的熟食（如米饭、蔬菜）引起；化学性食物中毒和有毒动植物性食物中毒一般由误食有毒物质引起。

3. 加强环境卫生措施（主要针对洪灾地区）

（1）对灾民住所的卫生要求：选择安全和地势较高的地点搭建帐篷、窝棚、简易住房等临时住所，做到先安置、后完善。能遮风防雨，南方要设法降低室温，防止中暑；北方应注意夜间保暖防寒，注意用火安全。注意居住环境卫生，不随地大小便和乱倒垃圾污水，不要在棚子内饲养畜禽。有条件可建设永久性住宅。

（2）厕所卫生和粪便处理措施：在灾民聚集点选择合适地点、合理布局、因地制宜、就地取材，搭建应急临时厕所，要求做到粪池不渗漏（或用陶缸、塑料桶等作为粪池）。有条件时可使用商品化的移动性厕所。集中治疗的传染病患者粪便必须用专用容器收集，然后消毒处理。

（3）垃圾的收集和处理方法：根据灾民聚集点的实际情况，合理布设垃圾收集站点，可用砖砌垃圾池、金属垃圾桶（箱）或塑料垃圾袋收集生活垃圾，由专人负责，做到日产日清，控制苍蝇孳生。可采用焚烧法处理传染性垃圾。

（4）人畜尸体的处理：正常死亡者尸体应尽快运出进行火化处理。对传染病死亡者，做好卫生消毒措施，快速运出火化。对环境清理中清出的家畜家禽和其他动物尸体应用漂白粉或生石灰处理后进行深埋。

（5）洪水退后的环境清理工作：洪水退到哪里，环境卫生就搞到哪里，做好消、杀、灭工作。

（6）消毒：要做好饮用水、居住环境的消毒工作。进行消杀评估，确定消杀的重点区域。

二、突发自然灾害公共卫生事件的信息管理

（一）突发自然灾害公共卫生事件的报告

1. **报告原则**　依法报告、统一规范、属地管理、准确及时、分级分类。

2. **报告人、报告方式、时限和程序**　报告人一般应包括现场疾控专业人员以及医疗机构、安置灾民的医疗点、医疗队的医生等。在未设固定医疗点的安置点，应指定人员每天在安置点询问了解疾病症状和发生人数等，向指定信息收集点报告，以保证监测系统能够掌握每个灾民安置点的传染病或因病死亡发生情况。

根据 2003 年 5 月国务院颁布的《突发公共卫生事件应急条例》明确规定，突发性公共卫生事件公布的报告时限为 1～2 小时。发生自然灾害突发公共卫生事件后，报告人应当在 2 小时内以电话或传真等方式向属地卫生行政部门报告，同时进行网络直报（等通信系统恢复后），直报的信息由指定的专业机构审核后进入国家数据库。对于网络直报的公共卫生事件，经指定专业机构审核后，上报给上级卫生行政部门，卫生行政部门应尽快组织有关专家进行现场调查，根据事件的不同级别采取相应的措施，并于 2 小时内向本级人民政府报告，同时向上一级人民政府卫生行政部门报告。

3. **报告内容和报告方式**　医疗机构按传染病规范报告法定传染病病例和聚集传染病事件，灾民安置点和医疗队的报告人需报告灾后各灾民的传染病症状和死亡情况。同时，进行灾情信息报告，内容包括灾害发生的时间、地点、背景、灾害造成的损失、已采取的救灾措施和灾区的需求等。

（1）网络直报：主要内容包括事件名称、事件类别、发生时间、地点、受灾涉及的地域范围、人数、主要症状与体征、可能的原因、已经采取的措施、事件的发展趋势、下一步工作计划等。具体内容见"突发公共卫生事件信息报告卡"。

（2）附件报告内容

1）初次报告：要求体现快速、项目简单，描述事件基本概况，可以没有附件。①必须报告的信息包括事件名称、发生地点、发生时间、波及人群或潜在的威胁和影响、报告联系单位人员及通信方；②尽可能报告的信息包括事件的类型、性质、范围、主要的临床症状、严重程度、

可能原因、已采取的措施,病例发生和死亡的分布及可能发展趋势。

2)进程报告:要求附件信息必不可少,报告次数不限,需体现措施的落实和评价,反应疫情的最新动态,如果是特别重大及重大突发公共卫生事件需按日进行进程报告。报告事件的发展与变化、处置进程、事件的诊断和原因或可能因素,态势评估、控制措施等内容;在阶段报告中既要报告新发生的情况,同时对初次报告的情况进行补充和修正。

3)总结报告:突发公共卫生事件结束后,对事件的发生和处理情况进行总结,分析其原因和影响因素,并提出今后对类似事件的防范和处置建议。报告信息应当全面详细,包括基本信息、详细信息和附件信息。

4. 传染病疫情监测与报告工作的实施要求

(1)开展培训:按照地震灾害传染病监测与报告要求制定信息技术方案,对灾区所在的地区、区县疾病预防控制中心传染病疫情报告与监测的专业人员开展技术培训,灾区所在的区县疾病预防控制中心负责对辖区内灾区各级医疗机构传染病疫情报告管理人员开展业务培训,掌握灾区传染病疫情监测报告要求与内容,做到及时、准确、完整报告传染病疫情。

(2)灾区的疾病预防控制中心、各级医疗机构应落实岗位责任制,做到每日由专业人员进行网上监控两次,及时发现异常疫情,及时更正、剔除重复;各单位应建立值班制度,做到发现疫情及时进行网络报告。

(3)保证灾区传染病监测信息报告及时和畅通,灾区的疾病预防控制中心定期对灾区各级医疗机构传染病疫情网络直报工作开展督导检查与业务指导,保证灾区传染病监测信息报告及时和畅通。

(二)突发自然灾害公共卫生事件的信息管理

根据《突发公共卫生事件应急条例》《中华人民共和国传染病防治法》《突发公共卫生事件与传染病疫情监测信息报告管理办法》和《国家突发公共卫生事件应急预案》等,依法规范自然灾害突发公共卫生事件信息报告工作。

1. 信息报告系统的硬件和软件设施必须按照《突发公共卫生事件报告管理信息系统》的使用要求进行配备。

2. 各级卫生健康行政部门和疾病预防控制机构要按照相关要求,安排专职或兼职人员,确保信息报告系统正常运转。

3. 各级卫生健康行政部门应设立"突发公共卫生事件报告管理信息系统"专项经费,确保网络正常运转和更新。

4. 各级疾病预防控制机构负责网络管理、使用及维护等技术支持。

5. 信息的应用与交换必须符合国家有关信息安全的规定。

6. 按照属地化管理原则,当地疾病预防控制机构负责对灾期及灾后行政辖区内的突发公共卫生事件进行监测、信息报告与管理,负责收集并核对事件信息和其他信息资料,设立举报和咨询热线,设置专门工作人员收集事件信息。出现传染病疫情,出现传染病报告卡应由录卡单位保留3年。

7. 执行职务的医疗人员、疾病预防控制中心人员或当事单位发现突发公共卫生事件后，均要以最快的速度向当地疾病预防控制中心报告。

8. 各级疾病预防控制机构应当按照国家公共卫生监测体系网络平台的要求，充分利用报告的信息资料，建立突发公共卫生事件和传染病疫情定期分析通报制度，常规监测每月不少于三次疫情分析与通报，紧急状况下需每日进行分析与通报。

9. 预测动向，瞄准前沿。医学情报信息服务单位对重大突发事件提供服务的过程中，必须树立整体一盘棋的观念和超前的服务意识。及时了解世界上传染病的研究进展以及突发公共事件的应急管理的动态，及时掌握群体的信息需求，以使其服务内容更具针对性。

10. 健全网络，保障有力。高效、方便、快捷的信息服务，是提高服务效率的保证。灾后大量设备被破坏，要争取保持互联网高速畅通。

第四节　突发自然灾害公共卫生事件的现场调查与预警和风险评估

一、突发自然灾害公共卫生事件的现场调查

(一)灾害早期调查

1. 灾害早期调查的意义

(1)迅速评估：在灾难早期需要迅速评估，灾难迅速评估是指在灾难发生后的几天内及时采取定性和定量的标准来测量灾难对人类生命和健康造成伤害的程度和范围，能够回答"目前发生了什么"和"目前需要什么"两个基本问题。灾难早期往往比较混乱，急需流行病学专家领衔的包括统计学家、医务人员、工程师及社区组织人员在内的团队对现场进行评估。公共卫生人员在灾难早期需要收集的数据包括人群受灾严重情况和灾难波及范围；受灾人群营养和卫生需求；目前存在的和将要发生的公共卫生问题；明确脆弱人群以及当地应急救援能力和可及性等，这些数据能够指导及时和恰当的国内外援助。迅速评估指标可参考（表10-1）。

表 10-1　灾难早期迅速评估调查指标及内容

一级指标	二级指标	三级指标	四级指标
一、人口学指标	受累人数		
	受伤人数		
	死亡人数		
	失踪人数		

一级指标	二级指标	三级指标	四级指标
二、健康指标	发病率		
	死亡率	粗死亡率	
		5 岁以下儿童死亡率	
		常见疾病发病率	腹泻发病率
			疟疾发病率
			急性呼吸道感染发病率
			麻疹发病率
	伤情种类及人数	肢体伤人数	
		躯干伤人数	
		颅脑伤人数	
		联合伤人数	
		心理创伤人数	
	麻疹等常见急性传染病疫苗免疫覆盖情况		
三、营养状况	急性营养缺乏情况		
	营养素摄入情况	能量摄入（kcal/d）	
		蛋白质摄入（占总能量摄入百分比）	
四、生物安全性			
五、用水及卫生状况	供应量［L/（人·d）］		
	卫生状况（大肠杆菌数量 /L）		
	可及性	居住地与水源的距离	
		水源供水能力	
		受灾人群数量	
六、避难所（帐篷）	人均居住面积		
七、公共卫生基础设施被破坏情况及潜在的公共卫生问题	燃料和动力供应情况［kg 或 kW/（家·d）］		
	公路和桥梁被破坏情况		
	医院被破坏情况		
	水源被破坏情况		
	粪便和污水处理系统被破坏情况		

表中的粗死亡率(crude mortality rate,CMR)、5 岁以下儿童死亡率 under-age-5 mortality rate,U5MR)和针对某些原因的死亡专率(cause-specific MR),这些率常用"死亡数／（1000人·天）"表示。计算公式如下：

$$CMR = \frac{灾难期死亡人数}{该时期受灾总人口平均数} \times \frac{K(常数, \times 1000)}{应急天数}$$

$$U5MR = \frac{灾难期 5 岁以下儿童死亡人口数}{该时期受灾总人口平均数} \times \frac{K(常数, \times 1000)}{应急天数}$$

$$cause\text{-}specificMR = \frac{灾难期因某原因死亡人数}{该时期受灾总人口平均数} \times \frac{K(常数, \times 1000)}{应急天数}$$

由于儿童在灾难中是脆弱人群,5 岁以下儿童死亡率是公共卫生干预的重要指标。死亡专率能够指示灾难过程中死亡的主要原因,应用这部分数据可以有针对性地指导公共卫生干预。

（2）需求评估:灾难发生后快速分析的主要目的是进行需求评估。突发灾难事件后能有效降低灾难相关死亡的方法是采取针对死因的特异性干预措施,其需要对灾难的严重程度、波及范围及受灾情况等多方面有明确的认识,是在迅速评估和需求评估基础上采取的决策。因此,需求评估是采取针对性决策和提高各级公共卫生干预效果的基础,同时也是获得国内外援助的基础。

2. 灾后现场调查主要内容　在自然灾害突发公共卫生事件早期,公共卫生现场调查需重点详细了解以下内容,为迅速评估和需求评估提供有价值的信息。

（1）日常生活供应:迅速评估现场饮用水、食品、电力和燃料供应情况。

（2）分析灾难对人口学和健康指标的影响:包括死亡率（粗死亡率、5 岁以下儿童死亡率、特殊病因死亡专率等）、人口失踪情况、受伤情况、发病情况。在灾难早期死亡率主要依靠发现遇难者尸体的数量和人口基数计算;按照疾病和年龄分层计算,并根据死亡原因和危险因素进行分类。对早期伤亡情况评估需要明确受伤人员数量、严重程度、受伤类型和受伤地点,确定灾难导致的直接伤害和继发伤害。

（3）失踪人口数量的统计:失踪人口数量直接关系到灾难的严重程度,对失踪人口的统计主要依靠家庭成员和当地群众提供的信息。

（4）对灾难传染病疫情的调查评估:需要评估灾区及社区的病原(传染源)及病原体扩散的风险,并提出有效地预防控制措施。

（5）健康服务能力的评估:调查评估医疗服务单位受灾难的影响程度,确定医疗机构的类型、地点,评估哪些医疗机构灾后还具有提供医疗服务的能力;明确医务人员人数、伤亡情况、医务人员的专业范围等情况;明确医疗设施缺乏情况。其次,还应评估在医院治疗的伤者情况,以及伤员进一步特殊治疗需要的基本医疗资源,如紧缺的医药等。

（6）对灾后生存环境的评估:调查分析生活饮用水供应情况、食品供应及食品卫生情况、环境卫生情况、避难场所和交通情况。因饮用水是否足量洁净关系重大,因此需系统评估灾区饮用水供应及需求情况,灾难对水源的污染情况。

3.现场调查的主要方式　灾后对数据资料收集和分析必须按照标准程序进行。目前资料收集方法主要有以下4种:

(1)查看现有数据。

(2)对灾区进行视察。

(3)面对面访谈信息主要提供者。

(4)快速勘察。

从地方政府或国际组织方面可以获取关于灾区地理特征、灾前医疗卫生服务情况、灾后卫生服务现状及应急反应情况等数据;可以在空中和地面同时进行灾区视察,空中直升机视察可以更直观地掌握受灾范围、基础设施状况及环境破坏情况;地面视察能更好地了解次生危险、人员伤亡、食物供应和应急避难场所需求等情况。在视察时均能先绘制灾区地图,标出受灾区域、水源位置、医药位置、食物和生活必需品发放位置。

灾区主要信息提供者往往是学历较高人员,可以是地方政府官员、社区负责人、应急救援队成员以及卫生工作者。访谈主要信息提供者可以快速地获取灾区信息,但这些信息可能被主观性地夸大,调查员对此应有清晰的认识。而现场视察可以有效弥补或校正主要信息提供者的主观夸大性。与主要信息提供者访谈的主要内容应包括:①主要信息提供者本人对事件的理解;②该地区灾前状况;③受灾人群大小和范围;④社会治安情况和犯罪率;⑤估计伤病率、病死率和死亡率;⑥目前的食物供应和需求;⑦生活用水的供应和需求;⑧个人卫生保障;⑨目前的燃料和用于通信的电话线或网线配备;⑩社区现有资源情况。

实际工作中,现场视察往往耗时,且视察过程可能需求一定的资源而无法及时获取有效信息。此时,可用其他流行病学方式来获取相关信息,包括哨点监测、随机抽样和细致严格的分层分析等对信息进行补充和完善。

哨点监测是选择一个或几个具有代表性的灾难现场,由专业人员采用专业的流行病学方法对灾难现场进行评估。评估的内容和指标如前所述。哨点监测对灾难频发地点及灾难早期征象的评估在灾难早期和预警阶段显得尤为重要。对灾难人群的考察和评估需要随机抽样,随机抽样调查是获得真实灾难相关资料,并总结出一般规律应用到更广泛人群的必要手段。目前常用的随机抽样方法有单纯随机抽样、系统随机抽样、分层随机抽样、整群抽样等方法。

4.现场调查存在困难　在实际工作中,灾难早期现场调查或信息获取可能会遇到以下问题:

(1)进去受管制地区存在困难,且可能面临自身安全问题。

(2)在迅速评估过程中,需要整合多方面来源信息,但信息可能受非标准报告或基础信息不准确等影响,外加早期信息收集存在许多不利条件,信息具有偏倚性,对此,信息分析人员应该有清晰的认识。

5.现场调查及评估的时效性　不同灾难所需的需求评估时间不同,则完成调查的时间也不同。如地震等突发灾难需要在数小时内完成迅速评估,评估结果应立即用于应急反应。因水灾的危害程度需要较长时间才能显现出来,其评估所需时间也比较长,可以在2～4天完成。对突发灾难进行需求评估一般分为以下 4 个步骤：

（1）在社区无序应急反应阶段进行评估，应在 24 小时内完成对伤亡情况的初步估算，初步计算出需要投入的救灾资源种类和数量（常在灾难当日进行）。

（2）对不容易到达地区的资源需求进行迅速评估，了解灾区的基本卫生服务短缺的医疗资源及基本生活用品的需求及短缺情况，提供详细真实的分析可对国内外提供帮助者提出客观需求（常在灾难第二日完成）。

（3）对环境卫生、食物、特殊防护和脆弱人群所需的基础卫生服务评估，在确保帐篷和基本卫生服务的前提下进行（常在灾难 3～5 天完成）。

（4）建立疾病监测系统，重点监测评估传染病和其他疾病流行的趋势（常在灾难 5 天后进行）。

（二）灾后疫情暴发调查

自然灾害发生后，灾区生存环境被破坏没有得到及时改善，生活饮用水源被污染、食物安全出现问题等，可能会在短时间内出现同症状的患者迅速增多的现象，在流行病上称为疾病暴发。针对疾病暴发原因及相关因素进行调查，并迅速采取措施控制疫情为目的的现场工作称为暴发调查。疫情暴发调查越早开展越容易控制，应该在疾病开始的第一时间开展。下面从进入现场前获取初步信息、进入现场后信息的获取、提出假设、验证假设及采取措施的顺序介绍关于灾后疫情暴发调查的主要内容。

1. 进入现场前获取初步信息　进入现场前，流行病学调查员可通过电话、传真或网络等通信设施从疫情发生区域或收治患者的医院获取信息，为后续的现场调查工作部署提供依据。进入现场前主要获取的信息如下：

（1）临床流行病学与实验室检查：患者被诊断的疾病，并进一步了解可证实的接触史、临床诊断症状及实验室检查结果。

（2）仔细询问流行疾病发生的现状：发生的病例数，病例在人群、地点和发作时间上的分布；初步估计疾病的发病率及疫情发展趋势；类似疾病是否在疫情前有发生或在邻近区域是否有发生。

（3）了解灾区能够用于调查的资源：如人员、车辆、办公设备和实验设备等。

（4）依据获得的疾病信息：查阅最新文献和背景资料，准备调查表和物资设备等。

（5）估计当地可能需要的帮助。

2. 进入现场后收集发病和暴露信息　调查队伍进入现场后应迅速协调各方面力量开展现场调查工作，为了快速了解现场的疫情状况，制定初步的疫情防控措施，调查员在现场先进行初步调查：

（1）灾区主管部门：应当积极联系灾区主管部门，取得他们的支持或配合。

（2）再次核实疾病诊断或诊断不明的疾病：访问病例，必要时咨询有关专家，询问患者的临床症状，收集诊断标本，了解是否同时有其他疾病发生，以防误诊。在病原学诊断比较困难或没有结果之前，为了迅速开展疫情流调和防控工作，流行病学工作者往往依据临床症状作为基础的诊断标准。

（3）排除疾病流行假象，确认疾病是否发生流行：如流动人口增加引起病例数量增加，而发病率未增加；或疾病误诊、重复报告、新诊断方法敏感性增加、漏报减少、老病新报等原因增加了新报告病例数。

（4）发病率调查：通过病例调查获得病例数或死亡人数，通过政府、社区部门或其他方式获得目前灾区人口数量，计算发病率、死亡率等，以此来判断疾病流行的严重程度。对灾区面积大、人口数量大的地区的调查，可以采用抽样的方法调查。

（5）设计病例调查表，收集患者信息：调查表内容应包括①个人基本资料，姓名、年龄、性别、民族、住址、居住年限和职业等；②临床资料，发作、住院、痊愈或死亡的日期，诊断依据（疾病症状和体征、实验室检查结果），疾病目前结局；③流行病学资料，既往史、接种史、接触史、可能暴露的日期、可能的传染源或传播途径等；④处理措施，如临床治疗情况、预防处理情况等。

（6）调查环境相关事件：收集可疑标本，获得有关暴露因素的资料，为疫情病因推断提供线索。

3. 初步分析资料并提出假设　依据前面初步调查的结果，对疾病的流行进行时间、地点、人群"三间"分布描述，形成病因假设，并提出疫情初步控制措施。

（1）疾病的人群分布描述：疾病在人群性别、年龄、民族、职业、居住年限和人群类别中的分布，及患者的饮水和饮食情况等。

（2）疾病的空间分布描述：空间类型包括食堂或学校、工作地、居住地、娱乐地等。可以从相关部门获得调查地区的地图，如道路、学校、公园、森林、河流、城市、下水道、供水、海拔、地形、街区、农田、住宅区、牛奶或食品运输线路等。

（3）分析病例的时间分布：绘出流行曲线。

（4）确定疾病的暴露日期、发病日期和潜伏期：疾病发生发展的顺序为暴露、潜伏期、发病、诊断、痊愈或死亡。确定暴露日期有助于确定传播源和传播途径；确定潜伏期，结合暴露日期可以推断发病日期，通过潜伏期可以确定免疫时机；暴露日期结合发病日期可以推断暴露日期。疾病的发病日期可以由患者的首发症状时间来确定，并能绘制疾病发病的流行曲线，然后推断疾病的潜伏期和暴露日期。一般而言，如果确定将体征或症状作为发病的基本标准，则该标准可作为发病的时间标志。

（5）流行曲线的解释：急剧升高的流行曲线意味着多数人集中发病，其暴露时间也比较集中。如果流行曲线有几个波峰，表明人群有几次暴露，病例分批出现，或者是有几个致病因子分别作用。流行曲线的下降意味着感染源的减少或移走、易感者的减少或采取了控制措施等。流行曲线的延续表明可能对起始感染源或携带者的持续暴露。漏报、未识别和未报告病例可能歪曲流行曲线的真实情况。

（6）病例时间和地点分布结合：把病例标识在地图上，将不同时段发生的病例用不同的颜色表示，可很好地呈现病例在空间上扩散的时间关系。

（7）病例的暴露来源：调查病例的暴露源，一般在病例发生疾病前的最长与最短潜伏期之间去寻找曾接触的可能传染源。例如，某流行性疾病病例于3月21日发病，该病潜伏期3～7天，因此需要调查3月14～18日该病例与可能传染源的接触情况。对于人或动物传

染源,还需要警惕健康携带者或隐性感染者,必要时需要特殊检查技术来判断,如肺结核用
X 线检查等。

(8)建立疾病流行的病因假设:根据病例调查资料和环境调查资料初步判断疾病流行
的病因假设,包括疾病的致病因子和传播途径等。若疾病诊断明确,其致病因子也基本能够
确定。

(9)制定初步的预防控制措施:早期采取预防控制措施对疫情的防控具有重要作用,越
早采取措施损失越小。因此,对初步调查资料分析后就应制定合适的预防控制措施。

4.深入调查以确证假设 因时间紧迫,资源有限等原因,初步调查信息可能存在片面
性,且侧重于描述性研究,缺乏有效的对照,有一定的误差。因此,需要用病例 - 对照和回顾
性队列研究进行深入调查和分析,得到更可靠的结果。

5.提出和采取控制措施

(1)根据调查结果,对早期的应急措施进行调整或完善,制定相应的防控措施。

(2)评价防控效果:采取干预措施后,选择相应的指标(如日发病率)来评价疾病流行的
防控效果。对于疾病暴发,更重要的是早期的应急性控制措施,以及针对病例的治疗和管理。
要注意发病率的自然下降,包括流行高峰后下降,感染来源自然消除,大部分易感者已经发
病或感染,或者大量隐性感染获得了免疫力等,这些并非控制措施的效果。

6.撰写总结报告

(1)总结报告的意义:总结经验教训,防止今后类似事件的发生。以技术报告形式发表
可为专业人员提供参考文献,以工作报告形式提交可为政府或卫生部门提供决策依据。

(2)总结报告(技术性)的格式

1)报告人:报告题目、作者及其所属单位。

2)背景简介:当地背景(社会经济、历史文化和自然地理等)以及流行情况(问题)简介。

3)调查方法:包括调查对象及其他资料来源。

4)调查结果:临床诊断依据的结果(症状学、实验室检查等);发病分布的描述,流行曲线
和暴露日期的推算,传染源或传播因素的证据;控制措施及其效果;流行的病因假设的验证
分析等。

5)讨论:可能的病因学;传染源或传播因素、污染来源,控制措施的效果;结论与建议等。

6)小结:有时可作为摘要放在报告前面。

7)致谢:尤其是要感谢调查中给予支持和合作的单位与个人。

8)参考文献。

9)附录:重要的数据表格或有关证明材料等。

二、灾后疾病预警

(一)建立临时疾病监测预警系统

疾病监测预警系统是指为了能在疾病暴发前尽早发现疫情征兆,需要建立一套能感应

疫情来临信号的系统,即监测预警系统,该系统通过对疫情信号不断地监测、收集和分析,从而在疫情来临时及时向组织发出警报,提醒政府和相关人员对疫情采取行动。

灾害发生后,当地的疾病监测体系往往遭到破坏,同时,灾后环境因素的恶化对所监测的病种也提出了新要求,因此建立疾病监测预警系统是确保大灾之后无大疫的重要举措,是及时促发应急反应的重要保障。

1. 设立灾区疫情监测中心 在前线救灾防病指挥中心,应该设立疾病监测组,并作为灾区疾病监测的中心。该中心的主要责任:负责应急疾病监测方案的设计、数据收集、数据分析解释和监测报告的撰写等任务,也负责向上级指挥部报送并向各灾区指挥分中心反馈监测信息。必要时,组织监测数据分析会议,研判疫情形势,研究控制措施建议。

2. 确定监测病种(或/和临床症候群)灾难发生后,发现和确认受灾地区既往存在的疾病非常重要,这些疾病有可能因灾难事件本身及其衍生的因素而产生暴发流行。受灾区域的卫生部门可以提供当地曾经流行过的疾病信息,并建立相应的监测体系。

在灾区有限的人力、物力条件下必须确定需要优先监测的传染性疾病。根据灾害发生的季节、地域特点、灾害程度及受灾人数、灾民安置方式以及当地既往传染性疾病谱和流行水平等因素确定应急监测病种或/和临床症候群。根据灾难后防疫实践提示:腹泻、霍乱、下呼吸道感染、麻疹和流脑等传染病在许多灾难中都应该给予重视。

3. 确定监测病例定义 病例定义是开展疾病监测工作的必要前提,在收集病例资料之前,需要确定所监测疾病中每一种疾病的病例定义。传染病患者的准确诊断往往需要有实验室的病原学证据,或者具备明确的流行病学接触史,这样的患者可以成为确诊病例;但是,在许多应急情况下,有些病例无法进行实验室确诊,但为了正常开展疾病监测工作,有时引用症状标准来筛选监测病例。需要注意的是监测病例的定义与临床诊断和治疗中的定义是不同的,监测病例定义不能用于临床的诊断和治疗。

4. 建立数据收集平台

(1)报告人和报告方式:报告人一般应包括尚在运转的医疗机构、灾民安置点的固定和流动医疗点、医疗队的医生、现场疾控专业人员。对于未设固定医疗点的安置点,应指定人员每天询问疾病症状和发生人数等并向指定信息收集点报告。报告方式见"本节灾后传染病上报"。

(2)报告内容:报告内容分两类,①尚在运转的医疗机构,要求按传染病报告规范报告法定传染病病例和聚集性传染病事件;②各灾民安置点及固定、流动医疗队,主要进行传染病症状及死亡报告。报告内容见"本节灾后传染病上报"。

(3)确定疫情信息收报点:应确定疫情信息收报点联络人、联络电话、电子邮件地址,通报给各报告单位和报告人。各疫情收报点还要及时掌握各灾民安置点的灾民人数、年龄性别结构数据、医疗和防疫队伍的基本信息。各疫情信息收报点收到疫情报告后,要随时向指挥中心的应急监测组报告。

(4)确定监测工作人员:监测相关工作人员应具有卫生相关数据收集和分析经验,监测人员尽量收集所有卫生服务部门的同类型数据,尽量每天都进行收集和归纳,虽然比较复杂,但能让救援人员精确估计疾病的趋势和疾病的粗发病率。

5.**分析监测资料与疫情评估**　疾病监测中心收到鼠疫、霍乱、炭疽、疑似传染病相关死亡及疑似传染病聚集性病例信息时,应即刻分析讨论,并向上级部门汇报。对于其他疫情报告数据应每半天和全天汇总分析一次。数据分析包括分病种和症候群统计新发患者数、死亡人数、罹患率和死亡率,分年龄组的发病数、死亡数、罹患率和死亡率,发生地点、变化趋势等,并对疾病当前的发展趋势、是否超过警戒水平、采取的干预措施是否有效等作出判断。

6.**建立疾病调查预案**　当监测系统发现任何异常模式时,为了避免盲目启动大规模应急反应,应该配备由少数人组成的现场调查队伍和实验室检测队伍,队伍根据监测预警结果启动相应的行动。

7.**信息反馈**　疾病监测信息应及时反馈给相关部门或人群,包括政府、上级卫生部门、基层卫生人员、灾区及非灾区民众等。疾病监测信息的透明化是避免疫情信息以讹传讹的重要策略。反馈形式灵活多样,根据反馈对象的文化背景而选择,如向上级部门反馈时可采用正式的书面报告,而向民众反馈时可采用报纸、广播、网络等传播媒介。

(二)灾后传染病的上报

见本章第三节"自然灾害突发公共卫生事件的报告"。

三、突发自然灾害公共卫生事件风险评估

风险评估是指为了决策的需要,以科学为基础对具有不确定性的事件或结果进行逻辑判断的一个完整过程,包括风险识别、风险分析、风险评价。风险评估是风险管理的核心组成部分,是现代卫生应急管理的重要环节,可用于自然灾害突发公共卫生事件的所有阶段,对于有效防范和应对突发公共卫生事件具有重要意义。

(一)风险评估的目的和作用

风险评估旨在为有效的风险应对提供基于证据的信息和分析,有助于决策者对风险及其原因、后果和发生可能性有更充分的理解。风险评估的目的不仅在于控制和减少风险因素,还在于建立一种更加积极主动的公共安全管理理念以及改善公众对于风险的认知和危机意识。

在自然灾害突发公共卫生事件中,风险评估的主要作用为:评估风险及其对人员、社会及生态环境等目标的潜在影响;对灾区人员的健康和社会影响及事件的发展趋势进行预判,提出预警建议或方案;为确定风险是否可被接受,是否需要应对提供帮助;识别系统和组织的薄弱环节;为决策者提供信息等。简而言之,风险评估在自然灾害突发公共卫生事件中主要用于解决以下基本问题:将来一段时间会发生怎样的自然灾害突发公共卫生事件以及发生原因是什么? 会产生怎样的后果? 这些自然灾害产生的后果发生概率有多大? 是否存在一些能降低风险后果或风险的可能因素? 风险等级是否能被接受? 是否需要进一步应对?

（二）风险评估内容与方法

公共卫生风险评估是指利用风险评估理论和方法,对疾病或事件的公共卫生相关信息进行风险识别、分析和评价,确定其风险等级,指导公共卫生风险的管理与控制的过程。主要任务包括:风险识别、风险分析、风险评价与风险应对。

1. 计划和准备

（1）确定评估议题:评估议题是在对不同监测数据分析的基础上确立的,根据监测数据的变化、自然灾害公共卫生事件的发展趋势和特点及公众关注点等确定,可以是一个议题,也可以是多个议题。

（2）选择评估方法和确定评估人员:根据评估目的、评估涉及专业领域及评估方法,选择评估人员及人员数量和评估方法。评估人员原则上应包括与议题相关的不同专业领域的专家,具有较高的专业权威性。

（3）准备资料和评估表单:评估工作开始时,应当清楚地描述正在进行的风险评估的目的,根据风险评估议题以及所使用的方法,设计制定出风险评估结果清单和可能的结果替代形式。基于表单进行资料收集、风险识别、分析和评价。基础资料、数据的质量和精度直接影响预测评价的结果。资料和表单越详细完善,越能全面识别和分析可能面临的风险。指标体系设计是风险评估的重点和难点,其可能是定性指标也可能是定量指标,在信息不充分时,定性指标操作性更强。

2. 风险识别　风险识别是风险管理的第一步,是风险评估的基础,包括对风险源、风险事件过程、风险原因及其潜在的后果的识别。风险识别为后续风险发生概率和程度的评估提供基础信息。

风险识别方法,依据风险识别的目标、风险识别能力及环境条件选择风险识别方法。目前常用的风险识别方法主要分为四类:①通过专家经验获取风险信息的识别方法,包括德尔菲法、访谈法等、头脑风暴法。②参考现有、历史资料获取风险信息的识别方法,包括历史数据资料评审和检查表法等。③基于过程进行风险识别的方法,包括流程图法、系统分解法等。④其他风险识别方法,如运用归纳推理技术的危险与可操作性分析方法。

3. 风险分析　风险分析是指确认风险属性及风险等级的过程。风险分析多数采用定性的分析方法,或以定性为基础的定量分析方法,对风险发生的概率及严重程度进行估测或赋值。风险分析为下一步的风险评价及是否需要进行风险应对提供信息。目前常用的风险评估方法有以下几种:

（1）澳大利亚／新西兰风险管理标准（AS/NZS 360:2004）风险分析模型:

$$R = H \times V - AC$$

式中:

R——risk,风险;

H——hazard,危害因素（或危险源）;

V——vulnerability,敏感性（或脆弱性）;

AC——absorptive capacity/adaptive capacity,风险控制能力或风险适应能力。

$$H = L \times I$$

式中：

　　L——likelihood，风险发生的可能性；

　　I——impact，危害的影响程度。

　　公式中的敏感性（脆弱性）是指易于受到影响和破坏，并缺乏抗拒干扰和恢复能力的要素及系统，自然灾害公共卫生事件中的敏感性包括：人群对暴露患者的易感性，致死、致伤残及致病的严重程度及心理精神脆弱性的程度，卫生资源被冲击的程度，生活环境及公共卫生设置被破坏的程度，造成次生灾害的程度，统筹卫生资源的能力差的程度等。控制力与脆弱性是相对的概念，在自然灾害公共卫生事件中是指医疗救援能力、技术储备、卫生资源及其扩充能力、公共卫生基础设施、卫生应急能力、自救互救能力等，以及对风险的认知、态度和行为等。

　　（2）风险发生可能性分析：在自然灾难事件中发生的公共卫生风险分析可以结合事件背景、历史事件及危害、各类监测信息等，对公共卫生风险及其他次生、衍生的公共卫生风险的可能性进行分析。包括可能性风险因素分析和概率估计两方面内容。

　　1）可能性风险因素分析：建立风险因素分析指标，如风险因子频率指标、脆弱性因子指标等，对指标进行定性或主观定量分析。

　　2）概率估计：①客观概率估计，可以根据历史数据或大量的试验数据来推测风险实际发生的概率，称为客观概率。客观概率只能用于完全可重复事件，因而在实际情况中应用不多。②主观概率估计，主观概率估计是基于经验、知识或类似事件比较的专家推断概率。当有效统计数据不足或是不可能进行试验时，主观概率是唯一选择。

　　（3）分级：风险事件发生的概率范围是 $0 \sim 1$。由于突发公共卫生事件成因复杂，指标难以建立、权重难以估计。往往通过专家的知识、经验进行模糊的评级。

　　根据风险发生的可能性大小，将风险可能性分为五级：A= 极少发生，事件在极少情况下有发生的可能；B= 不太可能发生，事件在很少情况下会发生；C= 可能发生，事件在一些情况下可能会发生；D= 很可能发生，事件在大部分情况下有可能会发生；E= 几乎确定发生，事件在一般情况下肯定会发生。这五个等级可根据需要进行赋值（如分别对应 $1 \sim 5$ 分）。

　　（4）其他风险评价方法，如后果分析法和指标权重法等。

　　4. 风险评价　风险评价是将风险分析结果与预先设定的风险准则相比较，或者在各种风险的分析结果之间进行比较，确定风险等级的过程。风险评价包括单因素风险评价和整体风险评价。

　　（1）风险准则：风险准则是用于评价风险重要程度的标准。风险准则确定时需考虑以下因素：①可能发生的风险概率、性质、类型以及风险的度量；②可能发生风险的时限和度量方法；③风险等级的确定；④利益相关者可接受或可容许的风险等级；⑤多种风险的组合影响。

　　风险准则一般分为五个等级：①极低风险，罕见、几乎无潜在影响和脆弱性很低的风险；②低风险，不容易发生、潜在影响小、脆弱性低的风险；③中等风险，高水平和低水平之间的定为中等风险；④高风险，易发生、潜在影响大、脆弱性高的风险；⑤极高风险，极易发生、潜在影响很大、脆弱性非常高的风险。

（2）风险估计：风险估计是对风险发生概率及后果进行赋值的过程。根据赋值结果确定风险分级，依据风险分级，确定哪些风险需要控制，哪些风险可被接受，进而确定风险处置的优先等级。根据风险等级和可控性，分析存在的问题和薄弱环节，制定风险控制策略。

依据可行性、经济性及有效性的原则，从降低风险概率和减轻危害等角度出发，提出预警、风险沟通及控制措施的建议。用特定的颜色预警风险等级：红色预警极高风险、橙色预警高度风险、黄色预警中等风险、蓝色预警低度风险。

5. 风险应对　风险应对是完成风险评估后，依据风险评估制定并执行的降低风险的措施。风险应对的本质是降低风险导致损失的概率或损失的程度。

风险应对策略的制定应当考虑各种因素，包括：实施成本与收益；风险承受度；利益相关者对风险的认知、利益的诉求，以及对风险应对措施的偏好；法律、法规和环境保护方面的要求等。制定或选择几种应对措施，单独或联合使用。

风险应对是一个递进的循环过程，实施风险应对措施后，应根据风险准则，重新评估新的风险水平是否可以承受，从而确定是否需要进一步采取应对措施。风险应对可能引起次生风险，原有的风险应对计划中要加入这些次生风险内容，对次生风险也需要评估、应对、监督和检查，而不是将次生风险作为新风险而单独对待。

（三）国内外自然灾害常用风险评估方法

自然灾害可能会造成重大的人员伤亡和财产损失，合适的自然灾害风险评估能有效减轻自然灾害损失。下面将从宏观和微观层面概述国内用于自然灾害风险评估的常用方法，陈述如下，以供参考。

1. 自然灾害风险指数系统　自然灾害风险指数（disaster risk index，DRI）系统是联合国开发计划署研究的用于全球尺度的自然灾害风险评估模型。DRI 系统是以死亡率为基础的指数，以 1980—2000 年的资料数据为基础而设计研发的，用于衡量大、中级地震、热带气旋和洪水造成的各国的平均死亡风险。

2. 自然灾害风险热点项目　自然灾害风险热点项目（The Hotspots Projects）是由美国哥伦比亚大学和世界银行合作研发的用于自然灾害风险评估的项目。该项目以自然灾害历史资料为基础评估承载体的脆弱性，以人员伤亡和经济损失为指标来评估自然灾害风险。结合暴露度和脆弱性，分地震、洪水、龙卷风、干旱、滑坡和火山来绘制不同国家或地区的自然灾害区域图。该方法适用于全球自然灾害风险评估，在全球范围内，以国家为单位，评估自然灾害的高发地区，为防灾减灾提供决策依据。

3. 灾害风险管理指标系统　灾害风险管理指标系统，也称美洲计划，是美国哥伦比亚大学和美洲发展银行以 1980—2000 年美洲国家发生的灾害风险管理工作进行定量全面评估后开发的指标系统。该指标系统由地方灾害指数、通用脆弱性指数、风险管理指数和灾害赤字指数 4 个指标构成，可以用于各国间的横向比较及国家内部不同灾害级别间的研究，有助于建立国家内部灾害防御标准。

4. 欧洲多重风险评估　欧洲多重风险评估体系由灾害致灾因子、量化的可能性、潜在风险和承载体的脆弱性 4 方面构成，承载体的脆弱性是主要因素，包括风险暴露度和应急救援能力两方面。该方法适用于任何空间尺度的灾害风险评估,是一种具有空间相关性的各种灾害形成的综合风险评估的方法。

5.美国灾害评估模型　　美国灾害评估模型是由美国联邦紧急管理局和美国建筑科学院合作研发的模型,该模型是利用洪水、地震和飓风等灾害的防灾减灾等研究成果研发的,以地理信息系统为平台建立的用于全国的、多灾种、标准化的灾害损失评估模型。

6.模糊数学与基于信息扩散理论方法　　模糊数学法能较好地分析模糊不确定性的问题,因此该方法适用于缺乏历史信息的自然灾害的风险评估,因此在自然灾害风险评估中被广泛应用。常用于气象灾害(寒冷、台风、暴雨、旱灾、洪灾)、地震等自然灾害的风险评估中。

7.地理信息系统与遥感技术　　地理信息系统与遥感技术可用于灾害模拟、风险模糊评估和保险查询等方面。随着该技术的不断发展,已被越来越多地用于灾害预警预报、动态监测、成因分析及评估方面;具有方便快捷、客观准确、灵活等优点。

8.层次分析法　　层次分析法主要用于滑坡、洪水及地质灾害等方面的研究,该方法分析思路清晰、分析透彻,实用性较强。

9.概率统计法　　概率统计法要求历史样本量达到 30 个以上,在此基础上多用于地震、泥石流、洪水、暴雨和台风等自然灾害的风险评估。因样本量的要求较高,现实中难以满足分析要求,在实际应用中具有较大的局限性。

10.灰色系统法　　信息部分已知、部分未知的系统称为灰色系统,该理论适用于风险信息不完全确知灾害的风险评估,亦称为灰色评估或灰评估。按照评估的目的和要求分类,灰评估分为以下四类:灰关联模式评估、灰色统计评估、灰色局势评估、灰色聚类评估。在自然灾害风险评估中,主要用于洪水、风暴和综合地质灾害等灾害的风险评估,因存在较大争议,在科学研究中应用较少。

11.加权综合法　　加权综合法主要用于综合地质灾害、台风、洪灾、暴雨等自然灾害的风险评估。该方法易于操作,适于对技术、决策或方案进行综合评价,应用广泛。

(四)自然灾害预警与风险评估方法进展

随着新技术的发展,全球自然灾害发生频率和强度的不断增加,各国开始高度重视人工智能在灾害防治方面的应用。中国国务院颁布的《新一代智能发展规划》于 2017 年 7 月 8 日开始实施,规划中明确提出促进入工智能在公共安全领域深度应用,围绕地震灾害、地质灾害、气象灾害、水旱灾害和海洋灾害等重大自然灾害,构建智能化监测预警与综合应对平台;随后各级政府作出响应。对灾害不同阶段的人工智能具体应用进行梳理发现,灾害的不同阶段,其风险研究所关注的人工智能技术侧重点不同,具体应用(表 10-2)。在灾害风险管理中,人工智能技术可以实现以下功能。

1.灾前预警依托图像识别、机器学习等技术,可对孕灾环境暴露性、致灾因子危险性和承灾体易损性进行评估和预测;基于计算机视觉和数据挖掘等技术的灾害数据收集与清理,获取实时数据,用于灾害监测预警和风险评估。

2.灾中响应基于自然语言处理的灾害信息分析,可以实现对海量时空大数据的快速处理和分析;基于随机森林模型和神经网络的灾害实时破坏监测,可帮助确定救灾优先级。

3. 灾后恢复主要包括基于机器人的救灾救援和基于深度学习的损失评估,基于可视化与计算机视觉的灾后重建模拟。

表 10-2　不同灾害风险管理阶段中人工智能技术的应用

阶段	分析目的	人工智能技术	分析数据
灾前预防准备和监测预警	地质灾害风险评估与实时预警	径向基础函数(RBF)网络	遥感图像、光谱数据、归一化植被指数、土壤数据和降雨数据等
	洪水预测	遗传算法、人工神经网络	遥感图像、降雨、坡度和高程等数据
	自然灾害监测	群体机器人技术	环境监测数据等
	预测大坝故障	人工神经网络	大坝基础数据、降雨量、海拔、集水量与集水区比例等
	活火山观测	无人机	卫星图像、无人机图像
	水位预测	外生输入神经网络自回归和人工神经网络等技术	降雨、海拔、土壤和河网等数据
	洪水风险地图	卷积神经网络	降雨、坡度、高程、流量积累、土壤、土地利用和地质数据等
	地震建筑损害分类	卷积神经网络	卫星图像、无人机图像
	滑坡风险、洪水风险识别	轮作林群、贝叶斯分类、卷积神经网络	卫星图像、现场调研
	早期火灾探测	卷积神经网络	无人机图像
灾中响应和应急处置	灾害图像检索	卷积神经网络、支持向量机、随机森林模型	卫星图像、社交网络数据
	救灾优先级确定	卷积神经网络、语义分段模型	卫星图像、社交媒体数据
	地震破坏监测	多层前馈神经网络、径向基础函数神经网络、随机森林模型	卫星图像
	实时破坏地图	卷积神经网络	无人机图像
灾后恢复和重建	震后损失地图	人工神经网络、支持向量机	卫星图像
	烧损区域地图	卷积神经网络	卫星图像

注:本表参照了鲁钰雯的《人工智能技术在城市灾害风险管理中的应用与探索》,2021.

第五节　突发自然灾害公共卫生事件的分期与医学应急响应

自然灾害突发公共卫生事件从发生、发展到结束的整个过程需经历一定时间的演变和转化,对其不同的分期采取准确有效地应对处置,有利于对灾难事件做好充分的准备,及时控制灾害事件并且防止危害的进一步扩散蔓延。

一、突发自然灾害公共卫生事件的分期

(一)潜伏期

即突发自然灾害公共卫生事件发生的前兆期或酝酿期。自然灾害尚未发生,但出现了一些发生前兆事件,如地震发生前兆,地下水异常浑浊、变味,部分动物出现异常行为等现象。这是突发自然灾害公共卫生事件预防与医学应急准备的关键时期,在此阶段根据不同灾难类型及级别积极制定相应的应急预案,完善预防策略和措施,可以有效减少灾难危害程度(如财产损失和生命健康损失);在灾难潜伏前期,有序有节地训练专业的救援人员,健全与维护预警和紧急处理系统,为应对突发自然灾害公共卫生事件做好充分的准备。应急人员需要随时待命,相关监测部门应及时发布监测与预警信息,做好协助群众撤离以及应对灾难的准备。

(二)暴发期

即突发自然灾害公共卫生事件发生期。不同类型的突发自然灾害公共卫生事件,暴发持续时间的长短也并不一致,如一次洪涝灾害持续时间为数天,时间尺度为月级;而一次干旱灾害持续时间则为数月,时间尺度为年。此阶段要求相关应急部门及人员具备快速准备及反应能力,能够及时控制灾害事件并且防止危害的进一步扩散蔓延。

(三)处理期

即事件控制期。如地震应急处置的主要处理工作包括:现场救援及撤离,医疗救治及卫生防疫,安置受灾群众,抢修基础设施,预防再次灾害,对可能被污染的物品和场所进行消毒,封闭被污染的饮用水源,维持社会治安,加强涉外事务管理,信息发布,灾害调查报告汇报,清除环境中残存的隐患等。

(四)恢复期

即事件平息期。此阶段的工作重点是尽快让灾难发生或灾难波及地区的群众恢复正常的生活秩序。除了对受灾人群做好生理及躯体伤害的康复治疗外,还需要评估受灾人群及目睹灾难惨状的现场人员的心理健康状况问题,对其进行积极心理引导与援助,针对可能产

生的创伤后应激障碍进行预防和处理。

二、突发自然灾害公共卫生事件的医学应急响应

(一)灾情分级

国家科委、计委、经贸委自然灾害综合研究组建议采用灾度划分灾情大小,并进行分级:
1. 微灾　死亡人数十人以下,或直接经济损失在十万元以下。
2. 小灾　死亡人数十至百人,或直接经济损失在十万至百万元之间。
3. 中灾　死亡人数百至千人,或直接经济损失在百万元至千万元之间。
4. 大灾　死亡人数千至万人,或直接经济损失在千万元至亿元之间。
5. 巨灾　死亡人数近万人,或直接经济损失在亿元以上。

总而言之,应急响应等级按照突发事件发生的紧急程度、发展态势和可能造成的危害程度分为一级、二级、三级和四级:Ⅰ级(特别严重)用红色标示;Ⅱ级(严重)用橙色标示;Ⅲ级(较重)用黄色标示;以及Ⅳ级(一般)用蓝色标示。

突发自然灾害触发的公共卫生事件医学应急响应,首先要进行初始评估及政府有关人员和资源调度,对灾害的充分准备可以加速进行快速有效地调动。

(二)应急评估

在发生紧急突发公共卫生事件时,首先进行评估可以保证所采取的行动均有效。评估分为快速初始评估和详细评估。快速初始评估,即对自然灾害突发公共卫生事件的性质、规模及所需的外援进行初步地了解;详细评估则涉及计划、实施和响应的协调。

评估首先要检查灾难发生地区的基本人口学特征资料,灾难类型,以及当地环境卫生基础设施情况等,将其与通过卫星图像获取的部分资料结合起来,便于了解事故的总体情况。需要收集的资料包括:健康数据,受灾、转移、死亡人员数量,建筑物及基础设施损坏情况,灾害对水体环境卫生的污染情况等。

(三)现场救援与撤离

按伤势轻重及估计疗效分类处理是自然灾害情况下,给大量伤亡人员提供最佳救治的唯一方法。现场救援时,应根据伤员的严重程度立即给予相应的处理。救援人员须在现场对伤员按照严重程度及所需治疗和转送的优先级别进行迅速分类,并标记清楚。分类时采用国际上普遍接受的四色编码系统:红色代表危重,应高度优先治疗或转运;黄色表示中度,应中度优先;绿色代表轻度,救治转送顺序更为次之;黑色表示死亡或临终患者。救援时必须把伤员的识别鉴定作为营救工作的一个重点,所有的伤员必须用标签标明姓名、年龄、籍贯,以及现场按伤势轻重进行分类后的处理、诊断及治疗。

撤离是灾难应急响应的有机重要组成部分。撤离包括有关受灾人员及财物从受灾地区转移到安全地区。撤离途中各休息站点需要保证有清洁水供应,排泄物及固体废弃物

需按要求进行深埋处理。只要条件合适,旅馆、学校、办公室都可以用来做临时撤离休息站点。

(四)环境卫生

在应急阶段,要重点关注受灾群众食品、临时安置点、饮用水和卫生设施的安全健康问题,其有利于灾后传染病的预防控制及群众健康的监测。临时安置点须设立在开放地区,且防酷暑严寒;临时安置点须远离可能发生再次灾难的地区,远离灾难中心,并尽可能靠近运输交通较为便利的地段;临时安置点要有卫生安全的水源供应,具有废水处理设施,厕所和洗手等基本卫生设施等。垃圾应避免开放式堆积,建立垃圾处理场并及时对生活垃圾及固体废弃物进行处理,对灾难发生后的现场需进行全方位消毒处理,喷洒杀虫剂消灭节肢动物、啮齿动物,增加群众个人卫生宣传讲座,降低灾后传染病发生概率。

(五)尸体处理

遇难者尸体处理仍然是个棘手的社会问题,埋葬是既简单又常采用的方法,但在埋葬或火化之前,必须经过尸体鉴定并留档鉴定记录。在我国,死亡证明是法律规定必须提供的材料。

(六)人员管理

在应急阶段,制定政策层面、技术服务、卫生监测等方面的决策措施时,必须有专业人员参与。要灵活运用人力资源,救援作业人员来自不同领域,有不同的工作背景,因此需要经过一定的应急处置培训,互相协助,取长补短。对于要进行大量现场工作的人员,需要使其具备监测卫生设施功能、监测食品卫生情况、监测公共卫生健康情况、进行害虫控制及现场消杀、进行灾后健康教育等方面的专业能力。

(七)物资管理与供应

对于救援物资管理,需要尽快确定物资来源,有关部门应该留有救援物资清单。灾害发生后,要及时对财产损失进行评估,确定物资需求量,并确定物资需求优先次序;要充分考虑到物资运输所需时间及可行性,制定替代途径;建立有关紧急救援物资捐助和接收机构,做好信息公开化和透明化,定期更新信息等。

(八)电信通信与交通运输

电信通信是应尽反应的基础。一旦建立或恢复重建,就能保证灾难现场信息的及时传输,有利于政府统一协调,各部门快速反应。

在应急阶段,很多行动开展都需要交通,如运送受灾群众、运送救援设备与救援物资,运输固体废弃物等。因此,要保证受灾地区的主要交通干道及时恢复通行,及时清理和重建运输公共基础设施。

（九）国际援助

灾难救援主要工作依赖于受灾国家政府,若需要申请国际卫生援助时,需提前计划,由特定的政府负责官员与 WHO 地区办事处、主要国际救援机构援助部门进行协商讨论。援助机构提供的援助形式包括:现金、物资、技术援助、食品、贷款等。

第六节　突发自然灾害公共卫生事件不同分期的医学应急职责和工作任务

在突发自然灾害公共卫生事件发生以后,常常继发其他突发公共卫生事件,例如重大的传染病疫情、大范围的群体原因不明性疾病等,这些继发事件的发生会进一步扩大自然灾害的影响范围并加深其危害的程度,从而给国家和人民带来更大的生命危害和财产损失。我国对自然灾害的应急处置树立了一个"大灾之后无大疫"的目标,因此应该对突发自然灾害公共卫生事件发生后可能出现的危害进行预测,并采取正确的措施积极应对,将可能发生的危害最小化。鉴于自然灾害的发生有不同的分期,在不同的分期自然灾害均具有不同的特点,应根据不同时期自然灾害给受灾地区带来的不同程度的影响进行突发应急响应工作的安排,可将自然灾害的分期归为灾害潜伏期、灾害发生期(暴发期和处理期)、灾害恢复期三大时期,以此来对突发自然灾害公共卫生事件进行针对性防控和处理。在应急职责划分中,不同层次的工作部门间都应有各自的职责与管理体系,大到国家层面小到社区乡镇层面,都应有明确的规避自然灾害风险和降低自然灾害危害的方案,充分利用可利用资源,使目标和职责保持一致,方能确保自然灾害发生时应急响应方案的落实,自然灾害来临前的预防工作以及自然灾害恢复期的重建工作也才能有效发挥作用。

一、突发自然灾害公共卫生事件不同分期的医学应急职责

（一）自然灾害潜伏期的医学应急职责

1.国家级、省级领导机构　根据突发自然灾害公共卫生事件的分级（Ⅰ～Ⅳ级）,由国家级和省级卫生行政部门组建成立应急响应小组,并负责拟定各种可能发生的自然灾害的应急预案,落实应急工作的部署,为下级部门提供技术、物资和资金支持。

2.市级、县级应急卫生机构　协助上级做好突发自然灾害公共卫生事件医学应急预案的部署,对各市县区的监测、预警工作给予指导和监督,对下级上报的监测、预警信息及时进行处理和反馈。

3.乡级、社区应急卫生机构　负责各自乡镇和社区的自然灾害数据监测,做好数据记录,对监测数据的发生、发展和处置都定期通过监测系统上报,根据上级给回的反馈进行工作整改和完善。

（二）自然灾害发生期的医学应急职责

1.国家级、省级领导机构　根据下级上报的自然灾害报告对现有的医学应急预案进行补充和完善，并及时下发到各级别单位，组织开展自然灾害的医学应急响应行动，负责对医学应急响应行动进行总体指挥、协调和统筹工作。

2.市级、县级应急卫生机构　将上级下发的医学应急预案进行细节化，明确医学应急响应行动各部门的具体职责，可根据灾情的发展对医学应急预案进行适当调整，及时对受灾地区进行交通管制和救援款、救援物资的输送，医学应急响应小组工作的情况及时向上级报告；针对自然灾害地区的环境条件评估可能发生的灾后传染病，对该传染病组织开展预防用药、预防接种工作。

3.乡级、社区应急卫生机构　协助上级部门开展医学应急响应行动，组织受灾群众的撤离和安置，对受灾情况进行统计，做好需要申请的救援款和救援物资预算并上报，做好受灾地区的疏导和秩序维持工作，对受灾群众要注意稳定情绪和进行心理辅导；协助上级部门针对可能发生的灾后传染病做好预防用药或预防接种工作。

（三）自然灾害恢复期的医学应急职责

1.国家级、省级领导机构　针对下级上报的灾后救援款、救援物资的申请进行审核，合理预算及时下发到下级部门，组织领导小组对灾后恢复重建计划进行评估，根据受灾地区的需要下派各领域专业技术人员进行工作指导，并开展灾后工作会对本次自然灾害进行工作总结。

2.市级、县级应急卫生机构　负责各市县区救援款、救援物资的管理和发放，并设置救援款物监管小组，对每一项救援款物的金额、数量和去向做好监管和记录；组织开展各地区的恢复重建建设，对建设工程进行质量监控，对重建工程进行统一管理和审批；对灾后可能发生的传染病进行防控。

3.乡级、社区应急卫生机构　组织受灾群众积极参与各自乡镇和社区的恢复重建工作中，重建工程的各期建设进度和情况由行政管理部门定期上报；协助上级严密监测各自地区内有无疑似灾后传染病发生的病例，并组织一定数量工作人员参加灾后传染病防治教育活动，专人定期进行消杀工作；与此同时，对受灾群众及时开展心理疏导工作，避免留下心理创伤。

二、突发自然灾害公共卫生事件不同分期的医学应急工作任务

突发自然灾害公共卫生事件导致人民生命健康受到威胁主要可归纳为以下几点原因：居住地环境被严重破坏、饮用水供水系统无法正常供水、水体污染、可食用及卫生的食物短缺、大规模的人口转移以及公共卫生服务设施被破坏等。其中，食物短缺与饮用水资源污染造成的恶劣影响最为严重。因此，在不同时期采取的应对突发自然灾害公共卫生事件的措施也不同。

（一）灾害潜伏期

我国是世界上自然灾害种类最多的国家,且部分地区属于自然灾害高发区,应在自然灾害来临前针对地区特点完善自然灾害预防策略,不仅可以防患于未然,还可以在自然灾害来临时快速开展医学应急响应行动。因此在此时期的医学应急响应工作要基于突发自然灾害公共卫生事件风险管理的理念,各项的防灾、减灾工作要依法、科学、规范开展,构建出一个以科学评估为指导,应急预案为基础,应急队伍组建为重点,提升医学应急响应水平为目标的医学应急响应体系,以此完善和提升我国当前的医学应急响应能力。

1. 制定防灾、减灾医学应急预案和预防处理制度   在自然灾害的应急准备阶段,各级的卫生行政部门根据需要制定适用于国家、省、市、县、乡级的防灾、减灾医学应急预案和预防处理制度。自然灾害应急预案的制定可按照自然灾害医学应急处置管理办法的相关规定开展,首先要明确医学应急预案制定的总体要求和具体要求,并结合各自地区的实际情况,例如可能发生的自然灾害类型、发生某一特定自然灾害后会给人民群众带来什么健康影响等方面,明确规定各级别、各部门的职责和工作任务。这个过程需要各卫生部门、民间组织甚至个人参与到医学应急预案的分析、协调和落实工作中,民间组织可包括非政府主管的负责健康、福利、社会工作的红十字会或互助协会,制定出的防灾、减灾医学应急预案应反映出各自地区对可能发生的自然灾害最高的防控力度,并结合以往自然灾害突发公共卫生事件的经验和教训,用来指导日后自然灾害医学应急响应行动。卫生行政部门制定好相应的自然灾害医学应急预案和工作计划后,即可逐步落实到各层医疗卫生单位。预防处理制度则是指在医学应急预案部署中各项工作具体的责任人或责任部门,应给出其在不同分期的医学应急响应行动中未完成其相应职责的部门或个人给予相应的处理标准,注重赏罚分明,做到依法并规范处理。

2. 进行风险评估、脆弱性评估和卫生服务水平评估   风险评估是针对自然灾害发生后可能对受灾地区各方面带来的影响,并可根据高风险因素或环节采取控制措施的环节,这是预防自然灾害发生前期必不可少的内容。由于不同地区的地形地势特点会导致发生的自然灾害类型不同,例如我国四川位于亚欧板块的交界处,地壳的运动造成挤压则容易引发地震;位于沿海地区容易遭遇台风、海啸等气象自然灾害和海洋自然灾害;位于山区则容易遭遇山体滑坡、泥石流等地质灾害。因此应根据各自地区的地势地貌特点对可能发生的自然灾害类型进行风险评估,评估内容还应包括自然灾害可能发生的频率和高发地区、自然灾害发生后会带来的健康危害和传染病流行等。脆弱性评估主要指评估受灾地区发生某一特定自然灾害后最可能给受灾地区的群众带来的健康风险,通过识别和区分该地区的脆弱人群可以为制定卫生政策和制度提供依据。对健康人群的脆弱性评估通常包括以下环节:

（1）确定评估内容和评估人群范围。

（2）开展受灾地区人群脆弱性评估。

（3）预测受灾群众未来健康影响。

（4）灾后恢复适应性评估。

通过进行基线数据调查、定期随访等方法,可得出受灾地区群众的脆弱性评估结果,该结果可作为受灾地区群众健康监测的基础,有利于受灾地区卫生应急响应干预工作和措施的开展。

3. **完善和促进各卫生应急部门的信息交流**　信息交流是突发自然灾害公共卫生事件医学应急响应工作中的重要部分,而自然灾害的防制需要联合多部门开展,例如医学应急指挥小组、灾情监测小组、灾后重建小组、后勤保障小组等,良好的信息交流会增加各医学应急部门的工作效率,因此各卫生应急部门的信息交流要关注四个要素:信息来源、信息内容、信息交流渠道以及信息受众。信息来源主要指发生自然灾害地区的预警监测部门,在收到自然灾害突发的预警信息时应及时通过监测系统上报并向医学应急部门发出警报;信息内容应包括自然灾害预警的具体信息,例如发生的时间、地点、持续时间和级别等;我国当前常用的信息交流渠道有电子信息系统、电话网络和紧急现场会议等形式,通过这些交流渠道相互交换目前已掌握的自然灾害信息和工作部署,可用于加强各医学应急部门的合作;信息受众则是指在信息交流系统中各部门参与的工作人员和社会群众。完善和医学应急部门间的信息交流可从以下四个方面进行:

(1)明确各医学应急部门应知晓的灾情信息,因为不同的医学应急部门有不同的工作任务,明确了各自部门应知晓的灾情信息更利于各部门快速开展工作。

(2)确保各医学应急部门能得到各自需要的信息,例如自然灾害发生的具体情况,便于各部门采取不同措施进行医学应急工作。

(3)交流的信息要及时且准确,交流的信息提供过早或过晚都会影响各部门工作效率,太早提供的信息可能不完全甚至包含错误信息,但过晚提供信息又会导致灾情可能往更严重的方向发展,应确保交流的信息是准确且及时的。

(4)要完善各部门在灾害前期的信息交流渠道,将日常监测信息上报汇总,组织各部门对监测信息进行预警分析,并对可能发生的自然灾害给出应急响应工作安排,确保监测信息及时、准确在各部门间传达。

4. **组建应急响应小组**　各级的医学应急响应部门都应建立一支专门用于自然灾害应急响应工作和受灾地区现场卫生工作的队伍,将队伍组建的资料进行统一信息录入管理,若有成员变更或调动能更方便更新队伍人员信息。医学应急响应小组的组建应以现场的救援工作和卫生工作为主要任务,小组成员应包括灾难医疗救治专家、疾病预防控制中心现场流调和消杀人员、实验室检测人员、病媒生物控制人员、信息网络处理人员、健康教育人员、心理健康辅导员以及后勤保障人员等。在大的应急响应小组下可按照工作职能细分为几个小队,在进行现场搜救和救援工作时,应确保各队伍的个人携带装备和物资能满足各自在受灾后 72 小时以内的自我保障。各单位对组建的队伍进行规范化管理,平时对小组成员定期开展自然灾害医学应急响应的理论学习,并定期组织医学应急响应行动的演习训练,不断提高小组成员的知识储备和现场医学应急救灾的实践水平。

5. **筹备自然灾害应急物资和设备管理**　根据自然灾害的医学应急预案筹备自然灾害应急物资,建立医学应急物资的储备目录和统一的管理标准,保证种类实用、数量充足、使用合理。在医学应急部门储备的医学应急物资的数量应根据各单位实际需要和地区规模来储备,要确保各自地区发生自然灾害后能为现场医学应急响应人员进行 3～5 天的应急处置,若灾情持续进展再根据实际情况增加医学应急物资的补给。医学应急响应部门平时可加强与地方财政部门和后勤保障部门的联系,进一步完善自然灾害医学应急物资的生产、储备、调配和监督的管理制度,确保自然灾害发生时医学应急物资能快速实现资源共享和物资发放。除了各自卫生行政部门对医学卫生应急物资的集中储备以外,还可实行其他部分部门对医学应急物资的分散储备,医学应急物资储备的多元化有利于主要卫生响应部门的医学应急物资出现短缺时能得到及时补充。储备的医学应急物资可统一交由应急响应小组的后勤保障部门保管,对自然灾害医学应急响应中所需的仪器设备建立登记使用制度,有助于对设备进行维修和保养,确保在自然灾害医学应急响应中设备能正常使用。

6. 加强对不同人群的健康教育　自然灾害的发生除了会带来各种各样的环境卫生问题和身体健康危害,同样会给参与应急响应工作的救援人员、受灾群众和社会外界群众带来不同程度的心理健康危害,因此健康教育应包括身体健康教育和心理健康教育。在对不同人群的健康需求进行评估后,找出各自人群最主要的健康问题和健康危害因素,找出需要优先解决的问题并把其列为健康教育干预最主要的内容。卫生行政部门还可以充分利用各大媒体信息平台对人民群众进行自然灾害的宣传教育,如可通过电视播放、道路上文化宣传栏张贴自然灾害防控要点,定期组织学校开展自然灾害防治知识教育,还可以联合当地通信运营商,在自然灾害高发季节通过短信向公众普及自然灾害卫生常识,提高公众应对自然灾害的能力。

(二)灾害发生期

自然灾害发生往往容易导致经济受损、人员伤亡和灾时传染病的流行,因此在灾害发生期应快速开展有效的医学应急响应,着重于救命治伤、保护公众健康和稳定社会秩序,能在很大程度上避免受灾情况的恶化以及降低自然灾害带来的恶劣影响。

1. 开展快速评估　尽管自然灾害发生的情况再紧急,也应该开展一个快速的灾情初始评估,根据灾情地区上报的灾情信息对自然灾害发生的地区、性质、规模、诱发原因进行初步评估,完善实际的医学应急响应方案,并给出适用于启动医学应急响应所需的物资和设备;对各级卫生行政部门在灾害发生时所拥有的医学应急响应技术与条件进行评估,评估是否需要申请外部和上级的支援;对灾害发生现场的情况进行评估,预测短时间内是否发生二次灾害,用于协调各部门对受灾地区的群众组织撤离与救助。在自然灾害突发公共卫生事件发生不太紧急或受灾情况已得到初步缓和时,则可以开始进行更为细致的评估,收集好灾情信息并向各医学应急部门传达,也为后续的灾区恢复和重建工作提供一定基础。

2. 灾情公开和上报　在确认自然灾害发生的情况后及时通过电视和新闻媒体向社会民众公开,不隐瞒、不夸大、不缩小自然灾害发生的真实情况,方便人民群众及时了解灾情。受灾地区的应急响应和救助工作也可进行实时报道,以便寻求多方力量支援。相关部门及时通过信息报告系统向上一级卫生行政部门报告灾情,方便各级卫生行政部门做好部署和规划,还可通过召开专题报告会对受灾情况的处理措施进行汇报。

3. 及时安排撤离和准备应急安置救助点　自然灾害发生地区的居民可由当地政府和应急部门组织撤离,并以家庭为单位安置在应急救助点,避免高密度聚集活动。医学应急安置救助点应配备医疗卫生团队和足够日常看病、检查的医疗设备,确保救援人员以及在灾害中发生伤亡的人员都能得到救治和处理。安置点要保证饮水安全、食物安全和环境卫生安全,建成适合数量的简易厕所,开展有效的防蚊、灭鼠、杀虫工作。

4.开展受灾地区现场流行病学调查并组织消杀　对自然灾害的发生进行"三间分布"调查,即人群、时间、地点调查,并由流行病学调查部门拟出流调报告及时上报,可更准确地了解自然灾害发生的具体情况。与历年的流调报告共同分析还可以得知经常发生自然灾害的受灾地区、多发季节和人群分布,使后续拟定预防和控制措施更有针对性。消杀部门要及时、随时开展消杀工作,可分为日常消杀和终末消杀,防止有害病原体给受灾地区带来其他重大传染病疫情。

5.引导正确的舆论方向　自然灾害发生后若灾情处理消息没有及时向社会外界公开则容易引起错误的舆论发酵,受灾地区的信息媒体部门应引导正确的舆论方向,例如公开灾情处理的实时进展,宣传"一方有难,八方支援"的真实事例,避免引起社会外界公众的恐慌。发现有虚假灾情信息传播时应及时制止,对社会稳定造成恶劣影响者可依法追究其法律责任。

(三)灾害恢复期

灾后的重建对于受灾地区的发展至关重要,此时应从各方面着手快速恢复受灾地区的正常秩序,降低自然灾害带来长期的不良影响。前期的应急响应与救援行动与灾后的恢复重建工作之间并无明确的时间界限划分,因此灾后的恢复重建在保证受灾群众得到救助的同时,相关部门可以开始着手于能确保受灾地区恢复生活和安全的恢复重建工作。在此期间,生活主要指受灾群众能获得满足其生活所需的物资、洁净水与食物,安全则是指安全拥有当前拥有的所有资源,并能正常开展取得更多资源和收入的经济活动,应保证这两点始终贯穿受灾地区恢复重建的行动中,有利于受灾地区能快速恢复正常秩序。

1.工作重心逐步从救治为主向恢复为主过渡　在受灾群众已经得到妥善安置时,卫生行政部门应开始根据实际情况开展受灾地区的恢复重建计划,评估灾后损失、经济结构恢复、基础设施重建等所需的设备和资金,完善灾情的最终报告并上报。

2.各部门落实在灾后恢复重建的任务内容　后勤保障部门统一管理发放自然灾害的救济款和救济物资,负责接收和按需分发到受灾群众手中;监管部门对自然灾害的救济款和救济物资实行监督管理制度,对救济款物的管理及使用情况做好监管;财政部门负责受灾地区恢复重建所需的建设资金预算,并交由多部门审阅、核查;国土部门负责受灾地区恢复重建的用地审批申请,明确受灾地区的住房用地、工农业用地、商业用地和社会基础设施用地等地区的划分;建设规划部门负责灾后各地区的用地规划、建设工程和工期计划反馈,确保每一项建设工程都如期开展和完成;卫生部门则负责灾后对受灾群众的身体和心理进行救助,促进伤者的身心健康恢复,对有需要的受灾群众进行心理疏导。

3.重建或完善灾后疾病监测系统　受到自然灾害的冲击后,当前的疾病监测系统可能已不适用于灾后恢复重建,先前的系统在新发生的自然灾害面前的实用性、科学性并不高,卫生行政部门应根据灾情处理后最新的人群、环境状况重建或完善疾病监测系统;对于可能流行的传染病可采取一定的主动预防措施例如预防用药或预防接种,保证当地药品和医疗物资充足,避免灾后传染病的流行。

4.总结经验　上报灾后重建总体计划每一次的自然灾害可能都不同于上一次,应在每一次自然灾害发生后总结经验,在历年灾害报告的基础上对突发的灾害新情况做好记录和总结,以完善今后的自然灾害预案的制定和部署。对于拟定好的灾后重建总体计划应上报,获批后及时开展,以便受灾地区能尽快恢复正常生活、生产和生态。

第七节　降低突发自然灾害公共卫生事件卫生风险的关键措施及技术要求

突发自然灾害公共卫生事件与其他突发公共卫生事件最显著的区别在于自然灾害发生时不仅可能造成大量的经济损失和人员伤亡,而且大部分自然灾害会对受灾地区的各种生态环境、社会生活基础设施、居民住房和用地等造成不同程度的破坏。这常常导致受灾地区的安全饮水和食品安全出现隐患、受灾地区的环境卫生严重恶化并影响原住民生活卫生质量、受灾群众和各种病媒微生物接触的机会增多、撤离过程中因人群迁徙导致的病原体传播等,这些条件的改变都会增加受灾地区突发自然灾害公共卫生事件卫生风险的发生。为降低突发自然灾害公共卫生事件的卫生风险,可按以下关键措施和技术要求进行操作。

一、降低突发自然灾害公共卫生事件卫生风险的关键措施

(一)进行风险评估

在突发自然灾害公共卫生事件发生的每个时期都应进行相应的风险评估,例如评估受灾地区的医学应急响应水平和能力,上级部门才能更好进行工作部署和给予技术、资金和物资的支援;评估自然灾害发生时是否对传染病流行带来有利条件,例如受灾群众撤离的数量、规模、范围和持续的时间,撤离的人群各类疫苗接种情况,应急救助安置点提供的卫生服务是否完善,应急救助安置点的病媒生物生存习性和情况等;还应对受灾地区的公共卫生状况和卫生需求进行快速评估,WHO建议在灾害发生的24小时内、3天内和1周内等不同的时间点对受灾地区公共卫生相关的居住情况、食品、饮用水、环境、医疗卫生服务等核心信息进行快速评估,具体信息还可在自然灾害的发展过程中不断补充和完善。通过评估,一是可提高自然灾害医学应急响应预案和行动的针对性和实用性,二是可以避免有限资源和技术的浪费,三是可以提高对自然灾害衍生的传染病进行更精密的防控。

(二)伤亡人员的现场救治

自然灾害的发生往往伴随着大量的受灾群众出现骨折、贯通伤、挤压伤、窒息等损伤情况,若伤员在受伤后不能及时得到救治,则会导致伤残、严重后遗症甚至死亡等情况的发生。

伤亡人员的救治最开始要寻找伤员,此环节可联合当地消防部门,利用一些专业的生命探测仪器对受灾地区的住宅区域进行搜索,或是红外感应仪器对房屋建筑坍塌处进行扫描,尽可能快速找出幸存的伤者。找出伤者后,可按照国际上通用的颜色编码对伤者进行分类,红色标记伤情危重的患者,要对这类患者给予优先治疗和照顾;黄色标记有创伤但不会危及生命的患者,这类患者通常不会因为等待治疗而导致病情加重或身体残疾,对其给予第二优先治疗顺序;绿色标记轻伤可自行活动的患者,这类患者只需进行简单治疗便可恢复健康,给予其第三优先治疗顺序;黑色标记已经死亡或伤势过重无法救治的患者,此类患者一般不会得到优先治疗,否则易因占用过多医疗资源却没有好的治疗效果而导致更多的红色患者出现。在现场条件允许时对以上患者给予就地治疗,避免送往医院途中耽误治疗最佳时机。根据患者的数量和病情合理规划治疗的床位安排,合理分配卫生资源,为患者提供能进行治疗与康复的医疗条件。

(三)保证饮水安全

自然灾害发生时,尤其是地震灾害和洪涝灾害发生时,受灾地区的供水设备会遭到严重破坏,导致饮用水资源无法正常供应到受灾地区。此外,洪水还可能将大量的垃圾、粪便和动物尸体冲入饮用水源河段,导致饮用水源被污染,因此保证饮水安全成为了医学应急响应工作的重中之重。应重点解决医学应急救助安置点的集中供水问题,重点保障分散式供水和就近取水的用水方式的卫生。加强集中供水系统的卫生综合整治,防止生活垃圾、生活污水引起水质污染导致介水传染病的流行,要结合地质条件和地理位置科学选择合适的水源地,水源地的选择主要包含以下原则:

1. **水量充足**　根据受灾地区的范围和受灾群众的规模,选择水量足够受灾地区居民使用的水源地。

2. **水质良好**　首先考虑水源地周围环境、卫生检查状况,确定水源地水质无色无味、无有毒有害化学物质、无过高或过低的微量元素,确保水质安全。

3. **便于防护**　水源地的建立应利于相关部门采取防护措施进行保护。

4. **经济技术合理**　综合该水源地的取水、检测、消毒以及供应过程的预算,选择在技术可行经济合理的水源地。

5. **水源种类优先选择顺序**　水源的选择优先考虑山泉水,其次是深井水、浅井水,最后才是河水、塘水,其清洁程度也相应降低,应选择清洁程度高的水源。再根据水源情况采取必要的消毒净化措施,并强化受灾人群的用水卫生常识和饭前便后洗手的意识。

(四)保证食品安全

自然灾害发生后,受灾地区的食品生产和供应受到影响,使受灾群众的饮食问题同样成为一个难点。食品安全问题增多,例如自然灾害刚发生时食品的来源不能保证数量充足,可能导致受灾群众出现短暂"断粮"情况;自然灾害可能导致垃圾、粪便等污染物污染田间的农作物或粮仓中储存的粮食,增加食品导致食物中毒的风险;再者是受灾地区的燃料使用不便、烹调器具短缺,难以保证食物能完全烹调、加热和消毒杀菌;还包括受灾群众的营养搭配问题不能协调等,这些食品问题都会增加病原微生物通过食物造成食源性疾病的风险。因此食品的供给要始终坚持"全程控制"的原则,做好食品的储存和供给工作,建议受灾群众注重营养搭配,并对重点人群如儿童、老人、孕妇的营养需求进行评估,保证受灾群众的食物需求能得到基本满足。

(五)保证环境卫生安全

应急救助安置点的垃圾处理和消杀问题是保证环境卫生安全的重点,受灾群众撤离到应急救助安置点后必定会出现生活垃圾、医疗垃圾和排泄物等污染物,若不及时处理会对环境卫生造成极大破坏。可通过建立固体废物的储存、收集和处理系统,对生活垃圾进行统一处理,引导受灾群众不随意丢弃垃圾,有条件可以进行垃圾分类处理,使垃圾处理效果更显著。医疗垃圾的处理需更加谨慎,应由医疗团队人员明确收集和处理医疗废物,不随意丢弃和处理,不与普通生活垃圾一起处理。排泄物的处理可通过建造简易厕所和简易化粪池,教育受灾群众不随意大小便,将排泄物集中无害化处理,避免粪便污染水源。对不同区域的消毒选择合适的消毒剂,注意消毒剂的配制和储存,现配现用,避免和食品共同存放防止误食;对受灾地区的病媒生物进行适当的杀虫工作,防止病媒生物传染病的流行。

(六)免疫规划和灾后传染病预防

在灾后恢复阶段时应开始逐渐恢复受灾地区的免疫规划工作,尤其是开展适龄儿童的常规免疫接种工作和因自然灾害导致适龄儿童延迟接种的工作,若因自然灾害导致常规疫苗缺失,当地的免疫规划部门应及时统计疫苗受损情况并向上级免疫规划部门报告,申请补发疫苗。此外,还应针对各自地区发生自然灾害后可能发生的灾后传染病进行预测和评估,并针对受灾群众的数量尽量开展群体免疫的预防工作。预防用药和预防接种是预防传染病最直接、有效的办法,首先要对受灾群众的用药和接种需求进行评估,并根据受灾地区现存的医疗卫生服务条件安排群体用药或群体接种的预防工作。负责预防用药和接种的医疗单位选取合适地点设置为接种点,并组织社会宣传提高受灾群众的配合度,开展接种医务人员的接种培训,培训内容要包括疫苗的储存、冷链管理系统,以及疫苗用药和接种的注意事项,并对接受预防用药和接种的人群进行随访监测,记录其预防治疗后的不良反应和灾后传染疾病的发病率。

(七)开展健康教育

自然灾害发生的各个时期都有不同的防控重点,受灾群众对自然灾害的知晓率不高会导致自然灾害发生后产生更大的破坏和恶劣的影响。应对受灾群众开展不同时期的健康教育,提高其对自然灾害的防控能力,能在很大程度上提高自然灾害发生时受灾群众的生存率。对受灾群众开展健康教育的意义在于:

1. 有利于向群众普及自然灾害相关防制知识和卫生防病知识。

2. 有利于提高受灾地区群众对抗灾减灾工作的参与度,减少心理恐慌,维持社会秩序。

3. 有利于对受灾群众开展心理辅导和咨询工作,减少创伤后应激障碍的发生。此外,对医学应急响应小组成员和各级卫生行政部门人员也应该进行健康教育培训,在对受灾群众开展健康教育之前,应提高宣讲人员对受灾群众的群体特征和日常以及灾后对健康教育需求的认识,要准备针对自然灾害的健康教育宣传资料,以多途径、多形式将宣传资料准确地传达给受灾群众。并大力开展受灾地区的卫生运动,动员受灾群众积极参与到讲究卫生、防止疾病、降低疾病伤害的活动中。

二、降低突发自然灾害公共卫生事件卫生风险的技术要求

自然灾害应急响应小组的技术水平在很大程度上影响着自然灾害处理和恢复的效果,对一些防灾、救灾和灾后重建的关键环节提出一定技术要求,能有效提高自然灾害应急响应行动的效果。

(一)医学应急响应预案制定环节

要求医学应急响应预案制定小组的成员应由在专业学科领域具有过硬操作技术、掌握充足自然灾害医学应急响应理论常识、具有丰富的自然灾害现场流调经验和救援经历并且吃苦耐劳的人员组成,制定小组成员的专业素养对医学应急响应预案制定的实用性、科学性、合理性有着巨大影响。医学应急响应预案的制定并非一日之功,是从历年自然灾害的发生中进行总结,再结合到当下的实际情况中,预案内容应详细阐明医学应急响应行动具体实施、灾时救援往灾后重建恢复工作、恢复重建的具体规划方案以及灾时和灾后的各方面评估,并制定有关于物资申报与筹备、帮扶政策和监督管理等方面具有法律约束力的法律法规,让医学应急响应整个工作过程都有了制度保障,从而能更有效且高效完成各项救灾工作。

(二)医学应急救助安置点的选址环节

在自然灾害发生后为了维持受灾群众的生活和生产,受灾地区的政府部门会协调受灾群众撤往医学应急救助安置点。应急救助安置点通常可根据居住条件和环境分为以下三类:①能提供基本的生活住宿所需的家电和器具等的安置点,如宾馆、学校宿舍等;②拥有较大空间可安置较多受灾群众的安置点,如体育馆、工厂的厂房等;③没有现成的住宿环境,需在室外集中安排的安置点,如集中搭建的帐篷、模板房等。应急救助安置点是受灾群众撤离原生活地后短时间甚至长期休养生息的地方,因此对于地址的选择应包含以下几点要求:一是要求安置点地形便于排水,地形倾斜度 2%～4% 为最佳;位置定于比可能涨潮的大江大河地势更高处,且避免土壤中过多不渗水的岩石和沙块,能防止内涝和洪水。二是要求安置点附近不建有工业区和商业区,可以避免受到工业污染和商业噪声的影响。三是要求安置点有足够空间修建足够数量的交通安全通道、防火通道,避免二次灾害或其他灾害发生时无法撤离;要有合适区域建造厕所和垃圾处理池,对受灾群众的排泄物和日常生活垃圾能集中处理,避免因环境脏乱差使病媒微生物滋生而导致传染病发生。

（三）医学应急救助安置点的饮水、用水环节

水是生命之源，是我们维持生命必不可少的物质之一。但与此同时，水资源也同样是许多介水传染病的重要传播介质，若医学应急救助安置点的水资源遭到了污染，则可能引起比自然灾害危害更大的传染病疫情。因此对水资源的保护应做到以下几点：

1. 选择水源地时应避开水源可能会受到破坏和污染的区域，建造小规模供水工程，例如：近河水井挖掘时，可将水井的井墙增高，并配备水井盖，避免污染物和受污的水流流入井中；建造大规模供水例如水库建造时应注意地势的选择，不在地势低洼、容易滑坡、易受洪水侵袭处建造水库，水库堤坝可加混凝土或其他坚固性高的材料铸成挡板进行防护，并配备泵水发电机和输水管道。

2. 严禁群众或其他动物进入水源地，有必要可在水源地外设置隔离墙并派人轮值看管。

3. 若安置点内无规范的储水容器，可采用 PVC、玻璃纤维或石棉水泥制成的水槽来进行水源储备，确保水槽壁无裂纹且带盖。

4. 受灾地区的自来水厂应及时进行清理修复，供水管网修复之后首先采用含氯消毒剂进行除菌消毒，之后进行水质检验。水质的检测依据 GB 5749—2022《生活饮用水卫生标准》的标准，使用含氯消毒剂对饮用水消毒 30 分钟，确保供应水的游离余氯量不低于 0.3mg/L 后方可用于供应。若不能实现集中式供水，对自备的储水容器中饮用水的消毒常使用泡腾片或漂白精片进行，消毒标准按照有效氯 4～8mg/L 的量将上述消毒剂捣碎后投放到储水容器中，消毒 30 分钟后检测到余氯量 0.3～0.5mg/L 方可使用。

（四）食品储存和供应环节

自然灾害发生后食品的储存和供应也会带来大的安全隐患，加上获取食物的途径减少、食物供应链的中断，容易增加食源性疾病的流行，因此食品储存时首要区分可挽回食品和不可挽回食品。受灾时被水泡过或暴露于污染环境中的食品应尽快销毁以防止误食和发放；食品储存处环境保持干燥、通风、无其他化学、物理和生物污染物，有条件时可储存于密封容器中，以防虫、防蝇和防鼠；厨房按照生食、熟食、速食分区，不共用刀具，避免交叉感染；厨房和食堂设置监管人员，对厨房和食堂卫生进行监督管理；使用后的餐具进行彻底清洗和消毒，受灾群众集体就餐时应使用公筷；若受灾群众自行烹饪食物，嘱其从正规、卫生的场所购买食材，生食要彻底烹饪，按照一餐的量进行备餐、不吃剩菜，因为受灾环境下比平时更易滋生细菌而导致食物中毒。若受灾地区的食物从外地运输并分发的，应根据运输的食物性质选择相应的防霉变、防污染、防雨、防尘等措施。运输食物的交通运输工具都应先进行严格的消毒处理，使用食物专车运输。

（五）受灾现场流调和消杀环节

受灾地区疾病预防控制中心派出流调人员深入现场，工作任务主要是进一步核实自然灾害事件性质、估算灾害危害程度和范围；对受灾地区周围的水源、食物、蚊、蝇、鼠的情况进行记录，评估受灾地区可能会发生的传染病并对其进行防控；若已有受灾群众出现了传染病

症状,应立即对其采取隔离治疗措施,对疑似病例严密观察,找出疾病共同特征,通过流行病学中的 Mill 准则即求同法、求异法、差异共求法、共变法和剩余法找出导致传染病发生的原因;对受灾地区的群众采取预防用药或预防接种措施,并开展针对性的健康教育。受灾地区的疾病预防控制中心还应派专人对应急救助安置点和受灾现场进行消毒工作。在无灾后传染病的受灾群众安置点主要以自然通风为主,保持室内和室外有空气流动。若安置点通风不良可采用机械通风的方法。对于受灾地区以及安置点的物体表面、墙体和地面的消毒可采用 500mg/L 有效氯消毒液、200mg/L 二氧化氯以及 200mg/L 的过氧乙酸进行喷洒和擦拭。餐饮器具的消毒通常以煮沸消毒为主,要求煮沸时间不低于 15 分钟;还可以使用 250～500mg/L 有效氯消毒液浸泡消毒 30 分钟。消毒剂的管理应有专人负责,对所有的消毒剂进行集中储存、配制和发放,消毒剂的使用严格按照说明书进行,日常进行的消毒工作应做好记录。

（编者：于德娥、袁宗祥、蒋俊俊、叶力
审校：邓月琴、李珊珊、王红宇、葛宪民）

参考文献

[1] 曹广文. 灾难医学[M]. 上海:第二军医大学出版社,2011.

[2] 王一镗,刘中民. 灾难医学理论与实践[M]. 北京:人民卫生出版社,2013.

[3] 国家统计局. 中国统计年鉴 2020 [M]. 北京:中国统计出版社,2020.

[4] 张晓玲. 突发公共卫生事件的应对及管理[M]. 成都:四川大学出版社,2017.

[5] 麻晓林,张连阳. 灾害医学[M]. 第二版. 北京:人民卫生出版社,2016.

[6] 侯世科,樊毫军. Ciottone 灾难医学[M]. 北京:人民卫生出版社,2018.

[7] WORLD ECONOMIC FORUM. The Global Risks Report 2019(14th Edition)[M]. Geneva: World Economic Forum,2019.

[8] 王声湧,林汉生. 灾难公共卫生事件应急管理学[M]. 广州:暨南大学出版社,2011.

[9] 陈锦治,王旭辉,杨敬,等. 突发公共卫生事件预防与应急处理[M]. 南京:东南大学出版社,2005.

[10] 郭新彪,刘君卓. 突发公共卫生事件应急指引[M]. 第二版. 北京:化学工业出版社,2009.

[11] 王亚军. 卫生应急管理关键技术的开发与应用[M]. 北京:北京大学医学出版社,2017.

[12] 王作元,黄相刚,王昕. 突发事件与灾害中的卫生对策[M]. 北京:人民卫生出版社,2005.

[13] 张敏. 公共卫生突发事件中职业安全与健康[M]. 北京:科学出版社,2020.

[14] 牛侨. 突发公共卫生事件的防护[M]. 北京:中国协和医科大学出版社,2005.

[15] 万明国,王成昌. 突发公共卫生事件应急管理[M]. 北京:中国经济出版社,2009.

第十一章

突发医院公共卫生事件应急

提高医院应对突发公共卫生事件的组织管理能力,保证医疗救治工作的顺利完成,是目前医院在日常工作之外最为重要的工作内容。

第一节 概述

随着我国经济快速增长,城市化建设加快推进,经济全球化合作,伴随而来的化学中毒、交通生产安全事故、环境资源破坏、生物变异等问题,逐渐成为危害人民健康的重要因素。当前各类危害民众安全的突发公共卫生事件频繁发生,已对人民的生命财产安全造成了严重损害,严重扰乱了社会生产秩序,甚至干扰了国家经济建设发展。由此可见,提高医院应对突发公共卫生事件的组织管理能力,是现代医院管理的重要工作内容。

一、突发公共卫生事件的概念与特征

(一)突发公共卫生事件的概念

2003年5月7日国务院第七次常务会议通过的《突发公共卫生事件应急条例》中"总则"第二条明文指出:突发公共卫生事件,是指突然发生,能够或可能对民众生命安全造成严重损害的重大传染病疫情、群体性不明原因疾病、重大食物和职业中毒以及其他严重影响公共健康的事件。

1.**重大传染病疫情** 按照《中华人民共和国传染病防治法》规定管理的传染病分为甲类、乙类和丙类,截至2020年2月4日,法定传染病共40种,其中甲类传染病2种,乙类传染病27种,丙类传染病11种。甲类传染病也称强制管理传染病,乙类传染病也称严格管理传染病,丙类传染病也称监测管理传染病。重大传染病的概念并不专指甲类传染病,乙类与

丙类传染病暴发或多例死亡、罕见的或已消灭的传染病、临床及病原学特点与原有疾病特征明显异常的疾病以及新出现传染病的疑似病例等均包含其中。

2.群体性不明原因疾病　指人类新发现的、尚不完全了解和有效战胜的疾病。

3.重大食物中毒和职业中毒　重大食物中毒指中毒人数多或有危重患者的细菌性、化学性、动物性、植物性、真菌及其毒素、致病物质不明的食物中毒;职业中毒是指从事有毒、有害作业而造成的职业性中毒,对此《中华人民共和国职业病防治法》等法律法规都有所规定。

4.其他严重影响公众健康的事件　例如自然灾害、地震、洪水灾害等产生的疾病、疫情;核辐射、核泄漏事件,放射性污染和辐照,包括使用放射性核素及强辐照时发生的事故,反应堆运转故障或事故排放的放射性污染;环境严重污染造成的事件,如生活饮用水污染事故,包括城镇自来水出厂水及管网水污染,单位自备供水系统污染,高层建筑二次供水污染,村镇简易自来水污染;急性化学物品中毒,包括窒息性气体、刺激性气体、麻醉性毒物、神经性毒物等引起的急性中毒等。

(二)突发公共卫生事件的特征

1.预见性差　突发公共卫生事件发生的时间、地点、影响面、波及程度均有很强隐蔽性,相关信息难以准确、全面和及时。

2.来势凶猛　突发公共卫生事件的发生突然。如甲类传染病、乙类传染病、食物中毒和职业中毒等。短时间内多人受到传染或丧失生命。

3.病因复杂　不同病因、不同病种可能表现出相同症状。部分突发公共卫生事件还需通过实验室鉴别检测或综合分析后才能定结论。如食物中毒的原因多种多样,有细菌性、化学性、动物性、植物性等。

4.波及面广　突发公共卫生事件影响广泛,危及事件发生区域内或影响范围内的所有人,甚至还可能危害到范围更广的地区和人群。

5.紧迫性　突发公共卫生事件情况紧急、社会公众健康损害严重,若不迅速采取医学应急处置措施,事件危害将进一步加剧,造成更大范围的影响,必须尽可能在短时间内作出正确决策,采取具有针对性的措施,将事件的危害控制在最低程度。

6.处理的综合性及系统性　由于突发公共卫生事件发生突然,其现场医学应急抢救、控制和转运救治、原因调查和善后处理,涉及多系统多部门,政策性强,必须在政府综合领导下,才能稳妥处理。

二、突发医院公共卫生事件发生的原因

(一)生物病原体所致疾病

生物病原体所致疾病主要指传染病、寄生虫病、地方病区域性流行与暴发流行或出现死亡;预防接种或预防服药后出现群体性异常反应;群体性医院感染等。

（二）食物中毒事件

食物中毒事件指人摄入含有生物性、化学性有毒有害食物或把有毒有害食物当食物摄入后所出现的非传染性的急性或亚急性疾病。

（三）有毒有害因素造成的群体中毒

有毒有害因素造成的群体中毒指因水体污染所致,波及范围极广的群体中毒、死亡或危害。

（四）不明原因引起的群体发病或死亡

不明原因引起的群体发病或死亡是不明原因所致,人们缺乏防护救治知识,没有监测预警系统,危害经常较前几类严重。

三、突发医院公共卫生事件分期

突发医院公共卫生事件通常遵循一个特定的生命周期,每个级别的突发公共卫生事件,都有发生、发展和减缓的阶段。按照社会危害的发生过程将每一个等级的突发公共卫生事件进行阶段性分期,可将突发公共卫生事件总体上划分为预警期、暴发期、缓解期和善后期四个阶段。在此基础上,可以科学地规定与上述各个阶段相适应的医学应急处置措施。

（一）预警期

预警期指事件的酝酿期和前兆期。主要任务是防范和阻止突发公共卫生事件的发生,或者把突发公共卫生事件控制在特定类型以及特定区域内,其关键在于预警能力。

（二）暴发期

暴发期指事件的作用和危害期。主要任务是及时控制突发公共卫生事件并防止其蔓延,其关键在于快速反应能力。

（三）缓解期

缓解期指灾害暴发控制期。主要任务是减低应急措施的强度并尽快恢复正常秩序。

（四）善后期

善后期指事件平息后的一定时期。主要任务是对整个事件处理过程进行调查评估并从事件中获益,其关键在于善后学习能力。

四、突发医院公共卫生事件医学应急管理

(一)突发医院公共卫生事件医学应急处理的指导思想

在处理突发医院公共卫生事件时,遵循预防为主、防治并重的原则,充分利用现有卫生资源和社会相关资源,实现全面、协调、可持续发展,构建"集中领导、统一指挥、结构完整、功能全面、反应灵敏、运转高效"的突发公共卫生事件医学应急体系,全面提高医院应对突发公共卫生事件的能力,保障人民群众生命财产安全,维护正常的社会秩序。

(二)突发医院公共卫生事件医学应急处理的基本原则

在突发医院公共卫生事件时,按照事发地的县级、市(地)级、省级人民政府及其有关部门分级响应的原则,作出相应级别医学应急反应。同时,遵循突发公共卫生事件发生发展的客观规律,结合实际情况和预防控制工作的需要,及时调整预警和反应级别,以有效控制事件,减少危害和影响。主要有以下几个原则:

1. **预防第一**　这是我国政府一贯坚持的突发公共卫生应急处理的指导原则,预防的价值是不言而喻的,而医院是相应疾病预防控制的责任单位。针对医院突发公共卫生事件应急管理的关键在于预防,要树立危机意识。突发公共卫生事件是可以预防的,无论是人为原因引起的突发事件,还是由于自然原因引起的突发事件。必须坚持"预防第一"原则,将可能发生的突发事件扼杀于萌芽状态,将无法控制的突发事件的损失减轻到最低限度。

2. **公平性原则**　每个公民在需要的时候,都能够获得相应的卫生保障服务。公共卫生具有外部效应性,公平性原则就显得更加重要。在政府的领导下,积极发挥医院职能,保障公平。

3. **效率性原则**　突发公共卫生事件发生后,往往波及较大范围,容易造成秩序混乱、协调困难,要求医院必须讲究效率性原则,组织精干高效的救治队伍,实现有效救治。在资源有限的条件下,通过合理配置,尽可能提高资源的使用效率,更好地满足人民群众对卫生保障服务的需要。

4. **时间性原则**　突发公共卫生事件通常具有突发性、意外性和危害性的特征,发展变化迅速,时间因素最为关键,必须立即采取一系列紧急处置手段,及时控制事态发展。

5. **以人为本原则**　突发公共卫生事件给人带来生命、财产危害,在突发事件的应对中,必须注重以人为本原则,以确保受害和受灾人员的安全为基本前提,最大限度地保护、挽救最大多数人的生命安全,同时,还应该最大限度地保护突发公共卫生事件医学应急队伍的生命安全。在保证生命安全的基础上,还应尽力保障国家和人民群众的财产安全。

6. **协同性原则**　突发公共卫生事件给社会带来较大的影响,通常会涉及多个领域,政府在应急处理时需动用多个部门,除医疗机构外,还包括交通、通信、警察、消防、信息、食品、公共设施、物资支持和军队等和政府其他部门的人员,优化整合各种社会资源,发挥整体功效,最大可能地减少突发公共卫生事件造成的损失。

7.科学性原则 在突发公共卫生事件应急管理过程中要注重科学性、技术性,切忌盲目性,必须由相关领域专业人员组成,根据编制的应急预案,按照确定的、有条不紊的程序进行处置,及时化解突发公共卫生事件或者最大限度地减少危害。

8.分级管理原则 一是对突发公共卫生事件本身的分级管理,即按照突发公共卫生事件的损害程度不同分为不同等级;二是按照行政管理等级进行划分,有中央和地方政府不同层次的管理。按照突发公共卫生事件的损害程度不同,可以分为一般、较大、重大和特大四级。医院根据不同等级进行相应的医学应急管理,对不同的等级制定相应的应对机制。

五、突发医院公共卫生事件存在的问题

目前我国的公共卫生保障体系不够全面,对待突发公共卫生事件的处理经验不足,医院作为公共卫生医疗保障的主体,在应对突发事件的过程中也存在诸多问题。

(一)医院对突发公共卫生事件缺乏重视

无完备的应急管理机制,忽视对医务人员的突发公共卫生事件医学应急处理培训,缺乏统一指挥,各行其是,导致救治效率不高。

(二)在对患者病情信息收集与汇报时

缺乏信息监测分析体系,导致疫情汇报不及时,对疫情蔓延不警觉。

(三)后勤医学应急保障体系不完备

医护人员与医疗物资储备不足,造成了救治延误。

(四)医院对突发公共卫生的经费投入不足

公共卫生是一项公益性活动,不能创收,现有财政供给很难满足应急工作需要。部分医院无应急储备金,无物资和经费补偿,如果突发公共卫生事件,医院将面临巨大的压力。

(五)医学应急队伍综合素质有待提高

医学应急队伍的决策能力和技术能力是由医学应急队伍决定的。面对日益增长的公共卫生需求,医院的医学应急队伍中部分人员缺乏医学应急经验和知识储备,人员结构不合理。

六、提高医院处理突发公共卫生事件医学应急能力的对策

(一)设置医学应急管理机构,制订医学应急方案措施

1.提高医学应急事件处理能力 首先建立完善应急管理机构,将管理内容进行细化分

组,明确各组职责,平时演练,总结经验,制定可行化的实施预案,当突发公共卫生事件发生时,能迅速按照医学应急预案作出反应。

2. 建立突发事件预警系统 指建立预警分析系统,需对医学应急队伍进行突发公共卫生事件相关内容培训,提高医学应急反应能力,保持高度的警觉性,一经发现相似群体病例,迅速启动预警系统进行信息共享,通过对病例快速准确分析,掌握突发事件特征,快速启动相关突发事件医学应急预案。

3. 制定医学应急预案 对可能发生的突发公共卫生事件提前制定出相关医学应急预案,在"政府领导、管理,分级负责,科学救治"的原则下开展工作。

(二)开展实地演练,提高医学应急救援水平

提高突发公共卫生事件的医学应急处理能力,不能只依赖于应急机制的建立,还需进行实地演练,当突发公共卫生事件来临时,相关人员能够高效配合,及时解决问题。在日常工作中需注重对医学应急队伍医疗技术、心理素质的锻炼,强化救治能力。医院应定期组织开展突发公共卫生事件医学应急处理演练,通过对模拟医学应急事件的现场处理、救治,有效提升医院的医学应急事件处理人员的业务能力与组织协调能力。

(三)完善医院的医学应急预案体系的建设

在医学应急预案全覆盖的基础上,加强各部门各层次间预案的协同,做到结构合理、衔接配套。实施医学应急预案动态管理,增强医学应急预案的可操作性和可行性,及时修订医学应急预案手册。加强医学应急预案的演练,医院的医学应急办公室结合急诊科、医务部、护理部等部门根据专业特点组织医学应急队伍参与各类预案演练,创新医学应急演练方式,提高预案对医学应急处置的指导效果。

(四)加强高素质医学应急队伍建设

1. 各级医院都是突发公共卫生事件医学应急处理的主战场,医务工作者是应对突发公共卫生事件的医学应急处理专业技术队伍。为了最大限度地减少突发公共卫生事件对公众生命健康造成的危害,各级医院应按照《突发公共卫生事件应急条例》的要求,把常规状态与医学应急状态的救治有机结合,努力在各级医院建立一支精干、高效、专业配置合理的医学应急队伍,切实做到常备无患。

2. 充足的人力资源是做好突发公共卫生事件医学应急工作的前提。针对不同类型的突发公共卫生事件设立专家组,采取有效措施引进高层次公共卫生人员,建立医学应急专家数据库,丰富队伍的专业种类和管理能力,提升专业素质和水平。医院的医学应急队伍应具备对突发公共卫生事件进行现场流行病学调查的能力,能相对准确地确定突发事件的性质、地区范围及重要目标。医院突发公共卫生事件一旦发生,要及时确定患者的临床表现、受威胁人群范围、传染病的传播途径、病原体感染途径以及各种化学品进入机体的途径;能尽快地划定污染区和感染区,并对其实施有效封锁;有足够能力对突发公共卫生事件的受害者进行医学应急救治。一旦传染病暴发,按传染病以及烈性传染病的防控要求,对感染者进行快速、

及时救治,以及对患者实施有效隔离;有能力对感染区和可能的二次感染区进行消毒、灭菌及杀灭生物媒介;能尽快地检疫,给易感者及时接种疫苗,或提前服用有关药物,严格控制传染范围等。

(五)加强医疗救治体系建设

1. 医疗监护系统   医院突发公共卫生事件的现代急救系统不仅包括现场急救,还包括患者的运送问题。运送工具由各种救护车辆、船舰和飞机等构成,它们不仅仅作为运输之用,还必须成为途中的急救场所。较为完善的医疗监护系统、运输系统应备有不同的处于待命状态的医疗监护运输车辆,如转运型急救车、监护型急救车以及各种专科监护急救车。

2. 医疗救治系统   危重患者在现场急救、中途监护、院内救治等过程中,随时需要具备专业技术的医护人员救治,利用各种专门急救设备、药品等抢救生命。这是一种不间断的救治系统。在县级以上城市建立和完善突发公共卫生事件医疗救治系统,依法确立各级医院在突发公共卫生事件中的职责、任务和应急反应机制。通过加强基础设施建设,提高装备水平,逐步建设覆盖城乡、功能完善、反应灵敏、运转协调、持续发展的医疗救治系统,提高应对重大传染病、新发和突发群体性不明原因疾病、重大食物和职业中毒等突发公共卫生事件的能力,有效提高治愈率,降低病死率,构筑起保护人民群众健康和生命安全的屏障。组建反应快速的医疗救治队伍,主要由流行病学、临床相关科室的中级职称以上的卫生技术人员,以及多学科、多领域的专家构成。定期参加省级卫生行政部门定期组织的培训、学术研讨和实战演练。切实做到"召之即来,来之能战,战之必胜"。各市要改建或新建一所传染病医院或后备医院,各县(市)要在一个综合性医院内建立传染病区。要按照国家有关标准设定传染病床位数。

3. 信息处理系统   收集现场急救、中途监护、院内救治等过程中的相关信息,并进行分析处理,及时向有关部门传递有关的急救信息。建立全省乃至全国性的远程医疗会诊网络,提供跨区域应急救治服务。

(六)科学规划应急物资储备

1. 健全物资装备保障机制   建立医院的医学应急物资储备管理制度,形成以医院的医学应急办公室为中心,各部门医学应急物资保障系统为支撑,规模适当,管理科学,运行高效的医院的医学应急物资保障体系。

2. 加强专业医学应急物资储备   充足的物资储备是保障物资供应、提高医学应急处置的重要基础,应统筹考虑,突出重点,有计划、有重点地配备或补充卫生应急物资储备,建立药品、器械、个人装备储备目录,形成种类齐全的专业医学应急物资储备体系,积极做好医疗卫生救援工作。

(七)完善医学应急通信保障能力建设

高效的医疗急救必须依靠专门的、先进灵敏的通信设施和设备来实现指挥、协调、联络功能,使医疗救治的各个环节连成一体。它包括有线通信系统、无线通信系统和卫星通信系统等。重点建立完善各级、各类医学应急部门间的通信装备,节假日、休息日主管领导和医学应急队伍保障通信畅通,全院形成稳定的医学应急通信保障体系。

建立和完善医院内部医学应急报告制度。门诊部、急诊科及各相应科室要建立高效、快捷的疫情、不明原因疾病和其他突发公共卫生事件的院内医学应急信息报告制度。发现病例,迅速向医院突发公共卫生事件医学应急办公室报告,医院领导小组接到报告后应立即组织相关部门和人员进行调查,采取相应措施,并迅速向突发公共卫生事件主管部门报告,同时建立院际突发公共卫生事件的应急信息沟通、共享制度。一旦发生传染病,各医院之间应共享病例信息资源,及时讨论分析防治经验,联合诊治、共同攻关,提高医学应急救治效率。

(八)进一步完善医学应急经费保障机制

将突发公共卫生事件医学应急经费纳入财政预算,合理安排应急物资储备经费、医学应急培训与演练经费、医学应急处理经费,满足实战的需要。建立医学应急处理经济评估与补偿机制,做到机制健全,补偿及时,为医院的突发公共卫生事件医学应急处理提供切实有效的保障。

(九)加强医院医学应急队伍的思想建设

建立健全突发公共卫生事件预防控制的医学应急体系,将成为我国社会综合安全机制建设的一项重要内容,并要求在医院和广大医务人员及应急队伍中加强突发公共卫生事件的宣传和教育。同时还应向全院医务人员和应急队伍普及传染病防治、中毒防治和职业暴露有关知识的宣传和教育,增强传染病、急性中毒和职业暴露的防范意识。不断倡导团结互助的协作精神,培养严谨扎实的工作作风,树立战胜疫情的坚定信心,这是医院在医学应急状态下形成凝聚力,使医学应急体系真正发挥持久有效作用的重要基础。只要在思想上打牢根基,才能做到当突发公共卫生事件来临时,及时发现、迅速反应、科学应对、快速处理,收效明显。

第二节　突发医院公共卫生事件的分类及特征

为了提高突发医院公共卫生事件的应对能力,从而达到有效预防、及时控制和消除突发公共卫生事件的危害,保障公众生命与财产安全,维护正常的社会秩序,根据国务院《突发公共卫生事件应急条例》《传染性非典型性肺炎防治管理办法》和《全国突发公共卫生事件应急预案》,还应当从国家层面尽快制定有关医院突发公共卫生事件医学应急相关条例。

一、突发医院公共卫生事件的分类

突发医院公共卫生事件主要分为：①传染病事件；②中毒事件；③饮用水污染事件；④其他涉及生命健康安全的群体性事件（如：自然灾害、战争冲突、火灾等导致的群死群伤）。

二、突发医院公共卫生事件的特征

突发医院公共卫生事件具有聚集性暴发、病因复杂、来势凶猛、紧迫性强、影响程度深，防控处理综合性及系统性等特征。

三、突发医院公共卫生事件的等级确认及划分

根据《国家突发公共卫生事件应急预案》，突发公共卫生事件按严重程度，从高至低划分为特别重大突发公共卫生事件（Ⅰ级）、重大突发公共卫生事件（Ⅱ级）、较大突发公共卫生事件（Ⅲ级）和一般突发公共卫生事件（Ⅳ级）。

（一）特别重大突发公共卫生事件（Ⅰ级）

1. 医院发生的肺鼠疫、肺炭疽在本市和周边的地级以上城市有扩散趋势；或肺鼠疫、肺炭疽疫情波及 2 个以上的省份，并有进一步扩散趋势。

2. 医院发生 SARS、新型冠状病毒感染、人感染高致病性禽流感并有扩散趋势。

3. 发生在医院且涉及多个省份包括本市在内的群体性不明原因疾病，并有扩散趋势。

4. 发生新传染病或我国尚未发现的传染病发生或传入医院，并有扩散趋势，或发现我国已消灭的传染病重新流行。

5. 医院发生烈性病菌体、毒株、致病因子等丢失事件。

6. 医院一次食物中毒人数超过 300 人并出现 30 例及以上死亡病例。

7. 医院一次性发生急性职业中毒 100 人及以上，或死亡 10 人及以上。

8. 发生在医院的，国务院卫生行政部门认定的其他特别重大的突发传染病或中毒事件。

9. 医院发生群体性生活饮用水受到污染造成发患者数在 300 人以上，并出现 3 例及以上患者死亡的事件。

10. 发生在医院，其他涉及生命健康安全的群体性事件造成发患者数在 300 人以上，并出现 3 例及以上死亡的事件。

（二）重大突发公共卫生事件（Ⅱ级）

1. 医院发生 SARS、新型冠状病毒感染、人感染高致病性禽流感疑似病例。

2. 医院发生肺鼠疫、肺炭疽、腺鼠疫、霍乱等传染病病例，发病人数以及疫情波及范围达到省级以上卫生行政部门确定的重大突发公共卫生事件标准。

3.乙类、丙类传染病在短期内暴发流行,发病人数以及疫情波及范围达到省级以上人民政府卫生厅行政部门确定的重大突发公共卫生事件标准。

4.我国尚未发现的传染病发生或传入医院,尚未造成扩散。

5.群体性不明原因疾病扩散到县(市)以外的医院。

6.发生重大医源性感染事件。

7.因预防接种或预防性服药造成人员死亡。

8.发生在医院的,经省级以上人民政府卫生行政部门认定的其他重大突发传染病或中毒事件。

9.医院发生群体性生活饮用水受到污染造成发病人数在 100 人以上,300 人以下,并出现患者死亡事件。

10.发生在医院,其他涉及生命健康安全的群体性事件造成发患者数在 100 人以上,300 人以下,并出现患者死亡的事件。

(三)较大突发公共卫生事件(Ⅲ级)

1.医院发生肺鼠疫、肺炭疽、腺鼠疫、霍乱等传染病例,发患者数以及疫情波及范围达到市级以上卫生行政部门确定的较大突发公共卫生事件标准。

2.乙类传染病、丙类传染病在短期内暴发流行,发患者数达到市级以上卫生行政部门确定的较大突发公共卫生事件标准。

3.发生在医院的因预防接种或预防性服药造成的群体性心因性反应或不良反应。

4.医院一次性食物中毒人数超过 100 人(含 100 人),或出现死亡病例。

5.医院发生群体性生活饮用水受到污染造成发病人数在 30 人以上,100 人以下,但无患者死亡事件。

6.市(地)级以上人民政府卫生行政部门认定的其他较大突发传染病事件。

7.发生在医院,其他涉及生命健康安全的群体性事件造成发病人数在 30 人以上,100 人以下,但无患者死亡的事件。

(四)一般突发公共卫生事件(Ⅳ级)

1.医院发生腺鼠疫、霍乱病例,发病人数以及疫情波及范围达到县(区)级以上人民政府卫生行政部门认定的其他一般突发传染病事件。

2.医院一次食物中毒人数 30～99 人,未出现死亡病例。

3.医院一次发生急性职业中毒人数 1～9 人,未出现死亡病例。

4.县(区)级以上人民政府卫生行政部门认定的其他一般突发中毒事件。

5.医院发生群体性生活饮用水受到污染造成发病人数在 3 人以上,30 人以下,但无患者死亡事件。

6.发生在医院,其他涉及生命健康安全的群体性事件造成发病人数在 3 人以上,30 人以下,但无出现患者死亡的事件。

第三节   突发医院公共卫生事件的监测和信息管理

一、突发医院公共卫生事件的监测

(一)监测的定义

主要针对突然发生,造成或可能造成公众健康严重损害的重大传染病疫情、群体性不明原因疾病、重大食物和职业中毒,以及其他严重影响公共健康事件的监测。监测是流行病学的重要手段和方法,是长期、连续、系统地收集人群中有关疾病、健康、伤害(残)或者死亡的变化趋势及其影响因素的资料,分析后及时将信息反馈,以便采取干预措施并评价其效果。突发医院公共卫生事件发生后,应立即开展主动监测,开展或协助病因学和预防控制措施效果的调查,掌握传染病的发生、发展规律,以及相关的社会自然因素,为制定防治对策、开展防治工作和评价防治效果提供依据。突发公共卫生事件的监测包含以下四个方面的工作内容:

1. 通过长期、连续系统地收集有关突发公共卫生事件资料,发现其中的发生规律和发展趋势,从而评估突发公共卫生事件发生、疾病暴发或流行的可能性。

2. 调查和跟踪可疑病例并进行辨认分析,评估疾病对公众健康的影响及其发展趋势,监测治疗效果,监测传染病病毒的变化等。

3. 根据对原始资料进行整理分析、将收集来的资料转化为有价值的信息,包括提出并评估预防和控制措施。

4. 及时向有关部门和人员反馈信息,使得这些信息在疾病预防控制中发挥作用。

(二)监测的方法

各级各类医疗卫生机构建立或指定专门的部门和人员,配备必要的网络设备,保证突发公共卫生事件和疫情监测信息的网络直接报告。配合疾病预防控制机构开展流行病学调查和标本采样。遵循疫情报告与处理属地化管理原则。实行医疗机构网上直报、疾病预防控制机构核实报告和热线电话报告三种途径。传染病诊治严格执行订正、转归报告制度;对突发公共卫生事件的调查与处理、发展趋势进行实时报告。丙类传染病由监测点报告改为全区域报告。突发公共卫生事件的报告不仅仅局限于重大传染性疾病,还适用于不明原因的群体性疾病、重大食物和职业中毒以及其他严重影响公众健康的突发事件等。不得隐瞒、缓报、谎报或者授意他人隐瞒、缓报、谎报,严格遵守疫情通报与公布制度。

突发公共卫生事件的监测方式分为被动监测和主动监测。被动监测是指下级单位按照常规上报监测资料,而上级单位被动接受,如国家法定传染病报告属于被动监测范畴。主动监测是根据特殊需要,上级单位专门调查或者要求下级单位严格按照规定收集材料,如我国疾病控制部门开展传染病漏报调查,包括医院漏报,以及按照统一监测要求对某些疾病进行重点监测。当突发公共卫生事件发生后,无论病因是否明确,都应迅速开展针对高危人群或者全人群的疾病监测,以有效控制其暴发流行。建立健全疫情监测系统能及时掌握疾病的三间分布和疫情动态变化趋势,评价预防措施效果,及时调整预防控制策略和措施,并为不明原因疾病流行特征和自然规律提供研究线索。

1. **法定传染疾病监测**　主要包括病毒、细菌、寄生虫等病原体导致的传染病区域性暴发流行,各级医疗机构与疾控部门为疫情监测报告网络组成之一,其中医疗机构的工作人员为疫情责任报告人。传染病的监测是疾病预防控制常规工作,也是公共卫生监测的重要组成部分。

2. **疾病与症状监测**　主要开展一些重大传染病,不明原因疾病和可能引起暴发流行的疾病及其相关症状的监测。在卫生行政部门指定的大中城市综合医院建立监测哨点。比如广西建立的发热病例监测系统。

3. **实验室监测**　包括传染病病原体、生物传播媒介、菌株型别与耐药性、环境中有毒有害物质等。一般在地市级以上疾病预防控制机构和指定的医疗机构建立实验室监测网络,开展相关内容监测,并及时将监测结果上报上一级疾病预防控制机构。比如全国流行性感冒监测学习通和广西流行性乙型脑炎监测系统。

4. **医院感染监测**　指系统地观察一定人群中的医院感染发生和分布及其各种相关因素。对监测资料进行分析,并向有关人员反馈,及时采取防治对策和措施;同时对其防治效果和效益进行评价,为医院感染的预防控制和宏观管理提供科学依据,以达到控制医院感染的目的。

(三)监测系统的评价

为提高和改善突发公共事件监测系统的工作效率,确保疫情监测质量,定期对监测系统进行检查和评估具有重大意义。评价包括工作过程评估和工作效果评估,主要围绕监测资料的收集、分析、反馈的监测系统实施方案及监测点工作状况和监测方案执行情况等方面进行。监测系统的评价可采用回顾性现况调查、访谈和现场观察等方法,对监测系统的目标结构、运转状况、经费以及监测系统的相关属性,如灵活性、及时性、敏感性、代表性、可接受性、数据资料质量等内容进行评价。对责任报告单位的评估:传染病的漏报调查主要针对医疗机构。各级医疗单位是传染病责任报告单位,考核内容主要包括:疫情报告管理制度;医院传染病漏报率、重报率等。

二、突发医院公共卫生事件的信息管理

根据《中华人民共和国传染病防治法》《突发公共卫生事件应急条例》《突发公共卫生事件与传染病疫情监测信息报告管理办法》《国家突发公共卫生事件应急预案》及《全国突发公共卫生事件相关信息报告管理工作规范》,依法规范突发公共卫生事件信息报告工作,加强对相关信息的核实、审查和管理。

1. 信息报告系统的硬件及软件设施必须按照《突发公共卫生事件报告管理信息系统》

的使用要求进行配备。

2. 各级医疗机构按照国家卫生信息网建设的有关要求,安排专职或兼职人员,确保信息报告系统的正常运转。

3. 各级卫生行政部门应设立《突发公共卫生事件报告管理信息系统》的专项经费,确保医疗机构网络的正常运转和硬件更新。

4. 信息应用与交换必须符合国家有关信息安全的规定,对所报告的信息打印存档,做好信息备份工作。

5. 各级各类医疗机构所设与诊治传染病有关的科室应当建立门诊日志、住院登记簿和传染病疫情登记簿。指定部门和人员,负责本单位突发公共卫生事件和传染病疫情报告卡的收发和核对,设立传染病报告登记簿,统一填报有关报表。

6. 医疗保健人员或当事单位发现突发公共卫生事件后,均应以最快的方式向所在地疾病预防控制机构报告。当地疾病预防控制机构接到突发公共卫生事件的报告时,应做好记录,并立即报同级卫生行政部门和上级疾病预防控制机构。同级卫生行政部门核实后按中国疾病预防控制信息系统中《突发公共卫生事件报告管理信息系统》要求录入有关内容,并根据事件的进展和处理情况做好阶段报告和总结报告。

7. 健全网络服务信息平台,高效、便捷的智能化信息服务系统是提高政府决策效率的重要保证。现代化信息技术是保证及时掌握医学前沿信息的主要渠道,国内外重要数据库时刻都在更新大量信息,为各方面的医学专家进行学术交流提供参考。建议:①及时购买世界权威的医学数据库,掌握其检索方法,并保证网络的通畅快捷;②建立相应的目录数据库,保证各种传染病文献及相关资料的收藏和数据的及时更新;③建立医学科研机构、医院与疾病预防控制中心的疫情信息反馈通道,为疫情暴发后及时提供信息服务做好准备;④建立相关的专家信息库,保持和加强各类医学专家之间的信息沟通与交流,及时捕捉各种疫情信息,为政府决策和传染病预防控制提供超前情报服务。

第四节　突发医院公共卫生事件的现场调查与预警

一、突发医院公共卫生事件现场调查

(一)调查方法

突发公共卫生事件调查主要采用现场流行病学调查方法,现场流行病学是一门发展十分迅速的学科,主要针对传染病的暴发或流行及预防接种事故等群体性的突发性公共卫生事件展开调查,是处理好各级各类突发公共卫生事件的关键,决定着疾病预防控制的成败。

突发公共卫生事件调查首先应考虑方法的科学性、严谨性、实用性、可行性,同时考虑现场条件情况、社会压力和调查人员工作责任心对调查结果的影响。在任何情况下,调查人员必须正确面对各种复杂问题,协调各种利益冲突,科学地提出合理的研究设计、调查结论和

建议。

（二）突发医院公共卫生事件调查的目的

1. 查明病因,寻找病因线索及危险因素,为进一步研究提供依据。
2. 控制疾病进一步发展,终止疾病暴发或流行。
3. 预测疾病暴发或流行的发展趋势。
4. 评价控制措施效果。
5. 为进一步加强已有监测系统或建立新的监测系统提供依据。

突发公共卫生事件调查的根本目的是及时控制疫情蔓延,确定病因,包括传染源、传播途径、高危人群以及危险因素,以便及时采取针对性措施控制疫情发展。

（三）突发医院公共卫生事件调查的步骤

1. **调查准备**　组成现场调查组,调查组应明确调查目的和具体调查任务。现场调查组应由相应的专业人员组成,包括流行病学、检验和临床医学等专业人员,必要时还应增加其他卫生专业和管理人员。现场调查组应设现场负责人,组织协调整个调查组在现场的组织、协调和调查工作,调查组所有成员应在调查前明确各自的职责和任务,并统一调查方法和判断标准等。现场调查组在奔赴现场前必须准备好所需资料和物品,包括相关调查表(特殊病例和事件需要根据现场调查结果设计调查表)和个人防护物品、调查器材、采样设备和相应的检测试剂、现场联系资料(联系人及电话)、照相机和交通工具及其他必需物品。

2. **现场核实诊断**　核实诊断的目的在于排除医务人员的误诊和实验室检验的差错。核实诊断可以通过检查病例、查阅病史及核实检验结果进行。首先,收集患者基本情况,如年龄、性别、职业、地址以及发病日期,对流行情况作出简单描述。其次,收集患者的症状、体征和实验室资料。在调查时,如果疾病是经水或食物传播的,则要询问接触的频率、时间及性质。如果疾病自然史未知,则应分析有关疾病传播以及危险因子等问题。最后,根据病例的临床表现、实验室检查与流行病学资料进行综合分析作出判断。

3. **病例定义**　现场调查中的病例定义应包括以下四项因素:时间、地区、人群分布特征以及临床表现或实验室信息。在现场调查中,调查发病的时间范围是一个关键因素,一般来说,定义病例最好运用简单易用和客观的方法,尽量避免丢失病例。建议现场调查早期使用广义的病例定义,以便发现更多可能忽视的病例。

4. **确定病例数量**　确定报告的病例数量是否属实,观察实际病例数量是否超过既往的正常水平。分析引起报告数量增多的可能原因:如报告制度是否改变、监测系统是否调整、诊断方法和标准是否改变。医院对接诊病例的临床医生进行访谈调查。在调查中不仅应询问诊断结果,更应询问病例的病史、症状和体征,这能为获得疾病发生的线索、确定流行的过程提供有力的证据。根据病例定义尽可能发现所有可能的病例,并排除疑似病例。发现病例可以通过系统的方法搜索,如加强已有的监测系统,或建立新的主动监测系统,提高发现病例的能力。根据疾病本身特点和发生地区情况,查找病例的方法也应该相应的有所变化。大多数暴发或流行均有一些可辨认的高危人群,所以这些疾病的发现就相对容易。对于那些没有被报告的病例,可以利用多种信息渠道,如通过与特定医师直接接触主动发现。发现并核实病例后,可以将收集到的病例信息列成一览表,以进一步计算病例数量,整理相关信息。

5. 流行病学分析 研究疾病或伤害在地区、时间和人群的分布现象(简称"三间"分布)是描述性流行病学研究的主要内容和基础。流行病学工作者最基本和最重要的任务之一是对资料综合汇总后进行描述分析,只有了解三间分布状况后才能从现象中找出有本质联系的影响因素。任何突发公共卫生事件都是在一定地区、时间和人群范围产生的,因而在分布上一定有差异,有差异就有产生差异的原因。循此思路,牢牢抓住"三间分布"要素不放,就能条理清晰、迅速准确地找到事件产生的主要原因及影响事件发展的主要因素。

(1)时间分布:流行病学资料分析的第一要素是时间要素。传染病暴发或流行的估计,要求将特定时间的病例数与同期的预期病例数比较。因此考虑时间的时候,需要明确提出有关的时段或时期,弄清暴露和卫生事件之间的时间关系,做好时间资料的来源及资料的处理。在适当的间隔时间(X轴)内,描述所发生的病例数(Y轴),用直方图表示,这种直方图称为"流行曲线"。流行曲线可用于描述可能暴发的传播途径、流行的大致时间。通常从一个简单的疾病发病时间图表中可以得到大量的信息。如果疾病的潜伏期是已知的,就能相对准确地区别点源暴露、人传播人或是两者混合传播。另外,如果流行在继续,还可以预测可能发生病例数量。

(2)地区分布:地区分布是描述流行病学的第二个要素,地区特性可提示卫生事件地区范围,并有助于建立有关暴露地点的假设。同时还需要收集一些更深入描述活动区域的特殊资料。

(3)人群分布:分析患者的特征,如年龄、性别、种族、职业或其他任何有用的描述病例特有的特征如兴趣爱好、生活习惯等。当发现一个特征时,通常会为查找危险人群提供一个线索,甚至找出一个特异的暴露因素。有些疾病首先侵犯一定的年龄组或种族;有些疾病与职业明显相关。

6. 建立并验证假设 假设是利用上述步骤所获得的信息来说明或推测暴发或流行的病例的来源,通常会考虑多种假设。假设应包括以下几项因素:

(1)危险因素来源。

(2)传播的方式和载体。

(3)引起疾病的特殊暴露因素。

(4)高危人群。

如果患者和非患者既往暴露史无明显差异,则要重新建立另一种假设,有时还要反复调查多次后才能得到比较准确的结论。对于那些在对初步调查结果进行汇总、分析基础上,排除混杂的因素,对暴发的来源和传播途径提出假设。当暴露于一个共同来源(空气、水、某种食品,以及受感染的人、动物、寄生虫等)的某些人比其他人罹患率高得多时,或能找到有关的病原体时,则可能查明传播方式。对假设是否正确进行检验,包括进一步分析,实验室检查,或者针对可疑来源或可疑传播方式的某种控制措施的效果评价。应当能证明:

(1)所有病例、实验室资料和流行病学证据与初步假设一致;

（2）没有其他假设与该资料相符；

（3）暴露程度越大,疾病的发生率越高。

一旦假设被推翻,有必要提出新的假设并进行新的假设检验。

7. 完善现场调查　为了完整、准确地评价流行或暴发的流行特征,需要找出更多的病例,更好地确定流行强度或评价一个新的检验方法检出病例的真伪。要使现场调查更完善,最重要的是提高病例鉴别的敏感性和特异性,以及得到更准确、更真实的被累及人数,即提高有关分子和分母的质量。例如血清学调查和较完整的临床资料结合在一起,通常能提高病例的准确度以及较准确的高危人群。

8. 书面报告　通常调查组的最后一项任务是撰写一份书面报告,记录调查时间、人员和调查情况、引起暴发或流行的主要原因,采取的控制措施及效果评价、应汲取的经验教训和对今后工作的建议。

开展现场调查通常包括上述几个步骤,这些步骤可以同时进行,也可以根据现场实际情况进行适当调整。同时需要注意的是,现场调查过程中调查和控制处理应同时进行,即在现场调查开始时不仅要收集和分析资料,寻求科学的调查结果,而且应当采取必要的公共卫生控制措施,尤其在现场调查初期可以根据经验或常规知识先提出有效地控制和预防措施。

二、突发医院公共卫生事件的预警

（一）预警的定义

突发公共卫生事件预警是指从突发公共卫生事件定义出发,对所监测的各种卫生项目的信息进行分析、综合,确定突发公共卫生事件发生、发展与变化趋势及可能的危害程度,在监测实施过程中对达到或超过预报指标的事件进行报告,并由法定部门向有关部门与人员发布信息。

（二）预警的原则

1. 客观性原则　突发公共卫生事件预警应尊重客观事实,研究和把握其客观规律,力求真实、准确地反映突发公共卫生事件形成、变化与发展的客观过程与趋势。

2. 系统性原则　通过对突发公共卫生事件进行综合性、系统性地分析,准确把握其形成因素与内、外因的复杂关系及其发展趋势。

3. 连续性原则　把突发公共卫生事件预警常态化,不断积累经验,加深对突发公共卫生事件的认识,以提高突发公共卫生事件预警的时效性、真实性、可靠性。

4. 定性研究与定量研究相结合原则　从定性研究和定量研究来分析和判断突发公共卫生事件发生、发展的可能趋势,有利于深刻揭示整个突发公共卫生事件发生、发展的规律性与本质特征。

（三）预警信息系统

建立畅通的信息传输渠道和严格的信息上报机制，完善快速预警系统。

1. 信息报送原则

（1）迅速：最先发现或接到发生突发公共事件的部门和个人应在第一时间内报告医院应急指挥部，不得延报。医院指挥部应在事件发生后 2 小时内应向所在地卫生行政主管部门报告。

（2）准确：信息内容要客观翔实，不得主观臆断，不得漏报、瞒报、谎报。

（3）属地管理：根据《突发公共卫生事件应急条例》第十九条，当医院发生有下列情形之一：

1）发生或者可能发生传染病暴发、流行的。

2）发生或者发现不明原因的群体性疾病的。

3）发生传染病菌种、毒种丢失的。

4）发生或者可能发生重大食物和职业中毒事件的。

应当在 2 小时内向所在地卫生行政主管部门报告；接到报告的卫生行政主管部门应当在 2 小时内向本级人民政府报告，并同时向上级卫生行政主管部门和国务院行政主管部门报告。

2. 应急信息的主要内容

包括突发公共卫生事件的类别、预警级别、起始时间、可能影响范围、警示事项、应采取的措施和发布机关等。

3. 应急方案

（1）在指挥部的统一部署下，医院各部门应相互支持，相互配合。要狠抓预警方案落实，细化工作措施，落实人员，明确责任，把各项工作和要求落到实处。

（2）加强应急反应机制的日常性管理，在实践中不断适用和完善应急处置预案。加强人员培训，开展常态性的演练活动，提高队伍理论素质和实践技能，不断提高应对突发公共事件的指挥能力和实战能力。

（3）做好应对医院各类突发公共事件的人力、物力和财力方面的储备工作，确保突发公共卫生事件预防、应急设施、设备和必要的经费。

4. 情况报告

（1）突发公共卫生事件的责任报告单位：

1）责任报告单位：医院各部门、科室。

2）责任报告人：医院各部门、各科室负责人、临床一线人员。

（2）突发公共卫生事件报告内容

1）初次报告内容

①必报内容：事件名称、发生时间、发生地点、造成伤害的人数或潜在威胁和影响、报告联系单位人员及通信方式。

②选报内容：事件初步性质、范围、严重程度、可能原因、已采取的措施，病例发生和死亡的分布及可能发展趋势。

2）阶段报告内容：报告事件的发展与变化、处置进程、事件的诊断和原因或可能因素；在阶段报告中既要报告新发生的情况，同时对初次报告的情况进行补充说明和修正。

3）总结报告内容：突发公共卫生事件结束后，对事件的发生和处理情况进性总结，分析其原因和影响因素，并提出今后对类似事件的防范和处置建议。

5. 信息发布　根据《突发公共卫生事件应急条例》，只有政府卫生行政部门经授权才能向社会发布突发公共卫生事件的信息，医院及各部门、科室不得擅自向社会发布。

第五节　突发医院公共卫生事件的医学应急管理及响应

一、突发医院公共卫生事件的医学应急管理

（一）突发医院公共卫生事件的医学应急管理制度

预案是在事件未发生之前，根据事件发生发展规律和特点，分析预测事件可能发生的概率，做好事件发生前的准备和事件发生后的应对计划。应急预案指面对突发事件的医学应急管理、指挥、救援计划，主要有医学应急组织管理指挥系统、医学应急救援保障体系、保障供应体系、医学应急队伍和相互支持系统组成。为使医院顺利度过突发公共卫生事件并降低造成的危害，特制定医院的医学应急管理制度。

1. 建立并完善突发公共卫生事件的医学应急管理预案与运行体制，并纳入到整个医院管理体系中。

2. 制定突发公共卫生事件的医学应急管理预案，并定期对全体职工进行系统的医学应急培训，开展针对性演练。

3. 建立统一的医学应急指挥体系，保证应急反应期间内部的协调以及内部与外部的协调，完善紧急人员召集、物资器材调配程序以及休息日、夜间、节假日的医学应急对策体制。

4. 建立并完善承担突发公共卫生事件的紧急医疗救援任务的医学应急管理体系，根据功能、任务、规模，设定贮备应对突发公共卫生事件。

5. 发生突发公共卫生事件时，按照规模分级响应的原则，作出相应级别的医学应急反应。同时要遵循突发公共卫生事件发生发展的客观规律，结合实际情况与防控工作的需要，及时调整预警和反应级别，以有效控制突发公共卫生事件，减少危害和影响。根据突发公共卫生事件的性质和特点，注重分析事件的发展趋势，对事态和影响不断扩大的事件，应及时升级预警和反应级别；对于范围局限、不会进一步扩散的事件，应相应降低反应级别，及时撤销预警。对于突发公共卫生事件，应采取边调查、边处理、边抢救、边核实的处理方式，以有效控制事态发展。

6. 院长是医院突发公共卫生事件医学应急管理的责任人，院领导班子是组织决策层，中层干部及医护人员承担具体贯彻实施的职责。

(二)突发医院公共卫生事件的医学应急总则

1. 目的 为有效预防、及时控制和妥善处理突发医院公共卫生事件,提高快速医学应急反应和处理能力,建立健全医学应急机制,最大限度地预防和减少突发公共卫生事件及其造成的损害,保障医院职工及患者的生命财产安全,维护公共利益和社会稳定,保证医院正常的医疗、教学、科研秩序,促进医院和谐发展,制定突发公共卫生事件应急预案。

2. 编制依据 《中华人民共和国突发事件应对法》《中华人民共和国传染病防治法》《突发公共卫生事件应急条例》《国家突发公共事件总体应急预案》《国家突发公共卫生事件应急预案》《国家突发公共事件医疗卫生救援应急预案》《国家重大食品安全事故应急预案》等法律法规规章。

3. 适用范围 本应急预案适用突发医院公共卫生事件所导致的人员伤亡、健康危害的医疗救治工作,并按照《国家突发公共卫生事件应急预案》的有关规定执行。

4. 工作原则

(1)统一指挥,快速反应:医院成立突发公共卫生事件领导小组,全面负责医院应对突发公共卫生事件的处置能力,形成处置突发公共卫生事件的快速反应机制。一旦发生重大突发公共卫生事件,确保发现、报告、指挥、处置等环节的紧密衔接,做到快速反应、正确应对、处置果断,力争把问题解决在萌芽状态。

(2)分级负责,部门管理:发生突发公共卫生事件后,在医院领导小组的统一指挥下,启动医学应急预案,并及时报告上级主管部门。医院院长是维护稳定"第一责任人"。

(3)预防为本,及时控制:立足于防范,抓早、抓小,认真开展矛盾纠纷的排查调处工作,强化信息的广泛收集和深层次研判,争取早发现、早报告、早控制、早解决。要把突发公共卫生事件控制在一定范围内,避免造成医院秩序的失控和混乱。

(4)系统联动,群防群控:发生突发公共卫生事件后,各相关部门负责人要立即深入第一线,掌握情况,开展工作,控制局面。形成各级部门系统联动,群防群控的处置工作格局。

(5)加强保障,重在建设:从法规上、制度上、组织上、物质上全面加强保障措施。在领导指挥系统、物资保障和技术力量等方面加强硬件与软件建设,增强工作实力,提高工作效率。

(三)突发医院公共卫生事件的组织机构与职责划分

1. 突发医院公共卫生事件医学应急办公室 负责并领导现场抢险救灾工作;负责督促、检查和抢险救灾各项工作落实。为加强对突发公共卫生事件的组织与领导,医院需成立突发医院公共卫生事件医学应急办公室。突发医院公共卫生事件医学应急办公室负责指挥、协调和组织技术力量进行预防控制、临床救治、宣传教育和心理疏导;指导全院防范突发公共卫生事件的发生和传播;按要求向上级卫生主管部门报告疫情。在突发医院公共卫生事件医学应急办公室下设若干应急处理小组,负责各自职责范围内的突发公共卫生事件的医学应急处理工作。

(1)突发公共卫生事件综合医疗急救小组:①外科小组:负责突发公共卫生事件中外科方面的急救工作;②内科小组:负责突发公共卫生事件中内科方面的急救工作;③妇科小组:

负责突发公共卫生事件中妇科方面的急救工作;④儿科小组:负责突发公共卫生事件中儿科方面的急救工作;⑤EMDT(Emergency Multiple Discipline Team),即紧急多学科团队合作,以医院医务部为领导,以急诊团队为主导,强化预警系统,协调院内各专科力量,针对急危重症的院前院内无缝隙衔接、一体化急救处置;EMDT小组负责突发公共卫生事件中严重创伤方面的急救工作;⑥辅助小组:负责各类突发公共卫生事件的急救过程中辅助配合工作。

（2）突发公共卫生事件综合护理急救小组:负责突发公共卫生事件处理过程中的护理工作。传染病暴发、院内感染监控及防护小组:负责传染病暴发类突发公共卫生事件的确诊急救、全院范围内消毒喷杀、感染监控及全院职工的防护工作,并负责职工和社会群众的健康教育工作。

（3）物资保障小组:负责应对突发公共卫生事件所需设备、防护用品和药品、卫生材料供应。

（4）后勤服务小组:负责突发公共卫生事件中医护人员的生活、饮食等后勤服务。

2. 医疗机构在突发公共卫生事件中的职责

（1）服从政府的统一指挥,相互配合、协作,集中精力开展有关的科学研究工作。

（2）对因突发公共卫生事件致病的人员提供医疗救治和现场救援,对就诊患者必须接诊治疗并书写详细、完整的病历记录;对需要转送的患者,按照规定将患者及其病历记录的复印件转送至接诊或者指定的医疗机构。

（3）采取卫生防护措施,防止交叉感染和污染。

（4）对传染病患者密切接触者采取医学观察措施。

（5）依法向所在地的疾病预防控制机构报告收治的传染病患者、疑似传染病患者。

（6）对传染病做到早发现、早报告、早隔离、早治疗、切断传播途径,防治扩散。

（四）突发医院公共卫生事件的医学应急预案

1. 突发医院公共卫生事件发生后,立即上报医院突发事件领导小组,由突发事件领导小组迅速对突发事件进行综合评估,初步判断突发事件的类型,明确是否启动突发事件医学应急预案的意见。

2. 医学应急预案启动后,各小组应当根据预案规定的职责要求,服从突发事件医学应急领导小组的统一指挥,立即到达规定岗位,履行职责。

3. 急诊科及门诊各科室应当严格落实"首诊负责制",对在突发事件中致病的人员提供医疗救护和现场救援。对就诊患者必须接诊治疗,并书写详细、完整的病历记录;对需要转送的患者,应当按照规定将患者及其病历记录转送至接诊地或者指定的医疗机构。并结合疫情,采取相应卫生防护措施,防止交叉感染和污染。

4. 根据突发医院公共卫生事件医学应急处理的需要,突发事件应急指挥部有权紧急调集人员、储备的物资、交通工具以及相关设施、设备;必要时,配合区、市行政部门进行人员疏散或者隔离,并依法对传染病疫区实行封锁。

5. 感控办、预防保健科等部门对突发事件现场等采取控制措施,宣传突发事件防控知识,及时对易感染人群和其他易受损害人群采取应急接种、预防性服药、群体防护等措施。

6. 参加突发医院公共卫生事件医学应急处理医护人员,应按照突发事件要求,采取防护措施,并在相关专家的指导下开展工作。

7. 医院医务人员应当配合卫生行政主管部门或其他部门指定的专业技术机构,开展突发事件的调查、采样、技术分析和检验。

8. 对新发现的突发传染病、不明原因的群体性疾病、重大食物和职业中毒事件,立即报上级卫生主管部门,并采取控制措施。

9. 对收治的传染病患者、疑似传染病患者,依法报告属地主管部门、疾病预防控制机构。对传染病做到早发现、早报告、早隔离、早治疗,切断传播途径,防止扩散。

二、突发医院公共卫生事件的医学应急响应

医院发生突发公共卫生事件时,在政府的统一部署下,按照分级响应的原则,根据相应级别作出医学应急反应。

(一)特别重大突发公共卫生事件(Ⅰ级)的应急反应

1. **部门、科室应急反应**   除按照Ⅰ级突发公共卫生事件的应急反应要求,组织实施相应的应急措施外,科室信息报告人每天应按照要求向突发公共卫生事件应急指挥部进行信息报告。

2. **医院应急反应**

(1)除按照Ⅰ级突发公共卫生事件的应急反应要求,组织实施相应的应急措施外,还应按照政府的统一部署要求,启动医院突发公共卫生事件应急预案,对医院突发公共卫生事件的应急与防控工作进行部署,落实各项防控应急措施。

(2)及时对突发公共卫生事件相关信息进行分析,并根据突发公共卫生事件的发展趋势,及时调整医院突发公共卫生事件防控及应急措施。

(3)协调解决发生突发公共卫生事件的部门、科室在防控工作中存在的问题与困难。

(4)根据突发公共卫生事件的性质和调查结果,对事件及有关责任单位进行通报。

(5)根据突发公共卫生事件的性质对有关责任人进行责任追究。

(二)重大突发公共卫生事件(Ⅱ级)的应急反应

1. **部门、科室应急反应**   除按照Ⅱ级突发公共卫生事件应急反应要求组织实施相应的应急措施外,应在医院应急指挥部统一指挥下,按照要求认真履行职责,落实有关控制措施;各部门、科室信息报告人每天应按照要求向医院应急指挥部进行突发公共卫生事件信息报告。

2. **医院应急反应**   除按照Ⅱ级突发公共卫生事件的应急反应要求,组织实施相应的应急措施外,医院各领导和有关人员在接到科室报告后应及时赶赴突发公共卫生事件现场,并组织实施以下应急措施:

(1)组织相关领域专家对突发公共卫生事件进行评估,并根据专家组的建议,启动医院

应急预案。

（2）指导部门、科室组织对中毒或患病人员的救治工作。

（3）协助相关卫生行政部门对突发公共卫生事件进行调查处理。

（4）组织应急卫生救治专家指导科室的紧急处置与救治工作。

（5）根据突发公共卫生事件的发展趋势，提出相应的应急处置工作意见。

（6）根据突发公共卫生事件的性质和调查结果，对有关责任单位进行通报。

（7）在卫生行政部门的指导下对医院突发公共卫生事件防控工作进行部署。
并对事发部门、科室的防控工作开展情况进行督查。

（三）较大突发公共卫生事件（Ⅲ级）的应急反应

1. 部门、科室的应急反应　除按照Ⅲ级突发公共卫生事件的应急反应要求，组织实施应急措施以外，有死亡人员的科室应协助医院做好死亡人员的家属接待与安抚工作。还应按照医院的统一部署，落实其他相应的应急措施。

2. 医院的应急反应　医院的主管领导和有关人员接到部门、科室报告后应立即赶赴现场，了解情况并组织实施以下应急措施：

（1）做好对中毒或患者的救治工作，或到病房看望中毒或患病人员。

（2）对事发部门、科室必须采取的各项应急措施进行检查核实。

（3）协调和帮助事发部门、科室解决突发公共卫生事件处理过程中的有关问题和困难。

（4）及时向其他部门、科室通报突发公共卫生事件相关信息，并督促各部门、科室认真开展防控工作等。

（5）根据突发公共卫生事件性质、发展变化情况，及时指导各部门、科室实施相应的应急措施。

（6）根据突发公共卫生事件的性质对有关责任人进行查处。

（四）一般突发公共卫生事件（Ⅳ级）的应急反应

1. 部门、科室应急反应　事件发生后，现场的医院员工应立即将相关情况报告有关科室负责人，并报突发公共卫生事件应急指挥部，按照医院的要求落实相应的应急措施。

2. 医院应急反应　医院领导接到突发事件报告后，必须立即赶赴现场组织实施以下应急措施：

（1）立即对中毒或患病人员进行救治。

（2）会同有关部门追回已出售（发出）的可疑中毒食品或物品，或通知有关人员停止食用可疑中毒食品、停止使用可疑的中毒物品；停止出售和封存剩余可疑的中毒食品和物品，控制或切断可疑水源。

（3）与中毒或患患者员（特别是病情严重者）家属进行联系，通报情况，做好思想工作，稳定其情绪。

（4）积极配合疾控机构封锁和保护事发现场，对中毒食品、物品等取样留验，对相关场所、人员进行致病因素的排查，对中毒现场、可疑污染区进行消毒和处理，对与霍乱、SARS 患者有密切接触者实施相应的隔离措施,或配合公安部门进行现场取样,开展侦查工作,或按照当地政府和上级卫生行政部门要求,认真落实其他紧急应对措施。

(5)在医院适当范围通报突发公共卫生事件的基本情况以及采取的措施,稳定医院职工情绪,并开展相应的卫生宣传教育,提高医院职工的预防和自我保护意识。

三、突发医院公共卫生事件的保障措施

(一)人员保障

各科室要积极组建突发公共卫生事件防治医学应急预备队,随时待命参加疫点或疫区患者的救治和疫情的预防控制工作。

(二)技术保障

以医院综合医疗急救小组、院内感染及防护小组、专业流行病学调查组为重点,加强有关专业技术人员的培训,完善突发公共卫生事件的监测、诊断等手段,必要时请专家进行指导。

(三)物资保障

资产管理与招标办公室应做好应急物资储备,药剂科做好应急药品储备,院长办公室做好车辆的应急派遣等。

(四)制度保障

总值班电话及急诊科电话24小时开通,确保在突发公共卫生事件发生后第一时间进入应急处理流程;每月由突发公共卫生事件应急处理领导小组成员轮流对各科室进行监督检查,每季度进行一次突发公共卫生事件演练,检测应急队伍的整体情况。

四、突发医院公共卫生事件的善后与恢复

(一)效果评价

对于突发公共卫生事件需边调查,边采取措施,边评价效果,再根据结果调整和完善应急措施,确保调查准确、措施得当、成效显著。

(二)评估总结

突发公共卫生事件结束后,要在规定时间内对事件的发生和处理情况进行评估。根据评估对象不同,成立相应专家评估小组,根据评估目的设计评估方案,对各类评估对象进行评估,为政府或有关部门作出决策提供依据。

（三）恢复重建

1. 根据突发公共卫生事件的性质及相关单位和人员的责任,医院应认真做好或积极协调有关部门做好受害人员的善后工作。

2. 对突发事件反映出的相关问题、存在的卫生安全隐患及有关部门提出的整改意见进行整改。加强经常性的宣传教育,防止突发公共卫生事件的发生。

3. 尽快恢复医院正常医疗、教学秩序。对因传染病流行而染病的员工,必须在其恢复健康并确定没有传染性后方可恢复工作;因水源污染造成传染病流行的,其水源必须经卫生部门检测合格后,方可重新启用。

（编者:闫美花、朱晓玲、唐华民

审校:邓月琴、李珊珊、王红宇、葛宪民）

参考文献

[1] 耿文奎,葛宪民 . 突发公共卫生事件监测预警及应急救援[M].北京:人民卫生出版社,2008.

[2] 范春 . 公共卫生学[M].厦门:厦门大学卫生出版社,2009.

[3] 谭琳琳,郝向阳 . 医院突发公共卫生事件应急管理现状及策略分析[J].智慧健康,2018,4(4):23-25.

第十二章

突发公共卫生事件心理应激与心理危机干预

突发公共卫生事件因其突发、不可预测等特征必然会引发个体继而产生相应的群体心理应激反应。虽然应激是个体适应环境和保障生存的一种反应模式,但当应激反应过度时又会对个体的身心造成损害,并引发心理危机,影响正常的生活工作秩序和社会稳定。那么,突发公共卫生事件下个体会出现哪些应激反应? 怎样对其进行监测和管理? 常见的心理应激障碍有哪些? 如何开展心理危机干预并进行效果评估? 本章将围绕以上问题进行详细叙述。

第一节 概述

一、应激概念

应激(stress)是个体面临或觉察到(认知、评价)外界环境变化对个体造成威胁和挑战时作出的适应和应对的过程。医学将应激视为个体在各种刺激作用下的"个体适应性反应",心理学侧重于将应激视为紧张性刺激及其伴随的个体心理上的紧张感,而社会学更倾向于将应激视为压力,不仅造成个体主观上的感受,而且客观上引发社会功能的改变。尽管不同的学科对应激的界定有所不同,但可以看出,应激包含生物、心理和社会等多种因素。随着医学模式的转变,应激已成为人类全面认识健康和疾病的重要组成部分。

二、应激的理论模型

自塞里(Selye H)把应激概念引入医学领域以来,许多心理、生理学家都提出了自己的学说来阐释应激,提出了不同的应激理论模型。

(一)生理应激理论

1. **战斗 - 逃跑模型(fight or flight)**　该模型由生理学坎农(Cannon WB)提出,其将应激解释为对刺激性事件的反应,主要是生理反应。来自内外环境的干扰性刺激打破了机体的稳态系统,引发机体神经系统和腺体的反应,使得躯体做好防御战斗或逃跑的准备。换言之,个体暴露于恶劣环境时出现战斗或逃跑的反应,坎农认为个体这时处于应激状态,交感神经肾上腺髓质系统兴奋,出现呼吸加快、心率增加、血压升高等,持续的应激会导致健康问题。

2. **一般适应综合征(general adaptation syndrome,GAS)**　加拿大生理学家塞里发现,处于失血、感染、中毒等有害刺激作用下,以及其他严重状态下的个体,都可出现肾上腺增大和颜色变深,胸腺、脾及淋巴结缩小,胃肠道溃疡、出血等现象。塞里把这一系列非特异性反应称为一般适应综合征,包括三个生理阶段:

(1)警觉期(alarm stage):当机体受到伤害性刺激之后,会产生一系列生理生化的变化,以唤起体内的整体防御能力,故亦称为动员阶段。主要表现有肾上腺素分泌增加、心率和呼吸加快、血压增高、出汗、手足发凉等。此时,全身血液优先供应到心、脑、肺和骨骼肌系统,以确保机体处于"战"或"逃"的准备阶段。

(2)阻抗期(resistance stage):是当机体持续暴露于应激源时,与警觉有关的身体信号消失,而抵抗力升高,增强对应激源的抵抗程度,机体可以忍耐并抵抗长时间的应激源带来的衰弱效应。在大多数情况下,应激只引起这两个阶段的变化,即可达到适应,机体功能恢复正常。

(3)衰竭期(exhaustion stage):如果外界刺激过于强大或持续时间过久,机体所需要的生理资源会逐渐耗竭,机体会丧失抵抗力而转入衰竭阶段,导致疾病的产生或死亡。

生理应激理论都认为个体对于应激的反应是自动的,未考虑到个体差异的问题,忽视了心理因素的作用,简单地将应激看成是个体被动对外部世界进行反应。

(二)心理应激理论

1. **应激的认知评价模型**　1979年,Woolofolk和Richardson提出了应激的认知评价模型,认为应激反应乃是个体对情境或事件认知评价的结果,人们感受和评价事物的方式、赋予应激源的意义,决定着应激反应的发生和程度。

2. **应激的过程模型**　该模型认为应激过程由多种因素参与,从应激源到应激反应,受到认知评价、社会支持、应对方式、个性特征等多种因素的影响(图12-1)。

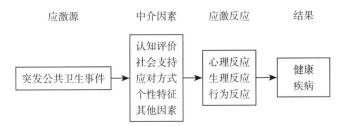

图 12-1　应激的过程模型

三、心理应激及其临床意义

心理应激（psychological stress）是指个体在应激源的作用下，通过认知、应对、社会支持和人格特征等中间因素的中介作用，以心理生理反应表现出来的作用"过程"。心理应激强调个体对环境威胁和挑战的一种适应，其结果是适应和不适应的身心健康反应。

心理应激在临床医学、预防医学和健康促进教育等领域具有多方面的理论和实践意义。从病因学方面，心理应激有助于我们认识疾病发生发展过程中心理、社会和生物各种因素的作用及其内在规律。在治疗方面，可以从消除或降低各种应激因素的负面影响入手，如应激干预模式或压力自我管理计划等，这些干预策略包括应激系统的多个环节，如控制或回避生活事件、改变认知评价、完善社会支持、应对指导、放松训练等。在预防方面，通过控制调节应激源和各种有关中间因素的构成体系，可以使个体在适宜的内外环境下保持适应，降低应激反应，起到预防的作用。

四、心理危机干预

心理危机（psychological crisis）是指个体在遇到了突发事件或面临重大的挫折和困难，既不能回避又无法用自己的资源和应对方式来解决时所产生的心理失衡状态。由于突发公共卫生事件的不可预料性、突发性，往往在发生之后人们的心理准备不够充分，由此造成的心理压力、焦虑、恐惧等心理问题比较严重，从而引发心理危机。构成心理危机的事件需要同时具备三个特征：突发性、严重性和不确定性。比如，合并有严重细菌性肺炎的流行性感冒，尽管该事件具备了突发性和严重性特征，但对于有经验的呼吸科医生，其病情尚属可控，该事件也不能定为危机事件。

心理危机干预（crisis intervention）是帮助处于危机中的个体弄清问题实质、重建信心、发挥自己的能力和潜力、恢复心理平衡并得到成长的过程。目前，我国的心理危机干预研究与实践均得到了长足的进步，已建立相对完整系统的体系、与法律相配套的实施细则以及能力较强的心理卫生专业人员。

第二节　突发公共卫生事件下的应激与
应激反应分类及特征

应激反应（stress reaction）是个体因应激源所致的各种生理、心理、社会和行为方面的变化，常成为应激的心身反应。个体面临突发公共卫生事件时，常常会出现以下生理应激反应和心理应激反应。

一、应激的生理反应及特征

应激的生理反应主要是大脑通过自主神经系统、内分泌系统和免疫系统进行调节的,这些生理反应又通过反馈机制影响着神经系统、内分泌系统和免疫系统的功能,使机体尽可能从应激所造成的紊乱中恢复过来。从应激生理反应模块理论来看,目前有两个较成形的理论模块得到专家的共识。

(一)应急反应

最经典的应激的生理反应模块是坎农提出的"应急反应"(emergency reaction),是个体在感受到威胁与挑战时机体发生的"战斗与逃跑"反应。应急反应涉及的生理变化有:交感—肾上腺髓质系统激活,交感神经兴奋;心率加快,心肌收缩力增强,回心血量增加,心排血量增加,血压升高;呼吸频率加快,潮气量增加;脾脏缩小,脑和骨骼肌血流量增加,皮肤、黏膜和消化道的小动脉收缩,血流量减少;脂肪动员为游离脂肪酸,肝糖原分解为葡萄糖;凝血时间缩短等。

(二)慢性应激状态下生理反应

慢性应激状态以环境中有应激源、伴有负性情绪、对环境控制的缺乏或个体认为没有应对的可能性为特征。例如,突发公共卫生事件这一应激源、伴有负性情绪(恐慌、焦虑、悲伤等)、对环境控制的缺乏(个人对疫情的无力感)。其余自然情况还有经历不可逆转的伤残、某些与工作有关的慢性应激等。

伴有负性情绪而且个体认为应对没有可能性时的应激反应中,下丘脑—垂体—肾上腺皮质轴激活,极度警惕,运动抑制,交感神经系统激活,外周循环阻力增加,血压升高,但是心率和心输出量在副交感神经系统介导下减慢。肾上腺皮质激素分泌在经历突发公共卫生事件的个体中较常见。动物实验表明,肾上腺皮质激素分泌的增加与对环境控制的缺乏(个体对应激源没有应对的可能性)密切相关。此外,对环境的控制与肾上腺皮质激素水平的关系可扩展到在群体里的统治等级与肾上腺皮质激素水平的关系,统治等级越低的个体的肾上腺皮质激素水平越高。

二、应激的心理反应及特征

应激引起的应激反应可分两类:一是积极的心理反应;另一是消极的心理反应。积极的心理反应是指适度的皮层唤醒水平和情绪唤起;注意力集中;积极的思维和动机的调整。这种反应有利于机体对传入信息的正确认知评价、应对策略的抉择和应对能力的发挥。消极的心理反应是指过度唤醒(焦虑)、紧张;过分的情绪唤起(激动)或低落(抑郁);认知能力降低;自我概念不清等。这类反应妨碍个体正确地评价现实情境、选择应对策略和正常应对能力的发挥。具体而言,应激的心理反应涉及情绪反应、认知反应、自我防御反应及行为反应四个方面。

(一)应激的情绪反应

应激引起的心理反应主要是情绪反应。常见的危机消极情绪反应包括焦虑、抑郁、恐惧、愤怒等。这些负性情绪反应还可与其他心理行为活动产生相互影响,使自我意识变狭窄、注意力下降、判断能力和社会适应能力下降等。与心理危机的情绪反应相对应,机体在行为上也会发生改变,主要包括逃避与回避、退化与依赖、敌对与攻击、无助与自怜以及物质滥用等。如果这种危机的情境一直持续,则个体的情绪反应也会随着事情的进展不断转变,直到能够成功地应对危机情境或者是被这种巨大的刺激所压倒为止。

1. 焦虑(anxiety)　是最常见的心理应激反应,当个体预感危机来临或预期事物的不良后果时出现紧张不安、烦躁、心神不宁、担忧的情绪状态。适度的焦虑可以提高人的警觉水平,促使人投入行动,以适当的方式应对应激源。过度的焦虑则是有害的,它妨碍人准确地认识、分析和考察自己所面临的挑战与环境条件,从而就难以作出符合理性的判断和决定。

2. 抑郁(depression)　是以情感低落、哭泣、悲伤、失望、活动能力减退,以及思维、认知功能迟缓等为主要特征,包括一组负性情绪,如悲观、失望、无助感、过度依赖、绝望等。

3. 恐惧(fear)　企图摆脱或逃避某种情境而又苦于无能为力的情感体验,是特定刺激事件采取的自御反应。恐惧发生于自身安全和个人价值受到威胁,对身体安全的威胁多来自躯体应激,如感染某种疾病或面临天灾人祸等。个人价值和信念的威胁来自社会应激源,如对产生危害人类健康的传染病流行的恐惧。

4. 愤怒(anger)　是由于遇到与愿望相违背并一再地受到妨碍而逐渐累积起来的高度紧张情绪。愤怒与恐惧相反,是对目标的一种接受、争夺的情绪反应,与遭遇挫折以及同威胁斗争有关。尤其是在有目的的活动中,所追求的目标受阻,自尊心受到严重损伤,为排除阻碍或恢复自尊而出现的反应状态。

(二)应激的认知反应

应激时唤起注意和认知过程,以适应和应对外界环境变化。应激剧烈时,认知能力普遍下降。常见的认知性应激反应表现为:意识障碍,如意识模糊、意识范围狭小;注意力受损,表现为注意力集中困难、注意范围狭窄等;认知能力下降的一个解释是应激下唤醒水平超过了最适水平,会影响认知功能。此外,应激的情绪反应也会影响个体的注意、记忆、思维等认知过程。不良情绪与认知功能形成恶性循环,即不良情绪使认知功能下降,反过来又使不良情绪增强。

处在突发公共卫生事件的危机状态下,个体可能会出现各种认知障碍,具体表现有:

1. 感知觉障碍　表现为出现错觉或幻觉;对与灾难相关的声音、图像、气味等过分敏感或警觉;对痛觉刺激反应迟钝。

2. 思维障碍　表现为不同程度的意识偏窄,定向力障碍,思维迟钝,强迫性、重复性回忆;灾难的画面会在脑海中反复出现,有自发性语言,思维无条理性,难与人沟通,甚至出现妄想,记忆力减退、健忘。

3. 注意障碍　注意增强或难以集中、狭窄,不能把注意力和思维从危机事件上转移,缺乏自信,无法作决定,效能感降低。

(三)应激的防御反应

指在挫折和危机状态下,个体不自觉采用的自我保护方法。其目的在于避免精神上过分的痛苦、不快或不安,这种心理反应大多是在潜意识中进行的,又称心理防御机制。积极的防御反应在于能够使主体在遭受困难与挫折后减轻或免除精神压力,恢复心理平衡,甚至激发主体的主观能动性,激励个体以顽强的毅力克服困难,战胜挫折。消极的防御反应在于使个体可能因压力的缓解而自足,或出现退缩甚至恐惧而导致心理疾病。

常见的心理防御机制主要有以下几种:

1. 压抑(repression)　最基本的防御机制,也是其他防御机制的基础。压抑将那些危险的或令人痛苦的想法和感受排除在直觉范围之外,它常常是焦虑的来源。

2. 否认(denial)　否认是指拒绝接受不愉快的现实以达到保护自我、减轻心理压力的作用,是一种比较原始和简单的心理防御。他让人有意或无意地拒绝使人感动痛苦焦虑的事件。如拒绝承认突发公共卫生事件中亲人的死亡。

3. 退行(regression)　也称退化,指受到严重挫折时放弃习惯化的成熟应对策略,而使用早期幼稚的不成熟的方式应对挫折情境。如成年人在内心焦虑时可能不自觉地咬手指等。

4. 合理化(rationalization)　指一个人遭受挫折或无法达到自己所追求的目标时,常常采用各种"合理的理由"为自己辩解,以原谅自己而摆脱痛苦。如吃不到葡萄说葡萄酸。

5. 投射(projection)　是个体将自己身上所存在的心理行为特征推测成在他人身上也同样存在。投射能让我们利用别人作为自己的"代罪羔羊",使我们逃避本该面对的责任。如"五十步笑百步",都是一种投射的表现。

6. 幻想(fantasy)　指通过想象去满足受到挫折后需要没有得到满足的心理。常见于人格不成熟,甚至是精神疾病的患者。如果成年人常表现出这种应对方式,特别是分不清现实与幻想的内容时,就是病态了。

7. 升华(sublimation)　是一种较为积极的防御机制,是指将原始冲动以一种能被社会接纳的方式释放出来,既满足了本能欲望,又得到社会的许可。

(四)应激的行为反应

突发公共卫生事件造成的紧张和压力都可引起行为反应,机体为缓解应激源对自身的影响,摆脱紧张状态而采取应对方式。应激所致的消极行为反应常有以下几种表现:

1. 逃避与回避　这是一种常见的消极性的应激反应,逃避是解除应激源后而采取的远离应激源的行动,回避则是指预见到要有应激源并且在未接触应激源之前就采取行动远离它。回避多受避免伤害的安全动机驱使,与恐惧情绪有关。逃避和回避都是为了摆脱危机的影响,排除烦恼而采取的消极行为。此外,逃避和回避行为也包括一些消极不健康的行为,如个体采用不合理消极的方式麻痹自己,摆脱烦恼和焦虑,如酗酒、暴饮暴食、滥用药物等。

2. 敌对与攻击　敌对和攻击也是个体面对危机的基本行为反应类型,其共同的心理基础是愤怒,有时甚至出现自伤及伤人行为(如:争吵、冲动、伤人、毁物、自伤、自杀等)。敌对是内心有攻击的欲望而表现出来不友好、憎恨或者羞辱别人。攻击是以进攻的方式对危机作出反应,攻击的对象可能是人也可能是物;可能针对别人也可能是针对自己;可能是言语的也可能是肢体的。

3. 无助与自怜　当环境的要求被认为超出个人的应对能力时,就会产生无助。个体试图控制情境的努力被证明是无用的,动机受损,往往自哀自怜并伴有抑郁情绪。行为则表现为不再采取行动来改变现状,对他人和环境产生怀疑、疏离甚至敌意,且再次遇到应激时也会习惯性地不再寻求社会支持,不能够积极地应对。

4. 退化与依赖　个体经历突发公共卫生应激事件时,表现出幼童期不成熟的应对方式,如哭啼、倒地、解除意志努力、放弃责任与义务、完全依赖他人照顾与关心等,以减轻内心的痛苦与压力。退化行为必然伴随着产生依赖心理和行为,导致个体过于依赖别人,事事需要他人的帮忙和关心,而不是靠自己的努力去解决危机。

总之,应激状态下产生的各种行为反应都具有一定的适应意义,在一定范围和一定限度内是有益的,但超越了一定范围与限度则可能给个体带来适应性障碍。

第三节　突发公共卫生事件下的应激与应激反应监测和信息管理

研究发现,应激反应可以激活自主神经系统和下丘脑—垂体—肾上腺轴两个主要通路。不同应激源引起的应激状态以不同途径刺激交感肾上腺系统和下丘脑 - 垂体 - 肾上腺轴,在改变机体内环境上产生普遍效应,如基础代谢增加、腺体分泌增加等,由此提高机体对应激的适应。那么,突发公共事件这一急性应激背景下,如何把应激状态客观测量出来以便定量观察应激过程? 如何应对突发公共卫生事件的相关信息进行科学有效的管理? 本节将围绕这两个问题展开阐述。

一、应激反应的生理评估

(一)体温和血容量

由于交感神经和增大的肾上腺髓质释放去甲肾上腺素活动,引起的应激状态可以造成外周血管收缩,继而导致外周血流的变化。这些变化可以用皮肤表面温度测量出来,其微小变化用放置在肢体任何部位的热敏电阻测得,包括手指、前臂、脚趾和小腿。这些部位也是体积描记器测量血容量的常用区域。应激使这些部位的血容量降低。也可以利用电子测温仪测定肛温。体温的动态变化可显示体温调节的强度和机体总的受热状况。外周温度和血容量的测量可以作为评估应激反应性的主要指标。

（二）皮肤电

应激引起的交感神经系统兴奋状态可通过皮肤电位和皮肤电反应测得。个体在应激状态下皮肤会出汗，皮肤表面潮湿后改变了皮肤表面的电阻和电导，这种电活动改变可指示应激反应的程度。当用在生物反馈时，个体可以看到他们自己的应激反应水平。这些测量，向临床医师提供了观察应激状态的方法。有学者发现，脑损伤患者在心理应激时皮肤电导率和自发的皮肤电反应次数明显增加，但优势半球损害时的变化较非优势半球损害时小。

（三）心血管活动

心率是评价机体心血管系统紧张度的重要标志。应激反应中，肾上腺髓质肾上腺素分泌的增加，影响着心脏的活动，血压和心率是容易准确测量的生理指标。研究人员用频谱分析仪对热应激的动脉压和心率以及心脏压力感受器的反应进行测量，发现热应激引起的动脉压变化可通过反射性的心率变化来调节。电子血压计用于测量血压，体积描记技术、心电图或手摸腕部皆可用于估计心率。

（四）肌电图和脑电图

应激状态下，人的肌肉会处于绷紧状态。研究发现骨骼肌张力和应激状态成正比，应激肌肉张力升高可用肌电图来测量。传感器放在皮肤表面，可以探测肌肉群的电活动，电活动越高表明肌肉张力越大。用生物反馈治疗的类型决定肌电图测量和训练的位置。总之，肌电图提供了应激肌肉张力升高的测量方法。

此外，研究者们已观察到主观体验与不同脑波频率的相应变化，应激反应与激起和警觉的主观状态有关。如有学者发现，PTSD 患者对创伤性视觉刺激物反应的潜伏期明显缩短，脑电波幅高于对照组 5 倍。因此，脑电图可以在评定体内应激水平上起作用。脑电生物反馈可在治疗某些与应激有关的疾病上使用，包括一些抑郁症、疼痛和失眠。

（五）心率和心率变异性

心率和心率变异性（HRV）可以在被试整个测试过程中持续测量，因此作为评估应激水平的一个指标被广泛运用。目前，HRV 的评估越来越受到关注，其通过测量连续正常 P-P 间期变化的变异性来反映心率的变化，在一定程度上可以反映自主神经系统活性。HRV 大体包括高频（HF）成分和低频（LF）成分，许多研究表明其与应激指数高度相关。也有研究指出，呼吸频率和 HRV 的联合分析可更可靠地表现自主神经对压力的反应。

（六）线粒体 DNA 含量和功能

现有研究表明线粒体是对心理应激反应最为敏感的细胞器。应激暴露会导致每个细胞的线粒体含量和功能的变化。线粒体是一种存在于真核生物细胞质中，含有核外遗传物质的半自主性细胞器。近年来，线粒体含量及其功能指标已经成为应激研究领域的重要组成部分。在应激作用下，下丘脑 - 垂体 - 肾上腺皮质（HPA）轴和交感神经 - 肾上腺髓质（SAM）

轴的具体活动可以通过线粒体功能进行直接调节。由人类为被试的实验研究表明，严重的心理应激会对线粒体结构和功能造成不利影响，并与线粒体 DNA 拷贝数及其功能变化有关。因此，在应激研究领域，应逐渐把线粒体 DNA 含量和功能视作应激反应的一个客观、有效的生理指标。

二、应激反应的心理评估

由于突发公共卫生事件的意外性和紧迫性，需要对当事人进行迅速、有效的心理评估，评估内容可根据突发公共卫生事件及当事人的状况，选择不同的评估内容、方法和手段。

（一）心理评估的内容

1. **评估突发公共卫生事件的严重程度**　评估突发公共卫生事件的严重程度主要是基于对当事人认知、情绪情感和行为三个功能方面的评价。认知功能主要是当事人注意力是否过度集中在突发事件中，对正常生活的感知、记忆、注意、思维能力是否下降等；情感评估主要是确认个体在突发事件中表现出来的情绪状态，是否有紧张、焦虑、抑郁、愤怒等表现；行为评估则是对个体是否有退缩、回避、攻击、酗酒、冲动、自伤等行为。

2. **评估当事人目前的情绪状态**　评估当事人情绪状态包含突发公共卫生事件的持续时间和当事人的情绪承受能力或应付能力。如该事件是一次性的还是反复性的？对当事人来说已经持续了多长时间？个体在突发事件中情绪应对能力可能会相对缺乏，尤其是完全缺乏情绪反应能力的当事人，绝望感和无助感是情绪低落和抑郁情绪的一个明确线索。

3. **评估事件发生后的可利用资源**　如当事人本人的特点、能动性、可获得的社会支持以及应用替代解决方法的能力。

（二）心理评估的方法

1. **晤谈法**　通过面对面交谈，评估当事人目前的心理功能状态，可从认知、情绪和行为几个方面进行。这些内容可在交谈时直接观察，也可提出问题让当事人回答，或者按照诊断量表进行结构式晤谈。

2. **行为观察**　包括自然观察和控制观察，主要观察当事人的行为表现。行为观察的目标包括：外观仪表、言语和动作风格、人际沟通风格以及应对方式等。

3. **心理测量**　是依据一定法则，用数量化手段对个体心理现象和行为加以确定和测定，主要采用心理测验这一工具。

（三）心理评估常用量表

1. **突发公共卫生事件问卷（PQEEPH）**　该问卷共 27 个项目（表 12-1），包含抑郁、神经衰弱、恐惧、强迫—焦虑和疑病 5 个维度，按情绪反应程度（没有、轻度、中度、重度）和频度（偶尔、有时、经常、总是），对应评 0～3 分。每个维度的总分除以项目数，即为该维度的得分，理论最高值为 3，最小值为 0。

表 12-1　突发公共卫生事件问卷的具体内容

指导语:请你根据自己在突发公共卫生事件期间的行为和感受,对照下面每一条描述,选择最恰当的答案。

第一部分	没有	轻度	中度	重度
1. 担心自己和家人被感染	0	1	2	3
2. 对异性不再像从前那样注意了	0	1	2	3
3. 反复洗手,擦洗东西,但总觉得不够干净	0	1	2	3
4. 感到没有精神,脑子变迟钝,注意力不集中,记忆力差	0	1	2	3
5. 感到心跳加快,出汗,脸红	0	1	2	3
6. 精力比以前差	0	1	2	3
7. 精神容易疲劳而且不易恢复	0	1	2	3
8. 没有食欲,体重明显减轻	0	1	2	3
9. 脑子不如以前灵活了	0	1	2	3
10. 碰到与突发性公共卫生事件相关的事情,就觉得害怕,心跳加快	0	1	2	3
11. 有头晕,心慌,腹胀,便秘或腹泻等症状	0	1	2	3
12. 头疼,浑身肌肉酸痛	0	1	2	3
13. 有种不祥的预感	0	1	2	3
14. 在人群聚集的地方特别是医院附近,感到紧张不安,提心吊胆	0	1	2	3
第二部分	偶尔	有时	经常	总是
1. 对什么都没有兴趣	0	1	2	3
2. 非常在意身体上出现的任何不舒服	0	1	2	3
3. 出现与突发性公共卫生事件相关的症状,怀疑自己已经感染	0	1	2	3
4. 胡思乱想而无法控制	0	1	2	3
5. 尽量不医院或人群聚集的地方,与人接触时,也总戴着口罩	0	1	2	3
6. 觉得烦恼,容易发脾气	0	1	2	3
7. 觉得自己很没用	0	1	2	3
8. 明知道无济于事,但无法控制地反复考虑、反复洗手	0	1	2	3
9. 去医院看病确定自己是不是已经被感染	0	1	2	3

续表

第二部分	偶尔	有时	经常	总是
10. 睡眠不好(入睡困难、多梦,睡眠节律紊乱)	0	1	2	3
11. 无法控制过分的紧张害怕	0	1	2	3
12. 想一死了之	0	1	2	3
13. 想到与突发性公共卫生事件有关的东西,就没有心思干别的事情	0	1	2	3

计分方法:5 个维度的项目组成分别是:抑郁(第一部分 4、6、7、8、9、12 项),神经衰弱(第二部分 4、6、7、10 项),恐惧(第一部分 1、3、10、14 项;第部分 2、5 项),强迫 - 焦虑(第一部分 5、11 项,第二部分 11、12、13 项)和疑病(第二部分 3、9 项)。被试者按情绪反应发生的程度(没有、轻度、中度、重度)和频度(偶尔、有时、经常、总是),对应评分 0 分、1 分、2 分、3 分。每个维度的总分除以项目数,即为该维度的得分,理论最高值为 3,理论最小值为 0。

　　2. 心理健康自评问卷(SRQ)　该问卷是世界卫生组织(WHO)发布的精神失调简易快速筛查工具,而且是针对发展中国家设计的,有助于对文化程度不一的经历突发公共卫生事件人群的精神卫生需求作出评估和预测。该问卷共包含 20 个条目,考察过去 1 个月内是否受到相关问题的困扰,若存在相符合的问题,则选"是",否则选"否"。得分越高,表示精神失调症状越突出(表 12-2)。

表 12-2　心理健康自评问卷(SRQ)具体内容

指导语:在过去 30 天内,您可能受到以下一些困扰。如果哪个条目与您的情况相符,并在过去的 30 天内都存在,请选择"是"如果这个问题与您的情况不相符,或在过去的 30 天内不存在,请选择"否"。

	是	否
1. 您是否经常头痛?	1	2
2. 您是否食欲差?	1	2
3. 您是否睡眠差?	1	2
4. 您是否易受惊吓?	1	2
5. 您是否手抖?	1	2
6. 您是否感觉不安、紧张或担忧?	1	2
7. 您是否消化不良?	1	2
8. 您是否思维不清晰?	1	2
9. 您是否感觉不愉快?	1	2
10. 您是否比原来哭得多?	1	2
11. 您是否发现很难从日常活动中得到乐趣?	1	2

续表

	是	否
12. 您是否发现自己很难做决定?	1	2
13. 日常工作是否令您感到痛苦?	1	2
14. 您在生活中是否不能起到应起的作用?	1	2
15. 您是否丧失了对事物的兴趣?	1	2
16. 您是否感到自己是个无价值的人?	1	2
17. 您头脑中是否出现过结束自己生命的想法?	1	2
18. 您是否什么时候都感到累?	1	2
19. 您是否感到胃部不适?	1	2
20. 您是否容易疲劳?	1	2

3. 广泛性焦虑障碍量表(GAD-7)　广泛性焦虑是一种以长期持续紧张不安与过度焦虑为核心症状的精神障碍。GAD-7是目前临床上用于评估广泛性焦虑障碍的简洁且行之有效的方式之一,由Spitzer等根据《美国精神障碍诊断统计手册(第4版)》(DSM-IV)编制,根据被试过去2周内的状况,评估其是否存在量表7个项目所描述的症状。量表采用0(完全不会)~3分(几乎每天)4级评分,各项目分数相加即为总分。根据总分进行评估:0~4分,无;5~9分,轻度;10~14分,中度;15~21分,重度(表12-3)。

表 12-3　广泛性焦虑障碍量表(GAD-7)的具体内容

指导语:在过去2周内,您有多少时间受到以下任何问题困扰?				
	完全不会	几天	一半以上的日子	几乎每天
1. 感觉紧张,焦虑或急切	0	1	2	3
2. 不能够停止或控制担忧	0	1	2	3
3. 对各种各样的事情担忧过多	0	1	2	3
4. 很难放松下来	0	1	2	3
5. 由于不安而无法静坐	0	1	2	3
6. 变得容易烦恼或急躁	0	1	2	3
7. 感到似乎将有可怕的事情发生而害怕	0	1	2	3
计分方法:各项目分数相加即为总分。根据总分进行评估:0~4分,无;5~9分,轻度;10~14分,中度;15~21分,重度。				

4. 患者健康问卷(PHQ-9)　该问卷有Spitzer等编制,包含DSM-IV中全部9项诊断标准,询问患者在过去2周内是否被这些症状所困扰,是用于评估抑郁情绪程度的实用工具。这9项题目的总分从0(无抑郁症状)~27分(严重抑郁)。各项目分数相加即为总分,5~9

分,提示存在抑郁症状;10～14分,提示轻度抑郁;15～19分,提示中重度抑郁;20分以上,提示严重抑郁(表12-4)。

表 12-4　患者健康问卷(PHQ-9)具体内容

指导语:在过去2周内,您被下述问题困扰的频繁程度如何?	完全没有	有几天	超过一半的时间	几乎每天
1. 没有兴趣或乐趣做事情	0	1	2	3
2. 心情差、沮丧或者感觉生活没有希望	0	1	2	3
3. 难以入睡,或者容易醒,或睡得太多	0	1	2	3
4. 感到疲倦或者没有精力	0	1	2	3
5. 胃口差或者吃得过多	0	1	2	3
6. 自我感觉很差,或者是个失败者,或者让自己和家人失望	0	1	2	3
7. 很难集中精神做事情,如看报纸或看电视	0	1	2	3
8. 活动或讲话的速度很慢,别人都能看出来;或者相反,变得比平时更烦躁或坐立不安、走来走去	0	1	2	3
9. 有活着不如死了好或以某种方法伤害自己的想法	0	1	2	3
计分方法:各项分数相加即为总分。这9项题目的总分从0(无抑郁症状)到27分(严重抑郁)。5～9分,提示存在抑郁症状;10～14分,提示轻度抑郁;15～19分,提示中重度抑郁;20分以上,提示严重抑郁。				

5. **急性应激障碍量表(ASDS)**　该量表作为自评问卷,除了用于评定急性应激障碍外,还可以预测创伤后应激障碍的发生风险。它基于《美国精神障碍诊断统计手册(第4版)》(DSM-IV)标准制定,共有19个项目,包括解离、闯入、回避和高警觉4个维度,采用5级计分,得分越高,急性应激症状越明显,高于56分者即考虑存在急性应激障碍。该量表(表12-5)对识别急性应激障碍有较好的灵敏度(95%)和特异性(83%)。

表 12-5　急性应激障碍量表(ASDS)具体内容

指导语:请回答以下问题,描述你在事件发生后的感受。在每个问题后选择一个数字来表示你的感受。	完全没有	有一点	中等的	比较明显	非常明显
1. 情感麻木	1	2	3	4	5
2. 环境观察力减低	1	2	3	4	5
3. 现实解体	1	2	3	4	5
4. 人格解体	1	2	3	4	5
5. 分离性遗忘	1	2	3	4	5
6. 闯入性回忆	1	2	3	4	5

续表

	完全没有	有一点	中等的	比较明显	非常明显
7. 噩梦	1	2	3	4	5
8. 再体验	1	2	3	4	5
9. 情绪反应	1	2	3	4	5
10. 回避回想	1	2	3	4	5
11. 回避谈及	1	2	3	4	5
12. 回避相关提示物	1	2	3	4	5
13. 回避相关情感	1	2	3	4	5
14. 睡眠问题	1	2	3	4	5
15. 易激惹	1	2	3	4	5
16. 注意力问题	1	2	3	4	5
17. 过度警觉	1	2	3	4	5
18. 惊跳反射过程	1	2	3	4	5
19. 生理反应	1	2	3	4	5

6. 创伤后应激障碍清单 17 项版本（PCL-C） 根据 DSM-IV 中有关 PTSD 的诊断标准制定,主要用于评定受试者有无创伤后应激症状,既可以筛查现有的 PTSD 患者,也可以对以后是否发生 PTSD 进行预测。PCL-C 共有 17 项症状,包括闯入性症状、回避症状和警觉性增高症状三大组,每项症状的严重程度按 1（没有发生）～5 分（极重度）5 级评分,总分 17～85 分,可分为再体验、回避/麻木和高警觉 3 个分量表。总分和各因子分可作为心理健康水平的指标。当受试者总分≥50 分,则诊断为 PTSD 的可能性较大,为筛查阳性（表 12-6）。

表 12-6　PTSD 自评量表（PCL-C）具体内容

指导语:下表中的问题和症状是人们通常对一些紧张生活和事件经历的反应。请仔细阅读每一个题目,对上一个月内,各类事件和问题对您产生的烦扰程度进行评分,请在右框打钩选择。					
	一点也不	有一点	中度的	相当程度的	极度的
1. 反复回忆应激的经历,不断地想起或者产生想象,并对自己产生困扰	1	2	3	4	5
2. 反复出现关于应激事件的噩梦	1	2	3	4	5
3. 突然感觉好像过去经历的应激事件又再次发生了	1	2	3	4	5
4. 当某些事件勾起对应激经历的回忆时,您会心烦不安	1	2	3	4	5

	一点也不	有一点	中度的	相当程度的	极度的
5. 当某些事物勾起您对应激经历对回忆时,会出现一些生理反应(如:心跳加速、呼吸困难、出汗)	1	2	3	4	5
6. 刻意回避想起或谈论应激经历或者回避与之相关的情绪	1	2	3	4	5
7. 刻意回避使你想起那段应激经历的活动或场合	1	2	3	4	5
8. 记不起应激经历的重要内容	1	2	3	4	
9. 对过去喜欢的活动失去兴趣	1	2	3	4	5
10. 感觉与他人疏远或脱离	1	2	3	4	5
11. 感情麻木或感受不到与亲近之人的爱	1	2	3	4	5
12. 感觉好像未来会由于某种原因被突然中断	1	2	3	4	5
13. 入睡困难或易醒	1	2	3	4	5
14. 易怒,容易暴发愤怒	1	2	3	4	5
15. 难以集中注意力	1	2	3	4	5
16. 处于过度机警、警戒状态	1	2	3	4	5
17. 感觉神经质,易受惊吓	1	2	3	4	5

计分方法:各项分数相加即为总分。参考值范围为 38～47 分。17～37 分,无明显 PTSD 症状;38～49 分,有一定程度的 PTSD 症状;50～85 分,有较明显的 PTSD 症状,可能的诊断为 PTSD。(结果非诊断性,仅供参考)

三、应激状态下的信息管理

平时,很多突发公共卫生事件,也许一些人没有在现场,不是亲历者。经由大众媒体的宣传,把这些信息传播开来,使这部分人也变成了"亲历者",进而引发担忧甚至恐慌。因此,要处理好突发公共卫生事件应激状态下的信息管理。

(一)传播权威信息,形成网络谣言治理合力

近些年,网络谣言似乎已经成为突发公共卫生事件的"标配",容易引发次生灾害,影响相关工作的推进。融媒体时代,对网络谣言的管理也应结合传统媒体及新媒体的特点,充分发挥各自的优势,形成治理合力。

1. 传统主流媒体及时公布真相以正视听　突发公共卫生事件背景下,媒体传播出来的

海量信息可谓是泥沙俱下。其间,主流新闻媒体扮演着十分重要的角色,扎实的新闻专业知识,有助于主流媒体及时、准确、专业地呈现新闻信息,严肃严谨、客观理性的态度有利于疫情情况的真实反映与科学防控知识的有效宣传,避免社会恐慌造成谣言滋生与传播,很大程度上维护了社会稳定和舆论秩序。

2. 利用短视频平台提升真实信息覆盖率 由于短视频平台拥有庞大的用户基数,主流媒体可以借助短视频平台,最大限度传播权威信息、防止谣言扩散。对于那些错误的、不良的信息,能够对其进行识别,学会接受合理的信息。

(二)引导公众接受合理信息,控制信息的数量

面对突发公共卫生事件,应引导公众逐渐养成一种习惯或能力,能够初步对一些信息作出有效辨别。对于那些错误的、不良的信息,能够对其进行识别,学会接受合理的信息。然而,多数情况下大众很难作出判断,这需要引导大众学会从正规渠道,比如官方的、权威的信息渠道获得,不要轻信通过非正规渠道传播出来的小道消息,尤其是一些危言耸听的谣言。此外,担心被波及的公众会存在过度焦虑、恐慌的心理,对此类信息会过度的关注,面对海量的尤其是会引起焦虑不安的相关信息时,公众会出现烦躁不安,失眠,头痛、胸闷等表现。这种情况下,引导公众学会控制信息的数量就格外的重要。具体的做法是,阅读一些与之无关的信息。

第四节 突发公共卫生事件下的心理应激

个体面对突发公共卫生事件时,通过认知、应对、社会支持和个性特征等中间多因素的影响或中介,最终以心理生理反应表现出来的作用"过程"即为心理应激。个体的心理应激反应主要表现为以下症状:①意识状态警觉性增高,对刺激很敏感;②注意力分散而难以集中,易出差错;③思维杂乱、刻板、缺乏灵活性;④情绪不稳定,易激惹,易哭泣,或焦虑不安、慌张恐惧,甚至出现攻击行为;⑤行为动作坐立不安、震颤、小动作多;⑥食欲减退,睡眠障碍,慢性躯体疼痛;⑦物质依赖(如:烟酒、药物等用量增加)。

一、心理应激的中介机制

(一)认知评价

认知评价是指对突发公共卫生事件的性质、程度和可能的危害情况的认知评估。认知评价在心理应激中具有关键性作用,通过认知评价,能够判断外界的要求是什么,其威胁有多大,以及个体所具备的资源有哪些。Folkman 和 Lazarus 将个体对应激源的认知评价过程分为初级评价和次级评价两个阶段。初级评价是个体在突发公共卫生事件发生时立即通过认知活动判断其是否与自己有利害关系。一旦得到有关系的判断,个体就会对自己的应对

能力和资源条件进行评估,即个体是否能够对抗应激事件带来的威胁、伤害或挑战。当个体的应对能力很差时,心理应激体验就会很强烈。

(二)应对方式

应对方式是个体对生活事件及因该事件而出现的自身不稳定状态所采取的认知和行为措施。如果从应对的主体角度看,应对互动涉及个体的心理活动(如:再评价)、行为操作(如:回避)和躯体变化(如:放松)。从应对的指向性看,有针对事件或问题的问题关注应对(problem-focused coping),有针对个体的情绪反应的情绪关注应对(emotion-focused coping)。从应对是否有利于缓冲应激的作用,从而对健康产生有利或不利影响来看,有积极应对和消极应对。面对突发公共卫生事件,如果人们能够成功应对,则可以提高人们对于应激的适应性,维持情绪的平衡和社会功能,否则会产生心理应激反应。

(三)社会支持

社会支持是指个体与社会各方面包括亲属、朋友、同事及家庭、单位等社团组织所产生的精神与物质上的联系程度。社会支持的形式包括信息支持、实物支持和情感支持。社会支持具有减轻心理应激的作用,是应激作用过程中个体"可利用的外部资源"。研究表明社会支持与应激事件引起的心身反应呈负相关,说明社会支持对健康具有保护作用,可以降低心身疾病的发生和促进疾病的康复。

(四)个性特征

个性特征会影响对应激事件的认知评价、应对方式、社会支持等,并进而影响心理应激的反应,是应激系统中的核心因素。神经质、敌意和缺乏控制感等都属于应激的易感个性特质。多项研究表明,即使面对同样的应激源,在不考虑认知评价的情况下,一些个体相对另一些个体具有高心理应激反应性,如:心理应激反应高的儿童遇到的应激越多表现出的疾病越多。在心理应激作用过程中,个体与各种应激因素存在广泛联系,个性通过与各因素间的相互作用,最终影响应激心身反应的性质和程度,并与个体的健康和疾病相联系。

二、常见心理应激障碍

经历突发公共卫生事件的大多数个体,最初出现的震惊、差异、愤怒、恐惧、无助和慌乱等,可能会随着时间的流逝而减轻,这是正常的心理应激反应。然而,有少数人的应激反应超过一定强度或持续时间超过一定限度,并对其社会功能和人际交往产生了较为明显的影响,便构成了心理应激障碍,如广泛性焦虑障碍、急性应激障碍、创伤后应激障碍、适应障碍等。

(一)广泛性焦虑障碍

广泛性焦虑障碍(generalized anxiety disorder,GAD)是指以经常或持续的、全面的、无明确对象或固定内容的紧张不安及过度焦虑感为特征,其紧张不安与恐慌程度与现实处境很不相称。整日处于大祸临头的模糊恐惧和高度警觉状态,惶惶不可终日。自主神经功能失调的症状经常存在,表现为心悸、出汗、胸闷、呼吸急促、口感、便秘、腹泻、尿急、尿频、周身肌肉酸麻胀痛;运动性不安主要表现为搓手顿足、来回走动、坐立不安、手指震颤、全身肉跳等。由于紧张不安,以及警觉性高,对外界刺激易出现惊跳反应,注意力难以集中,有时感到脑子一片空白。

(二)急性应激障碍

1. 急性应激障碍(acute stress disorder,ASD)　又称急性应激反应,是指由突如其来且异乎寻常的威胁性生活事件和灾难引起的一过性精神障碍。急性应激障碍患者最初常出现"茫然"状态,表现为意识范围狭窄、不能领会外在刺激、定向力障碍;紧接着这种状态,是对周围环境的进一步退缩,表现为少语少动、目光呆滞、问而不答、不吃不喝、呆若木鸡;也有人会表现为激越性活动过多,常存在惊恐表现。其在遭受精神刺激之后数分钟至数小时之内起病,历时数天或数周,经及时治疗,预后良好,大多数患者可完全恢复。部分患者病程可达 1 个月,若病程超过 1 个月,则可能发展为创伤后应激障碍。

2. 急性应激障碍的诊断　主要依靠临床特征、心理评估、实验室及其他辅助检查等结果。需要注意的是,应激源的影响与症状的出现之间必须有明确的时间上的联系。症状即使没有立刻出现,一般也会在几分钟之内出现。此外,症状还包括:①表现为混合性且尝尝有变化的临床相,除了初始阶段的茫然状态外,还可能伴有抑郁、焦虑、愤怒、绝望、活动过度、退缩,且没有任何一类症状持续占优势;②如果应激性环境消除,症状会迅速缓解,如果应激持续存在或具有不可逆转性,症状一般在 24～48 小时开始减轻,并且大约在 3 天后往往变得十分轻微。

(三)创伤后应激障碍

1. 创伤后应激障碍(posttraumatic stress disorder,PTSD)　是指个体经历、目睹或遭遇到一个或多个涉及自身或他人的实际死亡,或受到死亡威胁,或严重的受伤,或躯体完整性受到威胁的事件后,所导致的个体延迟出现和持续存在的精神障碍。如部分 COVID-19 患者在经历 COVID-19 后,可能出现焦虑、抑郁、恐惧等情绪,以及噩梦、逃避行为等,产生创伤后应激障碍。2003 年 SARS 发生后,有 10% 左右的人出现了 PTSD 症状,而在西非埃博拉病毒感染的个体中,有 20% 左右出现了 PTSD 症状。

2. 临床症状　PTSD 的核心症状包括创伤性再体验、回避和麻木以及警觉性增高三组症状。在持续性麻木和情绪迟钝的状况下,患者不断地在闯入性的回忆或梦中反复再现创伤性体验,与他人疏远,对周围环境毫无反应,快感缺乏,回避易使人联想到创伤的活动或情境。通常还存在自身神经过度兴奋状态,表现为过度警觉、惊跳反应增强、失眠。焦虑和抑郁常与上述症状并存。

3. 诊断标准　ICD-11 对 PTSD 的诊断标准为:

(1)以生动的闯入性记忆、闪回或噩梦的形式,重新体验当前的创伤性事件。通常伴随着强烈的或压倒性的情绪,特别是恐惧的或恐怖的,以及强烈的躯体感觉。

（2）回避想起或回忆创伤性事件,或避免相关的活动、情境或人。

（3）持续警惕当前的威胁,例如对意想不到的声音或刺激的警觉性增强,有惊跳反应;症状至少持续数周,并对个人、家庭、社会、学习、职业或其他重要功能领域造成严重损害。

（四）适应障碍

适应障碍（adjustment disorder）是一种主观痛苦和情绪紊乱的状态,出现于对明显的生活改变或应激性事件的结果进行适应的过程中。起病通常在应激性事件或生活改变发生后1个月之内,除长期的抑郁性反应外,症状持续时间一般不超过6个月。个体的易感性在适应障碍的发生与表现形式上起着更大的作用。适应障碍的临床表现形式多样,主要以情绪障碍为主,如抑郁、焦虑、烦恼,感到对目前的处境不能应付,无从计划,难以继续。此外,还有日常事物中一定程度的功能缺损。适应障碍的诊断标准为:

1. 生活事件　有明显的生活事件（但不是灾难性的或异乎寻常的生活事件）应激源作为诱因,特别是生活环境或社会地位的改变,情绪、行为异常等精神障碍,多开始于应激源发生后1个月内。

2. 社会适应能力　有证据表明患者的社会适应能力不强。

3. 临床表现　以情绪障碍为主,如烦恼、焦虑、抑郁等,同时有适应不良行为（如不愿与人交往、退缩等）和生理功能障碍（如睡眠不好、食欲缺乏等）。但严重程度达不到焦虑症、抑郁症或其他精神障碍的标准;

4. 社会功能　一般会出现社会功能受损;

5. 病程　至少1个月,最长不超过6个月。

第五节　突发公共卫生事件下的心理危机干预和效果评估

任何突发公共卫生事件都可能会造成短期（急性期）和中长期（慢性期）影响,包括所涉及人员出现各种心理问题,甚至增加发生精神疾病的风险、出现急性应激障碍、创伤后应激障碍、焦虑及抑郁等。若不及时进行心理干预,将会造成长期且深远的心理健康损害。因此,对遭遇突发公共卫生事件的个体和群体开展心理危机干预则显得至关重要。

一、心理危机干预模式

心理危机干预的模式主要有平衡模式、认知模式和心理社会转变模式三种,这三种模式为不同的危机干预策略和方法奠定了基础。

（一）平衡模式

平衡模式（equilibrium model）强调突发公共危机事件中的个体常处于一种心理或情绪

的失衡状态,这种状态下,个体原有的应对方式和解决问题的办法不能满足危机事件的处置。因此,平衡模式认为心理危机干预的目标就是帮助危机事件中的个体或群体重新获得危机前的平衡状态。平衡模式一般被运用在危机事件的早期处置中。从组织层面上而言,恢复平衡、维持稳定安全的局面是心理危机干预的第一要务。

(二)认知模式

认知模式(cognitive model)强调非功能性的认知模式在危机事件中扮演着重要的角色,认为危机导致的心理伤害的主要原因不在于事件本身,而是个体对危机事件和围绕事件的相关境遇进行了错误的认知。该模式强调,只要改变个体不良的思维方式,消除非功能性认知中非理性的内容和自我否定的内容,危机中的个体才能恢复理性和重新获得自我肯定,最终获得对危机的控制能力。该模式较适用于那些心理危机状态基本稳定下来,逐步接近危机前心理平衡状态的当事者。

(三)心理社会转变模式

心理社会转变模式(psychosocial transition model)强调资源在个体危机处置中的作用。个体的资源包括自身的能力,也包括其可利用的环境资源和社会支持。在心理危机干预中,该模式强调对个体危机有关的内外部困难进行评估,然后帮助个体学会把内部资源与社会支持、环境资源充分结合并调动起来,并注意挖掘和调整自身的应对方式,从而重新获得对生活的控制。同认知模式类似,心理社会转变模式也适合于危机事件稳定后阶段个体的处置。

将平衡模式、认知模式和心理转变模式整合在一起,形成了一种统一的、综合的危机干预模式,它是多种危机干预模式的有机整合。

二、心理危机干预的原则和步骤

(一)心理危机干预的原则

1. 心理危机干预需多方协作　心理危机干预是医疗救援工作的一个组成部分,应该与整体救援工作结合起来,以促进社会稳定为前提。由于心理危机干预的重点依次是第一、二、三级人群,和医疗救援融合是接触这些人群的最好机会,过于强调心理危机干预的独特性不利于工作的开展。

2. 充分保护受干预对象的权益　心理危机干预活动一旦进行,应该采取措施确保干预活动得到完整地开展,避免再次创伤。对有不同需要的受灾人群应综合应用干预技术,实施分类干预,针对受助者当前的问题提供个体化帮助。严格保护受助者的个人隐私,不随便向第三者透露受助者个人信息。

3. 以科学的态度对待心理危机干预　明确心理危机干预是医疗救援工作中的一部分,不是"万能钥匙",不能凌驾于其他救援内容之上,更不可因此影响当地社会和公众情绪的稳定。

（二）心理危机干预的实施步骤

1. 心理危机评估　在短期内通过评估迅速准确地了解个体在突发公共卫生事件中的反应，是进行危机干预的前提。评估主要包括突发公共卫生事件中个体的生理、心理、社会状态，个体采取的应对方式等。评估必须贯穿于危机干预过程的始终。

2. 制订心理危机干预方案　在评估的基础上制订有效的心理危机干预方案。方案设计中要充分考虑到可以解决当前危机或防止危机进一步恶化的方法，确定应该提供的支持。

3. 实施心理危机干预　实施心理危机干预时，要与当事人建立有效的沟通倾诉途径，指导当事人进行适当的情绪宣泄，以减轻焦虑。此外，需帮助当事人正确认识突发公共卫生事件，纠正错误、不合理的认知，并向当事人提供应对技巧及社会支持。

4. 对危机干预效果进行评估　通过观察、交谈以及使用量表等方式对个体进行危机的效果进行评估，并及时调整危机干预方案。

三、心理危机干预技术及效果评估

（一）一般支持性技术

1. 沟通技术　建立良好的咨询关系是心理危机干预工作有效开展的基本保证，如果无法与受干预者建立良好的沟通和信任合作关系，干预技术难以执行和贯彻，干预的效果就会大打折扣。在与对方沟通时要做到：表情亲切、目光和蔼、语气平缓、姿态放松、手势优美；同时，用心聆听、同感共情、表达准确、开放提问；此外，避免使用专业或难懂的术语，避免给予过多的保证。

2. 倾听技术　心理危机干预中，危机事件中的个体更多的是诉说自己的故事和情感，良好的倾听技术是危机干预者必备的基本素质。突发公共卫生事件下，个体的心理平衡被打破，随后出现无所适从，甚至是思维和行为的紊乱。因此，干预者应注重倾听，对当事人的不良情绪状态要进行及时宣泄和疏导，采用非指导性倾听原则，通过言语和非言语的技术，让其表达内心的痛楚。

3. 情感支持技术　危机事件早期的个体，其情感张力大，情绪反应强烈。心理危机干预中需要对其进行充分的情感支持，不仅有利于其情绪的充分表达，也有利于干预者对其心理健康状态进行准确地把握。做到这些，共情就显得尤为重要，只有真正走进对方的内心世界，才能真正理解问题的实质，提供切实有效的情感支持。干预者不仅要给予情感支持，也要有指导，更要给出具体可行、有针对性的行动措施。

4. 稳定情绪技术　心理危机干预的一项重要工作内容就是稳定危机事件人群的情绪。在良好的倾听和理解支持的基础上，增强受干预者的安全感，提供准确及权威的信息，给予实际的协助，都是稳定情绪的主要措施。运用言语和行为的支持，帮助受干预者适当释放情绪，恢复心理平静，也是允许的。同时，帮助受干预者积极寻找社会支持，并提供心理危机识别和应对的知识,均有助于个体稳定情绪。若受干预者情绪非常不稳定,可以采用情绪着陆技术(grounding)帮助个体隔离或脱离情感的痛苦,把注意力从内在转向外在的世界,从而稳定情绪。

5. **放松训练技术** 放松训练是心理危机干预中最常使用的稳定化技术。放松训练就是通过训练,放松"可随意支配"的肌肉反应,从而间接缓解不受主观控制的自主神经反应,最终达到有效控制紧张、焦虑的主观感受的目的。目前常用的放松训练主要包括呼吸放松训练、肌肉放松训练和想象放松训练三种。呼吸放松训练时,保持舒适的姿势,缓慢地通过鼻孔进行深而慢的呼吸,同时感觉腹部的涨落运动。肌肉放松是通过有意识地感觉主要肌肉群的紧张和放松,使身体能够即时控制肌肉活动,从而自动地缓解不需要的紧张。想象放松法主要通过唤起宁静、轻松、舒适情景的想象和体验,来减少紧张、焦虑,控制唤醒水平,引发注意力集中的状态,增强内心的愉悦感和自信心。如想象自己躺在温暖阳光照射下的沙滩,迎面吹来阵阵的威风,海浪有节奏地拍打着岸边……

(二)心理急救技术

心理急救(psychological first aid,PFA)是为正在痛苦的人们或需要支持的人们提供人道的、支持性的帮助,旨在减少由创伤事件引起的初始困扰,并促进短期和长期的适应性功能和应对。PFA 核心行动是在事件发生后数天或数周内提供早期帮助。核心技能旨在帮助解决受干预者的需求和疑虑。急救提供者应具有灵活性,并遵循被受干预者的具体需求和关切的事情。

PFA 包含八个核心行动,具体做法如下:

1. **接触和参与** 与受干预者的首次接触并建立良好的关系是后续干预工作的基础。以非侵入、富有同情心和有益的方式发起接触,主动介绍自己,并说明自己能做的事情。接触时,有时不需太多的言语交流,充满关怀的眼神和动作能起到很好的作用。

2. **安全和舒适** 增强即时和持续的安全性,并提供身体和情感上的舒适感。如让受干预者从事积极主动的、切实可行的以及他们熟悉的事情,帮助他们获取准确的信息,评估自杀自伤或者伤人的风险等。

3. **稳定情绪** 使情绪不堪重负或迷失方向的受干预者保持镇定和定向感。如通过交谈,引导受干预者说出此时的内心体验,并进行正常化;让其进行慢而深的呼吸,作出一些具体的动作如握手等。

4. **评估和收集信息** 对受干预者的情况进行评估,收集有关当前需求和疑虑的信息,确定当前的需求和疑虑,收集更多信息并制订心理急救干预措施。

5. **实际的帮助** 为受干预者提供实际帮助,以解决眼前的需求和关切。协助他们及时获取生活必需品是心理危机干预的常规内容。

6. **联系社会支持** 社会支持是顺利度过心理危机的有效资源。帮助与主要支持人员和其他支持来源(包括家庭成员、朋友和社区帮助资源)建立简短或持续的联系。

7. **有效应对的信息** 提供有关压力反应和应对的信息,以减少压力并促进适应性功能。

8. **多方协作** 将受干预者与当时或将来所需的可用服务连接起来。心理危机干预不是万能的,需要与医疗机构、学校、公益机构、政府有关职能部门等的协作完成。

总之,心理急救这一过程中,最重要的要有"三心":第一要有耐心,耐心地倾听,积极的倾听,能够及时疏导被干预者的情绪。第二要有细心,能够运用具体化技术,及时发现对方的问题及资源。第三要有爱心,要全身心地投入,主动助人,热心帮助对方解决现实问题。只有这样,才能赢得对方的信任与合作,达到心理干预的有效目的。

(三)紧急事件晤谈技术

紧急事件晤谈技术(critical incident stress debriefing,CISD)是一种团体危机干预技术,是一种系统的、通过交谈来减轻压力的心理干预方法。该技术适用于经历危机事件存在印版应激性心身反应的人群。危机事件发生后的24～48小时是应用紧急事件晤谈技术的最佳时段。该技术包括以下六个阶段,整个过程需要2～3个小时。

1. 介绍阶段(introduction)　参与者按圆形围坐,指导者进行自我介绍(具体,简洁),介绍CISD的训练规则,仔细解释保密问题,邀请成员轮流自我介绍,指导者与参与者建立起相互信任。

2. 事实阶段(fact phase)　要求所有参与者从自己的观察角度出发,提供危机事件中发生的一些具体事实;指导者询问他们在这些严重的事件过程中的所在、所闻、所见、所嗅和所为。鼓励每个参与者发言,不做批评、判断,须一视同仁。

3. 感受阶段(thought phase)　鼓励参与者表达自己对危机事件的最初和最痛苦的想法和感受。事件发生时您有何感受?您目前有何感受?以前您有过类似感受吗?本阶段当事人可能会有很强烈的情绪。领导者要处理好当事人的自责、内疚等感受。识别和讨论情绪是创伤愈合的重要环节。

4. 症状阶段(symptom phase)　请参加者描述自己的急性应激障碍的症状,如失眠、食欲缺乏、脑子不停地闪出事件的影子,注意力不集中,记忆力下降,易发脾气,易受惊吓等。在这个阶段,需要注意避免将个体的反应病理化,避免使用症状用语,特别不要贴"疾病"的标签。

5. 辅导阶段(teaching phase)　指导者介绍应激下的正常反应和表现,指出参与者所描述的症状符合人在严重压力下的应激表现,是非常状态下的正常反应。指导适应能力,讨论积极的应付方式指导可能会出现的并存问题,如借酒浇愁等行为。

6. 恢复阶段(re-entry)　总结晤谈过程,回答问题(澄清),讨论行动计划,重申共同反应,强调小组成员之间的相互支持,挖掘可利用的资源。

(四)"简快重建"团体干预

"简快重建"团体干预适用于大规模的初级心理援助,每次团体干预的时间约为1.5小时。一般可以分为五个步骤:

1. 导入　指导者表达共情,说明来意,介绍本次团体任务、程序、设置、隐私与保护。参与者自我介绍。

2. 呈现问题　要求所有参与者呈现当前最受困扰的问题和症状,需留心发言的走向,不鼓励成员卷入情绪,避免负性场景的详述。问题呈现是否充分,暴露程度是否适当,直接关系到团体成效和参与者的感受。

3. 信息传递　使参与者了解,所存在的问题(症状)是人类经历如此巨大应激的正常反应,可由指导者介绍人类面临突发公共卫生事件可能出现的反应及其发展、转归的规律。

4. 应对探讨　帮助参与者梳理、联络外部资源以及个人既往的资源。了解积极应对方式,制订下一步计划。指导者可提供资源信息(如心理援助热线),提供部分应激干预技能的示范(如蝴蝶拍等技术)。

5. 总结提升　回顾本次团体干预的历程,以正性的表达总结收获、感悟,帮助小组成员看到资源、更多的途径和方法以及改善的希望。可以根据团体人数和时间,决定是否邀请个别成员或全体成员分享收获或感悟。

此外,危机干预技术还包括电话危机干预、面谈危机干预及社区危机干预等多种方式。干预技术既有共性之处,也各有侧重。如绘画技术、空椅子技术、意向对象、安全岛以及认知行为疗法等。在创伤事件后,应激反应严重的当事人,大多伴有焦虑、恐惧及抑郁等负性情绪,应予以积极的心理治疗,必要时结合药物治疗,以最大限度减轻其痛苦。

(五)心理危机干预效果评估

对心理危机干预效果的评估可分为两种情况,一种是疗效评估,一种是流行病的再次评估。当前国内心理危机干预效果评估的主要工具是问卷(量表),使用的是以测量被试症状为主的问卷。Lambert 在其效果评估模型中提出,评估内容应包括个体症状、人际关系和社会角色功能这三个方面。也有学者指出,心理干预效果的评估应注重多维度评估,可从内容、来源、技术、时间 4 个维度来评估心理危机干预效果。众多研究表明,心理危机干预的效果变化往往在干预早期会更显明显,因此,在危机干预的初期有必要在每个干预单元进行评估。在技术维度上,当前国内主要采用统计显著性检验分析干预效果,还应结合临床显著性检验和 effect size 来综合评估心理危机干预效果。

具体而言,对某一特定干预技术的评估,一般应该采用 5 分制或 10 分制评估条目。对某一人群的心理危机干预后的流行病学评估,应根据相关的疾病设置条目,一般只需要采用"有"或"无"两级评分条目。在实施心理危机干预后,还应注重对受干预者当下的精神状态、情感状态、认知状态、行为状态、现有情绪力量与应对能力等进行评估,以评估危机干预的效果。

目前,我国公共卫生应急措施尤其是心理干预系统已经逐步发展成熟,但仍存在经济发达地区心理干预支援迅速,而经济落后地区心理援助欠缺甚至难以开展线上援助的状况。因此,建立具有中国特色的突发公共卫生事件心理危机干预体系,应明确政府主导作用,建立健全心理危机干预行政机制,优化心理治疗过程、强化干预人员专业性与规范性,还应平衡各地区心理干预系统建设,推进心理干预社区化。

(编者:聂光辉、邹云锋

审校:邓月琴、李珊珊、王红宇、葛宪民)

参考文献

［1］王伟,张宁.临床心理学[M].2版.北京:人民卫生出版社,2016.

［2］姚树桥,杨艳杰.医学心理学[M].7版.北京:人民卫生出版社,2018.

［3］许毅.新型冠状病毒肺炎心理危机干预实战手册[M].浙江:浙江大学出版社,2020.

［4］施剑飞,骆宏.心理危机干预实用指导手册[M].宁波:宁波出版社,2016.

［5］马存根,朱金富.医学心理学与精神病学[M].北京:人民卫生出版社,2019.

［6］秦邦辉,孙艳君,何源.国外重大突发公共卫生事件心理危机干预措施及启示[J].南京医科大学学报(社会科学版),2020,2:116-122.